U0189592

Standardized Nursing of Common Diseases

常见疾病规范化护理

主编 曹 娟 王 芳 刘 梅 王美霞
　　　郑 娇 王婷婷 王 蕾

中国海洋大学出版社
·青岛·

图书在版编目（CIP）数据

常见疾病规范化护理 / 曹娟等主编. —青岛：中国海洋大学出版社，2022.4

ISBN 978-7-5670-3138-8

Ⅰ．①常… Ⅱ．①曹… Ⅲ．①常见病－护理 Ⅳ．①R47

中国版本图书馆CIP数据核字（2022）第066111号

出版发行	中国海洋大学出版社
社　　址	青岛市香港东路23号　　　　　　邮政编码　266071
出版人	杨立敏
网　　址	http://pub.ouc.edu.cn
电子信箱	369839221@qq.com
订购电话	0532-82032573（传真）
策划编辑	韩玉堂
责任编辑	韩玉堂　王　慧　　　　　　　　电　话　0532-85902349
印　　制	朗翔印刷（天津）有限公司
版　　次	2023年3月第1版
印　　次	2023年3月第1次印刷
成品尺寸	185 mm×260 mm
印　　张	28.5
字　　数	720千
印　　数	1～1000
定　　价	208.00元

发现印装质量问题，请致电0535-5651533，由印刷厂负责调换。

前 言
FOREWORD

　　医学模式、社会模式的不断转变和医学科学技术的迅速发展，带动了护理理念、护理技术的变革，层出不穷的新理论、新知识、新技术和新方法在临床实践中被广泛应用，医疗服务需求日益多元化，这种发展趋势对临床护理工作者提出了更高的要求。为进一步规范护理行为，提高专科护理质量和操作水平，指导临床护理工作者运用专业技术知识，切实对患者实施优质护理，更好地体现人文关怀，我们特组织了一批长期在临床一线工作的资深护理工作者，在参考大量文献资料的基础上编写了本书。

　　本书首先简单介绍了临床护理工作者必备的护理技能，如雾化吸入、吸痰法、导尿术等；然后将重点放在对临床常见疾病的护理上，不仅介绍了疾病的护理，还添加了相关的诊疗内容，旨在使护理工作者全面、系统地了解疾病的相关知识，以便于其更好地为患者服务。本书兼顾科学性、指导性和实用性，内容涵盖面广，贴合临床实际，对规范临床护理工作、指导护理教学活动有一定的积极作用，适合广大临床护理工作者和医学院校护理专业师生阅读参考。

　　由于编者的水平和能力有限，书中不足之处在所难免，敬请广大读者批评指正，以期再版修订时进一步完善，更好地为大家服务。

《常见疾病规范化护理》编委会

2022 年 1 月

目录
CONTENTS

第一章　临床常用护理技能 ……………………………………………………… (1)

第一节　冷热疗法 ……………………………………………………… (1)

第二节　氧疗法 ………………………………………………………… (4)

第三节　雾化吸入 ……………………………………………………… (6)

第四节　排痰法 ………………………………………………………… (7)

第五节　吸痰法 ………………………………………………………… (9)

第六节　鼻饲法 ……………………………………………………… (10)

第七节　导尿术 ……………………………………………………… (12)

第八节　灌肠术 ……………………………………………………… (15)

第九节　防护技术 …………………………………………………… (17)

第二章　心血管内科护理 ………………………………………………… (23)

第一节　原发性高血压 ……………………………………………… (23)

第二节　急性心肌梗死 ……………………………………………… (37)

第三节　急性心包炎 ………………………………………………… (49)

第四节　感染性心内膜炎 …………………………………………… (52)

第五节　慢性肺源性心脏病 ………………………………………… (55)

第六节　慢性心力衰竭 ……………………………………………… (59)

第三章　呼吸内科护理 …………………………………………………… (67)

第一节　急性上呼吸道感染 ………………………………………… (67)

第二节　急性气管-支气管炎 ………………………………………… (70)

第三节　支气管哮喘 ………………………………………………… (74)

第四节　支气管扩张 ………………………………………………… (77)

第五节　肺炎 ………………………………………………………… (80)

　　第六节　慢性阻塞性肺疾病 ………………………………………………… (85)

　　第七节　肺栓塞 ……………………………………………………………… (88)

　　第八节　肺动脉高压 ………………………………………………………… (95)

　　第九节　呼吸衰竭 …………………………………………………………… (102)

第四章　消化内科护理 …………………………………………………………… (108)

　　第一节　上消化道出血 ……………………………………………………… (108)

　　第二节　消化性溃疡 ………………………………………………………… (113)

　　第三节　反流性食管炎 ……………………………………………………… (118)

　　第四节　急性胃炎 …………………………………………………………… (121)

　　第五节　急性胰腺炎 ………………………………………………………… (123)

　　第六节　食管癌 ……………………………………………………………… (129)

　　第七节　胃癌 ………………………………………………………………… (135)

第五章　肾内科护理 ……………………………………………………………… (142)

　　第一节　尿潴留 ……………………………………………………………… (142)

　　第二节　肾小球疾病 ………………………………………………………… (145)

　　第三节　肾病综合征 ………………………………………………………… (149)

　　第四节　慢性肾衰竭 ………………………………………………………… (152)

第六章　普外科护理 ……………………………………………………………… (157)

　　第一节　急性乳腺炎 ………………………………………………………… (157)

　　第二节　门静脉高压症 ……………………………………………………… (160)

　　第三节　肝脓肿 ……………………………………………………………… (165)

　　第四节　胆囊炎 ……………………………………………………………… (168)

　　第五节　胆道蛔虫病 ………………………………………………………… (172)

　　第六节　急性阑尾炎 ………………………………………………………… (174)

　　第七节　肠梗阻 ……………………………………………………………… (180)

　　第八节　肠套叠 ……………………………………………………………… (188)

　　第九节　下肢静脉曲张 ……………………………………………………… (192)

第七章　神经外科护理 …………………………………………………………… (199)

　　第一节　脑疝 ………………………………………………………………… (199)

　　第二节　颅内压增高 ………………………………………………………… (202)

　　第三节　脑膜瘤 ……………………………………………………………… (205)

　　第四节　垂体瘤 ……………………………………………………（208）

第八章　手足外科护理 …………………………………………………（212）

　　第一节　手外伤 ……………………………………………………（212）

　　第二节　断指再植 …………………………………………………（213）

　　第三节　先天性马蹄内翻足 ………………………………………（214）

　　第四节　踇外翻畸形 ………………………………………………（215）

第九章　妇科肿瘤护理 …………………………………………………（218）

　　第一节　侵蚀性葡萄胎与绒毛膜癌 ………………………………（218）

　　第二节　子宫肉瘤 …………………………………………………（220）

　　第三节　子宫肌瘤 …………………………………………………（222）

　　第四节　子宫颈癌 …………………………………………………（227）

　　第五节　子宫内膜癌 ………………………………………………（233）

第十章　产科护理 ………………………………………………………（238）

　　第一节　正常分娩 …………………………………………………（238）

　　第二节　自然流产 …………………………………………………（246）

　　第三节　过期妊娠 …………………………………………………（251）

　　第四节　胎儿窘迫 …………………………………………………（254）

　　第五节　产力异常 …………………………………………………（257）

　　第六节　催产、引产 ………………………………………………（265）

第十一章　儿科护理 ……………………………………………………（270）

　　第一节　小儿气胸 …………………………………………………（270）

　　第二节　小儿胸膜炎 ………………………………………………（273）

　　第三节　小儿癫痫 …………………………………………………（275）

第十二章　风湿免疫科护理 ……………………………………………（281）

　　第一节　类风湿关节炎 ……………………………………………（281）

　　第二节　多发性肌炎和皮肌炎 ……………………………………（285）

　　第三节　系统性硬化症 ……………………………………………（290）

第十三章　眼科护理 ……………………………………………………（295）

　　第一节　睑缘炎 ……………………………………………………（295）

　　第二节　睑腺炎 ……………………………………………………（296）

　　第三节　视神经炎 …………………………………………………（297）

第四节　视盘水肿 …………………………………………………………………（301）

第十四章　康复科护理 …………………………………………………………（305）

第一节　脑卒中 ……………………………………………………………………（305）

第二节　周围神经病 ………………………………………………………………（310）

第三节　痉挛 ………………………………………………………………………（315）

第四节　吞咽困难 …………………………………………………………………（318）

第五节　排尿功能障碍 ……………………………………………………………（324）

第六节　直肠控制障碍 ……………………………………………………………（327）

第七节　髋关节置换术后并发症 …………………………………………………（330）

第八节　儿童孤独症 ………………………………………………………………（337）

第九节　产后子宫复旧不全 ………………………………………………………（340）

第十五章　老年病护理 …………………………………………………………（343）

第一节　贫血 ………………………………………………………………………（343）

第二节　糖尿病 ……………………………………………………………………（345）

第三节　高脂血症 …………………………………………………………………（349）

第四节　高尿酸血症与痛风 ………………………………………………………（350）

第五节　尿失禁 ……………………………………………………………………（352）

第六节　前列腺肥大 ………………………………………………………………（354）

第十六章　手术室护理 …………………………………………………………（357）

第一节　普外科手术护理 …………………………………………………………（357）

第二节　神经外科手术护理 ………………………………………………………（363）

第三节　心胸外科手术护理 ………………………………………………………（368）

第四节　泌尿外科手术护理 ………………………………………………………（374）

第五节　骨科手术护理 ……………………………………………………………（378）

第六节　五官科手术护理 …………………………………………………………（382）

第七节　介入手术护理 ……………………………………………………………（387）

第十七章　消毒供应中心护理 …………………………………………………（391）

第一节　回收、分类 ………………………………………………………………（391）

第二节　清洗、消毒、保养干燥 …………………………………………………（393）

第三节　检查、制作、包装 ………………………………………………………（397）

第四节　灭菌、储存、发放 ………………………………………………………（400）

第五节　紫外线消毒…………………………………………………（405）

第六节　等离子体消毒………………………………………………（410）

第七节　热力消毒与灭菌……………………………………………（416）

第八节　电离辐射灭菌………………………………………………（425）

第九节　其他物理消毒法……………………………………………（432）

第十节　去污区的管理………………………………………………（434）

第十一节　无菌物品存放区的管理…………………………………（436）

第十二节　一次性无菌库房的管理…………………………………（438）

参考文献………………………………………………………………（441）

第一章

临床常用护理技能

第一节　冷　热　疗　法

一、温水擦浴

（一）目的

温水擦浴适合体温在 39.5 ℃以上,伴有寒战、四肢末梢厥冷的患者,能减少血管收缩,温水迅速蒸发,带走机体大量的热能,散热快,效果强。

（二）准备

1.用物准备

治疗盘内:浴巾 1 条、小毛巾 2 块、手套 1 副、热水袋(内装 60℃～70 ℃热水)及套、冰袋(内装 1/2 袋冰)及套或冰槽。

治疗盘外:温水擦浴盆内盛 32℃～34 ℃的温水,2/3 满,必要时准备衣裤。准备冰块、帆布袋、木槌、盆、冷水、毛巾、勺、水桶、肛表、海绵。用冰槽降温时准备不脱脂棉球及凡士林纱布。

2.患者、护理人员的准备及环境准备

护理人员向患者及其家属解释温水擦浴的目的、操作过程等相关知识,取得患者的配合,根据病情让患者取适宜卧位,必要时排尿。护理人员衣着整洁,修剪指甲,洗手,戴口罩。环境安静、安全、整洁、舒适。光线、温湿度适宜。护理人员关闭门窗,必要时准备屏风。

（三）评估

（1）评估患者的年龄、病情、体温、意识状况、语言表达能力、治疗情况、活动能力和合作程度。

（2）观察局部皮肤状况,如皮肤颜色、温度、完整性、有无感觉障碍、对冷热的敏感度。

（四）操作步骤

（1）确认患者了解病情,解除患者的紧张情绪,使患者有安全感。

（2）关闭门窗,预防患者受凉。

（3）松开床尾盖被,协助患者脱去上衣。必要时用屏风遮挡患者以保护隐私。

（4）把冰袋或冰帽置于患者的头部,把热水袋置于患者的足底。把热水袋置于足底能促进足底血管扩张,把冰袋或冰帽置于头部,有利于降温并防止头部充血,预防脑水肿发生,减轻患者的不适感。

(5)将浴巾垫于要擦拭部位的下方,把小毛巾放入温水中浸湿后,拧至半干,包裹于手上,使其成手套状,以离心方式擦拭,擦拭完毕,用大毛巾擦干皮肤。把浴巾垫于要擦拭部位的下方,防止床单被浸湿,保护床单位。如患者为隔离患者,按隔离原则进行操作。

(6)患者取仰卧位,脱去上衣。为患者擦拭双上肢,顺序为颈外侧、上臂外侧、手背、腋窝、上臂内侧、手心。

(7)患者取侧卧位。为患者擦拭腰背部,顺序为颈下肩部、背部、臀部,擦拭完毕,帮患者穿好衣服。对体表大血管流经的部位(颈部、腋窝、肘窝、手心、腹股沟、腘窝)适当延长擦拭时间,以促进散热,增强疗效。禁忌在胸前区、腹部、后颈、足底部擦浴。

(8)患者取仰卧位,脱去裤子。为患者擦拭双下肢,顺序为髂骨、大腿外侧、内踝、臀部、大腿后侧、腘窝、足跟,擦拭完毕,帮患者穿好裤子。擦拭时间一般控制在 200 min 内。

(9)取出热水袋,密切观察患者的生命体征。

(10)擦浴 300 min 后测试体温,体温降至 39 ℃ 以下时,取出头部冰袋。

(11)协助患者取舒适体位,整理床单位。

(12)处理用物,清洁、消毒用物后备用。

(13)洗手,记录。在体温单上注明物理降温。

(五)注意事项

(1)在给患者实施的过程中,护理人员应密切观察患者的反应(如打寒战,面色、脉搏、呼吸异常),出现异常,应立即停止操作。

(2)胸前区、腹部、后颈、足底为禁忌擦浴的部位。

(3)擦浴 30 min 后测量体温并记录,体温下降为降温有效。

(4)操作方法轻、稳、节力,保护患者的安全及隐私。

(5)注意保护患者的床单干燥,无水渍。

二、干热疗法

(一)目的

帮助患者提升体温,提高舒适度,缓解痉挛,减轻疼痛。

(二)准备

1.用物准备

治疗盘内:毛巾、手套 1 副、热水袋及一次性布套。

治疗盘外:盛水容器、热水。

2.患者、护理人员的准备及环境准备

护理人员向患者及其家属解释干热疗法的目的、操作过程等相关知识,取得患者的配合,根据病情让患者取适宜卧位,必要时排尿。护理人员衣着整洁,修剪指甲,洗手,戴口罩。环境安静、安全、整洁、舒适。光线、温湿度适宜。护理人员关闭门窗,必要时准备屏风。

(三)评估

(1)评估患者的年龄、病情、体温、意识状况、语言表达能力、治疗情况、活动能力和合作程度。

(2)观察局部皮肤状况,如皮肤颜色、温度、完整性、有无感觉障碍、对冷热的敏感度。

(四)操作步骤

(1)确认患者,了解病情,解除患者的紧张情绪,给患者安全感。关闭门窗,预防患者受凉。

（2）调配水温,对成人水温一般为 60℃～70 ℃,对昏迷、感觉迟钝、年老的、年幼的及循环衰竭患者,水温应控制在50 ℃以下。将调好温度的水灌入热水袋,体积为热水袋的 1/2～2/3,灌水过多,可使热水袋膨胀、变硬,柔软舒适感下降,且与皮肤接触的面积减少,热效应减小,疗效降低。

（3）排出袋内空气并拧紧塞子,防止影响热传导。用毛巾擦干热水袋,倒置,检查热水袋有无破损、漏水。

（4）将热水袋装入套内。必要时,布套外再用毛巾包裹,避免热水袋与患者皮肤直接接触发生烫伤。

（5）协助患者取舒适体位,暴露热敷部位,必要时用屏风遮挡,将热水袋放置在热敷部位。

（6）观察患者热敷的效果及反应(如有异常立即停止热疗),30 min 后,撤去热水袋(如为保温,可持续热敷,但应及时更换热水,水温不超过 50 ℃)。倒空热水,倒挂热水袋至其晾干,吹入少量空气以防止粘连,夹紧塞子,将热水袋送洗、消毒后备用。

（7）协助患者躺卧舒适,整理床单位,洗手,记录热敷。部位、时间、效果和患者的反应情况等。

（五）注意事项

（1）有出血倾向、面部危险三角区感染、软组织损伤或 48 h 以内的扭伤,处于急性炎症期,严禁热敷。恶性病变部位严禁热敷。

（2）随时观察局部皮肤情况,特别是对意识不清、有语言障碍者。

（3）对使用热水袋保暖者,30 min 后检查水温情况,及时更换热水。

（4）控制水温,对成人水温为 60℃～70 ℃,对昏迷者、老人、婴幼儿,水温应调至 50 ℃以下。

（5）对热水袋应浸泡或熏蒸消毒,严禁高压消毒。

三、湿热疗法

（一）目的

湿热敷可促进血液循环、消炎、消肿、止痛。

（二）准备

1.用物准备

治疗盘内:一次性橡胶单、治疗巾、棉垫、防水巾、大于患处面积的敷布数块、长镊子 2 把、纱布数块、凡士林。

治疗盘外:水温计、盛有热水的容器及加热器。

2.患者、护理人员的准备及环境准备

护理人员向患者及其家属解释湿热疗法的目的、操作过程等相关知识,取得患者的配合,根据病情取让患者适宜卧位,必要时排尿。护理人员衣着整洁,修剪指甲,洗手,戴口罩。环境安静、安全、整洁、舒适。光线、温湿度适宜。护理人员关闭门窗,必要时准备屏风。

（三）评估

（1）评估患者的年龄、病情、体温、意识状况、语言表达能力、治疗情况、活动能力和合作程度。

（2）观察局部皮肤状况,如皮肤的颜色、温度、完整性,皮肤有无感觉障碍,皮肤对冷、热的敏感度。

（四）操作步骤

（1）协助患者取舒适体位,暴露患处,必要时以屏风遮挡,以保护患者的隐私。把凡士林涂于受敷部位,上面盖一层纱布,在受敷部位下方垫一次性橡胶单和治疗巾。

(2)将敷布浸入水温为50℃～60℃的热水中浸透,用长镊子夹出,拧至半干,以不滴水为度。打开敷布,折叠后放于患处,上面盖防水巾及棉垫。

(3)根据环境温度3～5 min更换一次敷布,一次持续15～200 min,维持敷布的温度。可用热源加热盆内的水或及时调换盆内的热水,维持水温,若患者感觉过热时可掀起一角散热。

(4)观察患者局部皮肤的情况、全身反应,如有异常,立即停止湿热敷。

(5)湿热敷结束后,撤去敷布和纱布,擦去凡士林,用干毛巾擦干皮肤,撤去一次性橡胶单和治疗巾。

(6)协助患者舒适地躺卧,整理好床单位,洗手,记录热敷的部位、时间、效果和患者的反应。

(五)注意事项

(1)若患者湿热敷部位可承受压力,可将热水袋放置在敷布上,再盖以大毛巾,以维持温度。

(2)面部湿热敷者,应间隔30 min后方可外出,以防感冒。

(3)湿热敷过程中注意局部皮肤的变化(如患者的皮肤感觉是否温暖、舒适,血液循环是否良好),防止烫伤。

(4)若湿热敷部位有伤口,应按无菌技术操作原则进行湿热敷,湿热敷后进行外科常规换药。

(5)操作方法轻、稳、节力,保护患者的安全,注意保持患者的床单干燥、无水渍。

(汪　娇)

第二节　氧　疗　法

一、目的

提高动脉血氧分压($PaCO_2$)和动脉血氧饱和度,增加动脉血氧含量,纠正各种因素导致的缺氧状态,促进组织的新陈代谢,维持机体的正常生命活动。

根据呼吸衰竭的类型及缺氧的严重程度,选择给氧方法和吸入氧分数。Ⅰ型呼吸衰竭:PaO_2在6.7～8.0 kPa,$PaCO_2 < 6.7$ kPa,应给予中流量(2～4 L/min)吸氧,吸入较高浓度的氧(>35%)。Ⅱ型呼吸衰竭:PaO_2在5.3～6.7 kPa,$PaCO_2$正常,间断给予高流量(4～6 L/min)、高浓度(>50%)的氧,若$PaO_2 > 9.3$ kPa,应逐渐降低吸氧浓度,防止长期吸入高浓度氧而引起中毒。

供氧装置:有氧气筒和管道氧气装置两种。

给氧方法:鼻导管给氧、氧气面罩给氧及高压给氧。

氧气面罩给氧适于长期使用氧气,严重缺氧、神志不清、病情较重者。氧气面罩吸入氧分数最高可达90%,但由于无法及时喝水,患者常口腔干燥,沟通及谈话受限。而双侧鼻导管给氧则没有这些问题。鼻导管给氧方法又分单侧鼻导管给氧法和双侧鼻导管给氧法。

吸氧方式的选择:严重缺氧但无二氧化碳潴留者,宜采用面罩吸氧(吸入氧分数最高可达90%);缺氧伴有二氧化碳潴留者可用双侧鼻导管吸氧方法。

二、准备

（一）用物准备

1.治疗盘外

氧气装置 1 套,包括氧气筒(管道氧气装置无)、氧气流量表装置、扳手、用氧记录单、笔、安全别针。

2.治疗盘内

橡胶管、湿化瓶、无菌容器(盛有一次性双侧鼻导管或一次性吸氧面罩)、消毒玻璃接管、无菌持物镊、无菌纱布缸、治疗碗(盛有蒸馏水)、弯盘、棉签、胶布、松节油。

3.氧气筒

氧气筒顶部有一个总开关,控制氧气的进出。氧气筒颈部的侧面,有一个与氧气表相连的气门,是氧气自氧气瓶中输出的途径。

4.氧气流量表装置

装置由压力表、减压阀、安全阀、流量表和湿化瓶组成。压力表用于测量氧气筒内的压力。减压阀是一种自动弹簧装置,将氧气筒流出的氧压力减至 $2\sim3$ kg/cm^2($0.2\sim0.3$ MPa),使流量平稳。当氧流量过大、压力过高时,安全阀内部活塞自行上推,过多的氧气由四周小孔流出,确保安全。流量表用于测量每分钟氧气的流量,从流量表内有浮标上端平面所指的刻度可知每分钟氧气的流出量。湿化瓶内盛 $1/3\sim1/2$ 的蒸馏水、凉开水、$20\%\sim30\%$ 的酒精(急性肺水肿患者吸氧时用,可降低肺泡内泡沫的表面张力,使泡沫破裂,扩大气体和肺泡壁接触的面积,使气体易于弥散,改善气体交换功能)。将通气管浸入水从中,将湿化瓶的出口与鼻导管或面罩相连,湿化氧气。

5.装表

把氧气筒放在氧气筒架上,打开总开关,放出少量氧气,快速关上总开关,此为吹尘(为防止氧气瓶上的灰尘被吹入氧气表内)。然后将氧气表向后稍微倾斜,置于气阀上,用手初步旋紧、固定,然后再用扳手旋紧螺帽,使氧气表立于氧气筒旁,按湿化瓶,检查氧气装置是否漏气,氧气输出是否通畅后,关闭流量表开关,将氧气装置推至病床旁备用。

（二）患者、护理人员的准备及环境准备

患者了解吸氧目的、方法、注意事项及配合要点,取舒适体位,调整情绪。护理人员应衣帽整齐,修剪指甲,洗手,戴口罩。环境安静、整洁,光线、温湿度适宜。护理人员确保氧气装置远离火源。

三、操作步骤

(1)携用物至病床旁,再次核对患者。

(2)用湿棉签清洁患者的鼻腔,清除鼻腔分泌物。

(3)连接鼻导管及湿化瓶的出口。调节氧流量,对轻度缺氧者氧流量为 $1\sim2$ L/min,对中度缺氧者氧流量为 $2\sim4$ L/min,对重度缺氧者氧流量为 $4\sim6$ L/min,氧气筒内的氧气流量＝氧气筒容积(L)×压力表指示的压力(kg/cm^2)。

(4)将鼻导管插入患者的双侧鼻孔约 1 cm,将鼻导管环绕患者的耳部向下放置,动作要轻柔,避免损伤黏膜,根据情况调整长度。

(5)停止用氧时,首先取下鼻导管(避免误操作引起肺组织损伤),安置患者于舒适体位。

(6)关流量表开关,关氧气筒总阀,再开流量表开关,放出余气,再关流量表开关。

(7)处理用物,预防交叉感染。

(8)记录停止用氧的时间及效果。

四、注意事项

(1)用氧时认真做好四防:防火、防震、防热、防油。

(2)禁用带油的手进行操作,禁止在氧气装置的螺旋口上油。

(3)不能用完氧气筒内的氧气,压力表指针所指的数字应大于 $5\ kg/cm^2(0.5\ MPa)$。

(4)防止灰尘进入氧气瓶,避免充氧时发生爆炸。

(5)对长期、高浓度吸氧者,观察其有无胸骨后烧热感、干咳、恶心、呕吐、烦躁及进行性呼吸困难加重等氧中毒现象。

(6)长期吸氧,吸氧浓度应小于 40%。氧气浓度与氧流量的关系:吸氧浓度(%)=21+4×氧气流量(L/min)。

(汪 娇)

第三节 雾 化 吸 入

一、操作目的

(1)用于止咳、平喘,帮助患者解除支气管痉挛。

(2)改善肺通气功能。

(3)湿化气道。

(4)预防和控制呼吸道感染。

二、操作流程

(一)评估

(1)评估患者的心理状态、合作程度。

(2)评估患者对氧气雾化吸入法的认识。

(3)评估环境、患者对用氧安全的认识。

(二)准备

(1)按需备齐用物,根据医嘱备药。

(2)环境:防火、防油、防热、防震。

(3)查对,解释。

(三)实施雾化

(1)患者取坐位、半坐卧位。

(2)护理人员将氧气雾化吸入器与氧气瓶连接,调节氧气流量(8~10 L/min),检查出雾情况。

（3）护理人员协助患者将喷气管含入口中并嘱其紧闭双唇、深慢呼吸。

（四）处理

（1）吸毕,取下雾化器,关闭氧气瓶开关,擦净患者的面部,询问其感觉,帮助其采取舒适卧位。

（2）观察记录:雾化吸入的情况。

（3）用物:妥善清理,归原位。

三、操作关键环节提示

（1）每次雾化吸入时间不应超过 20 min,如用液体过多,应计入液体总入量内。若液体用量过大有引起肺水肿或水中毒的可能。

（2）有增加呼吸道阻力的可能。雾化吸入几小时后,患者的呼吸困难反而加重,原因除了肺水肿外,还可能是气道分泌物液化、膨胀,而使阻塞加重。

（3）预防呼吸道再感染。因雾滴可带细菌入肺泡,故有可能继发革兰氏阴性杆菌感染,不但要加强口、鼻、咽的卫生护理,还要注意雾化器、室内空气和各种医疗器械的消毒。

（4）患者长期做雾化吸入治疗,所用雾化量必须适中。如果湿化过度,可致痰液增多,危重患者神志不清或咳嗽反射减弱时,常因不能及时地咳出痰而使病情恶化甚至死亡。如果湿化不够,则很难达到治疗目的。

（5）注意防止药物吸收引起的不良反应或毒性作用。

（6）长期使用生理盐水雾化吸入,会因吸收过多的钠而诱发或加重心力衰竭。

（7）应垂直拿雾化器,用面罩罩住口鼻或用口含嘴,在吸入的同时应深吸气,使药液充分到达支气管和肺内。

（8）把氧流量调至 4～5 L/min,请不要擅自调节氧流量,禁止在有氧环境附近吸烟或燃明火。

（9）雾化前半小时,患者尽量不进食,避免雾化吸入过程中因气雾刺激而呕吐。

（10）每次雾化完,患者要及时洗脸或用湿毛巾抹干净口、鼻部留下的雾珠,防止残留雾滴刺激口鼻部的皮肤而引起皮肤过敏或受损。

（11）每次雾化完,要协助患者饮水或漱口,防止口腔黏膜二重感染。

（周雪萍）

第四节　排　痰　法

一、目的

（1）利用各种方法及设备帮助患者排出痰液。

（2）保持患者的呼吸道通畅,避免痰液淤积,预防感染,减少术后并发症。

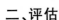

二、评估

（一）评估患者

（1）评估患者的意识、咳痰能力、影响咳痰的因素和合作程度。

（2）评估痰液的颜色、性质、量和气味，与体位的关系。

（3）评估肺部呼吸音的情况。

（4）评估患者有无胸闷、气促、呼吸困难、发绀，有无气管移位等，判断缺氧程度。

（二）评估环境

评估环境是否安静、整洁、宽敞、明亮。

三、操作前准备

护理人员仪表整洁，符合要求，洗手，戴口罩。

四、操作程序

（1）两名护理人员核对医嘱。核对患者的床号、姓名、病历号和腕带上的信息（请患者自己说出床号和姓名）。

（2）有效咳嗽。①协助患者取正确体位，上身微向前倾。②指导患者缓慢深呼吸数次后，深吸气至膈肌完全下降，屏气数秒，然后进行 2～3 次短促、有力的咳嗽，缩唇将余气尽量呼出，循环做 2～3 次，休息或正常呼吸几分钟后可再重新开始。

（3）叩击或震颤法。①在餐前 30 min 或餐后 2 h 进行。②根据患者的病变部位采取相应的体位。③避开乳房、心脏和骨突（脊椎、胸骨、肩胛骨）部位。④叩击法：叩击时五指并拢呈空杯状，利用腕力从肺底由下向上、由外向内，快速、有节奏地叩击患者的胸背部。⑤震颤法：双手交叉重叠，按在胸壁部，配合患者呼气而上下震颤、振动加压。

（4）体位引流。①餐前 1～2 h 或餐后 2 h 进行。②根据患者的病灶部位和患者的耐受程度选择合适的体位。病灶部位为肺上叶，宜取半卧位；病灶部位为肺中叶，取仰卧或健侧卧位；病灶部位为肺下叶，取俯卧位。③每天体位引流 2 次，每次 15～20 min。引流顺序：先上叶，后下叶。若有两个以上炎性部位，应引流痰液较多的部位。④引流过程中密切观察病情的变化，出现心律失常、血压异常等并发症时，立即停止引流，及时处理。⑤辅以有效地咳嗽或胸部叩击或震颤，及时、有效地清除痰液。

五、注意事项

（1）注意保护胸、腹部的伤口，合并气胸、肋骨骨折时禁做叩击。

（2）根据患者的体型、营养状况、耐受程度，合理选择有效排痰的方法，叩击方式、时间和频率。神志清醒，能够配合，痰多、黏稠而不易咳出和术后患者可以首选有效咳嗽方法。有支气管和/或肺疾病并且有大量痰液者可以配合体位引流方法。长期卧床，痰液黏稠、不易咳出和长期建立人工气道的患者可以配合叩击震颤方法。对病情危重、年老体弱、神志不清、建立人工气道等不能进行有效咳嗽的患者，选择吸痰术进行排痰（详见吸痰技术操作）。

（3）操作过程中密切观察患者的意识及生命体征的变化。

（周雪萍）

第五节　吸　痰　法

一、目的

清除患者呼吸道的分泌物,保持呼吸道通畅。

二、评估

(一)评估患者

(1)评估患者的病情、意识状态和合作程度。

(2)评估患者的呼吸状况、吸氧流量及口、鼻腔的情况。

(3)评估患者呼吸道分泌物的量、黏稠度。

(4)评估患者肺部的情况。

(二)评估环境

评估环境是否安静、整洁、宽敞、明亮。

三、操作前准备

(一)护理人员的准备

仪表整洁,符合要求。洗手,戴口罩。

(二)物品准备

在治疗车上层放置清洁盘(盘内放一次性吸痰管 2 根)、听诊器、生理盐水 250 mL、手电筒、无菌棉签、小水杯 1 个、治疗巾(折叠并固定于床边)、吸痰用长引流管。根据病情需要准备压舌板 1 个、开口器 1 个、口咽通气道 1 个、快速手消毒剂。以上物品要符合要求,均在有效期内。在治疗车下层放置医疗废物桶、生活垃圾桶、装有含有效氯 500 mg/L 的消毒液的桶。

四、操作程序

(1)两名护理人员核对医嘱。核对患者床号、姓名、病历号和腕带(请患者自己说出床号和姓名)。

(2)协助患者取得合适体位。

(3)取棉签,蘸取小水杯内的生理盐水,清洁一侧鼻腔。

(4)检查患者的口腔,若有活动义齿就取下。

(5)打开负压吸引开关,反折长引流管,检查吸痰器压力(吸痰器负压指针应指在 0.02～0.04 MPa),使吸痰器处于完好状态。

(6)打开一次性吸痰管的外包装,取出无菌手套,展开无菌手套,将右手伸入无菌手套内,将垫纸置于患者的胸前(注意不要污染手套)。

(7)取出吸痰管,缠于右手上,将外包装弃于生活垃圾桶内。连接吸痰管与负压吸引器,试吸通畅。

(8)左手拇指抬起,使负压处于关闭状态,将吸痰管插入鼻腔,插管深度要适宜。打开负压,间断给予负压,吸痰时轻轻左右旋转并上提吸痰管(在痰液存留处可稍延长时间),吸净痰液,但每次吸引时间<15 s。

(9)吸痰过程中嘱患者咳嗽,并随时观察病情的变化,同时观察痰液(颜色、性质、量),判断吸痰效果。

(10)经口腔吸痰时,嘱患者张口,必要时使用口咽通气道或压舌板。对昏迷患者可以使用开口器帮助其张口。吸痰方法与对清醒患者的方法相同。

(11)吸痰后再次观察患者的生命体征,清洁口鼻及面部,帮助患者恢复舒适体位。

(12)吸痰后用生理盐水或含有效氯 500 mg/L 的消毒液冲洗吸痰管,将吸痰管盘于右手,连同患者胸前的垫纸及手套一并弃于医疗废物桶内。

(13)用快速手消毒剂给双手消毒,将治疗车推至一旁备用。

(14)洗手,填写护理记录单。

五、注意事项

(1)遵守无菌操作原则,插管动作轻柔、敏捷。

(2)吸痰前、后应当给予高流量吸氧。每次吸痰时间不宜超过 15 s,如痰液较多,需要再次吸引,应间隔 3～5 min,患者耐受后再进行。1 根吸痰管只能使用 1 次。

(3)如患者的痰液黏稠,可以配合叩背、雾化吸入、体位引流等胸部物理治疗方法稀释痰液。患者出现缺氧症状(如发绀、心率下降)时,应当立即停止吸痰。

(周雪萍)

第六节　鼻　饲　法

一、目的

对病情危重、昏迷、不能经口摄食或不愿正常摄食的患者,通过胃管供给患者所需的营养、水分和药物,维持机体代谢平衡,保证蛋白质和热量的供给需求,维持和改善患者的营养状况。

二、准备

(一)物品准备

治疗盘内:一次性无菌鼻饲包一套(硅胶胃管 1 根、弯盘 1 个、压舌板 1 个、50 mL 注射器 1 具、润滑剂、镊子 2 把、治疗巾 1 条,纱布 5 块),治疗碗 2 个,弯血管钳 1 把,棉签适量,听诊器 1 副,鼻饲流质液(38℃～40 ℃)200 mL,温开水适量,手电筒 1 个,调节夹 1 个(夹管用),松节油,漱口液,毛巾。对慢性支气管炎的患者视情况准备镇静剂、氧气。

治疗盘外:安全别针 1 个,夹子或橡皮圈 1 个,卫生纸适量。

(二)患者、护理人员的准备及环境准备

患者了解鼻饲的目的、方法、注意事项及配合要点,调整情绪。护理人员指导或协助患者摆好体位。护理人员应衣帽整齐,修剪指甲,洗手,戴口罩。环境安静、整洁,光线、温度、湿度适宜。

三、评估

(1)评估患者的病情、治疗情况、意识、心理状态及合作程度。

(2)评估患者鼻腔的状况,有无鼻中隔偏曲、息肉,鼻黏膜有无水肿、炎症等。

四、操作步骤

(1)确认患者并了解病情,向患者解释鼻饲的目的、过程及方法。

(2)备齐用物,携至床旁,核对床头卡、医嘱、饮食卡,核对流质饮食的种类、量、性质、温度、质量。

(3)患者如有义齿、眼镜,应协助其取下,妥善存放。防止义齿脱落,被误吞入食管或义齿落入气管而引起窒息。插管时刺激可致流泪,取下眼镜便于擦除眼泪。

(4)取半坐位或坐位,可减轻胃管通过咽喉部时引起的咽反射,利于胃管插入。无法坐起者取右侧卧位,给昏迷患者取去枕平卧位,头向后仰可避免胃管误入气管。

(5)将治疗巾围在患者的颌下,保护患者的衣服和床单,将弯盘、毛巾放置于易取处。

(6)观察鼻孔是否通畅,黏膜有无破损,清洁鼻腔,选择通畅的一侧以便于插管。

(7)准备胃管,测量胃管插入的长度,对成人插入长度为 45～55 cm,一般取发际至胸骨剑突处或鼻尖经耳垂至胸骨剑突处,并做标记。倒少许润滑剂于纱布上,润滑胃管前段 10～20 cm 处,减少插管时的摩擦阻力。

(8)左手持纱布托住胃管,右手持镊子,夹住胃管的前端,沿选定侧鼻孔缓缓插入,插管时动作轻柔,勿使镊子的前端触及鼻黏膜,以防损伤。当胃管插入 10～15 cm 通过咽喉部时,如患者清醒,指导其做吞咽动作及深呼吸,随患者做吞咽动作及深呼吸顺势将胃管向前推进,直至标记处。如患者昏迷,将患者的头部托起,使下颌靠近胸骨柄,可增大咽喉部通道的弧度,便于胃管顺利通过,再缓缓插入胃管至标记处。若插管时患者恶心、呕吐感持续,持手电筒、压舌板检查口腔咽喉部有无胃管盘曲卡住。如患者有呛咳、发绀、喘息、呼吸困难等误入气管现象,应立即拔管。在患者休息后再插。

(9)确认胃管在胃内,用胶布将胃管交叉,固定于鼻翼和面颊部。验证胃管在胃内的三种方法:①打开胃管的末端胶塞,连接注射器于胃管末端抽吸,抽出胃液即可证实胃管在胃内。②置听诊器于患者的胃区,快速经胃管向胃内注入 10 mL 空气,同时在胃部听到气过水声,即表示胃管已插入胃内。③将胃管的末端置于盛水的治疗碗内,无气泡溢出。

(10)灌食:连接注射器于胃管的末端,先回抽,见有胃液,再注入少量温开水,可润滑管壁,防止喂食溶液黏附于管壁,然后缓慢灌注鼻饲液或药液等。鼻饲液温度为 38 ℃～40 ℃,每次鼻饲量不应超过 200 mL,间隔时间不少于 2 h,应分别灌入新鲜果汁与奶液,防止凝块产生。鼻饲结束后,再次注入温开水 20～30 mL 冲洗胃管,避免鼻饲液积存于管腔中而变质,造成胃肠炎或堵塞管腔。鼻饲过程中,避免注入空气,以防造成腹胀。

(11)胃管的末端胶塞:塞上如无胶塞可反折胃管末端,用纱布包好,用橡皮圈系紧,用别针将胃管固定于大单、枕旁或患者的衣领处,防止灌入的食物反流和胃管脱落。

(12)协助患者清洁口腔、鼻孔,整理床单位,嘱患者维持原卧位 20～30 min,防止发生呕吐,促进食物消化、吸收。对长期鼻饲者应每天进行口腔护理。

(13)整理用物,并清洁、消毒以备用。应每天更换鼻饲用物并给其消毒,协助患者擦净面部,取舒适卧位。

(14)洗手,记录。记录插管时间、鼻饲液的种类和量及患者反应等。

五、拔管

停止鼻饲或长期鼻饲需要更换胃管时进行拔管。

(1)选择末次鼻饲结束时拔管,携用物至床前,说明拔管的原因。

(2)置弯盘于患者的颌下,夹紧胃管的末端,放于弯盘内,防止拔管时液体反流,胃管内残留液体滴入气管。揭去固定胶布,用松节油擦去胶布的痕迹,再用清水擦洗。

(3)嘱患者深呼吸,在患者缓缓呼气时稍快地拔管,到咽喉处快速拔出。

(4)将胃管放入弯盘中,移出患者的视线,避免患者产生不舒服的感觉。

(5)清洁患者的面部、口腔及鼻腔,帮助患者漱口,取舒适卧位。

(6)整理床单位,清理用物。

(7)洗手,记录拔管时间和患者的反应。

六、注意事项

(1)应将药片充分研碎,全部溶解后方可灌注。灌注多种药物时,应将药物分开灌注,注入每种药物之前用少量温开水冲洗一次,注意药物配伍禁忌。

(2)插胃管时护理人员与患者进行有效沟通,减轻患者的紧张度。

(3)插管动作要轻、稳,尤其是通过食管的三个狭窄部位时(环状软骨水平处、平气管分叉处、食管通过膈肌处)要防止损伤食管黏膜。

(4)每次鼻饲前应检查胃管是否在胃内及是否通畅,并用少量温开水冲管后方可进行喂食,鼻饲完毕,再次注入少量温开水,防止鼻饲液凝结。注入鼻饲液的速度要缓慢,以免引起患者不适。

(5)鼻饲液应现配现用,已配制好的暂不用时,应放在 4 ℃以下的冰箱内保存,保证 24 h 内用完,防止长时间放置后变质。

(6)对长期鼻饲者应每天进行两次口腔护理,并定期更换胃管,对普通胃管每周更换一次,对硅胶胃管每月更换一次,对聚氨酯胃管 2 个月更换一次。若更换胃管,应于当晚最后一次喂食后拔出,翌日早晨从另一侧鼻孔插入胃管。

(7)每次灌注前或间隔 4～8 h 应抽胃内容物,检查胃内残留物的量。如残留物的量大于灌注量的 50%,说明胃排空时间延长,应告知医师采取措施。

(王婷婷)

第七节　导　尿　术

一、目的

(1)为尿潴留患者解除痛苦,使尿失禁患者保持会阴清洁、干燥。

(2)收集无菌尿标本,进行细菌培养。

(3)避免盆腔手术时误伤膀胱,为危重、休克患者正确记录尿量,测尿比重提供依据。

（4）检查膀胱的功能，测膀胱的容量、压力及残余尿量。

（5）区别尿闭和尿潴留，以明确肾功能不全或排尿功能障碍。

（6）诊断及治疗膀胱和尿道的疾病，如进行膀胱造影或对膀胱肿瘤患者进行化疗。

二、准备

（一）物品准备

治疗盘内：橡皮圈 1 个，别针 1 枚，备皮用物 1 套，一次性无菌导尿包 1 套（治疗碗 2 个、弯盘、根据患者的年龄选择的双腔气囊导尿管、弯血管钳 2 把、镊子 2 把、装有若干个棉球的小药杯、液状石蜡棉球瓶 1 个、洞巾 1 块），弯盘 1 个，一次性手套 1 双，无菌手套 1 双，空药杯 1 个，0.1％苯扎溴铵（新洁尔灭）或 0.1％氯己定等消毒溶液，无菌持物钳及无菌容器 1 套，对男患者另备无菌纱布 2 块。

治疗盘外：小橡胶单和治疗巾 1 套（或一次性治疗巾），便盆及便盆巾。

（二）患者、护理人员的准备及环境准备

患者了解导尿的目的、方法、注意事项及配合要点。护理人员帮助患者取仰卧屈膝位，调整情绪，指导或协助患者清洗外阴，准备便盆。护理人员应衣帽整齐，修剪指甲，洗手，戴口罩。环境安静、整洁，光线、温度、湿度适宜。护理人员关闭门窗，准备屏风或隔帘。

三、评估

（1）评估患者的病情、治疗情况、意识、心理状态及合作程度。

（2）评估患者排尿功能异常的程度，膀胱充盈度及会阴部皮肤、黏膜的完整性。

四、操作步骤

将用物推至患者处，核对患者的床号、姓名，向患者解释导尿的目的、方法、注意事项及配合要点。消除患者的紧张和窘迫，以取得合作。①用屏风或隔帘遮挡患者，保护患者的隐私，使患者精神放松。②帮助患者清洗外阴部，减少逆行尿路感染的机会。③检查导尿包的日期，是否严密、干燥，确保物品的无菌性。④根据男性和女性尿道的解剖特点执行不同的导尿术操作。

（一）对男性患者实施导尿术的操作步骤

（1）操作者位于患者的右侧，帮助患者取仰卧屈膝位，脱去患者的对侧的裤腿，将其盖在近侧腿上，将对侧下肢和上身用盖被盖好，使患者的两腿略外展，暴露外阴部。

（2）将一次性橡胶单和治疗巾垫于患者的臀下，将弯盘放于患者的臀部，拿内盛若干个棉球的小药杯。

（3）左手戴手套，用纱布裹住阴茎前 1/3，将阴茎提起，右手持镊子夹消毒棉球按阴茎后 2/3 部-阴阜-阴囊暴露面的顺序消毒。

（4）用无菌纱布包裹消毒过的阴茎后 2/3 部-阴阜-阴囊暴露面，给阴茎前 1/3 消毒，并将包皮向后推，换另一把镊子夹消毒棉球给尿道口消毒，向外螺旋式擦拭龟头-冠状沟-尿道口数次。包皮和冠状沟易藏污，应彻底消毒，预防感染。把污棉球置于弯盘内，把弯盘移至床尾。

（5）在患者两腿间打开无菌导尿包，用持物钳夹浸过消毒液的棉球于药杯内。

（6）戴无菌手套，铺洞巾，使洞巾与包布内面形成无菌区域。嘱患者勿移动肢体，保持体位，以免污染无菌区。

（7）按操作顺序排列好用物，用镊子取液状石蜡棉球，润滑导尿管的前端。

（8）左手用纱布裹住阴茎并提起，使之与腹壁呈60°，使耻骨前弯消失，便于插管。将包皮向后推，右手用镊子夹取浸过消毒液的棉球，按顺序给尿道口、龟头、冠状沟、尿道口消毒数遍，每个棉球只可用一次，禁止重复使用，确保消毒部位不受污染。将污棉球置于弯盘内，右手将弯盘移至床尾无菌区域的边缘，便于操作。

（9）左手固定阴茎，右手将治疗碗置于洞巾口旁。男性尿道长而且又有三个狭窄处，当插管受阻时，应停片刻，嘱患者深呼吸，减轻尿道括约肌的紧张程度，再徐徐插入导尿管，切忌用力过猛而损伤尿道。

（10）用另一只血管钳夹持导尿管的前端，对准尿道口轻轻插入20~22 cm，见尿液流出后，再插入约2 cm，将尿液引流入治疗碗（第一次放尿不超过1 000 mL，防止大量放尿，腹腔内压力急剧下降，血液大量滞留腹腔血管内，血压下降及膀胱内压突然降低，导致膀胱黏膜急剧充血，发生血尿）。

（11）治疗碗内尿液盛2/3满后，可用血管钳夹住导尿管的末端，将尿液导入便盆内，再打开导尿管继续放尿。注意询问患者的感觉，观察患者的反应。

（12）导尿完毕，夹住导尿管的末端，轻轻拔出导尿管，避免损伤尿道黏膜。撤下洞巾，擦净外阴，脱去手套，将其置于弯盘内，撤出一次性橡胶单和治疗巾，将其置于治疗车的下层。协助患者穿好裤子，整理床单位。

（13）整理用物。

（14）洗手，记录。

（二）对女性患者实施导尿术的操作步骤

（1）操作者位于患者的右侧，帮助患者取仰卧屈膝位，脱去患者对侧的裤腿，将其盖在近侧腿上，将对侧下肢和上身用盖被盖好，使患者的两腿略外展，暴露外阴部。

（2）将一次性橡胶单和治疗巾垫于患者的臀下，将弯盘放于患者的臀部，拿内盛若干个棉球的小药杯。

（3）左手戴手套，右手持血管钳夹取消毒棉球做外阴初步消毒，按由外向内、自上而下的顺序，依次给阴阜、两侧大阴唇消毒。

（4）左手分开大阴唇，换另一把镊子按顺序给大小阴唇之间的部位-小阴唇-尿道口-尿道口至肛门的部位消毒，减少逆行感染的机会。将污棉球置于弯盘内，消毒完毕，脱下手套并将其置于弯盘内，将污物放置于治疗车的下层。

（5）在患者两腿间打开无菌导尿包，用持物钳夹浸过消毒液的棉球于药杯内。

（6）戴无菌手套，铺洞巾，使洞巾与包布内面形成无菌区域。嘱患者勿移动肢体，保持体位，以免污染无菌区。

（7）按操作顺序排列好用物，用镊子取液状石蜡棉球，润滑导尿管的前端。

（8）左手拇指、示指分开并固定小阴唇，右手持持物钳夹取消毒棉球，按由内向外、自上而下的顺序给两侧小阴唇、尿道口消毒，对尿道口处要重复消毒一次，把污棉球及持物钳置于弯盘内，右手将弯盘移至床尾无菌区域的边缘，便于操作。

（9）右手将治疗碗移至洞巾旁，嘱患者张口呼吸，用另一只弯血管钳夹持导尿管，对准导尿口轻轻插入尿道4~6 cm，见尿液后再插入1~2 cm。

（10）左手松开小阴唇，下移并固定导尿管，将尿液引入治疗碗。注意询问患者的感觉，观察患者的反应。

（11）导尿完毕,夹住导管的末端,轻轻拔出导尿管,避免损伤尿道黏膜。撤下洞巾,擦净外阴,脱去手套,将其置于弯盘内,撤出一次性橡胶单和治疗巾,将其置于治疗车的下层。协助患者穿好裤子,整理床单位。

（12）整理用物。

（13）洗手,记录。

五、注意事项

（1）向患者及其家属解释留置导尿管的目的和护理方法,使其认识到预防泌尿道感染的重要性,并主动参与护理。

（2）保持引流通畅,避免导尿管扭曲、堵塞,造成引流不畅。

（3）防止泌尿系统逆行感染。

（4）患者每天摄入足够的液体,每天尿量维持在 2 000 mL 以上,达到自然冲洗尿路的目的,以减少尿路感染和结石的发生。

（5）保持尿道口清洁,对女患者用消毒棉球擦拭外对阴及尿道口,如分泌物过多,可用0.02%的高锰酸钾溶液冲洗,再用消毒棉球擦拭外阴及尿道口。对男患者用消毒棉球擦拭尿道口、阴茎头及包皮,1～2 次/天。

（6）每周定时更换集尿袋1次,定时排空集尿袋,并记录尿量。

（7）每月定时更换导尿管1次。

（8）采用间歇性夹管的方式,训练膀胱的反射功能。关闭导尿管,4 h 开放1次,使膀胱定时充盈和排空,促进膀胱功能的恢复。

（9）患者离床活动时,护理人员应用胶布将导尿管远端固定在患者的大腿上,集尿袋不得超过膀胱的高度,防止尿液逆流。

（10）协助患者更换体位,倾听患者主诉,并观察尿液的性状、颜色和量。每周检查一次尿常规,若发现尿液混浊、沉淀、有结晶,应做膀胱冲洗。

（王婷婷）

第八节　灌　肠　术

一、目的

（1）刺激肠蠕动,软化和清除粪便,排出肠内积气,减轻腹胀。

（2）清洁肠道,为手术、检查和分娩做准备。

（3）稀释和清除肠道内有害物质,减轻中毒程度。

（4）为高热患者降温。

灌肠术根据灌肠的目的不同分为保留灌肠和不保留灌肠。不保留灌肠按灌入液体量的不同分大量不保留灌肠和小量不保留灌肠(小量不保留灌肠适用于危重患者、老年体弱者、小儿、孕妇等)。

二、准备

(一)物品准备

治疗盘内:灌肠筒、按医嘱准备的灌肠液、一次性手套 1 双、剪刀(用开塞露时)1 把、弯盘 1 个、卫生纸、血管钳、纱布 1 块。

治疗盘外:温开水(用肥皂栓时)适量、屏风、便盆、便盆布 1 个。

(二)患者、护理人员的准备及环境准备

患者了解灌肠的目的、方法、注意事项及配合要点。护理人员帮助患者取侧卧屈膝位,调整情绪,指导或协助患者清洗肛周,准备便盆。护理人员应衣帽整齐,修剪指甲,洗手,戴口罩。环境安静、整洁,光线、温度、湿度适宜。护理人员关闭门窗,准备屏风或隔帘,保护患者的隐私,消除其紧张、恐惧心理,取得合作。

三、评估

(1)评估患者的病情、治疗情况、意识、心理状态及合作程度。

(2)评估患者的腹胀情况、肛周皮肤和黏膜的完整性。

四、操作步骤

(1)关闭门窗,用屏风遮挡患者,保护患者的隐私。

(2)操作者可帮助患者取左侧卧位,双腿屈曲,背向操作者,暴露肛门,便于操作。

(3)让患者把臀部移至床沿,在其臀下铺一次性尿垫,保持床单清洁,把便盆放置在床旁。

(4)将弯盘置于臀部旁,用血管钳关闭灌肠筒的胶管,倒灌肠液于筒内,将灌肠筒悬挂于输液架上,灌肠筒内的液面与肛门的距离不超过 30 cm。

(5)将玻璃接头一头连接肛管,另一头连接灌肠筒的胶管。

(6)戴一次性手套,一只手分开肛门,暴露肛门口,嘱患者张口呼吸,使患者放松以便于插管,另一只手将肛管轻轻旋转,插入肛门,沿着直肠壁进入直肠 7～10 cm。

(7)固定肛管,打开血管钳,缓缓注入灌肠液,速度不可过快,以防刺激肠黏膜,出现排便。

(8)用血管钳关闭灌肠筒的胶管,一只手持卫生纸紧贴肛周下沿,防止灌肠液流出,另一只手将肛管轻轻拔出,置于弯盘内。

(9)擦净肛周,协助患者取舒适卧位,嘱患者让灌肠液在体内保留 10～20 min 再排便。

(10)清理用物。

(11)协助患者排便,整理床单位。洗手,记录。

五、注意事项

(1)灌肠液温度控制在 38 ℃,温度过高可损伤肠黏膜,温度过低可引起肠痉挛。

(2)灌肠时如遇患者有便意、腹胀,嘱患者做深呼吸,让灌肠液在体内尽量保留 10～20 min 再排便。

(3)消化道出血、急腹症、严重心血管疾病患者和妊娠者禁忌灌肠。

六、相关护理方法

(一)人工取便术

(1)操作者可帮助患者取左侧卧位,双腿屈曲,背向操作者,暴露肛门,便于操作。

（2）在患者的臀下铺一次性尿垫以保持床单清洁,把便盆放置在床旁。

（3）戴一次性手套,在右手示指端倒 1～2 mL 2％的利多卡因,插入肛门停留 5 min。利多卡因对肛管和直肠起麻醉作用,能减少刺激,减轻疼痛。

（4）嘱患者张口呼吸,将手指轻轻旋转插入肛门,沿着直肠壁进入直肠。

（5）手指轻轻摩擦,松弛粪块,取出粪块,放入便盆,重复数次,直至取净,动作轻柔,避免损伤肠黏膜或引起肛周水肿。

（6）取便过程中注意观察患者的生命体征和反应,如发现面色苍白、出汗、疲惫等表现,应暂停,让患者休息片刻,若患者的心率明显改变,应立即停止操作。

（7）操作结束,清洗肛门和臀部并擦干,病情许可时可行热水坐浴,可促进局部血液循环,减轻疼痛,防止病原微生物传播。

（8）整理消毒用物,洗手并记录。

（9）注意事项:有肛门黏膜溃疡、肛裂及肛门剧烈疼痛者禁用此法。

（二）便秘的护理

（1）正确引导患者,安排合理膳食结构。

（2）协助患者适当增加运动量。

（3）让患者养成良好的排便习惯。

（4）在患者的腹部进行环形按摩,通过按摩腹部,刺激肠蠕动,促进排便。方法:用右手或双手叠压稍微按压腹部,自右下腹盲肠部开始,依结肠蠕动的方向,经升结肠、横结肠、降结肠、乙状结肠做环形按摩,或在乙状结肠部,由近心端向远心端做环形按摩,每次 5～10 min,每天 2 次。按摩可由护士操作或护士指导患者自己进行。

（5）遵医嘱给予口服缓泻药物,禁忌长期使用,以免患者产生依赖性而失去正常的排便功能。

（6）简便通便术包括通便剂通便术和人工取便术,是患者及其家属经过护士指导,可完成的一种简单、易行、经济、有效的护理技术。常用的通便剂有开塞露（由 50％的甘油或少量山梨醇制成）,甘油栓（由甘油和硬脂酸制成,为无色透明或半透明栓剂,呈圆锥形,需冷藏储存）、肥皂栓（普通肥皂被削成底部直径为 1 cm、长为3～4 cm的圆锥形栓剂）。通便剂具有吸收水分、软化粪便、润滑肠壁、刺激肠蠕动的作用。人工取便术是用手指插入直肠,破碎并取出嵌塞粪便的方法,常在粪便嵌塞的患者采用灌肠等通便术无效时使用,以解除患者的痛苦。

（王婷婷）

第九节　防　护　技　术

一、对接触传播的防护

（一）目的
使医务人员避免接触感染性因子。

（二）适用对象
适用对象为治疗、护理有肠道感染、多重耐药菌感染、皮肤感染等接触性传播疾病的患者的医务人员;接触患者的体液、分泌物、排泄物的人员。

（三）防护用品

防护用品有工作服、工作裤、工作鞋、工作帽、医用口罩、医用手套或橡胶手套、隔离衣。必要时准备防护服、鞋套、护目镜或防护面罩。

（四）个人准备

着装整洁,洗手,戴帽子、口罩。

（五）防护要求

(1)接触隔离患者的血液、体液、分泌物、排泄物时,应戴手套;手上有伤口时应戴双层手套。

(2)进入隔离病室,从事可能污染工作服的操作时,加穿隔离衣。

(3)接触甲类传染病患者前加穿防护服,离开病室前,脱去防护服。按医疗废物管理要求处置防护服。

(4)接触污染物品后,离开隔离病室前摘除手套,洗手和/或进行手消毒。

(5)离开隔离病室前,脱下隔离衣,按要求悬挂,每天更换、清洗隔离衣,为其消毒;或使用一次性隔离衣,用后对其按医疗废物管理进行处置。

（六）防护流程

1.医务人员进入诊室或病房的流程

(1)经医务人员通道进入清洁区→进入医务人员更衣室→更换工作服、工作鞋,戴帽子、口罩→穿隔离衣/防护服→戴手套→进入诊室或病房。

(2)接触甲类传染病加穿防护服,穿鞋套,戴双层手套。进行可能产生喷溅的诊疗操作前,戴防护目镜或防护面罩。

2.医务人员离开诊室或病房的流程

摘手套→解开隔离衣的腰带和袖带→洗手和/或手消毒→解开隔离衣的领带→脱隔离衣/防护服→洗手和/或手消毒。

二、对呼吸道(空气、飞沫)传播的防护

（一）目的

保护医务人员,避免呼吸道感染。

（二）适用对象

适用对象为接触经呼吸道(空气、飞沫)传播疾病患者的医务人员。

（三）防护用品

防护用品有工作服、工作裤、工作鞋、工作帽、医用口罩、隔离衣、医用手套或橡胶手套。必要时准备防护服、护目镜或防护面罩、鞋套。

（四）个人准备

着装整洁,洗手,戴口罩、帽子。

（五）防护要求

(1)应严格按照区域流程,在不同的区域穿戴不同的防护用品,离开时按要求摘脱,并正确处理使用后的物品。

(2)进入确诊或疑似呼吸道传染病患者的病室时,应戴帽子、医用防护口罩。

(3)进行可能产生喷溅的诊疗操作前,加戴防护目镜或防护面罩,穿防护服。

（4）当接触患者及其血液、体液、分泌物、排泄物等时戴手套。

（六）防护流程

1.进入诊室或病房的流程

（1）经医务人员通道进入清洁区→进入医务人员更衣室→更换工作服、工作鞋,戴帽子、口罩/医用防护口罩→穿隔离衣/防护服→戴手套→进入诊室或病房。

（2）为患者进行可能产生喷溅的诊疗操作前,加戴防护目镜或防护面罩,穿防护服。

2.离开诊室或病房的流程

摘手套→解开隔离衣的腰带和袖带→洗手和/或手消毒→解开隔离衣的领带→脱隔离衣/防护服→摘护目镜/防护面罩→洗手和/或手消毒。

三、对急性传染性非典型肺炎、人感染高致病性禽流感的防护

（一）目的

保护医护人员,避免感染疾病。

（二）适用对象

适用对象为进入筛查留观室、急性传染性非典型肺炎病区和人感染高致病性禽流感病区的人员,接触患者体液、分泌物、排泄物的人员,对禽流感患者进行有创操作或尸体解剖的人员。

（三）防护用品

所用防护用品与本节第二部分的防护用品相同,另外要准备正压面罩或全面型呼吸防护器。

（四）防护要求

（1）医务人员经过专门培训,掌握正确的防护技术,方可进入隔离病区工作。

（2）严格按照防护规定着装,在不同区域穿不同服装,且服装颜色有区别或有明显标识。

（五）防护流程

1.穿、戴防护用品遵循的程序

（1）从清洁区进入潜在污染区:更换工作服→换工作鞋→戴帽子→戴医用防护口罩→进入潜在污染区。

（2）从潜在污染区进入污染区:穿隔离衣/防护服或防护服＋隔离衣→戴手套→加戴外科口罩和一次性防护帽→戴第二层手套→戴护目镜/防护面罩→穿鞋套→进入污染区。

（3）为患者进行吸痰、气管切开、气管插管等操作前,加戴防护面罩或全面型呼吸防护器。

2.脱防护用品遵循的程序

（1）医务人员离开污染区进入潜在污染区:摘鞋套,解开隔离衣的腰带和袖带→摘外层手套,解开隔离衣的领带→脱隔离衣和/或防护服,摘内层手套并给双手消毒→摘护目镜/防护面罩→摘外科口罩、外层防护帽→洗手和/或手消毒→进入潜在污染区。

（2）将用后物品分别放置于专用污物容器内。

（3）从潜在污染区进入清洁区:洗手和/或手消毒→脱工作服→摘医用防护口罩→摘帽子→洗手和/或手消毒后,进入清洁区。

（4）离开清洁区:沐浴,更衣→离开清洁区。

（六）注意事项

（1）医用防护口罩能持续应用 6～8 h,遇污染或潮湿,应及时更换。

（2）离开隔离区前应对佩戴的眼镜进行消毒。

(3)医务人员接触多个同类传染病患者时,防护服可连续应用。

(4)接触过疑似患者,在接触不同患者前应更换防护服。

(5)防护服被患者的血液、体液、污物污染时,应及时更换。

(6)戴医用防护口罩或全面型呼吸防护器,应进行面部密合性检查。

(7)在隔离区工作的医务人员应每天监测体温两次,体温超过 37.5 ℃时及时就诊。

(8)医务人员应严格执行区域划分的流程,按程序做好个人防护,方可进入隔离区;沐浴、更衣后,方可离开隔离区。

(9)防护用品应符合国家相关标准。在有效期内使用防护用品。

四、医用防护口罩的佩戴

(一)目的

目的是能阻止经空气传播的直径≤5 μm 的感染因子或近距离(<1 m)接触经飞沫传播的疾病患者造成的感染。

(二)操作前准备

1.操作护士

着装整洁,修剪指甲,洗手。

2.物品准备

准备医用防护口罩。

3.环境

环境整洁、宽敞。

(三)操作步骤

(1)洗手,检查医用防护口罩。

(2)一只手托住防护口罩,把有鼻夹的一面向外。

(3)将防护口罩罩住鼻、口及下巴,将鼻夹部位向上紧贴面部。

(4)用另一只手将下方系带拉过头顶,放在颈后双耳下。

(5)再将上方系带拉至头顶中部。

(6)将双手指尖放在金属鼻夹上,从中间位置开始,用手指向内按压鼻夹,并分别向两侧移动和按压,根据鼻梁的形状塑造鼻夹。

(7)将包装袋丢弃在医疗垃圾桶内。

(四)注意事项

(1)不可以一只手提鼻夹。

(2)口罩潮湿或被患者的血液、体液污染后,应及时更换。

(3)每次佩戴医用防护口罩,均需要进行密合性检查。检查方法:用双手完全盖住口罩,快速呼气,若鼻夹附近漏气,应调整鼻夹,若漏气位于四周,调整到不漏气为止。

(五)评价标准

(1)使用目的明确。

(2)佩戴口罩规范、熟练。

(3)检查口罩密合性的方法正确。

五、穿、脱隔离衣

（一）目的

目的是使医务人员避免受到血液、体液和其他感染性物质污染,使患者不被感染。

（二）操作前准备

1.操作护士

着装整洁,修剪指甲,洗手,戴帽子、口罩。

2.物品准备

准备隔离衣。

3.操作环境

操作环境整洁、宽敞。

（三）操作过程

1.穿隔离衣

（1）取下手表,卷袖过肘。

（2）右手持衣领,左臂伸入袖内,右手将衣领向上拉或举起手臂,露出左手。

（3）左手持衣领,右臂伸入袖内,露出右手。

（4）双手持衣领,自衣领中央沿两侧边缘向后系好领带。

（5）系好袖口。

（6）双手分别捏住腰部中缝,将隔离衣拉向腹部,见到隔离衣边缘,捏紧并用双手在背后将一侧压住另一侧（或双手在背后将衣边对齐,向一侧折叠）,一只手按住隔离衣,另一只手将腰带拉至背后折叠处,将腰带在背后交叉,将其绕回前面并系好,打成活结。

（7）双手置于胸前。

2.脱隔离衣

（1）解开腰带,在前面打一个活结。

（2）解开袖带,塞入袖襻内,充分暴露双手。

（3）洗手或手消毒。

（4）解开衣领。

（5）右手伸入左侧袖口内,拉下衣袖过手。

（6）用遮盖着的左手握住右侧衣袖的外面,拉下右侧衣袖过手。

（7）用双手将隔离衣的袖带松开。

（8）双手逐渐从袖管中退出。

（9）用双手自衣内向外翻转隔离衣,把隔离衣的清洁面向外,将其对折卷好。

（10）将隔离衣投入污衣桶/袋。

（11）再次洗手。

（四）注意事项

（1）使用前检查隔离衣,隔离衣长短适宜,无潮湿、破损及漏洞。

（2）穿、脱过程中勿使衣袖触及面部及衣领,注意避免污染。

（3）穿着隔离衣,须将内面工作服完全遮盖。

（4）只限在规定区域内穿、脱隔离衣。穿隔离衣前,准备好工作中一切需要用的物品。

（5）如需反复使用隔离衣,脱下隔离衣后,按要求悬挂,在污染区内则污染面向外,在污染区外,则污染面向里。

（6）每天更换、清洗隔离衣,给其消毒,如隔离衣潮湿或被污染,应立即更换。

（7）如使用一次性隔离衣,用后按医疗废物管理要求进行处置。

（五）评价标准

（1）隔离衣检查项目全面、准确。

（2）穿、脱隔离衣正确、熟练。

（3）隔离衣外观平整。

（4）脱隔离衣的过程无污染。

六、终末消毒

（一）目的

传染病患者的病情好转、稳定或患者痊愈,需出院或转院(科),传染病患者死亡或解除隔离后,护士对其所住的房间、用物等需彻底地消毒,消灭遗留在房间或所有物体上的病原体,杜绝再传染。

（二）操作前准备

1.操作护士

着装整洁,修剪指甲,洗手,戴口罩。

2.物品准备

准备临床护理车、床单、被套、枕套、扫帚、床套、小毛巾、快速手消毒剂、隔离衣、紫外线灯车或臭氧机、消毒桶、污衣袋。

（三）操作步骤

（1）携用物至病床前。

（2）撤去病床上的污染被服,将其放入污衣袋。

（3）用消毒液擦拭床旁桌椅及床。

（4）对非一次性用品须用消毒液浸泡。

（5）对床垫、床褥、棉胎、枕芯等紫外线灯照射消毒或使用臭氧机消毒。

（6）开窗通风。

（7）铺好备用床。

（8）处理用物。

（9）洗手。

（四）注意事项

（1）患者离开病房后方可整理床单位,避免在患者未离开病床时撤去被服。

（2）遵循消毒隔离制度。

（3）对甲类传染病按严密隔离消毒原则处理。

（五）评价标准

（1）遵循查对制度,符合消毒隔离、标准预防原则。

（2）护士的操作规范、准确。

（陈丽莹）

第二章

心血管内科护理

第一节　原发性高血压

原发性高血压的病因复杂,该病不是由单个因素引起的,与遗传有密切关系,是环境因素与遗传相互作用的结果。要诊断高血压,必须根据高血压标准,在患者未服降压药的情况下,测两次或两次以上非同日的血压,以所得的平均值为依据,偶然测得一次血压升高不能诊断为高血压,必须重复测和进一步观察。测得高血压时,要做相应的检查以排除继发性高血压。若患者有继发性高血压,未明确病因即当成原发性高血压而长期给予降压治疗,不但疗效差,而且原发性疾病严重发作常可危及生命。

一、一般表现

原发性高血压通常起病缓慢,早期常无症状,许多患者可以多年自觉良好而偶于体格检查时发现血压升高,少数患者的原发性高血压则在发生心、脑、肾等出现并发症后才被发现。高血压患者可有头痛、眩晕、气急、疲劳、心悸、耳鸣等症状。

高血压病初期只是在精神紧张、情绪波动后血压暂时升高,随后可恢复正常,以后血压升高逐渐趋于明显而持久,但一天之内白昼与夜间的血压水平仍可有明显的差异。

高血压病后期的临床表现常与心、脑、肾功能不全或器官并发症有关。

二、实验室检查

(1)为了原发性高血压的诊断、了解靶器官(主要指心、脑、肾、血管)的功能状态并指导正确选择药物治疗,必须进行下列实验室检查:血常规、尿常规、肾功能检查、血尿酸检查、血脂检查、血糖检查、血液电解质检查、心电图、胸部 X 线和眼底检查。初期患者上述检查可无特殊异常,后期高血压患者可出现尿蛋白增多及尿常规异常,肾功能减退,胸部 X 线可见主动脉弓迂曲延长、左心室增大,心电图可见左心室肥大和劳损。部分患者可伴有血清总胆固醇、甘油三酯、低密度脂蛋白胆固醇的含量升高和高密度脂蛋白胆固醇的含量降低,亦常有血糖或尿酸水平升高。目前认为,上述生化异常可能与原发性高血压的发病机制有一定的内在联系。

(2)眼底检查有助于对高血压严重程度的了解,眼底分级法的标准如下:①Ⅰ级,视网膜动脉变细,反光增强;②Ⅱ级,视网膜动脉狭窄,动静脉交叉压迫;③Ⅲ级,在上述血管病变基础上有眼底出

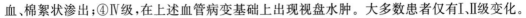

血、棉絮状渗出;④Ⅳ级,在上述血管病变基础上出现视盘水肿。大多数患者仅有Ⅰ、Ⅱ级变化。

(3)动态血压监测与通常的血压测量不同,动态血压监测由仪器自动定时测量血压,可每隔15~30 min自动测压(时间间隔可调节),连续24 h或更长时间。可测定白昼与夜间各时间段血压的平均值和离散度,能较敏感、客观地反映实际血压水平。

正常人的血压呈明显的昼夜波动,动态血压曲线呈"双峰一谷",即夜间血压最低,清晨起床活动后血压迅速升高,在上午6~10时及下午4~8时各有一个高峰,继之缓慢下降。中度、轻度高血压患者的血压昼夜波动曲线,与正常的类似,但血压水平较高。早晨血压升高可伴有血儿茶酚胺浓度升高,血小板聚集增加及纤溶活性增强,早晨较多地发生心脑血管急性事件可能与其有关。

血压变异性和血压昼夜节律与靶器官损害及预后有较密切的关系,即伴明显靶器官损害或严重高血压患者的血压的昼夜节律可消失。

目前尚无统一的动态血压正常值,但可参照采用以下正常上限标准:24 h平均血压值<17.33/10.66 kPa,白昼平均血压值<18/11.33 kPa,夜间平均血压值<16.66/10 kPa。夜间平均血压值比白昼平均血压值降低超过10%,如降低不及10%,可认为血压昼夜节律消失。

动态血压监测可用于诊断白大衣高血压(即在诊所内血压升高,而在诊所外血压正常);判断高血压的严重程度,了解血压变异性和血压昼夜节律;指导降压治疗和评价降压药物的疗效;诊断发作性高血压或低血压。

三、原发性高血压危险度的分层

原发性高血压的严重程度并不单纯与血压升高的水平有关,必须结合患者总的心血管疾病危险因素及合并的靶器官损害做全面的评价,治疗目标及预后判断也必须以此为基础。心血管疾病危险因素包括吸烟,有高脂血症,有糖尿病.年龄>60岁,患者为男性或绝经后女性,有心血管疾病家族史(发病年龄:女性<65岁,男性<55岁)。靶器官损害及合并的临床疾病包括心脏疾病(左心室肥大、心绞痛、心肌梗死、既往曾接受冠状动脉旁路手术、心力衰竭),脑血管疾病(脑卒中或短暂性脑缺血发作),肾脏疾病(蛋白尿或血肌酐升高),周围动脉疾病,高血压视网膜病变(大于等于Ⅲ级)。危险度的分层是把血压水平、危险因素及合并的器官受损情况相结合,分为低度、中度、高度和极高危险组。治疗时不仅要考虑降压,还要考虑危险因素及靶器官损害的预防及逆转。

低度危险组:高血压1级,不伴有上列危险因素,治疗以改善生活方式为主,如6个月后无效,再给药物治疗。

中度危险组:高血压1级伴12个危险因素或高血压2级不伴有或伴有不超过2个危险因素者。治疗除改善生活方式外,给予药物治疗。

高度危险组:高血压1~2级伴至少3个危险因素者,必须进行药物治疗。

极高危险组:高血压3级或高血压1~2级伴靶器官损害及相关的临床疾病者(包括糖尿病),必须尽快给予强化治疗。

四、临床类型

原发性高血压大多起病及进展均缓慢,病程可长达十余年至数十年,症状轻微,逐渐导致靶器官损害。但少数患者可表现为急进重危,或具有特殊表现而构成不同的临床类型。

（一）高血压急症

高血压急症是指高血压患者血压显著地或急剧地升高（收缩压＞26.66 kPa(200 mmHg)，舒张压＞17.33 kPa(130 mmHg))，常同时伴有心、脑、肾及视网膜等的功能损害的一种严重危及生命的临床综合征，舒张压为 18.67～20 kPa 或更高和/或收缩压＞29.33 kPa，无论有无症状，也应视为高血压急症。高血压急症包括高血压脑病、高血压危象、急进型高血压、恶性高血压、高血压合并颅内出血、急性冠状动脉功能不全、急性左心衰竭、主动脉夹层血肿、子痫以及嗜铬细胞瘤危象等。

（二）恶性高血压

有 1％～5％ 的中度、重度高血压患者可发展为恶性高血压，其发病机制尚不清楚，可能与不及时治疗或治疗不当有关。病理上以肾小动脉纤维样坏死为突出特征。临床特点：①发病较急骤，多见于中年人、青年人。②血压显著升高，舒张压持续高于 17.33 kPa。③患者头痛、视力模糊、眼底出血和乳头水肿。④肾脏损害突出，表现为持续蛋白尿、血尿及管型尿，并可伴肾功能不全。⑤进展迅速，如不给予及时治疗，预后不佳，患者可死于肾衰竭、脑卒中或心力衰竭。

（三）高血压危重症

1.高血压危象

在高血压病程中，由于周围血管阻力突然上升，血压明显升高，出现头痛、烦躁、眩晕、恶心、呕吐、心悸、气急及视力模糊等症状。伴靶器官病变者可出现心绞痛、肺水肿或高血压脑病。血压变化以收缩压显著升高为主，也可伴舒张压升高。发作一般历时短暂，控制血压后病情可迅速好转；但易复发。危象发作时交感神经活动亢进，血中儿茶酚胺含量升高。

2.高血压脑病

高血压脑病是指在高血压病程中发生急性脑血液循环障碍，引起脑水肿和颅内压升高而产生的临床征象。发生机制可能为过高的血压突破了脑血管的自身调节机制，导致脑灌注过多，液体渗入脑血管周围组织，引起脑水肿。临床表现有严重头痛、呕吐、神志改变，较轻者可仅有烦躁、意识模糊，严重者可发生抽搐、昏迷。

（四）急进型高血压

该型患者占高血压患者的 1％～8％。该型多见于年轻人，患者中男性居多。临床特点：①收缩压、舒张压均持续升高，舒张压常持续不低于 17.3 kPa(130 mmHg)，很少有波动。②症状多而明显进行性加重，有一些患者的高血压呈缓慢病程，但突然迅速发展，血压显著升高。③出现严重的内脏的损害，常在 1～2 年间发生心、脑、肾损害和视网膜病变，出现脑卒中、心肌梗死、心力衰竭、尿毒症及视网膜病变（眼底Ⅲ级以上改变）。

（五）缓进型高血压

这种类型占 95％以上，临床上又称之为良性高血压。因其起病隐匿，病情发展缓慢，病程较长，可达数十年，多见于中老年人。临床表现：①早期可无任何明显症状，仅有轻度头痛或不适，休息之后可自行缓解。患者偶测血压时才发现高血压。②逐渐发展，患者表现出头痛、头晕、失眠、乏力、记忆力减退症状，血压也随着病情发展逐步升高并趋向持续性升高，波动幅度也随之减小并伴随着心、脑、肾等器官的器质性损害。

因为此型高血压病病程长，早期症状不明显，所以患者容易忽视其治疗，思想上不重视，不能坚持服药，最终造成不可逆的器官损害，危及生命。

（六）老年人高血压

患者年龄超过 60 岁,血压达到高血压诊断标准,即为老年人高血压。临床特点:①半数以上患者有单纯收缩期高血压(收缩压＞18.66 kPa,舒张压＜12 kPa),此与老年人大动脉弹性减退、顺应性下降有关。流行病资料显示,单纯收缩压的升高也是心血管病致死的重要危险因素。②部分老年人高血压是由中年原发性高血压延续而来,属于收缩压和舒张压均升高的混合型。③老年人高血压患者的心、脑、肾常有不同程度的损害,靶器官并发症(如脑卒中、心力衰竭、心肌梗死和肾功能不全)较为常见。④老年人的压力感受器敏感性减退,对血压的调节功能降低,易造成血压波动及直立性低血压,在使用降压药物治疗时要密切观察患者的情况。老年人选用高血压药物时宜选用平和、缓慢的制剂,如利尿剂、长效钙拮抗剂及血管紧张素转化酶抑制剂。常规给予抗凝剂治疗,定期测量血压,调整剂量。

（七）难治性高血压

难治性高血压又称顽固性高血压或抵抗性高血压。临床特点:①治疗前血压≥24/15.32 kPa,经过充分地、合理地、联合应用 3 种药物(包括利尿剂),血压仍不能降至 21.33/7.5 kPa 以下。②治疗前血压＜24/15.33 kPa,而适当的三联药物治疗仍不能达到血压＜18.66/12 kPa,则被认为是难治性高血压。③对于老年单纯收缩期高血压,如治疗前收缩压＞26.66 kPa,经三联治疗,收缩压不能降至 22.66 kPa 以下,或治疗前收缩压为 21.33～26.66 kPa,而治疗后不能降至21.33 kPa 以下及至少低 1.33 kPa,亦称为难治性高血压。充分的、合理的治疗应包括至少用 3 种不同药理作用的药物,包括利尿剂和以下药物中的两种:β 阻断剂、直接的血管扩张药、钙拮抗剂或血管紧张素转化酶抑制剂。应当说明的是,并不是所有严重的高血压都是难治性高血压,也不是难治性高血压都是严重高血压。

诊断难治性高血压应排除假性高血压及白大衣高血压,并排除继发性高血压。中年或老年患者过去有效的治疗变得无效,则强烈提示肾动脉硬化及狭窄,肾动脉造影可确定诊断,肾血管再建术可能是降低血压的唯一有效方法。

难治性高血压的主要原因可能有以下几种:①患者的依从性不好,即患者没有按医师的医嘱服药,这可能是最主要的原因。依从性不好的原因可能是药物方案复杂或服药次数频繁,患者未认识到控制好血压的重要性,药物费用高及出现不良反应等。②患者的食盐量摄入过高(＞5 g/d),或继续饮酒,体质量控制不理想。应特别注意来自加工食品(如咸菜、罐头、腊肉、香肠、咸鱼、豆制品)中的盐,应劝说患者戒烟、减肥,肥胖者减少热量的摄入量。③医师不愿使用利尿药或使用多种作用机制相同的药物。④药物相互作用,如阿司匹林等非甾体抗炎药因抑制前列腺素合成而干扰高血压的控制。拟交感胺类药物可使血压升高。麻黄素、口服避孕药、雄性激素、过多的甲状腺素、糖皮质激素等可使血压升高或加剧原先的高血压。考来烯胺可妨碍抗高血压药物经肠道吸收。三环类抗忧郁药、苯异丙胺、抗组胺药、单胺氧化酶抑制剂及可卡因干扰胍乙啶的药理作用。

（八）儿童高血压

关于儿童高血压的诊断标准尚未统一。如世界卫生组织(World Health Organization, WHO)规定:13 岁以上正常的血压上限为 18.66/12 kPa,13 岁以下正常的血压上限则为 18/11.33 kPa。《实用儿科学》中规定:8 岁以下舒张压＞10.66 kPa,8 岁以上舒张压＞12 kPa;或收缩压＞16 kPa 与舒张压＞10.66 kPa 为高血压。儿童血压的测量方法与成年人有所不同:①舒张压以科罗特科夫(Korotkoff)第 IV 音为准。②根据美国心脏病协会规定,使用袖带的宽度:1 岁以下为 2.5 cm,1～4 岁为 5～6 cm,5～8 岁为 8～9 cm,成人为 12.5 cm,否则将会低估或高估血压值。诊断儿童高血压应十分慎重,对轻度高血压患儿应加强随访。确诊为儿童高血压后,首先要排除继发性高血压。继发性高血压中最常见的病因是肾脏疾病,其次是肾动脉血栓、肾动脉狭窄、先天性肾动脉异常、主动脉缩窄、嗜铬细胞瘤等。

临床特点:①5%的患儿有高血压的家族史。②早期一般无明显症状,部分患儿可有头痛,尤在剧烈运动时易发生。③肥胖者达 50%。④平素心动过速,心前区搏动明显,呈现高动力循环状态。⑤尿儿茶酚胺水平升高,尿缓激肽水平降低,血浆肾素活性轻度升高,交感神经活性升高。⑥对高血压的耐受力强,一般不引起心、肾、脑及眼底的损害。

（九）青少年高血压

对青少年高血压的研究已越来越被人们重视。大量调查发现,青少年原发性高血压起源于儿童期,青少年高血压与成人高血压及并发症有密切关系,同儿童期高血压病因相似,常见于继发性高血压。在青春期继发性高血压病例中,肾脏疾病仍然是主要的病因。大量的调查发现青少年高血压与年龄相关。青少年高血压的诊断标准:在不同时间(每次间隔 3 个月以上)3 次测量坐位血压,收缩压和/或舒张压高于 95 百分位数可诊断为高血压,见表 2-1。

表 2-1　我国儿童、青少年血压百分位数

年龄	男性/P95	女性/P95
1～12	128/81	119/82
13～15	133/84	124/81
16～18	136/89	127/82

（十）精神紧张性高血压

交感神经系统在发病中起着重要作用。交感神经系统活性增强可导致以下几点:①血浆容量减少,血小板聚集,因而易诱发血栓形成。②激活肾素-血管紧张素系统,再加上儿茶酚胺的作用,引起左心室的血管肥厚,肥厚的血管更易引起血管痉挛。③副交感神经系统活性较低和交感神经系统活性增强,这是易引起心律失常、心动过速的因素。④降低骨骼肌对胰岛素的敏感性,其主要机制为在紧急情况下,交感神经系统活性升高引起血管收缩,导致运输至肌肉的葡萄糖减少;去甲肾上腺素刺激 β 受体也可引起胰岛素耐受,持续的交感神经系统活性增强还可以造成肌肉纤维类型由胰岛素耐受性慢收缩纤维转变成胰岛素耐受性快收缩纤维,这些变化可致血浆胰岛素浓度升高,并促进动脉粥样硬化。

（十一）白大衣高血压

白大衣高血压是指在诊疗单位内血压升高,但在诊疗单位外血压正常。有人估计,在高血压患者中,有 20%～30%为白大衣高血压,故近年来提出患者自我血压监测。其有下列好处:①能更全面、更准确地反应患者的血压。②没有白大衣效应。③提高患者服药治疗和改变生活方式的顺从性。④无观察者的偏倚现象。自测血压可使用水银柱血压计,亦可使用动态血压监测的方法。有人认为对白大衣高血压也应重视,它可能是早期高血压的表现之一。我国目前的参考诊断标准为患者的诊室收缩压＞21.33 kPa 和/或舒张压＞12 kPa 并且白昼动态血压收缩压＜18 kPa,舒张压＜10.66 kPa,这还需要经过临床的验证和评价。

对白大衣高血压患者,规律性地反复出现的应激方式(如上班)不会引起血压升高。动态血压监测有助于诊断白大衣高血压。其确切的自然史与预后还不很清楚。

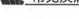

（十二）应激状态

偏快的心率是处于应激状态的一个标志,心动过速是交感神经活性升高的一个可靠指标,也是心血管病死亡率的一个独立危险因素。心率加快与血压升高、胆固醇升高、甘油三酯升高、血球压积升高、体质量指数升高、胰岛素抵抗、血糖升高、高密度脂蛋白胆固醇降低等密切相关。

（十三）夜间高血压

24 h 动态血压监测发现部分患者的血压正常节律消失,夜间收缩压或舒张压的降低值小于日间血压平均值的 10%,甚至夜间血压反高于日间血压。夜间高血压常见于某些继发性高血压(如肾性高血压),恶性高血压和合并心肌梗死、脑卒中的原发性高血压。夜间高血压的产生机制与神经内分泌正常节律障碍、夜间上呼吸道阻塞、换气过低和睡眠中觉醒有关,其主要症状是不规则地打鼾、夜间呼吸暂停、日间疲乏和嗜睡。这种患者常伴有超重、易发生脑卒中、心肌梗死、心律失常,甚至猝死。

（十四）肥胖型高血压

肥胖者易患高血压,其发病因素是多方面的,伴随的危险因素越多,则预后越差。该型高血压患者的心、肾、脑、肺的功能均较不肥胖者更易受损害,且合并糖尿病、高脂血症、高尿酸血症者多,患冠心病、心力衰竭、肾功能障碍者明显增加。

（十五）夜间低血压性高血压

夜间低血压性高血压是指日间为高血压(特别是老年收缩期性高血压),夜间血压过度降低,即夜间血压较日间血压低超过 20%。其发病机制与血压调节异常、血压节律改变有关。该型高血压易发生腔隙性脑梗死,可能与夜间脑供血不足、呈高凝状态有关。治疗应注意避免睡前使用降压药(尤其是能使夜间血压明显降低的药物)。

（十六）顽固性高血压

顽固性高血压是指高血压患者服用 3 种以上的不同作用机制的全剂量降压药物,血压仍不能控制在 18.66/12.66 kPa 以下或舒张压≥13.33 kPa,老年患者血压仍高于 21.33/12 kPa,或收缩压不能降至 18.66 kPa 以下。顽固性高血压的原因:①治疗不当,应联合应用不同机制的降压药物。②患者对药物不能耐受,降压药物引起不良反应;患者中断用药,常不服药或间断服药,造成顺应性差。③精神因素,工作繁忙造成白天血压升高,夜间睡眠时血压正常。④过度摄入钠,例如,老年患者和肾功能减退者的盐摄入量过高,易发生顽固性高血压,而低钠饮食可改善其对药物的抵抗性。

五、护理评估

（一）病史

应注意询问患者有无高血压家族史,个性特征,职业,人际关系,环境中有无引发原发性高血压的应激因素,生活与饮食习惯,烟酒嗜好,有无肥胖、心脏病、肾脏病、糖尿病、高脂血症、痛风、支气管哮喘等病史及用药情况。

（二）身体状况

高血压病根据起病和病情进展的缓急分为缓进型和急进型两类,前者多见,后者占高血压病的 1%～5%。

1.一般表现

缓进型原发性高血压起病隐匿,病程进展缓慢,早期多无症状,患者偶尔在体格检查时发现血

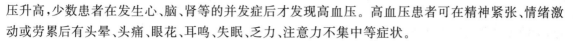

压升高,少数患者在发生心、脑、肾等的并发症后才发现高血压。高血压患者可在精神紧张、情绪激动或劳累后有头晕、头痛、眼花、耳鸣、失眠、乏力、注意力不集中等症状。

患者的血压随季节、昼夜、情绪等因素有较大波动,表现为冬季的血压较夏季的血压高、清晨的血压较夜间的血压高、激动时的血压较平静时的血压高等特点。体检时可听到主动脉瓣区第二心音亢进、主动脉瓣区收缩期杂音,少数患者在颈部或腹部可听到血管杂音。长期持续高血压可有左心室肥厚。

高血压病早期血压仅暂时升高,消除原因和休息后可恢复,称为波动性高血压阶段。随病情进展,血压呈持久升高,并有脏器受损的表现。

2.并发症

并发症主要表现为心、脑、肾等重要器官发生器质性损害和功能性障碍。

(1)心脏:血压长期升高,增加了左心室的负担。左心室因代偿而心肌肥厚,继而扩张,形成高血压性心脏病。在心功能代偿期,除有劳累性心悸外,其他症状不明显。心功能失代偿时,则表现为心力衰竭。因高血压后期可并发动脉粥样硬化,故部分患者可并发冠心病,发生心绞痛、心肌梗死。

(2)脑:重要的脑血管病变表现有以下几种。①一时性(间歇性)脑血管痉挛:可使脑组织缺血,产生头痛、一时性失语、失明、肢体活动不灵或偏瘫,可持续数分钟至数天,一般在 24 h 内恢复。②脑出血:一般在紧张的体力或脑力劳动时容易发生,例如,情绪激动、搬重物时突然发生。其临床表现因出血部位不同而异,最常见的部位在脑基底节豆状核,故常损及内囊,又称内囊出血。其主要表现为突然摔倒,迅速昏迷,头、眼转向出血病灶的同侧,出血病灶对侧出现"三偏"症状,即偏瘫、偏身感觉障碍和同侧偏盲。呼吸深沉而有鼾声,大小便失禁。瘫痪肢体开始完全弛缓,腱反射常引不出。数天后瘫痪肢体肌张力升高,反射亢进,出现病理反射。③脑动脉血栓形成:多在睡眠过程中发生,常先有头晕、失语、肢体麻木等症状,然后逐渐发生偏瘫,一般无昏迷。随病情进展,可发生昏迷甚至死亡。上述脑血管病变的表现,祖国医学统称为中风或卒中,现代医学统称为脑血管意外。④高血压脑病:是指脑小动脉发生持久而严重的痉挛、脑循环发生急性障碍导致脑水肿和颅内压升高,可发生于急进型或严重的缓进型高血压病患者。高血压脑病表现为血压持续升高,常超过 26.7/16.0 kPa(200/120 mmHg)、剧烈头痛、恶心、呕吐、眩晕、抽搐、视力模糊、意识障碍,甚至昏迷。发作可短至数分钟,长者可达数小时或数天。

(3)肾的表现:长期高血压可致肾小动脉硬化,当肾功能代偿时,临床上无明显肾功能不全的表现。当肾功能转入失代偿期时,可出现多尿、夜尿增多、口渴、多饮,提示肾浓缩功能降低,尿比重固定在 1.010 左右,称为等渗尿。当肾功能衰退时,可发展为尿毒症,血中肌酐、尿素氮含量升高。

(4)眼底视网膜血管改变:目前我国采用基-瓦二氏(Keith-Wegener)眼底分级法。①Ⅰ级,视网膜动脉变细;②Ⅱ级,视网膜动脉狭窄,动脉交叉压迫;③Ⅲ级,眼底出血或棉絮状渗出;④Ⅳ级,视盘水肿。眼底的改变可反映高血压的严重程度。

3.急进型高血压病

急进型高血压占高血压病的 1% 左右,可由缓进型突然转变而来,也可起病即为急进型。该型多见于青年和中年。基本的临床表现与缓进型高血压病相似,但各种症状更为突出,具有病情严重,发展迅速,肾功能急剧恶化和视网膜病变(眼底出血、渗出、乳头水肿)等特点。血压显著升高,舒张压持续在 17.3~18.6 kPa(130~140 mmHg)或更高,患者常于数月或 1~2 年间出现严重的心、脑、肾的损害,最后常转为尿毒症而死亡,也可死于急性脑血管疾病或心力衰竭。经治疗,少数患者的病情亦可转为稳定。

高血压危象是指短期内血压急剧升高的严重临床表现。它是在高血压的基础上,交感神经亢进致周围小动脉强烈痉挛,这是血压进一步升高的结果,常表现为剧烈头痛、神志改变、恶心、呕吐、心悸、呼吸困难等。收缩压可高达 34.7 kPa(260 mmHg),舒张压为 16 kPa(120 mmHg)以上。

(三)实验室及其他检查

1.尿常规检查

检查结果可为阴性或有少量蛋白和红细胞,急进型高血压患者尿中常有大量蛋白、红细胞和管型,肾功能减退时尿比重降低,尿浓缩和稀释功能减退,血中肌酐和尿素氮含量升高。

2.X 线检查

轻者主动脉迂曲延长或扩张,并发高血压性心脏病时,左心室增大,心脏呈靴形样改变。

3.超声波检查

心脏受累时,二维超声显示:早期左心室壁搏动增强,第Ⅱ期多见室间隔肥厚,继而左心室后型肥厚;左心房轻度扩大;多普勒超声于二尖瓣上可测出舒张期血流速度减慢,舒张末期速度加快。

4.心电图和心向量图检查

心脏受累的患者可见左心室增厚或兼有劳损,P 波可增宽或有凹陷,P 环振幅增大,特别是终末向后电力更为明显。患者偶尔有心房颤动或其他心律失常。

5.血浆肾素活性和血管紧张素Ⅱ的浓度测定

二者可升高、正常或降低。

6.血浆心钠素的浓度测定

心钠素浓度降低。

六、护理目标

(1)头痛减轻或消失。
(2)焦虑减轻或消失。
(3)血压维持在正常水平,未发生意外伤害。
(4)能建立良好的生活方式,合理饮食。

七、护理措施

(一)一般护理

(1)头痛、眩晕、视力模糊的患者应卧床休息,抬高床头,保证充足的睡眠。指导患者使用放松技术,如缓慢呼吸、心理训练、音乐治疗,避免精神紧张、情绪激动和焦虑,保持情绪平稳。保持病室安静,减少声、光的刺激和探视。护理操作动作要轻巧并集中进行,少打扰患者。对因焦虑而影响睡眠的患者遵医嘱应用镇静剂。

(2)有氧运动可降血压、减肥、改善脏器功能、提高活动耐力、减轻胰岛素抵抗。指导轻症患者选择适当的运动,如慢跑、健身操、骑自行车、游泳,避免竞技性、力量型的运动。一般每周 3～5 次,每次 30～40 min,出现头晕、心慌、气短、极度疲乏等症状时应立即停止运动。

(3)选择合理的膳食,每天摄入钠的量不超过 6 g,减少热量、胆固醇、脂肪的摄入,适当增加蛋白质,多吃蔬菜、水果,摄入足量的钾、镁、钙,避免过饱,戒烟、酒及刺激性的饮料,可以降低血压,减轻体质量,防止高血脂和动脉硬化,防止便秘,减轻心脏负荷。

（二）病情观察与护理

（1）注意神志、血压、心率、尿量、呼吸频率等生命体征的变化,每天定时测量并记录血压。血压持续升高时,密切注意患者有无剧烈头痛、呕吐、心动过速、抽搐等高血压脑病和高血压危象的征象。出现上述现象时应给予氧气吸入,建立静脉通路,通知病危,准备各种抢救物品及急救药物,详细书写特别护理记录单;配合医师采取紧急抢救措施,快速降压,制止抽搐,以防脑血管疾病的发生。

（2）高血压患者服药后应注意观察其服药反应,并根据病情轻重、血压的变化决定用药剂量与次数,详细做好记录。若有心、脑、肾的严重并发症,则药物降压不宜过快,否则供血不足,易发生危险。血压变化大时,要立即报告医师,予以及时处理。要告诉患者按时服药,忌乱用药,随意增、减剂量或擅自停药。患者用降压药期间要经常为其测量血压并做好记录,以提供治疗参考。告诉患者注意起床动作要缓慢,防止直立性低血压引起摔倒。用利尿剂降压时注意记录出入量。排尿多的患者应注意补充含钾高的食物和饮料,如玉米面、海带、蘑菇、枣、桃、香蕉、橘子汁。用普萘洛尔要逐渐减量、停药,避免突然停用引发起心绞痛。

（3）患者如出现肢体麻木、活动欠灵活或言语含糊不清时,应警惕高血压性并发脑血管疾病。对已有高血压性心脏病者,要注意有无呼吸困难、水肿等心力衰竭表现;同时检查心率、心律,有无心律失常。观察尿量及尿的化验结果变化,以发现肾脏是否受累。发现上述并发症时,要协助医师治疗及做好护理工作。

（4）患者有高血压急症时,应迅速、准确地按医嘱给予降压药、脱水剂及镇痉药物,注意观察药物疗效及不良反应,严格按药物剂量调节滴速,以免血压骤降引起意外。

（5）对出现脑血管意外、心力衰竭、肾衰竭者,给予相应的抢救配合。

八、健康教育

（1）向患者提供有关该病的治疗知识,嘱其注意休息和睡眠,避免劳累。

（2）同患者讨论改变生活方式的重要性,嘱其选择低盐、低脂、低胆固醇、低热量饮食,禁烟、酒及刺激性饮料。肥胖者节制饮食。

（3）教会患者进行自我心理平衡调整,自我控制活动量,保持良好的情绪,劳逸适度,懂得愤怒会使舒张压升高,恐惧、焦虑会使收缩压升高的道理,并竭力避免。

（4）嘱患者定期、准确、及时地服药,定期复查。

（5）嘱患者保持排便通畅、规律的性生活,避免婚外性行为。

（6）教会患者测量血压及记录。让患者掌握药物的作用及不良反应,告诉患者不能突然停药。

（7）指导患者适当地进行运动,这样可增加患者的健康感觉和松弛紧张的情绪,升高高密度脂蛋白胆固醇。推荐做渐进式的有氧运动,如散步、慢跑;也可打太极拳、练气功;避免举高重物及做等长运动(如举重、举哑铃)。

九、高血压合并常见病的护理

（一）高血压合并脑卒中的护理要点

1.生活起居护理

（1）对外感风寒者,病室宜温暖,汗出时忌当风,恶风严重时,可用毛巾包裹头部或戴帽,以免复感外邪。

(2)对阴虚阳亢者,病室宜凉润通风,对阳虚者病室宜温暖、阳光充足。

(3)患者眩晕发作时卧床休息,闭目养神,起、坐、下床的动作要缓慢,尽量减少头部的活动,防止跌仆。护理人员要协助其进行生活护理。避免坐椅、床铺晃动、摇动。

(4)对神昏或脑卒中患者加强口腔、眼睛、皮肤及会阴的护理,用盐水或中药漱口液清洗口腔;对眼睑不能闭合者,覆盖浸有生理盐水的湿纱布,并按医嘱滴眼药水或用眼药膏;保持床单位清洁,定时为患者翻身、拍背;对尿失禁患者留置导尿管。

2.情志护理

(1)脑卒中患者多心肝火盛,易心烦易怒,可安抚、鼓励患者,使其舒神开心。指导患者看一些合适的电影、小说和图片,听轻音乐。对应中医学的音乐疗法,在五音调试中可选角调,如《碧叶烟云》,其音韵可有助于清肝泻火、平肝清阳,可有助于缓解头晕胀痛、烦躁易怒、失眠多梦等。

(2)合并郁证患者可用"喜疗法",所谓"喜则气和志达,营卫通利"。指导患者看笑话集、喜剧以及色彩鲜艳的图片,多交友、谈心,听一些喜庆的音乐,如徵调的《雨后彩虹》、角调的《春江花月夜》与宫调的《青花瓷》。还可运用中医学芳香治疗法,例如,选择柠檬香气可以轻度兴奋,缓解压力,减轻消沉和抑郁。

3.饮食护理

(1)宜选择清淡、低盐、低脂的饮食,忌辛辣、肥甘厚味、咸食等,禁烟、浓茶、咖啡等。

(2)对吞咽困难、饮水呛咳者,指导患者取平卧位,喂食流质食物,取坐位或半卧位,进食半流质或固体食物。

(3)风痰上扰证患者应多食雪梨、橘子、杏仁、冰糖、萝卜等,忌食公鸡肉等助痰生风的食物。

(4)肝阳上亢证患者宜食山楂、淡菜、紫菜、甲鱼、芹菜、海蜇、香菇等。

(5)痰湿中阻证患者可多食薏苡仁、红小豆、西瓜、冬瓜、玉米、竹笋等清热利湿的食物。

(6)气血两亏者应着重补益,吃黑芝麻、红枣、山药、羊肝、猪肾等。

4.用药护理

(1)外感风寒者宜热服中药,服药后可喝热粥或热汤以助药力。宜温服其他中药。恶心、呕吐较重者可少量、多次服,或在舌上滴姜汁数滴。

(2)长期服药者不可擅自骤然停药,以免引起病情反复。若停药一定要遵医嘱缓慢、逐步地减量,直至停药。护理人员注意观察药物引起的不良反应。

(3)患者服降压药、利尿脱水药时,应观察其血压变化。

5.病情观察

(1)严密观察神志、瞳孔、生命体征、汗出、肢体活动、大小便、出入量等,防止脑疝及脱证的发生。

(2)观察疾病发作的时间、性质、程度、伴随症状、诱发因素等,做好实时记录。

6.脑卒中的急症处理

(1)应就地处理,给予吸氧,遵医嘱使用降压药、脱水药或镇静药。

(2)对脑卒中患者取头高脚低位,尽量避免搬动。保持呼吸道通畅,把患者的头转向一侧,除去义齿,清除口咽部分泌物,解开其衣领、衣扣、腰带,及时吸痰。使用压舌板、舌钳和牙垫以防止舌后坠、舌咬伤、颊部咬伤。

(3)严重者应由专人守护,注意安全,设床护栏,防止患者坠床,必要时使用保护性约束,防止

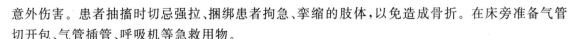

意外伤害。患者抽搐时切忌强拉、捆绑患者拘急、挛缩的肢体,以免造成骨折。在床旁准备气管切开包、气管插管、呼吸机等急救用物。

(4)做好鼻饲、导尿的护理。

7.健康指导

(1)生活:起居有常,劳逸有节,防外感,保证充足的睡眠,避免用脑过度,不宜长时间看书、学习等。

(2)饮食:患者可多食健脑的食物,如灵芝、桂圆、核桃、蚕豆。忌辛辣、肥甘厚味、咸食等,禁烟、浓茶、咖啡等。

(3)情志:顺其自然,为所能为。

(4)用药:遵医嘱用药,不可擅自停药和减量。

(5)康复:脑卒中患者常有肢体瘫痪、语言不利、吞咽困难等功能障碍。应根据患者的具体情况,指导其做被动或主动的肢体功能活动、语言训练及吞咽功能训练。运用针灸、推拿、按摩、理疗等治疗方法,帮助患者恢复功能。预防或减少失用性萎缩、失语等并发症的发生。注意给患肢保暖、防寒,保持肢体功能位置。

(6)强身:散步、打太极拳、做脑或颈部保健操,以疏通经脉,调畅气血。

(7)定期复查,不适时随诊。

(二)高血压合并糖尿病的护理要点

1.生活起居护理

(1)病室要保持整洁、安静、光线柔和,室温在 18 ℃～22 ℃,相对湿度以 50%～70% 为宜。

(2)根据患者的具体情况选择运动疗法,如快步走、打太极拳、练八段锦、骑自行车。饭后1 h开始,每次持续 20～30 min。以运动后脉搏在每分钟 120 次左右、不感到疲劳为宜。外出时携带糖果、饼干和水,以预防低血糖。

(3)指导患者注意个人卫生,保持全身和局部清洁,加强口腔、皮肤和阴部的清洁,勤换内衣。

(4)衣服、鞋、袜要宽松,在寒冷季节要注意对四肢关节末端的保暖。肢痛、肢麻者应避免局部刺激,可用乳香、当归、红花煎水熏洗,要注意水的温度,以免烫伤。

(5)注意保护足部,鞋、袜不宜过紧,保持趾间干燥、清洁。经常检查有无外伤、鸡眼、水泡、趾甲异常等,并及时处理。剪趾甲时注意剪平,不要修剪得过短。

(6)出现视物模糊者,应减少活动,外出时需有专人陪同。

2.情志护理

(1)消渴患者多肝失调畅,气机紊乱,应多与患者沟通,使其正确对待疾病,针对每个患者的病情和心理、性格的特点,循循善诱,耐心地开导,让患者保持乐观情绪,积极配合治疗。

(2)嘱患者选用节奏徐缓、旋律优美的古典乐曲与轻音乐,如《烛影摇红》《平湖秋月》《春江花月夜》《江南好》以及平静、舒缓、朴实自然的牧曲,优美、悦耳的音乐可改善糖尿病患者孤独、忧郁、烦恼、沮丧等不良情绪。

(3)嘱患者在室外可选择花园、湖畔、绿树成荫之处。在使人精神愉快的环境中稳定情绪,从而加强治疗的效果。

3.饮食护理

(1)计算标准体质量,控制总热量。严格定时、定量进餐,饮食搭配均匀。

(2)碳水化合物、蛋白质、脂肪提供的热量分别占总热量的 55%～65%、10%～15%、

20%～25%。

(3)宜选用的食物包括粗粮、豆制品、新鲜蔬菜等。少吃的食物包括奶油、动物油、内脏、芋头、莲藕、葵花籽等。

(4)禁食糖和高淀粉的食物,如薯类、香蕉,少食煎炸食品,禁止饮酒。可适当增加蛋白质,如瘦肉、鱼、牛奶、豆制品。可食用洋葱、黄瓜、南瓜、茭白、山药等蔬菜。按规定进食仍感饥饿者,应增加水煮蔬菜来充饥。

(5)在血糖和尿糖控制平稳后,可在两餐间限量吃一些梨、西瓜、橙子等。

4.用药护理

(1)宜饭后温服中药。

(2)了解各类降糖药物的作用、剂量、用法,掌握药物的不良反应和注意事项,指导患者正确服用,及时纠正不良反应。

(3)观察患者的血糖、尿糖、尿量和体质量变化,评价药物的疗效。

5.病情观察

(1)询问既往饮食习惯、饮食结构、进食情况、生活方式、休息状况、排泄状况、有无特殊嗜好、有无糖尿病家族史、有无泌尿道和皮肤等感染。对有糖尿病慢性并发症的患者,注意观察有无血管、神经系统异常。

(2)定期检查空腹和饭后2 h的血糖变化。

(3)准确记录24 h出入量,每周定时测体质量。

(4)观察患者的饮水量、进食量、尿量,尿的颜色和气味。观察患者的神志、视力、血压、舌象、脉象和皮肤情况,做好记录。如观察到以下情况应立即报告医师,医护协作处理:①患者突然心慌、头晕、出虚汗、软弱无力等,应该马上检查血糖情况,如果是低血糖,应及时处理。②患者头痛、头晕、食欲缺乏、恶心、呕吐、烦躁不安,甚至呼吸有烂苹果气味。③患者出现神昏、呼吸深快、血压下降、肢冷等症状。

6.健康指导

(1)饮食护理:①嘱患者定时、定量进餐,避免进食时间延迟或提早,没有低血糖时避免吃糖。②嘱患者避免吃浓缩的碳水化合物,避免饮用酒精饮料,避免食用高胆固醇、高脂肪食物。

(2)胰岛素使用:①向患者解释所使用胰岛素的作用时间及注意事项。②使患者了解低血糖反应的表现和紧急处理措施。

(3)测血糖:指导患者掌握正确的血糖测试方法。

(4)足部护理:①定期检查足部皮肤,以早期发现病变。②促进足部血液循环,以温水浸泡双脚,时间不可过长,5 min左右。冬季应注意保暖,避免长时间暴露于冷空气中。③以润滑剂按摩足部,避免穿过紧的长裤、袜、鞋。④避免穿拖鞋、凉鞋,不可赤脚走路,禁用暖水袋,以免感觉迟钝而造成烫伤。

(5)注意个人卫生:①勤洗澡,不可用过热的水,以免烫伤。②用温水清洗女患者的阴部,以减轻不适。③阴部及脚趾皮肤避免潮湿,应随时保持干燥。

(6)休息:适当休息,保证充足的睡眠时间,以能够恢复精神为原则。

(7)运动:运动可减少身体对胰岛素的需要量。依患者的喜好和能力,共同做运动计划,鼓励肥胖患者多运动。

(8)其他:保持情绪稳定,生活规律。按医嘱服用降糖药,定期复查,如有不适,随时就诊。

（三）高血压合并心力衰竭的护理要点

1.生活起居护理

（1）创造安静、舒适的环境是该病护理工作的关键,避免一切不良刺激,特别要避免突然而来的噪声。病室空气要清新,经常通气换气,温度、湿度适宜。嘱患者注意保暖、避风寒、防外感,保证充足的睡眠。

（2）久病体弱、动则心悸怔忡、饮停心下、水邪泛滥及重症卧床患者,一切活动应由护理人员协助。护理人员加强生活护理,预防压疮等并发症发生;给患者取半卧位,使其两腿下垂,配合吸氧、强心、利尿等不同的治疗。

（3）指导患者排便时勿过于用力,养成每天定时排便的习惯,饮食中可增加粗纤维食物或蜂蜜等润肠之物。对便秘者适当应用缓泻剂。

（4）病症轻者适当进行锻炼,打太极拳、八段锦、练气功等,以利于脏腑气血的功能调节;但久病怔忡或心阳不足的患者应以卧床休息为宜,以免劳力耗伤心气而加重病情。

2.饮食护理

（1）患者需注意加强营养,补益气血,多食用莲子、桂圆、大枣、山药、甲鱼等;水肿者要限制水和盐的摄入,忌食肥甘厚味,生冷、辛辣食物。

（2）对体虚者可配以养血安神八宝粥（原料:芡实、薏苡仁、白扁豆、莲肉、怀山药、红枣、桂圆、百合各 6 g,粳米 150 g）。对实证者则多配用重镇安神之物,如朱砂安神丸（朱砂、黄连、生地黄、当归、甘草）。

（3）饮食宜有节制,定时,定量,少食多餐,不宜过饱。

（4）适当饮用低度红酒有温阳散寒、活血通痹的作用。

（5）适当控制钠盐及液体的摄入量,保持热量供应的正常,进食蛋白质含量多的食物,如瘦肉、鸡蛋、鱼。

3.用药护理

（1）宜早晚温服补益药。对使用中成药或西药者,要严格按照医嘱的剂量和时间给药,不应发给患者,让其自行服用。

（2）患者服用洋地黄类药、扩张冠状动脉血管药及抗心律失常药等抢救药物时,要注意观察药物的不良反应。附子过量后出现乌头碱中毒表现,久煎（1～2 h）可减毒;洋地黄中毒可出现心率减慢、恶心、呕吐、头痛、黄视、绿视等毒性反应。

（3）宜在睡前 0.5～1 h 服用安神定志药物。

4.情志护理

（1）情志不遂是诱发该病的重要因素,故应做好情志护理。注重消除患者的紧张、惧怕、焦虑等不良情绪,要使患者怡情悦志,避免思虑过度而伤脾。

（2）当病症发作时,患者常自觉六神无主、心慌不宁、恐惧,此时应在旁守护患者以稳定其情绪,使其感到放心,同时进行救治。

5.病情观察

（1）该病症常在夜间发作及加重,故夜间应加强巡视及观察。

（2）若见脉结代、呼吸不畅、面色苍白等心气衰微表现,立即给予吸氧,通知医师,可给予口服红参粉或按医嘱给服救心丸、丹参滴丸,同时针刺心俞穴、内关穴、神门穴、三阴交穴或用耳针刺心穴、肾穴、交感穴等。

（3）对阵发性心悸，发作时脉搏明显加速而并无结代者，可试用憋气法、引吐法、压迫眼球法、压迫颈动脉窦法来控制心悸。

（4）中医适宜技术：根据不同辨证分型可给予中药泡脚、中药熏蒸、中频脉冲电刺激、在穴位上敷贴、耳穴埋豆、拔火罐、艾灸等辅助治疗。

6.健康指导

（1）起居：有序，居住环境安静，避免恶性刺激及突发而来的高音、噪声，忌恼怒、紧张。

（2）饮食：有节，食勿过饱，勿食肥甘厚味；戒烟，不喝浓茶、咖啡及烈性酒；限制钠盐的摄入。保持大小便通畅，不要用力过大。

（3）情志：重视自我调节情志，保持乐观、开朗的情绪，丰富生活内容，怡情悦志，使气机条达、心气和顺。

（4）用药：积极防治有关的疾病，如痰饮、肺胀、喘证、消渴。

（5）强身：注意锻炼身体，以增强心脏、肺脏的功能，预防外邪的侵袭，保持充足的睡眠。

（6）有器质性心脏病的妇女不宜生产，怀孕时应予终止妊娠。

（7）定期复查：指导患者按照医嘱定时服药，定时复诊，随身携带急救药（如硝酸甘油、硝酸异山梨酯、速效救心丸），以便发作时服用，及时缓解症状。

（四）高血压患者自我调护要点

自我调护与高血压的发生、发展及预后有密切的关系。正确的自我调护可以改善血压。

1.养成良好的生活习惯

坚持起床"三部曲"：醒来睁开眼睛后，继续平卧半分钟，再在床上坐半分钟，然后双腿下垂床沿半分钟，最后才下地活动。

2.穿衣宜松

高血压患者穿衣宜松不宜紧，保持"三松"（衣领宜松、腰带宜松、穿鞋宜松）。

3.居住环境宜舒适

环境应保持舒适、安静、整洁，室内保持良好的通风。

4.正确洗漱

每天早、晚坚持用温水洗漱，因水过热、过凉都会刺激皮肤感受器，引起周围血管的舒缩，影响血压；洗澡时间不能过长，要注意安全，防止跌倒。

5.正确作息

坚持每天午休 30～60 min，如无条件，可闭目养神或静坐，这有利于降压。夜间睡前，可用温水浸泡双足或按摩脚底的穴位，可促进血液循环，提高睡眠质量。老年人每天睡眠时间为 6～8 h。

6.其他

（1）戒烟，限酒，控制体质量。

（2）预防便秘：增加粗纤维食物的摄入，用腹部穴位按摩促进肠蠕动，或晨起空腹喝一大杯白开水，必要时可在医师指导下用药物辅助通便。

（3）掌握血压监测的方法、预防和处理直立性低血压的方法。

（4）自行进行耳穴、体穴按压，用指尖或指节按压所选的穴位，每次按压 5～10 min，以有酸胀感觉为宜，14 d 1 个疗程。

（5）自行足疗法：浸泡双足，尽量让水没过足踝（有足浴桶者可使水位至膝以下），保持水温为40 ℃，每天可进行 2 次，下午与晚间各 1 次，每次 30～40 min。

随着医学的不断发展,人们日益重视高血压的危害,护理人员及患者家属应不断更新调护观念,拓宽知识面,学习心理学、教育学等的知识,不断提高整体素质,为患者提供最佳的服务,最终达到降低高血压人群的心脑血管病的目标。

(五)预防和处理直立性低血压

1.直立性低血压的表现

患者有乏力、头晕、心悸、出汗、恶心、呕吐等临床表现,在联合用药、患者服首剂药物或加量时应特别注意。

2.预防直立性低血压的方法

(1)避免长时间站立,尤其在服药后最初的几个小时。

(2)改变姿势,特别是从卧、坐位起立时动作宜缓慢。

(3)服药时间可选在平静地休息时,服药后继续休息一段时间再下床活动,如在睡前服药,夜间起床排尿时应注意。

(4)避免用太热的水洗澡或蒸汽浴,更不宜大量饮酒。

(5)指导患者在直立性低血压发生时采取下肢抬高平卧,以促进下肢血液回流。

(王美霞)

第二节　急性心肌梗死

急性心肌梗死(acute myocardial infarction,AMI)是急性心肌缺血性坏死,是在冠状动脉病变的基础上,冠状动脉血供急剧减少或中断,使相应的心肌严重而持久地急性缺血所致。原因通常是在冠状动脉样硬化病变的基础上形成血栓。非动脉粥样硬化所导致的心肌梗死可由感染性心内膜炎、血栓脱落、主动脉夹层形成、动脉炎等引起。

该病在欧美常见,20世纪50年代美国该病的死亡率超过300/10万人,20世纪70年代以后降到低于200/10万人。美国35～84岁人群中男性的年发病率为71‰,女性的年发病率为22‰;每年约有80万人发生心肌梗死。在我国该病远不如欧美多见,20世纪70年代和80年代北京、河北、哈尔滨、黑龙江、上海、广州等省市年发病率仅为0.2‰～0.6‰,华北地区的年发病率最高。

一、病因和发病机制

急性心肌梗死绝大多数(90%以上)是由冠状动脉粥样硬化所致。由于冠状动脉有弥漫而广泛的粥样硬化病变,管腔有超过75%的狭窄。侧支循环尚未充分建立。一旦管腔内血栓形成,有劳力、情绪激动、休克、外科手术或血压剧升等诱因而导致血供进一步急剧减少或中断,使心肌严重而持久急性缺血达1 h以上,即可发生心肌梗死。

冠状动脉闭塞后约半小时,心肌开始坏死,1 h后心肌凝固性坏死,心肌间质充血、水肿,炎性细胞浸润。以后坏死心肌逐渐溶解,形成肌溶灶,随后渐有肉芽组织形成,坏死组织在1～2周开始吸收,逐渐纤维化,在6～8周形成瘢痕而愈合,即为陈旧性心肌梗死。坏死心肌波及心包可引起心包炎。心肌全层坏死,可产生心室壁破裂,游离壁破裂或室间隔穿孔,也可引起乳头肌断裂。若仅有心内膜下心肌坏死,在心室腔压力的冲击下,外膜下层向外膨出,形成室壁膨胀瘤,造成室壁运动障碍甚至矛盾运动,严重影响左心室射血功能。冠状动脉可有一支或几支闭塞而引起所供血区部位的梗死。

发生急性心肌梗死时,心脏的收缩力减弱,顺应性减低,心肌收缩不协调,心排血量下降,严重时发生泵衰竭、心源性休克及各种心律失常,病死率高。

二、病理生理

主要出现左心室舒张和收缩功能障碍的一些血流动力学变化,其严重度和持续时间取决于梗死的部位、程度和范围。心脏收缩力减弱,顺应性降低,心肌收缩不协调,左心室压力曲线最大上升速度(dp/dt)降低,左心室舒张末期压升高,舒张和收缩末期容量增多。射血分数降低,心搏量和心排血量下降,心率加快或有心律失常,血压下降,静脉血氧含量降低。心室重构,出现心壁厚度改变,心脏扩大和心力衰竭(先左心衰竭,然后全心衰竭),可发生心源性休克。右心室梗死在心肌梗死患者中少见,其主要病理生理改变是右心衰竭的血流动力学变化,右心房压力升高,高于左心室舒张末期压,心排血量降低,血压下降。

急性心肌梗死引起的心力衰竭称为泵衰竭,按基利普(Killip)分级法可分为Ⅰ级,尚无明显心力衰竭;Ⅱ级,有左心衰竭;Ⅲ级,有急性肺水肿;Ⅳ级,有心源性休克等不同程度或阶段的血流动力学变化。心源性休克是泵衰竭的严重阶段,但如兼有肺水肿和心源性休克,则情况严重。

三、临床表现

(一)病史

发病前常有明显诱因,如精神紧张、情绪激动、过度体力活动、饱餐、高脂饮食、未控制的糖尿病、感染、手术、大出血、休克。少数患者在睡眠中发病。约半数以上的患者有高血压及心绞痛史。部分患者则无明确病史及先兆表现,首次发展即是急性心肌梗死。

(二)症状

1.先兆症状

急性心肌梗死多突然发病,少数患者起病症状轻微。1/2~2/3 的患者起病前 1~2 d 或 1~2 周或更长时间有先兆症状。最常见的是稳定性心绞痛转变为不稳定型;或既往无心绞痛,突然出现心绞痛,且发作频繁,程度较重,用硝酸甘油难以缓解,持续时间较长,伴恶心、呕吐、血压剧烈波动。心电图显示 ST 段一时性明显上升或降低,T 波倒置或升高。出现这些先兆症状,如诊断及时,治疗得当,半数以上患者可免于发生心肌梗死;即使发生,症状也较轻,预后较好。

2.胸痛

胸痛为最早出现而突出的症状。其性质和发生部位多与心绞痛相似,但更为剧烈,呈难以忍受的压榨感、窒息感,甚至"濒死感",伴有大汗淋漓及烦躁不安。持续时间可长达 1~2 h 甚至 10 h 以上,或时重时轻达数天之久。用硝酸甘油无效,需用麻醉性镇痛药才能减轻。疼痛部位多在胸骨后,但范围较为广泛,常波及整个心前区,约 10% 的病例波及剑突下及上腹部或颈、背部,偶尔到下颌、咽部及牙齿处。约 25% 的病例无明显的疼痛,多见于糖尿病或神志不清患者,或有急性循环衰竭者,疼痛被其他严重症状所掩盖。15%~20% 的病例在急性期无症状。

3.心律失常

心律失常见于 75%~95% 的患者,多发生于起病后 1~2 周,而发病后 24 h 内发生心律失常最多见。经心电图检查可发现各种心律失常,可伴乏力、头晕、晕厥等症状。心律失常为急性期引起死亡的主要原因之一。最严重的心律失常是室性异位心律(包括频发性期前收缩、阵发性心动过速和颤动)。频发(超过每分钟5次)、多源性、成对室性期前收缩,或R波落在T波上的室性期前收缩可能为心室颤动的先兆。房室传导阻滞和束支传导阻滞也较多见,严重者可出现完全性房室传导阻滞。室上性心律失常则较少见,多发生于心力衰竭患者。前壁心肌梗死易发生室性心律失常。下壁(膈面)梗死易发生房室传导阻滞。

4.心力衰竭

心力衰竭主要是急性左心衰竭,为心肌梗死后收缩力减弱或不协调所致,可出现呼吸困难、咳嗽、烦躁及发绀等症状。严重时两肺满布湿啰音,形成肺水肿,进一步发展则导致右心衰竭。右心室心肌梗死者可一开始就出现右心衰竭。

5.低血压和休克

仅于疼痛剧烈时血压下降,未必是休克。但如疼痛缓解而收缩压仍低于10.7 kPa(80 mmHg),伴有烦躁不安、大汗淋漓、脉搏细快、尿量减少(<20 mL/h)、神志恍惚甚至晕厥,则为休克,主要为心源性,由心肌广泛坏死、心排血量急剧下降所致。而神经反射引起的血管扩张尚属次要,有些患者还有血容量不足的因素。

6.胃肠道症状

疼痛剧烈时,伴有频繁的恶心、呕吐、上腹胀痛、肠胀气等,与迷走神经张力升高有关。

7.坏死物质吸收引起的症状

这类症状主要是发热,一般在发病后1~3 d出现,体温38 ℃左右,持续约1周。

(三)体征

主要体征:①约半数患者心浊音界轻度至中度扩大,有心力衰竭时较显著。②多数患者的心率加快,少数患者的心率可减慢。③心尖区第一心音减弱,有时伴有奔马律。④10%～20%的患者在病后2～3 d出现心包摩擦音,多数在几天内又消失,是坏死波及心包面引起的反应性纤维蛋白性心包炎所致。⑤心尖区可出现粗糙的收缩期杂音或收缩中晚期喀喇音,为二尖瓣乳头肌功能失调或断裂所致。⑥可听到各种心律失常的心音改变。⑦常见到血压下降到正常水平以下(病前高血压者血压可降至正常),且可能不再恢复到起病前水平。⑧还可有休克、心力衰竭的相应体征。

(四)并发症

心肌梗死除可并发心力衰竭及心律失常外,还可有下列并发症。

1.动脉栓塞

其主要为左心室壁血栓脱落所引起。发生动脉栓塞,可能产生脑部或其他部位的相应症状,常在起病后1～2周发生。

2.心室膨胀瘤

梗死部位在心脏内压的作用下,显著膨出。心电图显示持久的ST段抬高。

3.心肌破裂

心肌破裂少见,可在发病1周内出现。患者常突然休克,甚至死亡。

4.乳头肌功能不全

乳头肌功能不全的病变可分为坏死性与纤维性,在发生心肌梗死后,心尖区突然出现响亮的全收缩期杂音,第一心音减弱。

5.心肌梗死后综合征

该综合征的发生率约10%。该综合征于心肌梗死后数周至数月内出现,可反复发生,表现为发热、胸痛、心包炎、胸膜炎或肺炎等症状、体征,可能为机体对坏死物质的变态反应。

四、诊断要点

(一)诊断标准

诊断AMI必须至少具备以下标准中的两条。

(1)患者有缺血性胸痛的临床病史,疼痛常持续30 min以上。

(2)心电图有特征性改变和动态演变。

(3)心肌坏死的血清心肌标记物浓度升高和动态变化。

(二)诊断步骤

对疑为AMI的患者,应争取在10 min内完成诊断。

(1)临床检查(问清缺血性胸痛病史,如疼痛的性质、部位、持续时间、缓解方式、伴随症状;查明心、肺、血管等的体征)。

(2)描记18导联心电图(常规12导联加$V_7 \sim V_9$,$V_{3R} \sim V_{5R}$),并立即进行分析、判断。

(3)迅速进行简明的临床鉴别诊断后做出初步诊断(老年人突发原因不明的休克、心力衰竭、上腹部疼痛伴胃肠道症状、严重心律失常或较重而持续性胸痛或胸闷,应慎重考虑有无AMI的可能)。

(4)对病情做出基本评价并确定即刻处理方案。

(5)继而尽快进行相关的诊断性检查和监测(如血清心肌标记物浓度的检测),结合缺血性胸痛的临床病史、心电图的特征性改变,做出AMI的最终诊断。此外,应进行血常规、血脂、血糖、凝血时间、电解质等检测,二维超声心动图检查,床旁心电监护等。

(三)危险性评估

(1)患者伴下列任何一项:高龄(>70岁)、既往有心肌梗死史、心房颤动、前壁心肌梗死、心源性休克、急性肺水肿或持续低血压,可确定为高危患者。

(2)血清心肌标记物浓度与心肌损害范围呈正相关,可帮助估计梗死面积和患者预后。

五、鉴别诊断

(一)不稳定型心绞痛

疼痛的性质、部位与心肌梗死相似,但发作持续时间短,频繁,含服硝酸甘油有效。心电图的改变及酶学检查是区别该病与心肌梗死的主要依据。

(二)急性肺动脉栓塞

大块的栓塞可引起胸痛、呼吸困难、咯血、休克,但多出现右心负荷急剧增加的表现,如右心室增大,P_2亢进,心力衰竭。无心肌梗死时的典型心电图改变和血清心肌酶的变化。

(三)主动脉夹层

该病也具有剧烈的胸痛,有时出现休克,其疼痛常为撕裂样,一开始即达高峰,多放射至背部、腹部、腰部及下肢。两上肢的血压和脉搏常不一致是该病的重要体征。可出现主动脉瓣关闭不全的体征,心电图和血清心肌酶学检查无AMI的变化。X线和超声检查可出现主动脉明显增宽。

（四）急腹症

急性胆囊炎、胆石症、急性坏死性胰腺炎、溃疡病穿孔等常出现上腹痛及休克的表现,但应有相应的腹部体征,心电图及酶学检查有助于鉴别。

（五）急性心包炎

急性心包炎,尤其是非特异性急性心包炎,也可出现严重胸痛、心电图 ST 段抬高,但该病发病前常有上呼吸道感染,呼吸和咳嗽时疼痛加重,早期即有心包摩擦音,无心电图的演变及酶学异常。

六、处理

（一）治疗原则

改善冠状动脉血液供给,减少心肌耗氧量,保护心脏功能,挽救因缺血而濒死的心肌,防止梗死面积扩大,缩小心肌缺血范围,及时发现、处理,防治严重心律失常、泵衰竭和各种并发症,防止猝死。

（二）院前急救

流行病学调查发现,50％的患者发病后 1 h 在院外猝死,死因主要是可救治的心律失常。因此,院前急救的重点是尽可能地缩短患者就诊延误的时间和院前检查、处理、转运所用的时间;尽量帮助患者安全、迅速地转送到医院;尽可能及时给予相关急救措施,如嘱患者停止任何主动性活动和运动,舌下含化硝酸甘油,高流量吸氧,镇静止痛(用吗啡或哌替啶),必要时静脉注射或滴注利多卡因,或给予除颤治疗和心肺复苏;对缓慢性心律失常患者肌内注射或静脉注射阿托品;及时将患者的情况通知急救中心或医院,在严密观察、治疗下迅速将患者送至医院。

（三）住院治疗

急诊室医师应力争在 10～20 min 内完成询问病史、临床检验、记录 18 导联心电图,尽快明确诊断。对 ST 段抬高者应在 30 min 内收住冠心病监护病房并开始溶栓,或在 90 min 内行急诊经皮腔内冠状动脉成形术。

1.休息

患者应卧床休息。保持环境安静,减少探视,防止不良刺激。

2.监测

在冠心病监护室进行心电图、血压和呼吸的监测,5～7 d,必要时进行床旁血流动力学监测,以便于观察病情和指导治疗。

3.护理

患者第一周完全卧床。护理人员加强护理,帮助患者进食、洗漱、大小便、翻身等。第二周患者可从床上坐起,第三至四周可逐步离床和在室内缓步走动。但病重或有并发症者的卧床时间宜适当延长。以易消化的流质或半流质食物为主,病情稳定后逐渐改为软食。便秘 3 d 者可服轻泻剂或用甘油栓等,必须防止用力大便造成病情突变。焦虑、不安患者可用地西泮等镇静剂。禁止吸烟。

4.吸氧

在 AMI 早期,即便未合并有左侧心力衰竭或肺疾病,也常有不同程度的动脉低氧血症。其原因可能是细支气管周围水肿,使小气道狭窄,增加小气道的阻力,气流量降低,局部换气量减少,特别是两肺底部最为明显。有些患者虽未测出动脉低氧血症,由于增加肺间质液体,肺顺应性一过性降低,而有气短症状。因此,应给予吸氧,通常在发病早期用鼻塞给氧 24～48 h,

3~5 L/min。这有利于氧气运送到心肌,可能减轻气短、疼痛或焦虑症状。严重左侧心力衰竭、肺水肿合并有机械性并发症的患者,多伴有严重低氧血症,需以面罩加压给氧或气管插管并机械通气。

5.补充血容量

心肌梗死患者由于发病后出汗、呕吐或进食少以及应用利尿药等,血容量不足和血液浓缩,从而加重缺血和血栓形成,有导致心肌梗死面积扩大的危险。如每天液体的摄入量不足,应适当补液,以保持出入量的平衡。一般可用极化液。

6.缓解疼痛

发生 AMI 时,剧烈胸痛使患者的交感神经过度兴奋,于是心动过速、血压升高和心肌收缩力增强,从而增加心肌耗氧量,易诱发快速性室性心律失常,应迅速给予有效镇痛药。对该病的早期疼痛是难以区分坏死心肌疼痛和可逆性心肌缺血疼痛的,二者常混杂在一起。先给患者含服硝酸甘油,随后静脉滴注硝酸甘油,如疼痛不能迅速缓解,应立即用强的镇痛药,常用吗啡和哌替啶。吗啡是解除 AMI 患者疼痛最有效的药物。其作用于中枢阿片受体而发挥镇痛作用,并阻滞中枢交感神经冲动的传出,导致外周动脉、静脉扩张,从而降低心脏前后负荷及心肌耗氧量。通过镇痛,减轻疼痛引起的应激反应,使心率减慢。1 次给药后10~20 min发挥镇痛作用,1~2 h作用最强,持续 4~6 h。通常静脉注射吗啡 3 mg,必要时 5 min 重复1次,总量不宜超过15 mg。使用治疗剂量的吗啡即可发生不良反应,随剂量增加,发生率增加。不良反应有恶心、呕吐、低血压和呼吸抑制。其他不良反应有眩晕、嗜睡、表情淡漠、注意力分散等。一旦出现呼吸抑制,可每隔3 min静脉注射纳洛酮(有拮抗吗啡的作用),剂量为 0.4 mg,总量不超过 1.2 mg。一般用药后呼吸抑制症状可很快消除,必要时采用人工辅助呼吸。哌替啶的不良反应有心动过速和呕吐,可用阿托品 0.5 mg 对抗之。临床上可肌内注射 25~75 mg 哌替啶,必要时2~3 h 重复,过量会出现麻醉作用和呼吸抑制,当引起呼吸抑制时,也可应用纳洛酮治疗。对重度烦躁者可应用冬眠疗法,肌内注射哌替啶25 mg、异丙嗪 12.5 mg,必要时 4~6 h 重复 1 次。

中药可用复方丹参滴丸,口服麝香保心丸,或把复方丹参注射液 16 mL 加入 5%的葡萄糖注射液250~500 mL中,静脉滴注。

(四)再灌注心肌

起病 3~6 h,使闭塞的冠状动脉再通,心肌得到再灌注,濒临坏死的心肌可能存活或使坏死范围缩小,预后改善。

1.急诊溶栓治疗

溶栓治疗是 20 世纪 80 年代初兴起的一项技术,其治疗原理是针对 AMI 发病的基础,即大部分穿壁性心肌梗死是由冠状动脉血栓性闭塞引起的。血栓是由于凝血酶原在异常刺激下被激活,形成凝血酶,使纤维蛋白原转化为纤维蛋白,然后与其他有形成分(如红细胞、血小板)一起形成的。机体内存在一个纤维蛋白溶解系统,它是由纤维蛋白溶解原和内源性或外源性激活物组成的。在激活物的作用下,纤维蛋白溶酶原被激活,形成纤维蛋白溶酶,它可以溶解稳定的纤维蛋白血栓,还可以降解纤维蛋白原,促使纤维蛋白裂解、血栓溶解。但是纤维蛋白溶酶的半衰期很短,要想获得持续的溶栓效果,只有依靠连续输入外源性激活物的办法。现在临床常用的纤溶激活物有两大类,一类为非选择性纤溶剂,如链激酶、尿激酶。它们除了激活与血栓相关的纤维蛋白溶酶原外,还激活循环中的纤溶酶原,导致全身的纤溶状态,因此可以引起出血并发症。另一类为选择性纤溶剂,有重组组织型纤溶酶原激活物、单链尿激酶型纤溶酶原激活剂及乙酰纤溶酶原-链激酶激活剂复合物。它们选择性地激活与血栓有关的纤溶酶原,而对循环中的纤溶酶原仅有中等程度的作用。这样可以避免或减少出血并发症的发生。

(1)溶栓疗法的适应证:①持续性胸痛超过半小时,含服硝酸甘油片后症状不能缓解。②相邻两个或更多导联 ST 段抬高超过 0.2 mV。③发病 6 h 内,或虽超过 6 h,患者仍有严重胸痛,并且 ST 段抬高的导联有 R 波,也可考虑溶栓治疗。

(2)溶栓治疗的禁忌证:①患者近 10 d 内施行过外科手术(包括活检、胸腔或腹腔穿刺和心脏体外按压术等)。②患者 10 d 内做过动脉穿刺。③患者有颅内病变(包括出血、梗死或肿瘤等)。④患者有明显出血或潜在的出血性病变,如溃疡性结肠炎、胃十二指肠溃疡或有空洞形成的肺部病变。⑤患者有出血性或脑栓死倾向的疾病,如各种出血性疾病,肝和肾的疾病,心房纤颤,感染性心内膜炎,收缩压>24 kPa(180 mmHg),舒张压>14.7 kPa(110 mmHg)。⑥患者处于妊娠期和分娩后头 10 d。⑦患者在半年至 1 年内进行过链激酶治疗。⑧患者超过65 岁,因为对高龄患者,溶栓疗法引起颅内出血者多,而且冠脉再通率低于中年患者。

链激酶(Streptokinase SK):SK 是 C 类乙型链球菌产生的酶,在体内将前活化素转变为活化素。用 SK 前需做皮肤过敏试验。静脉滴注常用量为(5~10)×10^5 U,加入 5%的葡萄糖注射液 100 mL 内,30~60 min 滴完,后每小时给予 1×10^5 U,滴注24 h。治疗前半小时肌内注射异丙嗪 25 mg,加少量(2.5~5 mg)地塞米松,可减少变态反应的发生。用药前、后进行凝血方面的化验检查,用量大时尤应注意出血倾向。冠状动脉内注射时先做冠状动脉造影,经导管向闭塞的冠状动脉内注入硝酸甘油 0.2~0.5 mg,后注入 SK 2×10^4 U,继之每分钟 2 000~4 000 U,共30~90 min,至再通后继用每分钟2 000 U,共 30~60 min。患者的胸痛突然消失,ST 段恢复正常,心肌酶峰值提前出现为再通征象,可每分钟注入 1 次造影剂,观察是否再通。

尿激酶(Urokinase UK):作用于纤溶酶原,使之转变为纤溶酶。UK 无抗原性,作用较 SK弱。静脉滴注(5~10)×10^5 U,60 min 滴完。在冠状动脉内应用时,每分钟 6 000 U 持续 1 h 以上,至溶栓后再维持 0.5~1 h。

重组组织型纤溶酶原激活物:对血凝块有选择性,故疗效高于 SK。冠状动脉内滴注0.375 mg/kg,持续 45 min。静脉滴注用量为 0.75 mg/kg,持续 90 min。

其他制剂还有单链尿激酶型纤维蛋白溶酶原激活剂,乙酰化纤溶酶原-链激酶激活剂复合物等。

(3)文献资料显示,用药 2~3 h 的开通率:重组组织型纤溶酶原激活物为 65%~80%,SK为65%~75%,UK 为 50%~68%,乙酰化纤溶酶原-链激酶激活剂复合物为 68%~70%。选用哪一种溶栓剂,不能根据以上的数据武断地选择,而应根据患者的病变范围和部位、年龄、起病时间以及经济情况等因素选择。比较而言,如患者年轻(年龄小于45 岁),有大面积前壁 AMI,到达医院时间较早(发病 2 h 内),无高血压,应首选重组组织型纤溶酶原激活物。如果年龄较大(大于70 岁),有下壁 AMI,有高血压,应选 SK 或 UK。乙酰化纤溶酶原-链激酶激活剂复合物的半衰期最长(70~120 min),因此可在患者家中或救护车上一次性快速静脉注射该类药;重组组织型纤溶酶原激活物的半衰期最短(3~4 min),需静脉持续滴注 90~180 min;SK 的半衰期为18 min,给药持续时间为 60 min;UK 的半衰期为 40 min,给药时间为 30 min。SK 与乙酰化纤溶酶原-链激酶激活剂复合物可引起低血压和变态反应,UK 与重组组织型纤溶酶原激活物无这些不良反应。重组组织型纤溶酶原激活物需要联合使用肝素,SK、UK、乙酰化纤溶酶原-链激酶激活剂复合物除具有纤溶作用外,还有明显的抗凝作用,不需要使用肝素。另外,重组组织型纤溶酶原激活物较贵,SK、UK 的价格较低廉。在临床选用溶栓剂时应考虑以上这些因素。

(4)溶栓治疗的并发症如下。

出血:①轻度出血,皮肤、黏膜轻度出血,有肉眼及显微镜下血尿,或小量咯血、呕血等(穿刺或注射部位的少量瘀斑不作为并发症)。②重度出血,大量咯血或消化道大出血,腹膜后出血等引起失血性休克或低血压,需要输血。③危及生命部位的出血,颅内、蛛网膜下腔、纵隔内或心包出血。

再灌注心律失常,注意其对血流动力学的影响。

患者有一过性低血压及其他的变态反应。

溶栓治疗急性心梗的价值是肯定的。可以加速血管再通,减少和避免冠脉早期血栓性再堵塞,可以进一步增加疗效。已证实有效的抗凝治疗可加速血管再通和有助于保持血管通畅。今后研究应着重于改进治疗方法或使用特异性溶栓剂,以减少纤维蛋白分解、防止促凝血活动和纤溶酶原偷窃;研制合理的联合使用的药物和方法。如此,可以使现已明显降低的 AMI 死亡率进一步下降。

2.经皮腔内冠状动脉成形术(percutaneous transluminal coronary angioplasty,PTCA)

(1)直接 PTCA(direct PTCA):急性心肌梗死发病后直接做 PTCA。指征:静脉溶栓治疗有禁忌证者;合并心源性休克者;诊断不明患者,如急性心肌梗死病史不典型或左束支传导阻滞者,可从直接冠状动脉造影和 PTCA 中受益;有条件在发病后数小时内行 PTCA 者。

(2)补救性 PTCA(rescue PTCA):在发病 24 h 内,静脉溶栓治疗失败,患者的胸痛症状不缓解时,行急诊 PTCA,以挽救存活的心肌,限制梗死面积进一步扩大。

(3)半择期 PTCA(semi-elective PTCA):溶栓成功患者在梗死后 7～10 d,有心肌缺血指征或冠脉再闭塞。

(4)择期 PTCA(elective PTCA):在急性心肌梗死后 4～6 周,用于再发心绞痛或有心肌缺血客观指征,如运动试验、动态心电图证实有心肌缺血。

(5)冠状动脉旁路移植术:适用于溶栓疗法及 PTCA 无效,而仍有持续性心肌缺血;急性心肌梗死合并有左房室瓣关闭不全或室间隔穿孔等机械性障碍,需要手术矫正和修补,同时进行冠状动脉旁路移植术;多支冠状动脉狭窄或左冠状动脉主干狭窄。

(五)缩小梗死面积

AMI 是心肌氧供/氧需的严重失衡,纠正这种失衡,就能挽救濒死的心肌,限制梗死的扩大,有效地减少并发症和改善患者的预后。控制心律失常,适当地补充血容量和治疗心力衰竭,均有利于减少梗死区。目前多主张采用以下几种药物。

1.扩血管药物

扩血管药物必须应用于梗死初期的发展阶段,即起病后 4～6 h。一般首选硝酸甘油静脉滴注或异山梨酯舌下含化,也可在皮肤上用硝酸甘油贴片或软膏。使用时应注意:静脉给药时,最好有血流动力学监测,当肺动脉楔嵌压小于 2 kPa,动脉压正常或增高时,其疗效较好,反之,则可使病情恶化;应从小剂量开始,在应用过程中保持肺动脉楔压不低于 2 kPa(2～2.4 kPa),且动脉压不低于正常低限,以保证必需的冠状动脉灌注。

2.β受体阻滞剂

大量临床资料表明,在 AMI 发生后的 4～12 h,给普萘洛尔或阿普洛尔、阿替洛尔、美托洛尔等药治疗(最好是早期静脉内给药),常能明显降低患者的最高血清酶(肌酸激酶、肌酸激酶同工酶等)水平,提示药物有限制梗死范围扩大的作用。但因这些药的负性肌力效应、负性频率作用,临床应用时,心率低于每分钟60次,收缩压≤14.6 kPa,有心力衰竭及下壁心梗者应慎用。

3.低分子右旋糖酐及复方丹参等活血化瘀的药物

一般可选用低分子右旋糖酐,每天静脉滴注250~500 mL,7~14 d为1个疗程。在低分子右旋糖酐内加入活血化瘀药物(如血栓通4~6 mL、川芎嗪80~160 mg或复方丹参注射液12~30 mL),疗效更佳。心功能不全者低分子右旋糖酐者慎用。

4.极化液

可减少心肌坏死,加速缺血心肌的恢复。但近几年因其效果不显著,已趋向于不用,仅用于AMI伴有低血容量者。其他改善心肌代谢的药物有维生素C(3~4 g)、辅酶A(50~100 U)、肌苷(0.2~0.6 g)、维生素B_6(50~100 mg),每天1次,静脉滴注。

5.其他

有人提出用大量激素(氢化可的松150 mg/kg)或透明质酸酶(每次500 U/kg,6 h 1次,每日4次),或用钙拮抗剂(硝苯地平20 mg,4 h 1次)治疗AMI,但对此分歧较大,尚无统一结论。

(六)严密观察,及时处理并发症

1.左心功能不全

发生AMI时左心功能不全,因病理生理改变的程度不同,可表现轻度肺淤血、急性左心衰竭(肺水肿)、心源性休克。

(1)急性左心衰竭(肺水肿)的治疗:可选用吗啡、利尿剂(呋塞米等)、硝酸甘油(静脉滴注),尽早口服血管紧张素转化酶抑制剂(以短效制剂为宜)。肺水肿合并严重高血压时应静脉滴注硝普钠,由小剂量(10 μg/min)开始,据血压调整剂量。对伴严重低氧血症者可行人工机械通气治疗。在AMI发病24 h内不主张使用洋地黄制剂。

(2)心源性休克:在严重低血压时应静脉滴注多巴胺5~15 μg/(kg·min),一旦血压升至12.0 kPa(90 mmHg)以上,则可同时静脉滴注多巴酚丁胺3~10 μg/(kg·min),以减少多巴胺的用量。如血压不升,应使用大剂量多巴胺[≥15 μg/(kg·min)]。大剂量多巴胺无效时,可静脉滴注去甲肾上腺素2~8 μg/min。有轻度低血压时,可用多巴胺或与多巴酚丁胺合用。药物治疗无效者应使用主动脉内球囊反搏。AMI合并心源性休克用PTCA再灌注治疗。用中药时,可酌情选用独参汤、参附汤、生脉散等。

2.抗心律失常

AMI患者急性心肌梗死有90%以上出现心律失常,绝大多数发生在梗死后72 h内,不论是快速性心律失常还是缓慢性心律失常,对AMI患者均可引起严重后果。因此,应及早发现心律失常,特别是严重的心律失常的前驱症状,并给予积极的治疗。

(1)对出现室性期前收缩的急性心肌梗死患者,应严密心电监护及处理。频发的室性期前收缩或室性心动过速,应静脉注射利多卡因50~100 mg,无效时5~10 min重复注射,控制后以每分钟1~3 mg静脉滴注维持,情况稳定后可改为口服药物;使用美西律150~200 mg、普鲁卡因胺250~500 mg、溴苄胺100~200 mg,6 h 1次维持。

(2)对已发生室颤患者应立即行心肺复苏术,在进行心脏按压和人工呼吸的同时争取尽快实行电除颤,一般首次即采取较大能量(200~300 J),争取1次成功。

(3)对窦性心动过缓,如心率小于每分钟50次,或心率在每分钟50~60次,合并低血压或室性心律失常,可用阿托品,每次0.3~0.5 mg,静脉注射,无效时5~10 min重复,但总量不超过

2 mg。也可用氨茶碱0.25 g或异丙基肾上腺素 1 mg,分别加入 300～500 mL 5‰葡萄糖注射液中静脉滴注,但这些药物有可能增加心肌氧耗或诱发室性心律失常,故均应慎用。以上治疗无效,症状严重时可采用临时起搏措施。

(4)对房室传导阻滞Ⅰ度和Ⅱ度量型者,可应用肾上腺皮质激素、阿托品、异丙肾上腺素来治疗,但应注意其不良反应。对Ⅲ度及Ⅱ度Ⅱ型者宜行临时心脏起搏。

(5)对室上性快速心律失常可选用 β 受体阻滞剂、洋地黄类药物(24 h 内尽量不用)、维拉帕米、胺碘酮、奎尼丁、普鲁卡因胺等治疗,对阵发性室上性、心房颤动及心房扑动药物治疗无效可考虑直流电同步心律转复或用人工心脏起搏器复律。

3.机械性并发症的处理

(1)心室游离壁破裂:可引起急性心脏压塞,致突然死亡,临床表现为电-机械分离或心脏停搏,患者常因难以即时救治而死亡。对亚急性心脏破裂应积极争取冠状动脉造影后行手术修补及采用血管重建术。

(2)室间隔穿孔:对伴血流动力学失代偿者,在血管扩张剂和利尿剂治疗及主动脉内球囊反搏支持下,进行早期或急诊手术治疗。如穿孔较小,无充血性心力衰竭,血流动力学稳定,可保守治疗,6 周后择期手术。

(3)急性二尖瓣关闭不全:急性乳头肌断裂时突发左心衰竭和/或低血压,主张用血管扩张剂、利尿剂及主动脉内球囊反搏治疗,在血流动力学稳定的情况下做急诊手术。对左心室扩大或乳头肌功能不全者,应积极应用药物治疗心力衰竭,改善心肌缺血并行血管重建术。

(七)恢复期处理

患者住院 3～4 周后,如病情稳定,体力增进,可考虑出院。近年主张出院前做症状限制性运动负荷心电图、放射性核素和/或超声显像检查,如显示心肌缺血或心功能较差,宜行冠状动脉造影检查,进一步处理。心室晚电位检查有助于预测发生严重室性心律失常的可能性。

七、护理

(一)护理评估

1.病史

发病前常有明显诱因,如精神紧张、情绪激动、过度体力活动、饱餐、高脂饮食、未控制的糖尿病、感染、手术、大出血、休克。少数患者在睡眠中发病。约半数以上的患者有高血压及心绞痛史。部分患者则无明确病史及先兆表现,首次发展即是 AMI。

2.身体状况

(1)先兆:半数以上患者在梗死前数天至数周,有乏力、胸部不适、活动时心悸、气急、心绞痛等,最突出的表现为心绞痛发作频繁,持续时间较长,疼痛较剧烈,甚至伴恶心、呕吐、大汗、心动过缓,硝酸甘油疗效差。应警惕近期内发生心肌梗死的可能,要及时住院治疗。

(2)症状:AMI 的临床表现与梗死的大小、部位、发展速度及原来心脏的功能情况等有关。①疼痛:是最常见的起始症状。典型的疼痛部位和性质与心绞痛相似,但疼痛更剧烈,诱因多不明显,持续时间较长,一般超过 30 min,也可达数小时,休息和含服硝酸甘油多不能缓解。患者常烦躁不安、出汗、恐惧,或有濒死感。糖尿病患者以及脱水、休克患者常无疼痛。少数患者以休克、急性心力衰竭、突然晕厥为始发症状。部分患者的疼痛位于上腹部,或者疼痛放射至下颌、颈部、背部上方,易被误诊,应区别其与相关疾病。②全身症状:有发热和心动过速等。发热由坏死物质吸收所引起,一般在疼痛后24～48 h出现,体温一般在38 ℃左右,持续约1周。③胃肠道症状:常伴有恶心、呕吐、肠胀气和消化不良。重症者可发生呃逆。④心律失常:见于75%～95%的患者,以发病24 h内最多见,可伴心悸、乏力、头晕、晕厥等症状。以室性心律失常居多,可出现室性期前收缩、室性心动过速、心室颤动或加速性心室自主心律。频发的、成对的、多源性的室性期前收缩和R波落在T波上的室性期前收缩或室性心动过速,常为心室颤动的先兆。心室颤动是AMI早期主要的死因。室上性心律失常较少,多发生在心力衰竭者中。缓慢型心律失常中以房室传导阻滞最为常见,束支传导阻滞和窦性心动过缓也较多见。⑤低血压和休克:见于20%～30%的患者。疼痛期血压下降未必是休克。如疼痛缓解后收缩压仍低于10.7 kPa(80 mmHg),伴有烦躁不安、面色苍白、皮肤湿冷、大汗淋漓、脉细而快、少尿、精神迟钝、甚或昏迷,则为休克表现。休克多在起病后数小时至1周内发生,主要是心源性,为心肌收缩力减弱、心排血量急剧下降所致,还有血容量不足、严重心律失常、周围血管舒缩功能障碍和酸中毒等因素。⑥心力衰竭:主要为急性左心衰竭。可在发病最初的几天内发生,或在疼痛、休克好转阶段出现。它是由心肌梗死后心脏收缩力显著减弱或不协调所致。患者可突然出现呼吸困难,咳泡沫痰,发绀等,严重时可发生急性肺水肿,也可继而出现全心衰竭。

(3)体征:①一般情况,患者常呈焦虑不安或恐惧,手抚胸部,面色苍白,皮肤潮湿,呼吸加快,左心功能不全时呼吸困难,常采取半卧位或咯粉红色泡沫痰;发生休克时四肢厥冷,皮肤有蓝色斑纹。多数患者于发病第2 d体温升高,一般在38 ℃左右,1周内体温退至正常。②心脏浊音界可轻至中度扩大;心率加快或减慢;可有各种心律失常;心尖部第一心音常减弱,可出现第三或第四心音奔马律;一般听不到心脏杂音,二尖瓣乳头肌功能不全或腱索断裂时心尖部可听到明显的收缩期杂音;室间隔穿孔时,胸骨左缘可闻及响亮的全收缩期杂音;发生严重的左心衰竭时,心尖部也可闻及收缩期杂音;1%～20%的患者可在发病1～3 d内出现心包摩擦音,持续数天,少数可持续1周以上。③发病早期肺底可闻及少数湿啰音,常在1～2 d消失,湿啰音持续存在或增多常提示左心衰竭。

(二)护理目标

(1)患者疼痛减轻。

(2)患者能遵医嘱服药,说出治疗的重要性。

(3)患者的活动量增加,心率正常。

(4)生命体征维持在正常范围。

(5)患者看起来放松。

(三)护理措施

1.一般护理

(1)安置患者于冠心病监护病房,连续监测心电图、血压、呼吸5～7 d,对行漂浮导管检查者做好相应护理,询问患者有无心悸、胸闷、胸痛、气短、乏力、头晕等不适。

(2)保持病室安静、舒适,限制探视,有计划地护理患者,减少对患者的干扰,保证患者充足的休息和睡眠时间,防止任何不良刺激。根据病情安置患者于半卧位或平卧位。患者在第1～3 d绝对卧床休息,翻身、进食、洗漱、排便等均由护理人员帮助料理;第4～6 d可在床上活动肢体,无并发症者可在床上坐起,逐渐过渡到坐在床边或椅子上,每次20 min,每天3～5次,护理人员鼓励患者深呼吸;第1～2周开始在室内走动,逐步过渡到室外行走;第3～4周可试着上、下楼梯或出院。病情严重或有并发症者应适当延长卧床时间。

(3)介绍该病的知识和监护室的环境。关心、尊重、鼓励、安慰患者,以和善的态度回答患者提出的问题,帮助其树立战胜疾病的信心。

(4)给予低钠、低脂、低胆固醇、无刺激、易消化的饮食,嘱患者少食多餐,避免进食过饱。

(5)心肌梗死患者由于卧床休息,消化功能减退,应用止痛药物,胃肠功能弱和膀胱收缩无力,易发生便秘和尿潴留。应予以足够的重视,酌情给予轻泻剂,嘱患者排便时勿屏气,避免增加心脏负担和导致附壁血栓脱落。排便不畅时宜加用开塞露,对 5 d 无大便者可保留灌肠或给低压盐水灌肠。对排尿不畅者,可采用物理或诱导法,协助排尿,必要时导尿。

(6)吸氧:氧治疗可改善低氧血症,有利于心肌梗死的康复。急性期给患者高流量吸氧,持续 48 h。氧流量为 3~5 L/min,病情变化,可延长吸氧时间。待疼痛减轻,休克解除,可降低氧流量。注意鼻导管的通畅,24 h 更换 1 次。如果合并急性左心衰竭,出现重度低氧血症,病死率较高,可采用加压吸氧或酒精湿化吸氧。

(7)防止血栓性静脉炎或深部静脉血栓形成:血栓性静脉炎表现为受累静脉局部红、肿、痛,可延伸呈条索状,多由反复静脉穿刺输液和输注多种药物所致。所以行静脉穿刺时应严格无菌操作,患者感觉输液局部皮肤疼痛或红肿,应及时更换穿刺部位,并予以热敷或理疗。下肢静脉血栓形成,一般在血栓较大引起阻塞时才出现患肢的肤色改变、皮肤温度升高和可凹性水肿。应注意每天协助患者做被动下肢活动 2~3 次,注意下肢皮肤温度和颜色的变化避免选用下肢静脉输液。

2.病情观察与护理

AMI 为危重疾病,应早期发现危及患者生命的先兆表现,如及时处理,可使患者转危为安。故需严密观察以下情况。

(1)血压:始发病时应 0.5~1 h 测量一次血压,随血压恢复情况逐步减少测量,次数为每天 4~6 次,基本稳定后每天 1~2 次。若收缩压在 12.0 kPa(90 mmHg)以下,脉压减小,且音调低落,要注意患者的神志状态、脉搏、面色、皮肤色泽及尿量等,是否有心源性休克的发生。此时,在通知医师的同时,对休克者采取抗休克措施,如补充血容量,应用升压药、血管扩张剂以及纠正酸中毒,避免脑缺氧,保护肾功能等。有条件者应准备好中心静脉压测定装置或漂浮导管、测定肺微血管楔压设备。

(2)心率、心律:在冠心病监护病房进行连续的心电、呼吸监测,在心电监测示波屏上,应注意观察心率及心律变化。及时检出可能作为恶性心动过速先兆的任何室性期前收缩、室颤或完全性房室传导阻滞、严重的窦性心动过缓、房性心律失常等。如发现室性期前收缩每分钟 5 次以上,呈二联律、三联律,为多源性室性期前收缩,室性期前收缩的 R 波落在前一次主搏的 T 波之上,均为转变阵发性室性心动过速及心室颤动的先兆,易造成心搏骤停。遇有上述情况,在立即通知医师的同时,需应用相应的抗心律失常药物,并准备好除颤器和人工心脏起搏器,协同医师抢救。

(3)胸痛:AMI 患者常伴有持续、剧烈的胸痛,因此,应注意观察患者的胸痛程度,因剧烈胸痛可导致低血压,加重心肌缺氧,扩大梗死面积,引起心力衰竭、休克及心律失常。常用罂粟碱,肌内注射或静脉滴注;硝酸甘油 0.6 mg,含服;对疼痛较重者可用盐酸哌替啶或吗啡。在护理中应注意可能出现的药物不良反应,同时注意观察血压、尿量、呼吸等,确保用药的安全。

(4)呼吸急促:注意观察患者的呼吸状态,对有呼吸急促的患者应注意观察血压、皮肤黏膜的血循环情况、肺部体征的变化、血流动力学和尿量的变化。发现患者有呼吸急促,不能平卧,烦躁

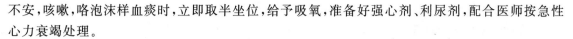

不安,咳嗽,咯泡沫样血痰时,立即取半坐位,给予吸氧,准备好强心剂、利尿剂,配合医师按急性心力衰竭处理。

(5)体温:AMI 患者可有低热,体温为 37 ℃～38.5 ℃,多持续 3 d 左右。如体温持续升高,1 周后仍不下降,应疑有继发肺部或其他部位感染,及时向医师报告。

(6)意识变化:如发现患者意识恍惚,烦躁不安,应注意观察血流动力学及尿量的变化。警惕心源性休克的发生。

(7)器官栓塞:在 AMI 发生后 1～2 周内,注意观察组织或脏器有无发生栓塞。左心室内附壁血栓可脱落,而引起脑、肾、四肢、肠系膜等动脉栓塞。如发现栓塞,应及时向医师报告。

(8)心室膨胀瘤:在心肌梗死恢复的过程中,心电图表现虽有好转,但患者仍有顽固性心力衰竭或心绞痛,应疑有心室膨胀瘤。这是由于在心肌梗死区愈合过程中,心肌被结缔组织所替代,成为无收缩力的薄弱纤维瘢痕区。该区受心腔内的压力而向外呈囊状膨出,形成心室膨胀瘤。应配合医师进行 X 线检查以确诊。

(9)心肌梗死后综合征:需注意在 AMI 发生后 2 周、数月甚至 2 年内,可并发心肌梗死后综合征。表现为肺炎、胸膜炎和心包炎征象,同时也有发热、胸痛、血沉和白细胞计数升高现象,酷似 AMI 的再发。这是由坏死心肌引起机体自身免疫变态反应所致。如心肌梗死的特征性心电图变化有好转现象又有上述表现,应做好 X 线检查的准备,配合医师做出鉴别诊断。若因误诊而用抗凝药物,可导致心腔内出血而发生急性心脏压塞。故应严密观察病情,在确诊为该病后,应向患者及家属做好解释工作,解除其顾虑,必要时给患者应用镇痛及镇静剂;做好休息、饮食等生活护理。

(四)健康教育

(1)嘱患者注意劳逸结合,根据心功能进行适当的康复锻炼。

(2)嘱患者避免紧张、劳累、情绪激动、饱餐、便秘等诱发因素。

(3)嘱患者节制饮食,忌烟、酒、咖啡、刺激性食物,多吃蔬菜、高蛋白质食物,少食动物脂肪、胆固醇含量较高的食物。

(4)嘱患者按医嘱服药,随身常备硝酸甘油等扩张冠状动脉的药物,定期复查。

(5)指导患者及家属,病情突变时,采取简易的应急措施。

(王美霞)

第三节　急性心包炎

急性心包炎为心包脏层和壁层的急性炎症,可由细菌、病毒、自身免疫、物理、化学等因素引起。主要病因为风湿热、结核及细菌性感染。近年来,病毒感染、肿瘤、尿毒症及心肌梗死性心包炎发病率明显升高。心包炎分为纤维蛋白性和渗出性两种。

一、病因

(一)感染性心包炎

其病因主要是细菌感染,尤其是结核分枝杆菌和化脓性细菌感染。其他病原体有病毒、肺炎支原体、真菌和寄生虫等。

（二）非感染性心包炎

该型以风湿性为最常见，其他有尿毒症性、结缔组织病性、变态反应性、肿瘤性、放射线性和乳糜性等。临床上以结核性、风湿性、化脓性和急性非特异性心包炎较为多见。

二、临床表现

（一）心前区疼痛

心前区疼痛为纤维蛋白性心包炎的主要症状，可放射到颈部、左肩、左臂及左肩胛骨。疼痛也可呈压榨样，位于胸骨后。

（二）呼吸困难

呼吸困难是心包积液时最突出的症状。患者可有端坐呼吸、身体前倾、呼吸浅速、面色苍白、发绀等表现。

（三）心包摩擦音

心包摩擦音是纤维蛋白性心包炎的特异性征象，以胸骨左缘第3、第4肋间听诊最为明显。渗出性心包炎心脏叩诊，浊音界向两侧增大为绝对浊音区，心尖搏动弱，心音低而遥远，大量心包积液时可出现心包积液征。可出现奇脉、颈静脉怒张、肝大、腹水及下肢水肿等。

三、诊断要点

根据心前区疼痛、呼吸困难、全身中毒症状，心包摩擦音、心音遥远等临床征象，结合心电图、X线和超声心动图等检查，便可确诊。

四、治疗

对结核性心包炎应给予抗结核治疗，总疗程不少于半年；对化脓性心包炎除使用足量、有效的抗生素外，应早期施行心包切开引流术；对风湿性心包炎主要是抗风湿治疗；对急性非特异性心包炎目前常采用抗生素及皮质激素治疗。对心包渗液较多且心脏受压明显者，可行心包穿刺，以解除心脏压塞的症状。

五、评估要点

（一）一般情况

观察生命体征有无异常，询问患者有无过敏史、家族史，有无发热、消瘦等，了解患者对疾病的认识。

（二）专科情况

（1）了解患者呼吸困难的程度、肺部啰音的变化。

（2）了解患者心前区疼痛的性质、部位及其变化，是否可闻及心包摩擦音。

（3）了解患者是否有颈静脉怒张、肝大、下肢水肿等心功能不全的表现。

（4）了解患者是否有心包积液征：左肩胛骨下出现浊音及左肺受压时引起的支气管呼吸音。了解心脏叩诊的性质。

（三）实验室及其他检查

1.心电图

心电图改变主要由心外膜下心肌受累而引起,多个导联出现弓背向下的 ST 段抬高;心包渗液时可有 QRS 波群低电压。

2.超声心动图

超声心动图是简而易行的可靠方法,可见液性暗区。

3.心包穿刺

心包穿刺可以证实心包积液的存在,并进一步确定积液的性质以及药物治疗。

六、护理诊断

（一）气体交换受损

其与肺淤血、肺或支气管受压有关。

（二）疼痛

心前区痛与心包炎有关。

（三）体温过高

其与细菌、病毒等因素导致急性炎症反应有关。

（四）活动无耐力

其与心排血量减少有关。

七、护理措施

（1）给予氧气吸入,让患者充分休息,保持情绪稳定,注意防寒保暖,防止呼吸道感染。

（2）给予高热量、高蛋白、高维生素、易消化的饮食,限制钠盐摄入。

（3）帮助患者采取半卧位或前倾坐位,保持舒适。

（4）记录心包抽液的量、性质,按要求留标本并送检。

（5）控制输液的滴速,防止加重心脏负荷。

（6）加强巡视,及早发现心脏压塞的症状,如心动过速、血压下降。

（7）遵医嘱给予抗菌、抗结核、抗肿瘤等药物,密切观察药物的不良反应。

（8）应用止痛药物时,观察止痛药物的疗效。

八、应急措施

出现心包压塞征象时,保持患者处于平卧位;迅速建立静脉通路,遵医嘱给予升压药;密切观察生命体征的变化,准备好抢救物品;配合医师做好紧急心包穿刺。

九、健康教育

（1）嘱患者注意充分休息,加强营养,注意防寒保暖,防止呼吸道感染。

（2）告诉患者应坚持足够疗程的药物治疗,勿擅自停药。

（3）对缩窄性心包炎的患者应讲明行心包切除术的重要性,解除其顾虑,使其尽早接受手术治疗。

（王美霞）

第四节　感染性心内膜炎

感染性心内膜炎是指病原微生物经血液直接侵犯心内膜、瓣膜或大动脉内膜而引起的感染性炎症,常伴有赘生物形成。根据病情和病程,它分为急性感染性心内膜炎和亚急性感染性心内膜炎,亚急性感染性心内膜炎较多见。根据瓣膜类型,它可分为自体瓣膜心内膜炎、人工瓣膜心内膜炎和静脉药瘾者的心内膜炎。

一、护理评估

（一）致病因素

急性感染性心内膜炎的发病机制尚不清楚,主要累及正常瓣膜,病原菌来自皮肤、肌肉、骨骼或肺等部位的活动感染灶;而亚急性感染性心内膜炎的病例至少占 2/3,主要发生于器质性心脏病基础上,以风湿性心脏瓣膜病的二尖瓣关闭不全和主动脉瓣关闭不全常见,先天性心脏病的室间隔缺损、法洛四联症等也较常见。

1.病原体

亚急性感染性心内膜炎的致病菌以草绿色链球菌最常见,而急性感染性心内膜炎的致病菌以金黄色葡萄球菌最常见;其他病原微生物有肠球菌、表皮葡萄球菌、溶血性链球菌、大肠埃希菌、真菌及立克次体等。

2.感染途径

病原体可因上呼吸道感染、咽峡炎、扁桃体炎及扁桃体切除术、拔牙、流产、导尿、泌尿道器械检查及心脏手术等侵入血流。静脉药瘾者通过静脉注射将皮肤致病微生物带入血流而感染心内膜。

3.发病机制

由于心脏瓣膜原有病变或先天性血管畸形,异常的高速血流冲击心脏或大血管内膜,导致内膜损伤,有利于血小板、纤维蛋白及病原微生物在该部位聚集和沉积,形成赘生物和心内膜炎症。

（二）身体状况

1.症状和体征

（1）发热:是最常见的症状。亚急性感染性心内膜炎患者的体温多低于 39 ℃,呈弛张热,可有乏力、食欲缺乏、体质量减轻等非特异性症状,头痛、背痛和肌肉关节痛常见。急性感染性心内膜炎患者有高热、寒战,突发心力衰竭者较为常见。

（2）心脏杂音:绝大多数患者可闻及心脏杂音,可由基础心脏病和/或心内膜炎导致瓣膜损害所致。急性感染性心内膜炎患者比亚急性感染性心内膜炎患者更易出现杂音强度和性质的变化,或出现新的杂音。

（3）周围血管体征:系细菌性微栓塞和免疫介导系统激活引起的微血管炎所致,多为非特异性。①瘀点,常见于锁骨以上皮肤、口腔黏膜和睑结膜处。②指(趾)甲下线状出血。③奥斯勒结节,为指和趾垫出现的豌豆大的红色或紫色痛性结节。④詹韦损害,是位于手掌或足底的直径1～4 cm 的无压痛出血红斑。⑤罗特斑,为视网膜的卵圆形出血斑,其中心呈白色。

（4）动脉栓塞：赘生物引起的动脉栓塞占 20％～30％,栓塞(如脑栓塞、脾栓塞、肾栓塞、肠系膜动脉栓塞、四肢动脉栓塞和肺栓塞)可发生在机体的任何部位,并出现相应的临床表现。

（5）其他：出现轻度、中度贫血,病程超过 6 周者脾大。

2.并发症

可出现心力衰竭、细菌性动脉瘤、迁移性脓肿、神经系统受累及肾脏受累的表现。

3.急性感染性心内膜炎与亚急性感染性心内膜炎的比较

急性感染性心内膜炎与亚急性感染性心内膜炎的比较见表 2-2。

表 2-2　急性感染性心内膜炎与亚急性感染性心内膜炎的比较

比较项目	急性感染性心内膜炎	亚急性感染性心内膜炎
病原体	金黄色葡萄球菌	草绿色链球菌
中毒症状	明显	轻
病程	进展迅速,病程长达数周或数月,引起瓣膜破坏	进展缓慢,病程较长
感染迁移	多见	少见

（三）心理社会状况

由于症状逐渐加重,患者烦躁、焦虑;当病情进展且疗效不佳时,患者往往出现精神紧张、悲观、绝望等心理反应。

（四）实验室及其他检查

1.血液检查

亚急性感染性心内膜炎患者多呈进行性贫血;白细胞计数正常或升高,血沉加快;50％以上的患者血清类风湿因子呈阳性。

2.尿液检查

尿液检查常有镜下血尿和轻度蛋白尿,肉眼血尿提示肾梗死。

3.血培养

血培养是诊断感染性心内膜炎的最重要方法,血培养结果呈阳性是诊断该病最直接的证据。药敏试验可为治疗提供依据。

4.超声心动图

该检查可探测赘生物,观察瓣叶、瓣环、室间隔及心肌脓肿等。

二、护理诊断

（1）体温过高与感染有关。

（2）营养失调,低于机体需要量,与食欲缺乏、长期发热导致机体消耗过多有关。

（3）焦虑与发热、疗程长或病情反复有关。

（4）潜在并发症有栓塞、心力衰竭。

三、治疗要点及护理措施

（一）治疗要点

1.抗生素治疗

（1）治疗原则：①早期用药。②选用敏感的杀菌药物。③剂量充足,疗程长。④联合用药。

⑤以静脉给药为主。

(2)常用药物:首选青霉素。该病大多数致病菌对其敏感,且青霉素的毒性小,常用剂量为 $(2\sim4)\times10^7$ U/d;青霉素过敏者可用万古霉素;青霉素与氨基糖苷类抗生素(如链霉素、庆大霉素、阿米卡星)联合应用可以增强杀菌能力。也可根据细菌培养结果和药敏试验针对性地选择抗生素。

(3)治愈标准:①自觉症状消失,体温恢复正常。②脾缩小。③未再发生栓塞和产生出血点。④抗生素治疗结束后的第1、2、6周分别做血培养,结果为阴性。

2.对症治疗

加强营养,纠正贫血,积极治疗各种并发症等。

3.手术治疗

如患者对抗生素治疗无效,有严重心内并发症,应考虑手术治疗。

(二)护理措施

1.病情观察

密切观察患者的体温变化情况,4~6 h测量体温1次并记录;注意观察皮肤瘀点、甲床下出血、奥斯勒结节、詹韦结节等皮肤黏膜病损及消退情况;观察有无脑、肾、脾、肺、冠状动脉、肠系膜动脉及肢体动脉栓塞,一旦发现,立即报告医师并协助处理。

2.生活护理

根据患者的病情安排其适当活动。病情严重者避免剧烈运动和情绪激动。患者的饮食应为高热量、高蛋白、高维生素、低胆固醇、清淡、易消化的半流食或软食。对有心力衰竭者按心力衰竭患者的饮食进行指导。

3.药物治疗护理

长期、大剂量静脉应用抗生素时,应严格遵医嘱用药,以确保维持有效的血药浓度。注意保护患者的静脉,避免多次穿刺增加患者的痛苦。在用药过程中,注意观察药物的疗效及毒性反应。

4.发热的护理

对高热患者给予物理降温(如使用冰袋、温水擦浴),及时记录体温变化。若患者出汗多,要及时为其更换衣服,以增加舒适感,鼓励患者多饮水,同时做好口腔护理。

5.正确采集血培养标本

告知患者暂时停用抗生素和反复多次采集血培养标本的必要性,以取得患者的理解与配合。

(1)对未经治疗的亚急性感染性心内膜炎患者,应在第1天每隔1 h采血1次,共采3次;如次日未见细菌生长,重复采血3次后,开始抗生素治疗。

(2)对已用抗生素者,停药2~7 d后采血。

(3)对急性感染性心内膜炎患者,应在入院后立即安排采血,在3 h内每隔1 h采血1次,共采3次血标本后,按医嘱开始治疗。

(4)该病的菌血症为持续性,无须在体温升高时采血。

(5)每次采血10~20 mL,同时做需氧菌和厌氧菌培养。

6.心理护理

关心患者,耐心地向患者解释治疗目的与意义,避免其精神紧张,使其积极配合治疗与护理。

7.健康指导

嘱患者平时注意保暖、避免感冒、增强机体抵抗力；避免挤压痤疮等，减少病原体入侵的机会；教会患者自我监测病情变化，如有异常，及时就医。

（王美霞）

第五节　慢性肺源性心脏病

慢性肺源性心脏病(chronic pulmonary heart disease)简称慢性肺心病，是肺组织、肺血管或胸廓的慢性病变引起肺组织结构和功能异常，导致肺血管阻力增加，肺动脉压力增加，右心室扩张、肥大，伴或不伴有右心衰竭的心脏病。

肺心病是我国中老年人的常见病、多发病，患病年龄多在 40 岁以上，随年龄增长患病率升高。我国肺心病的平均患病率约为 0.4%，农村的该病平均患病率高于城市，吸烟者的该病平均患病率比不吸烟者明显升多。急性呼吸道感染是肺心病急性发作的主要诱因，常导致心肺功能衰竭。目前重症肺心病的病死率仍然较高。

一、病因及发病机制

按原发病的不同部位，其病因分为三类。

（一）支气管疾病、肺疾病

这类病因以慢性阻塞性肺疾病最为多见，其次为支气管哮喘、支气管扩张、重症肺结核、尘肺、慢性弥漫性肺间质纤维化、结节病等。

（二）胸廓运动障碍性疾病

这类病因较少见，包括脊椎后凸或侧凸、脊椎结核、类风湿关节炎等引起的严重胸廓或脊柱畸形，神经肌肉疾病（如脊髓灰质炎、多发性神经炎），可以引起胸廓活动受限、肺受压、支气管扭曲或变形、肺功能受损。

（三）肺血管疾病

这类病因甚少见，如广泛或反复发生的多发性肺小动脉栓塞及肺小动脉炎、原因不明的原发性肺动脉高压。引起右心室肥大的因素很多，但先决条件是肺的结构和功能的不可逆性改变。气道的反复感染、低氧血症和/或高碳酸血症等一系列体液因子和肺血管的变化，使肺血管阻力增大、肺动脉血管重构、血容量增多和血液黏稠度增加，导致肺动脉高压，而肺动脉高压的形成是肺心病发生的关键因素。

二、临床表现

该病发展缓慢，临床上除原有肺、心疾病的各种症状和体征外，还有逐步出现的心肺功能衰竭和其他器官损害的表现。

（一）心肺功能代偿期

1.症状

症状有咳嗽，咳痰，气促，活动后有心悸、呼吸困难、乏力和活动耐力下降。急性感染可使上述症状加重。患者少有胸痛或咯血。

2.体征

患者可有不同程度的发绀和肺气肿体征,偶有干啰音、湿啰音,心音遥远。肺动脉瓣区第二心音亢进,提示有肺动脉高压。三尖瓣区出现收缩期杂音,或剑突下心脏搏动增强,提示有右心室肥厚。部分患者因肺气肿胸膜腔内压升高,阻碍腔静脉回流,可见颈静脉充盈。因膈肌下降,故肝界下移。

（二）心肺功能失代偿期

1.呼吸衰竭

（1）症状:呼吸困难加重,夜间更重,患者常头痛、失眠、食欲缺乏,但白天嗜睡,甚至有表情淡漠、神志恍惚、谵妄等肺性脑病的表现。

（2）体征:明显发绀,球结膜充血、水肿,严重时可有视网膜血管扩张、视盘水肿等颅内压升高的表现。腱反射减弱或消失,出现病理反射。因高碳酸血症可出现周围血管扩张的表现,如皮肤潮红、多汗。

2.右心衰竭

（1）症状:气促更明显,出现心悸、气急、腹胀、食欲缺乏、恶心、呕吐等。

（2）体征:发绀更明显,颈静脉怒张,心率加快,可出现心律失常,三尖瓣区可闻及收缩期杂音,甚至出现舒张期杂音。肝大伴压痛,肝颈静脉回流征呈阳性,下肢水肿,严重者有腹水。少数患者可出现肺水肿及全心衰竭的体征。

（三）并发症

低氧血症和高碳酸血症使多个重要脏器受累,出现严重并发症,如肺性脑病、酸碱失衡及电解质紊乱、心律失常、休克、消化道出血、弥散性血管内凝血。

三、辅助检查

（一）胸部 X 线检查

除原发病的 X 线征象外,还有肺动脉高压和右心室肥大的征象。

（二）心电图检查

主要为右心室肥大的改变。

（三）血气分析

出现低氧血症、高碳酸血症,$PaO_2 < 8.0$ kPa(60 mmHg),$PaCO_2 > 6.6$ kPa(50 mmHg),提示呼吸衰竭。

（四）血液检查

红细胞和血红蛋白计数升高,全血黏度和血浆黏度增加;并发感染时,白细胞总数升高,中性粒细胞增加。部分患者的血清学检查结果提示有肾功能、肝功能的异常及电解质紊乱。

（五）其他检查

肺功能检查对早期或缓解期肺心病患者有意义。痰细菌学检查结果可以指导对急性加重期肺心病患者抗生素的选用。

四、诊断要点

患者有慢性支气管、肺、胸疾病的病史,有肺动脉高压、右心室肥大或伴有右心功能不全的表现,结合实验室检查,可做出诊断。但需排除其他心脏病,如冠状动脉粥样硬化性心脏病(简称冠心病)、风湿性心脏病(简称风心病)。

五、治疗要点

(一)急性加重期

1.控制感染

社区获得性感染的病原菌以革兰氏阳性菌为主,医院感染的病原菌则以革兰氏阴性菌为主。选用两者兼顾的抗生素(如青霉素类、氨基糖苷类、喹诺酮类及头孢菌素类)来控制感染。

2.合理用氧

纠正缺氧和二氧化碳潴留,维持呼吸道通畅,改善呼吸功能。

3.控制心力衰竭

慢性肺心病患者一般在积极控制感染,改善呼吸功能后,心力衰竭便能得到改善。对治疗无效的重症患者,适当选用利尿药、强心药或血管扩张药物来控制心力衰竭。

(1)利尿药:以缓慢、小量和间歇用药为原则。常用药物有氢氯噻嗪;尿量多时需加10%的氯化钾,或选用保钾利尿药,如氨苯喋啶。重度或需要快速利尿者,肌内注射或口服呋塞米。

(2)强心药:宜选用速效、排泄快的制剂,剂量宜小。常用药物有毒毛花苷 K 0.125～0.25 mg,或毛花苷 C 0.2～0.4 mg,加入 10%的葡萄糖注射液内,缓慢静脉推注。

(3)控制心律失常:一般治疗肺心病的感染、缺氧后,心律失常自行消失;如果持续存在,根据心律失常的类型选用药物。

(二)缓解期

以中西医结合的综合措施,防治原发病,消除诱发因素,避免或减少急性发作,提高机体免疫功能,延缓病情的发展。

六、常用护理诊断

(一)气体交换受损

其与呼吸道阻塞、呼吸面积减少引起通气和换气功能障碍有关。

(二)清理呼吸道无效

其与呼吸道感染、痰液过多而黏稠或咳嗽无力有关。

(三)体液过多

其与右心功能不全、静脉回流障碍、静脉压升高有关。

(四)潜在并发症

潜在并发症为肺性脑病。

七、护理措施

(一)一般护理

1.休息与活动

急性发作期,患者卧床休息,取半卧位,减少机体耗氧量,减轻心脏负担。缓解期,患者在护理人员指导下根据心肺功能适当地活动,增强体质,改善心肺功能。

2.合理氧疗

为患者翻身、拍背,使其排出呼吸道分泌物,使呼吸道保持通畅,这是改善通气功能的一项有效措施。在此基础上持续低流量、低浓度给氧,氧流量为 1～2 L/min,浓度为 25％～29％,可纠正缺氧,并且要防止高浓度吸氧抑制呼吸,加重二氧化碳潴留,导致肺性脑病。

3.饮食护理

患者应选低盐、低热量、清淡、易消化和富含维生素及纤维的饮食。限制钠盐摄入。液体摄入量限制在1～1.5 L/d。患者应少食多餐。应用排钾利尿剂的患者注意钾的摄入,多吃含钾高的食物,如香蕉、枣,保持大便通畅。

4.皮肤护理

对久病卧床、水肿明显者应加强皮肤护理。避免腿部和踝部交叉受压;保持衣服宽大、柔软;在受压部位垫气圈或海绵垫,可用气垫床;帮助患者抬高下肢,促进静脉回流;帮助患者定时变换体位,预防压疮。

（二）病情观察

密切观察患者病情的变化,监测生命体征及血气分析。观察呼吸频率、节律、深度及其变化特点。如患者出现点头呼吸、提肩呼吸,或呼吸由深而慢转为浅而快,提示呼吸衰竭。如果患者出现注意力不集中、好言多动、烦躁不安、昼睡夜醒、神志恍惚等,提示肺性脑病的先兆症状,立即报告医师,并协助抢救。

（三）用药护理

1.利尿剂

尽可能在白天给药,以免因频繁排尿而影响患者的夜间睡眠。用药后应观察精神症状,痰液黏稠度,有无腹胀、四肢无力等,准确记录液体出入量。过多应用利尿剂可能导致以下情况:①脱水使痰液黏稠不易咳出,加重呼吸衰竭。②低钾、低氯性碱中毒,抑制呼吸中枢,造成通气量降低,耗氧量增加,加重神经精神症状。③血液浓缩增加循环阻力,且易发生弥散性血管内凝血。

2.强心剂

遵医嘱给药,注意药效并观察毒性反应。由于肺心病患者长期处于缺氧状态,对洋地黄类药物的耐受性很差,故疗效差、易中毒,用药前注意纠正缺氧。

3.呼吸兴奋剂

遵医嘱使用呼吸兴奋剂。注意保持呼吸道通畅,适当增加吸入氧浓度。用药过程中如患者出现恶心、呕吐、震颤,甚至惊厥,提示药物过量,及时通知医师。

（四）心理护理

关爱患者,多与患者交谈,给予患者理解与支持,鼓励患者积极配合治疗与护理,树立信心;教会其自我护理,避免各种诱发因素,保护心肺功能;动员患者的家属与朋友多陪护探视,增强患者的支持系统。

（五）健康教育

1.疾病知识指导

使患者和家属了解疾病的发生、发展过程及防止原发病的重要性,减少反复发作的次数。积极防治原发病,避免和防治各种可能导致病情急性加重的诱因。坚持家庭氧疗等。

2.生活指导

患者要加强营养,以保证机体康复的需要。病情缓解期应根据心肺功能及体力情况进行适当的体育锻炼和呼吸功能锻炼,如散步、练气功、打太极拳、腹式呼吸、缩唇呼吸,改善呼吸功能,提高机体免疫功能。

3.用药指导

向患者介绍药物的用法和注意事项,观察疗效及不良反应。

4.自我监测指导

告知患者及其家属病情变化的征象,如体温升高、呼吸困难加重、咳嗽剧烈、咳痰不畅、尿量减少、水肿明显或患者神志淡漠、嗜睡、躁动、口唇发绀加重,均提示病情变化或加重,需及时就医。

（刘　　贤）

第六节　慢性心力衰竭

慢性心力衰竭是大多数心血管疾病的最终结果,也是最主要的死亡原因。在西方国家,引起慢性心力衰竭的基础心脏病以高血压、冠心病为主;在我国,过去以心瓣膜病为主,如今冠心病和高血压已成为心力衰竭的常见病因。

一、护理评估

（一）病因

1.基该病因

(1)原发性心肌损害。①缺血性心肌损害:冠心病心肌缺血和/或心肌梗死是常见的原因。②心肌炎和心肌病:各种类型的心肌炎和心肌病均可导致心力衰竭,病毒性心肌炎及原发性扩张型心肌病多见。③心肌代谢障碍性疾病:最常见于糖尿病心肌病,而维生素 B_1 缺乏和心肌淀粉样变性等罕见。

(2)心脏负荷过重。①压力负荷(后负荷)过重:是指心脏收缩期射血阻力增加。常见原因有高血压、主动脉瓣狭窄、肺动脉高压、肺动脉瓣狭窄等。②容量负荷(前负荷)过重:是指心脏舒张期所承受的容量负荷增加。其常见于主动脉瓣或肺动脉瓣关闭不全、房间隔缺损、室间隔缺损、动脉导管未闭等。此外,伴有全身血容量增多或循环血容量增多的疾病(如慢性贫血、甲状腺功能亢进),心脏的容量负荷也必然增加。

2.诱因

据统计,有 80%～90% 的慢性心力衰竭是在原有心脏病的基础上,由一些增加心脏负荷的因素所诱发的,常见的诱发因素有以下几种。

(1)感染:呼吸道感染是最常见、最重要的诱因。其次为感染性心内膜炎、全身感染等。

(2)心律失常:心房颤动是诱发心力衰竭的重要因素。亦可见某些类型的快速性心律失常和严重的缓慢性心律失常。

(3)血容量增加:由摄入钠盐过多,输液或输血过多、过快等引起。

(4)生理或心理压力过大。

(5)合并贫血、甲状腺功能亢进、不恰当地停用洋地黄类药物或降压药及原有心脏病变加重等,也可成为发生心力衰竭的诱因。

（二）病理生理

慢性心力衰竭的病理生理变化十分复杂,当心脏病发展至心功能障碍时,机体首先发生代偿反应。这种代偿机制在一定时间内可使心功能维持在相对正常的水平,但代偿机制也有其负性效应。不同机制互相作用衍生出更多反应,久之发生失代偿,会发生更为复杂的病理生理变化。

1.代偿机制

（1）Frank-Starling 定律:当回心血量增多,心脏前负荷升高时,心室舒张末期容积增加,从而增加心排血量及心脏做功量。由于心室舒张末期容积增大,压力升高,心房压、静脉压相应地升高。当后者达到一定程度时,即出现肺的充血或腔静脉系统充血。

（2）心肌肥厚:当心脏后负荷升高时,常以心肌肥厚作为主要的代偿机制。心肌肥厚时,心肌细胞数增多并不明显,以心肌细胞增大为主。作为能量供应物的线粒体增加的程度和速度落后于心肌纤维,因此心肌处于相对的能源不足状态,继续发展至心肌细胞死亡。肥厚的心肌收缩力增强,使心排血量暂时维持正常。但肥厚心肌的顺应性下降,舒张功能降低,心室舒张末压升高,客观上已经存在心功能障碍的表现。

（3）神经体液代偿机制。①交感神经兴奋性增强:心力衰竭患者血中的去甲肾上腺素水平升高,作用于心肌的 β_1 肾上腺素能受体,增强心肌收缩力并提高心率,增加心排血量,同时因外周血管收缩,心率加快,心脏后负荷增加,使心肌耗氧量增加。②肾素-血管紧张素系统激活:心排血量低时,该系统被激活,一方面使心肌收缩力增强,周围血管收缩,维持血压,调节血液的再分配,保证心、脑等重要器官的血液供应。另一方面促进醛固酮分泌,使水、钠潴留,增加总体液量及心脏前负荷,对心力衰竭起到代偿作用。

此外,心钠肽、脑钠肽、精氨酸加压素、缓激肽等体液因子也参与了心力衰竭的发生和发展。

2.心肌收缩性减弱的机制

（1）收缩相关蛋白质的破坏:当心肌细胞坏死或凋亡后,与心肌收缩有关的蛋白质随即被分解,心肌收缩力也随之下降。

（2）心肌能量代谢紊乱:心肌收缩是一个主动耗能过程,钙离子的转运和肌丝的滑动都需要三磷酸腺苷。能量生成、储存或利用障碍(如心肌缺血、缺氧)均可影响心肌的收缩性。

（3）心肌兴奋-收缩耦联障碍:心肌的兴奋是电活动,而收缩是机械活动,钙离子是把兴奋的电信号转化为收缩的机械活动所需的重要介质,因此,钙离子转运、分布异常会影响心肌的兴奋-收缩耦联。

（4）心室重构:原发性心肌损害和心脏负荷过重可使心功能受损,导致心室反应性肥大和扩张,心肌细胞、胞外基质、胶原纤维等发生相应变化,即心室重构过程。心室重构可使心脏扩张、心肌肥厚、舒缩不协调,引起心力衰竭的发生和发展。

3.心脏舒张功能异常

心脏舒张功能异常见于以下两种情况。

（1）心肌主动舒张异常:在能量供给不足(如心肌缺血、心肌肥大)的情况下,心肌舒张时肌膜上的钙离子-三磷酸腺苷酶不能迅速将胞浆内的钙离子排出胞外,肌浆网钙泵也不能将胞浆中的钙离子重摄回去,肌钙蛋白与钙离子仍处于结合状态,心肌无法充分舒张。心肌舒张不仅要求钙离子从肌钙蛋白上解离下来,还要使肌球-肌动蛋白复合体解离,这是一个耗能过程,因此,三磷酸腺苷不足时,肌球-肌动蛋白复合体不能解离亦可导致心肌舒张功能障碍而引发心力衰竭。

（2）心室顺应性降低：在心室肥厚、心肌纤维化等情况下，心肌的顺应性下降，有充盈障碍，需要较大的充盈压才能使心室容积相应增大，当左室舒张末压过高时，肺循环出现高压和瘀血，即舒张性心功能不全。

4.心脏各部舒缩活动的不协调性

一旦发生心脏舒缩活动的协调性破坏，可使心脏泵血功能紊乱而导致心排血量下降。

近年来研究还证明心力衰竭的发生与心脏负荷过重和内分泌激素所致的基因结构和表达异常有关。

（三）健康史

（1）了解患者原有的心脏病史。

（2）评估可能诱发或加重心力衰竭的因素。

（四）身体状况

1.左心衰竭

左心衰竭在临床上最常见，主要表现为肺循环静脉瘀血和心排血量降低。

（1）主要症状有呼吸困难、咳嗽、咳痰、咯血、低心排血量症状、少尿及肾功能损害症状等。

呼吸困难：是左心衰竭最重要和最常见的症状。①劳力性呼吸困难：最早出现，开始多发生在较重的体力活动时，休息后缓解，随着病情的进展，轻微体力活动时即可出现。发生机制是运动使回心血量增加，左心房压力升高，加重了肺瘀血。引起呼吸困难的运动量随心力衰竭程度加重而减少。②夜间阵发性呼吸困难：是指患者入睡后突然因憋气而惊醒，被迫坐起，轻者端坐休息后可缓解，重者可有哮鸣音，称为心源性哮喘。此为左心衰竭的典型表现。发生机制有睡眠平卧时，血液重新分布使肺血量增加，夜间迷走神经张力升高，小支气管收缩，横膈处于高位，肺活量减少等。③端坐呼吸：是严重心力衰竭的表现。当肺瘀血达到一定程度时，患者不能平卧时，因平卧时回心血量升多，且膈肌上抬，使呼吸更为困难。取高枕卧位、半卧位甚至端坐位方能使呼吸困难程度减轻。④急性肺水肿：是左心衰竭呼吸困难最严重的形式。心脏收缩力突然减弱或左室瓣膜急性反流，心排血量急剧下降，左室舒张末压迅速升高，肺静脉回流不畅，导致肺静脉压迅速升高，肺毛细血管压随之升高，使血管内液渗入肺间质和肺泡内而产生急性肺水肿。

咳嗽、咳痰与咯血：咳嗽也是较早发生的症状，咳嗽多在体力劳动或夜间平卧时加重，可咳出白色浆液性泡沫状痰，偶见痰中带血丝，当肺瘀血明显加重或有肺水肿时，可咳粉红色泡沫痰。发生机制为肺泡和支气管黏膜瘀血。肺静脉因长期慢性瘀血而压力升高，导致肺循环和支气管血液循环之间形成侧支，在支气管黏膜下形成扩张的血管，一旦破裂，可引起大咯血。

低心排血量症状：包括疲劳、乏力、头晕、嗜睡、心悸、发绀等，其主要是由心排血量降低，器官、组织灌注不足及代偿性心率加快所致。

少尿及肾功能损害症状：严重左心衰竭时肾血流量明显减少，患者可出现少尿，血尿素氮、肌酐含量升高，并可有肾功能不全的相关症状。

（2）体征。①一般表现：呼吸加快，出现交替脉，血压一般正常，有时脉压减小。皮肤黏膜苍白或发绀。②肺部湿啰音：由于肺毛细血管压升高，液体可渗出至肺泡而出现湿啰音。开始两肺底闻及湿啰音，有时伴哮鸣音，随病情加重，湿啰音可遍及全肺。③心脏体征：除基础心脏病的固有体征外，多数患者左心室增大，心率加快，心尖区可闻及舒张期奔马律，肺动脉瓣区第二心音亢进,亦可出现心律失常。

2.右心衰竭

单纯右心衰竭较少见,右心衰竭的主要表现为体循环静脉瘀血。

(1)症状。①胃肠道症状:包括食欲不振、恶心、呕吐、腹胀、便秘及上腹疼痛等症状,是右心衰竭最常见的症状,主要是由胃肠道瘀血引起的。②劳力性呼吸困难:右心衰竭可由左心衰竭发展而来,单纯性右心衰竭多由先天性心脏病或肺部疾病所致,两者均可有明显的呼吸困难。

(2)体征。①水肿:是右心衰竭的典型体征。水肿首先发生在身体的最低垂的部位,起床活动的患者,足、踝及胫骨前水肿较明显(尤以下午为甚),为对称性压陷性水肿。卧床患者的骶部和大腿内侧水肿较显著。右心衰竭严重者可呈全身性水肿。②颈静脉征:颈外静脉充盈、怒张,是右心衰竭的主要体征,并可出现明显搏动。肝颈静脉反流征呈阳性则有特征性。③肝脏体征:肝因瘀血而肿大,常伴有压痛。持续慢性右心衰竭可引起心源性肝硬化,晚期可出现肝功能受损、黄疸及大量腹水。④心脏体征:除基础心脏病的相应体征外,单纯右心衰竭患者,剑突下可见明显搏动,可闻及右心室舒张期奔马律,亦可因三尖瓣相对关闭不全出现收缩期吹风样杂音。

3.全心衰竭

左心衰竭、右心衰竭的临床表现同时存在。全心衰竭时,肺瘀血可因右心衰竭、右心排血量减少而减轻,故表现为呼吸困难减轻而发绀加重。

4.心功能分级

(1)目前统一采用 NYHA(纽约心脏病协会)心功能分级标准将心功能分为 4 级。

Ⅰ级:患者有心脏病,但体力活动不受限制。平时一般的体力活动不引起疲劳、心悸、呼吸困难或心绞痛等症状。

Ⅱ级:体力活动稍受限制。休息时无自觉症状,但平时一般的体力活动会引起疲劳、心悸、呼吸困难或心绞痛,休息后很快缓解。

Ⅲ级:体力活动明显受限。休息时尚无症状,但一般的轻体力活动就会引起疲劳、心悸、呼吸困难或心绞痛,休息较长时间方可缓解。

Ⅳ级:患者有心脏病,体力活动能力完全丧失,休息时仍可存在心力衰竭症状或心绞痛,进行任何体力活动都会使症状加重。

(2)美国心脏病学会及美国心脏学会将心力衰竭分为 A、B、C、D 4 期。各期的特点如下。

A 期:有发生心力衰竭的高危险因素,但无心脏结构异常或心力衰竭的表现。

B 期:有心肌重塑或心脏结构的异常,但无心力衰竭的表现。

C 期:目前或既往有心力衰竭的表现,包括射血分数降低和射血分数正常两类。

D 期:即难治性终末期心力衰竭。尽管采用了优化的药物治疗,患者的症状仍未改善或迅速复发,典型表现为休息或轻微活动即有症状(包括明显的疲劳感),不能完成日常活动,常有心性恶病质表现,并且需要再次和/或延长住院时间,接受强化治疗。

(五)实验室及其他检查

1.心电图检查

可有左心室肥厚劳损、右心室肥大等心电图改变。

2.影像学检查

(1)X线检查:左心衰竭时可发现左心室或左心房增大,以左心室增大为主。肺瘀血早期可见肺门血管影增强,慢性肺瘀血可见克利B线等。右心衰竭继发于左心衰竭者,X线检查显示心脏向两侧扩大,单纯右心衰竭者,X线检查可见右心室、右心房扩大,肺野清晰,上腔静脉和/或奇静脉扩张。全心衰竭者有左心衰竭和右心衰竭的混合表现。

(2)超声心动图检查:比X线检查更准确地反映各心腔大小及瓣膜结构和功能的变化。也可计算出心排血量、左室射血分数和心脏指数,能较好地反映左心室的收缩及舒张功能。

(3)放射性核素与MRI检查:核素心血管造影可测定左心室、右心室的收缩末期容积、舒张末期容积和射血分数。MRI检查能精确地计算收缩末期容积、舒张末期容积、心搏量和射血分数。

3.有创性血流动力学检查

该检查多用于临床抢救患者,提供可靠的血流动力学改变依据。应用漂浮导管和温度稀释法可测定肺毛细血管楔压、心排血量、心脏指数、中心静脉压。肺毛细血管楔压正常值为0.8～1.6 kPa(6～12 mmHg)。肺毛细血管楔压的升高程度与肺瘀血呈正相关。

(六)心理、社会评估

心力衰竭是心血管病发展至晚期的表现。患者长期受疾病折磨,体力活动受到限制,甚至不能从事任何体力活动,生活上需他人照顾。患者的家属也可因长期照顾患者感到疲劳,过多地考虑今后的生活,忽视患者的病情,常使患者陷于焦虑、内疚、绝望甚至对死亡的恐惧之中。

二、主要护理诊断

(1)气体交换受损与左心衰竭致肺瘀血有关。
(2)活动无耐力与心排血量下降有关。
(3)体液过多与右心衰竭致体循环瘀血,水、钠潴留,低蛋白血症有关。
(4)潜在并发症有洋地黄中毒、电解质紊乱。

三、护理目标

患者的呼吸困难减轻,血气分析结果维持在正常范围;心排血量增加;水肿、腹水减轻或消失;活动耐力增强;无感染、洋地黄中毒、电解质紊乱,或一旦发生,能得以及时发现和控制。

四、护理措施

慢性心力衰竭的治疗原则为积极治疗原发病,消除诱因,减轻心脏负荷,增强心脏收缩力,拮抗神经内分泌激活的不良影响。

(一)一般护理

1.休息与活动

良好的休息可减轻心脏负担,但长期卧床易导致静脉血栓形成,甚至产生肺栓塞,同时也使消化功能降低,肌肉萎缩。因此,应根据心力衰竭患者的病情轻重安排休息。

(1)心功能为Ⅰ级时,不限制一般的体力活动,患者可以积极参加体育锻炼,但避免剧烈运动及重体力劳动。

(2)心功能为Ⅱ级时,适当限制体力活动,增加午睡时间,下午多休息,停止比较剧烈的运动,保证充足的睡眠。

（3）心功能为Ⅲ级时，严格限制一般的体力活动，每天有充分的休息时间，日常生活可自理或在他人协作下自理。

（4）心功能为Ⅳ级时，患者要绝对卧床休息，生活由他人照顾，定时改变体位，防止发生压疮。为防止长期卧床引起静脉血栓甚至肺栓塞，便秘，虚弱，直立性低血压，可根据患者的病情安排床上肢体运动、床边活动等。

2.饮食

患者应选低盐、低热量、高蛋白、高维生素的清淡、易消化的饮食，避免产气的食物，不吃辛辣刺激性食物，不喝浓茶、咖啡；戒烟、酒；多吃蔬菜、水果，少食多餐，不宜过饱。肥胖者更要适当限制饮食。限制水分和钠盐的摄入，根据患者的具体情况决定每天的饮水量，通常一半量在用餐时摄取，另一半量在两餐之间摄取。必要时行口腔护理，以减轻口渴感。食盐一般限制在每天 5 g 以下，告诉患者及其家属低盐饮食的重要性并督促其执行。中度心力衰竭者每天食盐的摄入量为 2.5～3 g，重度心力衰竭者每天食盐的摄入量控制在 1 g 以下。除了低盐饮食外，还要控制腌制品、发酵的点心、海产品、罐头、皮蛋等含钠量高的食品的摄入量。可用糖、醋、蒜调味以增进食欲。但在应用强效排钠利尿剂时，不宜过分限盐，以免引起低钠血症。

3.排便的护理

指导患者养成每天按时排便的习惯，预防便秘。排便时切忌过度用力，以免增加心脏负荷，甚至诱发严重的心律失常。长期卧床的患者定期变换体位，沿顺时针方向做腹部按摩，或每天收缩腹肌数次，必要时使用缓泻剂。

（二）病情观察

密切观察患者呼吸困难的程度、给氧后发绀情况、肺部啰音的变化、水肿的变化、血气分析结果和血氧饱和度等，控制输液的量及速度，滴速以每分钟 15～30 滴为宜，防止输液过多、过快。详细记录 24 h 出入量，准确测量体质量并记录。

（三）吸氧

一般采用持续吸氧，流量为 2～4 L/min，随时清除鼻腔分泌物，保持输氧管通畅。同时观察患者的呼吸频率、节律、深度的改变，随时评估呼吸困难的改善情况并记录。

（四）用药护理

对慢性心力衰竭有非药物治疗和药物治疗，前者包括休息、限制钠盐、吸氧、避免刺激、加强营养等，后者包括使用利尿剂（是治疗心力衰竭最常用的药物）、血管扩张剂、血管紧张素转换酶抑制剂、抗醛固酮制剂、β受体阻滞剂等。

常用利尿药及洋地黄制剂的作用及剂量如表 2-3 和表 2-4。

表 2-3　常用利尿剂的作用和剂量

种类	药物	作用于肾脏的部位	每天剂量(mg)	给药方式
排钾类	氢氯噻嗪	远曲小管	25～100	口服
	呋塞米	髓襻上升支	20～100	口服或静脉注射
保钾类	螺内酯	集合	25～100	口服
	氨苯蝶啶	集合管	100～300	口服
	阿米洛利	集合管	5～10	口服

表 2-4　常用洋地黄制剂的作用及剂量

药品名	剂型	药物作用			平均洋地黄化量(mg)	维持量(mg)	给药方式
		开始时间(min)	高峰(h)	半衰期(d)			
毒毛花苷 K	每支 0.25 mg	5～10	0.5～2	1	0.25～0.5(静脉)	—	静脉注射
毛花苷 C	每支 0.4 mg	10～30	1～2	1.5	0.8(静脉)	0.2～0.4	静脉注射
地高辛	每片 0.25 mg	60～120	3～6	1.5	1.2～1.5(口服)	0.25～0.5	口服
洋地黄毒苷	每片 0.25 mg	120～240	8～12	4～6	0.7～1.2(口服)	0.1	口服

1.洋地黄类药物

(1)向患者讲解用洋地黄类药物治疗的必要性及洋地黄中毒的表现。

(2)给药前应检查心率、心律情况,若心率低于 60 次/分钟,或发生节律改变,应暂停给药,并通知医师。

(3)宜稀释静脉注射用药后缓慢注射,一般需 10～15 min。注射后注意观察心率、心律的改变及患者的反应。

(4)毒性反应的观察及护理:胃肠道症状最常见,表现为食欲不振、恶心、呕吐;神经精神症状有头痛、乏力、烦躁、易激动等;视觉异常,表现为视力模糊、黄视、绿视等。心脏表现主要有心律失常,常见室性期前收缩呈二联律或三联律,心动过缓,房室传导阻滞等。用药后注意观察疗效,有无上述毒性反应,发现异常时应及时报告医师,进行相应的处理。

(5)对洋地黄中毒的处理:包括停用洋地黄类药物、补充钾盐、纠正心律失常。立即停用洋地黄类药物是治疗洋地黄中毒的首要措施。可口服或静脉补充氯化钾、门冬氨酸钾镁,停用排钾利尿剂。若有快速性心律失常,可用利多卡因或苯妥英钠。若患者心动过缓,可静脉注射阿托品或用临时起搏器。患者地高辛中毒,可用抗地高辛抗体。

2.利尿剂

(1)应用利尿剂前测体质量,尽量在早晨或日间,以免夜间频繁排尿而影响患者休息;用药后准确记录出入量,以判断利尿效果。

(2)观察各类利尿剂的不良反应:噻嗪类利尿剂的主要不良反应有电解质紊乱、高尿酸血症及高血糖;襻利尿剂的主要不良反应有水与电解质紊乱、消化道症状、听力障碍等;保钾利尿剂的主要不良反应有胃肠道反应、嗜睡、乏力、皮疹等。服用该类利尿剂时不宜同时服用钾盐,高钾血症者禁用该类利尿剂。

3.β受体阻滞剂

β受体阻滞剂可产生心肌收缩力减弱、心率减慢、房室传导时间延长、支气管痉挛、低血糖、血脂升高的不良反应,因此,应监测患者的心音、心率、心律和呼吸,定期查血糖、血脂。

4.非洋地黄类正性肌力药物和血管紧张素转化酶抑制剂

长期应用非洋地黄类正性肌力药物可引起心律失常;应用血管紧张素转化酶抑制剂,可出现低血压、高血钾、干咳、肾功能减退等。故应严密观察病情的变化,发现异常,及时处理。

(五)心理护理

对焦虑的心力衰竭患者应鼓励其说出焦虑的感受及原因。加强与患者的沟通,建立良好的护患关系。指导患者进行自我心理调整,减轻焦虑,保持积极、乐观、轻松、愉快的情绪,增强战胜疾病的信心。

（六）健康指导

1.疾病知识指导

指导患者积极治疗原发病,注意避免心力衰竭的诱发因素,如感染（尤其是呼吸道感染）、心律失常、过度劳累、情绪激动、饮食不当。注意保暖,防止感冒,保持乐观情绪。

2.活动指导

嘱患者合理休息与活动,活动应循序渐进,活动量以不出现心悸、气急为度。保证充足的睡眠。

3.饮食指导

嘱患者坚持合理饮食,选择低盐、低脂、低热量、高蛋白、高维生素、清淡、易消化的饮食;少食多餐,每餐不宜过饱;多食蔬菜、水果,防止便秘;戒烟、酒;避免浓茶、咖啡及刺激性食物。

4.自我监测指导

教会患者及其家属监测脉搏,观察病情的变化。若患者的踝部出现水肿,突然气急加重,夜尿增多,体质量增加,有厌食饱胀感,提示心力衰竭复发。

5.用药指导

指导患者及其家属了解强心剂、利尿剂等药物的服用方法、剂量、不良反应等。嘱患者定期复查,如有不适,及时复诊。

五、护理评价

患者的呼吸困难得到改善;水肿消退,体质量减轻,皮肤保持完整。患者能说出低盐饮食的重要性和服用利尿剂的注意事项,腹水减轻或消失。活动耐力增强。体液、电解质、酸碱维持平衡。无感染及洋地黄中毒或感染和洋地黄中毒得到控制。

（杨丽丽）

第三章

呼吸内科护理

第一节　急性上呼吸道感染

急性呼吸道感染通常包括急性上呼吸道感染和急性气管-支气管炎。急性上呼吸道感染是鼻腔、咽或喉部急性炎症的总称。常见病原体为病毒,也可以由细菌引起。该病全年皆可发病,但冬、春季节多发,具有一定的传染性,有时引起严重的并发症,应积极防治。

一、护理评估

(一)病因及发病机制

急性上呼吸道感染有 70%～80% 由病毒引起。引起该病的病毒主要包括流感病毒、副流感病毒、呼吸道合胞病毒、腺病毒、鼻病毒等。因为感染病毒类型较多,又无交叉免疫,人体产生的免疫力较弱且短暂,在健康人群中有病毒携带者,所以一个人可有多次发病。细菌感染占20%～30%,可直接或继病毒感染之后发生,以溶血性链球菌最为多见,还可见流感嗜血杆菌、肺炎链球菌和葡萄球菌等,偶见革兰氏阴性杆菌。当全身或呼吸道的局部防御功能降低时易患病,有慢性呼吸道疾病者更易患病,原先存在于上呼吸道或外界侵入的病毒和细菌迅速繁殖,引起该病。通过含有病毒的飞沫或被污染的用具传播,引起发病。

(二)健康史

询问患者有无受凉、淋雨、过度疲劳等使机体抵抗力降低等情况,应注意询问本次起病的情况、既往健康情况、有无呼吸道慢性疾病史等。

(三)身体状况

不同患者急性上呼吸道感染的主要症状和体征差异大,根据病因不同有不同类型,各型的症状、体征之间无明显界定,也可互相转化。

1.普通感冒

(1)普通感冒又称急性鼻炎或上呼吸道感染,以鼻咽部感染症状为主要表现,俗称伤风。成人的普通感冒多为鼻病毒所致,起病较急,初期有咽干、咽痒或咽痛,同时或数小时后打喷嚏、鼻塞、流清水样鼻涕,2～3 d分泌物变稠,伴咽鼓管炎可引起听力减退,伴流泪、味觉迟钝、声嘶、少量咳嗽、低热、轻度畏寒和头痛。检查可见鼻腔黏膜充血、水肿、有分泌物,咽部轻度充血。如无并发症,一般经5～7 d痊愈。

（2）流行性感冒（简称流感）由流感病毒引起，起病急，鼻咽部症状较轻，但全身症状较重，伴高热、全身酸痛和结膜炎症状，常有较大或大范围的流行。

对流行性感冒应及早应用抗流感病毒药物：起病 1～2 d 应用抗流感病毒药物治疗，才能取得最佳疗效。目前抗流感病毒药物包括离子通道 M_2 受体阻滞剂和神经氨酸酶抑制剂两类。①离子通道受体 M_2 阻滞剂：包括金刚烷胺和金刚乙胺，主要对甲型流感病毒有效。金刚烷胺类药物是治疗甲型流感的首选药物，有效率达 70％～90％。金刚烷胺的不良反应有神经质、焦虑、注意力不集中和轻微头痛等中枢神经系统不良反应，一般在用药后几小时出现，金刚乙胺的毒副作用较小。胃肠道反应主要为恶心和呕吐，停药后可迅速消失。肾功能不全的患者需要调整金刚烷胺的剂量，对于老年人或肾功能不全者需要密切监测不良反应。②神经氨酸酶抑制剂：奥司他韦的作用机制是通过干扰病毒神经氨酸酶保守的唾液酸结合位点，从而抑制病毒的复制，对 A（包括 H5N1）和 B 不同亚型流感病毒均有效。成人每次口服奥司他韦 75 mg，每天 2 次，连服 5 d，但须在症状出现 2 d 内开始用药。奥司他韦的不良反应少，一般为恶心、呕吐等消化道症状，也有腹痛、头痛、头晕、失眠、咳嗽、乏力等不良反应的报道。

2.病毒性咽炎和喉炎

临床特征为咽部发痒、不适、有灼热感、声嘶、讲话困难、咳嗽、咳嗽时咽喉疼痛、无痰或痰呈黏液性、发热和乏力。伴有咽下疼痛常提示有链球菌感染。体检发现咽部明显充血和水肿，局部淋巴结肿大且有触痛，提示流感病毒和腺病毒感染。腺病毒咽炎可伴有眼结膜炎。

3.疱疹性咽峡炎

该病主要由柯萨奇病毒 A 引起，好发于夏季。有明显咽痛，常伴有发热，病程约一周。体检可见咽充血，软腭、腭垂、咽和扁桃体表面有灰白色疱疹及浅表溃疡，周围有红晕。该病多见于儿童，偶见于成人。

4.咽结膜热

该病常为柯萨奇病毒、腺病毒等引起。夏季好发，游泳传播为主，儿童多见。表现为发热、咽痛、畏光、流泪、咽及结膜明显充血。病程为 4～6 d。

5.细菌性咽-扁桃体炎

该病多由溶血性链球菌感染所致，还可能为流感嗜血杆菌、肺炎链球菌、葡萄球菌等引起。起病急，咽痛明显，伴畏寒、发热，体温超过 39 ℃。检查可见咽部明显充血，扁桃体充血肿大，其表面有黄色点状渗出物，颌下淋巴结肿大伴压痛，肺部无异常体征。

如不及时治疗该病可并发急性鼻窦炎、中耳炎、急性气管-支气管炎。部分患者可继发病毒性心肌炎、肾炎、风湿热等。

（四）实验室及其他检查

1.血常规

病毒感染者的白细胞计数正常或偏低，淋巴细胞比例升高；细菌感染者的白细胞计数和中性粒细胞数升高，可有核左移现象。

2.病原学检查

可做病毒分离和病毒抗原的血清学检查，确定病毒的类型，以区别病毒和细菌感染。细菌培养及药敏试验可判断细菌类型，并可指导临床用药。

3.X 线检查

胸部 X 线多无异常改变。

二、主要护理诊断

（一）症状

鼻塞、流涕、咽痛、头痛与病毒和/或细菌感染有关。

（二）潜在并发症

潜在并发症有鼻窦炎、中耳炎、心肌炎、肾炎、风湿性关节炎。

三、护理目标

患者躯体的不适缓解，日常生活不受影响；体温恢复正常；呼吸道通畅；睡眠改善；无并发症发生或并发症被及时控制。

四、护理措施

（一）一般护理

注意隔离患者，减少探视，避免交叉感染。对患者咳嗽或打喷嚏时应避免对着他人。对患者使用的餐具、痰盂等用具应按规定消毒，或用一次性器具，回收后焚烧弃去。嘱患者多饮水，补充足够的热量，选择清淡、易消化、高热量、富含营养的食物，避免刺激性食物，戒烟、酒。患者以休息为主，特别是在发热期间。部分患者往往因剧烈咳嗽而影响正常的睡眠，可给患者提供容易入睡的休息环境，保持病室温度、湿度适宜和空气流通。保证周围环境安静，关闭门窗。指导患者运用促进睡眠的方式，如睡前泡脚、听音乐。必要时可遵医嘱给予镇咳、祛痰或镇静药物。

（二）病情观察

关注疾病的流行情况，观察患者鼻咽部的症状、体征、血常规和 X 线胸片的改变。注意并发症，耳痛、耳鸣、听力减退、外耳道流脓等提示有中耳炎，头痛剧烈、发热、有脓涕、鼻窦有压痛等提示有鼻窦炎，在恢复期出现胸闷、心悸、眼睑水肿、腰酸和关节痛等提示有心肌炎、肾炎或风湿性关节炎，应及时就诊。

（三）对症护理

1.高热护理

体温超过 37.5 ℃，应 4 h 测体温 1 次，观察体温过高的早期症状和体征，体温突然升高或骤降时，应随时测量和记录，并及时报告医师。体温＞39 ℃时，要采取物理降温。若降温效果不好，可遵照医嘱选用适当的解热剂进行降温。患者出汗后应及时处理，保持皮肤的清洁和干燥，并注意保暖。鼓励患者多饮水。

2.保持呼吸道通畅

清除气管、支气管内分泌物，减少痰液在气管、支气管内的聚积。指导患者采取舒适的体位进行有效咳嗽。观察咳痰情况，如痰液较多且黏稠，可嘱患者多饮水，或遵照医嘱给予雾化吸入治疗，以湿润气道、利于痰液排出。

（四）用药护理

1.对症治疗

选用抗感冒复合剂或中成药（如对乙酰氨基酚、银翘解毒片）减轻发热、头痛，减少鼻、咽充血和分泌物。干咳者可选用右美沙芬、喷托维林等。咳嗽有痰可选用复方氯化铵合剂、溴己新或雾化祛痰。咽痛者可含服喉片或草珊瑚片等。气喘者可用平喘药，如特布他林、氨茶碱。

2.抗病毒药物

早期应用抗病毒药有一定疗效,可选用利巴韦林、奥司他韦、金刚烷胺、吗啉胍和抗病毒中成药等。

3.抗菌药物

如有细菌感染,最好根据药敏试验选择有效抗菌药物来治疗,常可选用大环内酯类、青霉素类、氟喹诺酮类及头孢菌素类。

根据医嘱选用药物,告知患者药物的作用、可能发生的不良反应和服药的注意事项,如按时服药。对应用抗生素者,注意观察有无迟发变态反应。对应用解热镇痛药者,注意避免大量出汗而引起虚脱等。嘱患者发现异常,及时就诊。

(五)心理护理

急性呼吸道感染预后良好,多数患者于一周内康复,仅少数患者可因咳嗽迁延不愈而发展为慢性支气管炎,患者一般无明显心理负担。但如果咳嗽较剧烈,伴有发热,可能会影响患者的休息、睡眠,进而影响工作和学习,个别患者产生急于缓解咳嗽等症状的焦虑情绪。护理人员应与患者进行耐心、细致的沟通,通过对病情的客观评价,解除患者的心理顾虑,帮助其建立治疗疾病的信心。

(六)健康指导

1.疾病知识指导

帮助患者和家属掌握急性上呼吸道感染的相关知识。嘱患者避免受凉、过度疲劳,注意保暖;外出时可戴口罩,避免寒冷空气对气管、支气管的刺激;积极预防和治疗上呼吸道感染,症状改变或加重时应及时就诊。

2.生活指导

患者平时应加强耐寒锻炼,增强体质,提高机体免疫力;有规律地生活,避免过度劳累;保持室内空气患者新鲜,阳光充足;少去人群密集的公共场所;戒烟、酒。

五、护理评价

患者的舒适度改善,睡眠质量提高,未发生并发症或发生后被及时控制。

(曹　娟)

第二节　急性气管-支气管炎

一、概述

(一)疾病概念和特点

急性气管-支气管炎是由生物、物理、化学刺激或过敏等因素引起的急性气管-支气管黏膜炎症。它多为散发,无流行倾向,年老体弱者易感。其临床症状主要为咳嗽和咳痰,常发生于寒冷季节或气候突变时,也可由急性上呼吸道感染迁延不愈所致。

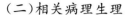

（二）相关病理生理

病原体或吸入冷空气、粉尘、刺激性气体、变应原可引起气管-支气管急性炎症反应。其共同的病理表现为气管及支气管黏膜充血、水肿,淋巴细胞和中性粒细胞浸润;可伴有纤毛上皮细胞损伤、脱落;黏液腺肥大增生。合并细菌感染时,分泌物呈脓性。

（三）急性气管-支气管炎的病因与诱因

病原体导致的感染是最主要的病因,过度劳累、受凉、年老体弱是常见诱因。

1.病原体

病原体与上呼吸道感染的病原体类似。常见病毒为腺病毒、流感病毒、冠状病毒、鼻病毒、单纯疱疹病毒、呼吸道合胞病毒和副流感病毒。常见细菌为流感嗜血杆菌、肺炎链球菌、卡他莫拉菌等,近年来衣原体和支原体感染明显增加,在病毒感染的基础上继发细菌感染较多见。

2.物理、化学因素

冷空气、粉尘、刺激性气体或烟雾（如二氧化硫和氯气）的吸入,均可刺激气管-支气管黏膜,引起急性损伤和炎症反应。

3.变态反应

常见的吸入变应原包括花粉、有机粉尘、真菌孢子、动物的毛皮和排泄物;一些细菌蛋白质、钩虫、蛔虫的幼虫在肺内的移行可引起气管-支气管急性炎症反应。

（四）临床表现

主要临床表现为咳嗽、咳痰。一般起病较急,通常全身症状较轻,可有发热。初为干咳或有少量黏液痰,随后痰量增多,咳嗽加剧,偶尔伴有血痰。咳嗽、咳痰可延续2～3周,如迁延不愈,可演变成慢性支气管炎。伴支气管痉挛时,可出现程度不等的胸闷、气促。

（五）辅助检查

1.血液检查

病毒感染时,白细胞计数多正常;细菌感染较重时,白细胞计数和中性粒细胞比例升高。血沉可加快。

2.胸部X线检查

胸部X线检查多无异常,或仅有肺纹理的增粗。

3.痰培养与药敏试验

细菌或支原体、衣原体感染时,痰培养可明确病原体。药敏试验可指导临床用药。

（六）治疗要点

1.对症治疗

咳嗽无痰或少痰,可用右美沙芬、喷托维林镇咳。咳嗽有痰而不易咳出,可选用盐酸氨溴索、溴己新等,也可雾化帮助祛痰。较为常用的为兼顾止咳和化痰的棕色合剂,也可选用中成药止咳祛痰。发生支气管痉挛时,可用平喘药,如茶碱类、β_2 受体激动剂。发热时可用解热镇痛药对症处理。

2.抗生素治疗

有细菌感染证据时应及时使用抗生素,可以首选新大环内酯类、青霉素类,亦可选用头孢菌素类或喹诺酮类等药物。多数患者口服抗生素即可。对症状较重者可经肌内注射或静脉滴注给药,对少数患者需要根据病原体培养结果来用药。

3.一般治疗

让患者多休息,多饮水,避免劳累。

二、护理评估

(一)病因评估

主要评估患者的健康史和发病史,近期是否受凉、劳累,是否有粉尘过敏史,是否有吸入冷空气或刺激性气体史。

(二)一般评估

1.生命体征

患者的体温可正常或患者发热。有无呼吸频率加快或节律异常。

2.患者主诉

有无发热、咳嗽、咳痰、喘息等症状。

3.相关记录

评估体温,痰液的颜色、性状和量等情况。

(三)身体评估

听诊有无异常呼吸音;双肺呼吸音是否变粗,双肺可否闻及散在的干啰音、湿啰音,湿啰音部位是否固定,咳嗽后湿啰音是否减少或消失。是否闻及哮鸣音。

(四)心理-社会评估

评估患者在疾病治疗过程中的心理反应与需求、家庭及社会支持情况。

(五)辅助检查结果评估

1.血液检查

白细胞计数和中性粒细胞百分比是否升高,血沉是否加快。

2.胸部 X 线检查

肺纹理是否增粗。

3.痰培养

有无致病菌生长,药敏试验结果如何。

(六)治疗常用药效果的评估

1.应用抗生素的评估要点

(1)记录每次给药的时间与次数,评估有无按时、按量给药,疗程是否足够。

(2)评估用药后患者发热、咳嗽、咳痰等症状是否缓解。

(3)评估用药后患者是否出现皮疹、呼吸困难等变态反应。

(4)评估用药后患者有无较明显的恶心、呕吐、腹泻等不良反应。

2.应用止咳祛痰剂效果的评估

(1)记录每次给药的时间与次、量。

(2)评估用祛痰剂后患者的痰液是否变稀,是否较易咳出。

(3)评估用止咳药后,患者的咳嗽是否减轻,夜间睡眠是否改善。

3.应用平喘药后效果的评估

(1)记录每次给药的时间与量。

(2)评估用药后,患者呼吸困难是否减轻,听诊哮鸣音是否消失。

（3）如应用氨茶碱时时间较长,要评估有无茶碱中毒表现。

三、主要护理诊断

（一）清理呼吸道无效

其与呼吸道感染、痰液黏稠有关。

（二）气体交换受损

其与过敏、炎症引起支气管痉挛有关。

四、护理措施

（一）病情观察

观察生命体征及主要症状,尤其是咳嗽及痰液的颜色、性质、量等的变化;有无呼吸困难与喘息等表现;监测体温情况。

（二）休息与保暖

患者在急性期,应减少活动,增加休息时间。护理人员应保持病室内空气新鲜,保持适宜的温度和湿度。

（三）保证充足的水分及营养

鼓励患者多饮水,必要时由静脉补充。给予患者易消化、营养丰富的食物,患者发热期间给予流质或半流质食物。

（四）保持口腔清洁

由于患者发热、咳嗽、痰多且黏稠,咳嗽剧烈时可呕吐,要保持患者的口腔卫生,以增加舒适感,增进食欲,促进毒素的排泄。

（五）发热护理

热度不高不须特殊处理,高热时要采取物理降温或药物降温等措施。

（六）保持呼吸道通畅

观察患者的呼吸道分泌物的性质及患者能否有效地咳出痰液,指导并鼓励患者有效咳嗽;若该病为细菌感染所致,按医嘱使用敏感的抗生素。若痰液黏稠,可采用超声雾化吸入或蒸气吸入来稀释分泌物;对咳嗽无力的患者,宜经常帮助其更换体位,为其拍背,使呼吸道分泌物易于排出,促进炎症消散。

（七）给氧与解痉平喘

对有咳喘症状者,可给予氧气吸入或按医嘱给予患者雾化吸入平喘解痉药,严重者可口服平喘解痉药。

（八）健康教育

1.疾病预防指导

预防急性上呼吸道感染的诱发因素。增强体质,可选择合适的体育活动,如做健康操、打太极拳、跑步,可进行耐寒训练,如用冷水洗脸、冬泳。

2.疾病知识指导

患病期间增加休息时间,避免劳累;饮食宜清淡、富含营养;按医嘱用药。

3.就诊指标

如两周后症状仍持续,应及时就诊。

五、护理效果评估

（1）患者自觉症状好转（咳嗽、咳痰、喘息、发热等症状减轻）。

（2）患者的体温恢复正常。

（3）患者听诊时双肺没有闻及干啰音、湿啰音。

（郑　娇）

第三节　支气管哮喘

支气管哮喘简称哮喘，是以嗜酸性粒细胞、肥大细胞反应为主的气道反应性炎症和气道高反应性为特征的疾病。气道阻塞有不同程度的可逆性是该病的特点。典型的临床表现是反复发作伴有哮鸣音的呼气性呼吸困难。哮喘是常见病，近年来，因发病率呈上升趋势，故该病已引起国际广泛关注。该病初次发作可在任何年龄，但约有半数患者在 12 岁前发病，成年男女的患病率接近，约 20% 的患者有哮喘家族史。

一、病因与发病机制

该病的病因较复杂，诱发支气管哮喘的变应原较多，有花粉、尘螨、动物毛屑、真菌、某些食品和药物等。变应原主要经呼吸道吸入，但也可通过食物或其他途径进入人体。呼吸道感染和精神因素也可诱发哮喘发作。一般在变应原激发后 15～20 min 哮喘发作，称为速发性反应。若变应原激发 4～24 h 哮喘发作，称为迟发性反应。

引起支气管哮喘的常见诱因如下。

（一）变应原

以吸入性为主，有花粉、尘螨、动物毛屑、尘螨等，少数与摄入鱼、虾、蛋有关。

（二）感染

呼吸道感染（尤其是病毒感染）是哮喘发作的常见诱因，感染引起哮喘的机制尚未阐明。

（三）环境

在环境方面，该病主要与大气污染和抗原在局部地区的浓度有关。

（四）药物

阿司匹林、β 受体阻滞剂和碘制剂等也可引起哮喘发作。

（五）神经、精神因素

研究表明，心理因素与哮喘体质相互作用可影响哮喘的病理过程，例如，对花草过敏者看到纸做的花可引起哮喘。

二、临床表现

（一）症状和体征

哮喘发作前可有干咳、打喷嚏、流泪等先兆，典型表现为发作性呼气性呼吸困难、咳嗽和哮鸣并存，多在夜间或清晨发作和加重。发作缓解后可无任何症状和体征，但常反复发作，每次发作

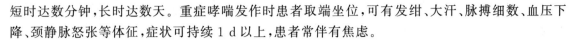

短时达数分钟,长时达数天。重症哮喘发作时患者取端坐位,可有发绀、大汗、脉搏细数、血压下降、颈静脉怒张等体征,症状可持续 1 d 以上,患者常伴有焦虑。

（二）常见并发症

急性发作时可并发自发性气胸、纵隔气肿、肺不张;长期慢性进展可并发慢性支气管炎、肺气肿、肺源性心脏病。

三、诊断要点

(1)有反复发作的呼气性呼吸困难。

(2)发作时呼气明显延长,伴广泛哮鸣音。

(3)气道梗阻可以缓解(自行缓解或用药后缓解)。

(4)根据病史及变应原检测,确定哮喘的类型及变应原。

(5)根据临床表现及有关检查,判断哮喘发作的严重程度,一般将哮喘持续发作>24 h、一般支气管扩张剂治疗无效、日常生活活动能力评定明显受限定为重度哮喘。

四、治疗要点

治疗原则为消除病因、控制发作、预防复发。

（一）消除病因

脱离变应原,消除引起哮喘的刺激因子。

（二）应用支气管舒张剂

根据病情单用或联合应用支气管舒张剂。β_2受体激动剂舒张支气管平滑肌的作用强,起效快,不良反应小,临床应用广泛。不良反应主要有心悸、手指震颤,用量过大可引起严重心律失常、猝死。茶碱类药物为中效支气管扩张剂。抗胆碱能药物主要抑制气道平滑肌迷走神经释放乙酰胆碱。

（三）肾上腺皮质激素

该类药适用于中度、重度哮喘,其机制是抑制气道变应性炎症,降低气道高反应性。

（四）预防发作

色甘酸钠对预防运动或变应原诱发的哮喘最有效。不良反应是干咳,吸药后漱口或喝水可减少或避免其发生。

五、护理

（一）护理评估

(1)评估呼吸困难的主观、客观表现。

(2)评估可能的致病因素。

(3)评估病后的应对情况及应对效果,例如,使用过哪些药,使用方法是否正确,心理应对如何。患者及其家属对哮喘的认识如何,有无误解。

（二）护理措施

1.一般护理

(1)环境和体位:帮助患者脱离变应原,提供安静、舒适、清洁的环境,根据病情提供舒适的体位。

（2）饮食护理：提供清淡、易消化、热量足够的饮食，嘱患者避免硬、冷、油腻的食物，不宜食用鱼、虾、蟹等。

（3）生活护理：保持患者的身体清洁、舒适，勤帮患者换衣服、被单。

2.病情观察

（1）夜间、清晨加强巡视和观察，及时发现前驱症状。

（2）重症患者，每隔 10～20 min 检测生命体征一次，行血气分析和肺功能检测。

3.对症护理

（1）氧疗护理：遵医嘱吸氧，氧流量为 1～3 L/min，氧浓度≤40%。

（2）促进排痰，保持患者的呼吸道通畅，给予雾化吸入，使患者有效咳嗽，体位引流。嘱患者每天饮水 2 500～3 000 mL。

4.用药护理

观察药物的疗效和不良反应。

（1）β_2受体激动剂：按医嘱用药，不宜长期规律、单一、大量地使用。宜与抗炎药物配伍使用。注意心悸、肌震颤等不良反应的发生。

（2）糖皮质激素：指导患者正确掌握吸入药物的方法，吸入药物后立即用清水充分漱口。嘱患者宜在饭后服用口服药；严格按医嘱用药，不能自行减量或停药。观察药物的不良反应：肥胖、糖尿病、高血压、骨质疏松、消化性溃疡等。

（3）氨茶碱：稀释后缓慢静脉注射，时间＞10 min。对缓（控）释片必须整片吞服，不能嚼服。发热者，妊娠者，小儿或老年人，有心、肝、肾功能障碍及甲状腺功能亢进者慎用。慎用引起哮喘的药物，如阿司匹林。

5.指导使用吸入器

指导使用吸入器是治疗成功的关键。雾化吸入器的使用方法：开盖，摇匀。深呼气，将喷嘴放入口中，双唇包住咬口，经口吸气，同时按压喷药，屏气 10 s，缓慢呼气。步骤详见图 3-1。

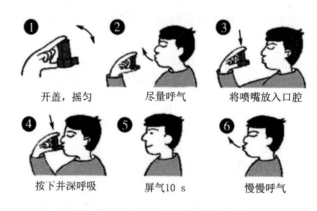

图 3-1　吸入器的使用方法

6.心理护理

（1）发作期：加强巡视，陪伴、安慰患者，帮助其减轻紧张、恐惧。

（2）缓解期：鼓励患者参加体育锻炼和社会活动，提高社会适应能力。指导患者的家属多关心、照顾患者，听取患者的心声。

（三）健康教育

1.树立信心

让患者了解哮喘虽然不能根治,但是通过恰当、长期的治疗是可以控制的。患者应主动参与控制哮喘。

2.帮助患者识别过敏因素

(1)对花粉过敏者避免接触花粉。

(2)保持居住环境干净、无尘、无烟,不用除臭剂,不用地毯,定期清洁、更换床单、枕头。

(3)避免香水、香的化妆品及发胶等可能的变应原。

(4)回避宠物。不用皮毛制成的衣服、被褥。

3.充分休息,合理饮食

定期做运动,使情绪得以放松,同时增强抵抗力,预防感冒。

4.按医嘱合理用药

与医师共同制订一个有效、可行的治疗计划。

5.正确使用定量吸入器

对医师处方的每一种吸入器都要给予患者正确的指导,使其掌握使用方法,确保疗效。

6.自我监测病情

做好哮喘日记,记录每天的症状,用药的种类、剂量及其效果。

7.及时控制急性发作

嘱患者随身携带止喘气雾剂,出现哮喘发作先兆时,即吸入 β_2 受体激动剂,同时保持平静以控制症状,防止严重哮喘发作。

（郑　娇）

第四节　支气管扩张

支气管扩张指支气管腔的持久性扩张、变形,多数发生于肺段以下的 3~6 级小支气管。该病少数为先天性,多数为后天性,后天性支气管扩张是慢性化脓性疾病,多见于儿童和青年。典型症状为慢性咳嗽、咳大量脓性痰、间断咯血和反复呼吸道感染。

根据支气管扩张的形态可分为圆柱形支气管扩张、囊状支气管扩张、纺锤状支气管扩张。

一、病因

（一）有支气管-肺组织感染和阻塞史

该病因如婴幼儿麻疹、支气管肺炎、支气管异物和支气管肿瘤。

（二）支气管先天性发育缺损和遗传因素

该病因如支气管先天性发育障碍、先天性支气管肺囊肿。

（三）职业性质、工作环境、生活习惯的影响

该病因如空气污染、工业废气的排放和吸烟等生活习惯。

二、临床表现

(一)症状和体征

(1)长期咳嗽和咳大量脓性痰:咳嗽一般为阵发性,清晨及临睡时咳嗽、咳痰较多。痰呈黏性脓痰,如有厌氧菌混合感染,则有臭味。

(2)咯血:约 90% 的患者有大量或小量咯血。

(3)肺部感染:常继发于上呼吸道感染,炎症向下蔓延,扩展到病变支气管周围的肺组织,可出现高热、食欲缺乏、盗汗、消瘦、乏力、贫血等症状。痰液引流通畅,症状可改善。

(4)慢性重症支气管扩张、肺功能严重损害时体力明显减退,治疗时有气促、发绀的症状,伴有杵状指(趾)。

(5)病变部位可闻及局限、固定的湿啰音。

(二)心理、社会因素

因长期反复咳嗽、咳脓性痰及少量或小量咯血、病情反复,患者会产生焦虑等情绪。因咳脓臭痰,亲友、同室患者有厌恶感,可使患者产生自卑心理,要评估患者及其亲属对疾病的应对方式并协助其找出解决的办法。

三、辅助检查

(一)血常规检查

继发感染时,白细胞及中性粒细胞计数可增多。

(二)X 线检查

X 线检查常显示肺纹理明显增粗、变乱,在增多的肺纹理中可有管状透明影,其为管壁增厚的支气管影。

(三)支气管碘油造影

该检查可确定病变的部位、范围及扩张状态。

(四)计算机断层扫描术(computer tomography,CT)检查

该检查显示管壁增厚的柱状扩张或成串、成簇的囊样改变。

(五)痰涂片、细胞学检查和细菌培养

痰涂片、细胞学检查和细菌培养对诊断和治疗有帮助。

(六)纤维支气管镜检查

通过该检查可直接看到支气管内部病变的部位及痰液和血痰来自何处,并可在纤维支气管镜下直接抽吸、灌洗并局部应用抗生素。

四、诊断

(一)清理呼吸道无效

其与大量脓性痰、痰液黏稠和支气管引流不畅有关。

(二)气体交换受损

其与大量脓性痰液阻塞呼吸道、痰液积存在支气管内而导致支气管阻塞、肺部换气及灌流分布改变有关。

（三）恐惧、焦虑

其与长期反复感染、病程长、反复咯血或突然大咯血、窒息有关。

（四）有窒息的风险

其与反复中等量或大量咯血而导致呼吸道梗阻有关。

五、护理措施

（一）保持呼吸道通畅

1.吸痰

支气管扩张患者咳嗽、痰多,可给予雾化吸入,每天 2 次,以稀释痰液,利于痰液的排出,必要时进行吸痰。

2.摆正体位,进行引流

指导患者采用不同的体位进行支气管引流,患侧向上,使痰液引流至气管,让患者间歇地深呼吸后用力咳痰,同时轻拍患者的背部,借助重力作用使痰液脱离小支气管而引流至大支气管,可提高引流效果。每天2～4次,每次 15～30 min。体位引流宜空腹进行。如引流过程中患者出现咯血、头晕、发绀、疲劳等症状,应立即停止,让患者平卧。观察引流出痰液的颜色、量、性质,留取标本送检及做药敏试验。

3.给患者有利于呼吸的体位

如半卧位或高枕卧位,这两种体位有利于患者呼吸。

4.吸氧

遵医嘱给予氧气吸入,以改善呼吸困难所致的血氧不足。

5.咳少量血

患者应卧床休息,头偏向一侧,取平卧位或侧卧位,避免窒息。

6.大咯血

（1）应把患者的头偏向一侧,使其尽量把血咯出,必要时可进行电动吸引。

（2）迅速建立静脉通道,遵医嘱静脉滴注垂体后叶素或止血药物。

（3）密切观察体温、脉搏、呼吸、血压等生命体征。

（4）如大咯血骤然停止,患者面色青紫,神志呆滞,喉头有痰鸣,应考虑有窒息的可能。立即置患者于头低足高位,为其拍背,用粗吸痰管将血块吸出,必要时行气管插管或气管切开术,以解除呼吸道梗阻。

（5）加强巡视以早期发现咯血的先兆症状,如喉痒、喉部作响、肺部有水泡、胸部发热。

（二）提供安静、舒适的环境,以促进康复

（1）保持室内空气流通,调节室内的温度与相对湿度。可采用防臭剂、除臭剂除去痰臭或使用一次性带盖痰杯,及时倾倒痰液。

（2）消除刺激及诱发咳嗽的因素。

（3）根据患者的耐受程度进行活动。

（4）应及时更换咯血污染的衣物,保持清洁、无臭味。

（5）指导患者不吸烟或避免处在尘烟多的环境中,嘱患者处在温暖、干燥的环境中。

（三）心理护理与自我调适指导

（1）介绍有关疾病和自我护理方面的知识,消除患者的思想顾虑。

（2）精神因素的刺激、发怒、兴奋、恐惧、活动过度及气候变化等，均可诱发咯血，护理人员要陪伴患者和安定患者的情绪，使之保持镇定，配合治疗。

（3）做好各项检查、治疗前的宣教工作。解除患者的紧张、恐惧心理，取得患者的配合，以利于检查、治疗的顺利进行。

（4）鼓励同种疾病患者之间进行治病经验的交流，保持性格开朗、心情愉快。

（5）患者大咯血时，护理人员应保持镇静，安慰患者，使之消除对咯血的顾虑，增强治疗的信心。

（四）补充营养，增强体力

频繁的咳嗽和大量脓痰的产生需消耗营养，咳嗽可导致恶心、呕吐，痰臭可使患者食欲缺乏。因此，摄取足够的营养对增加抵抗力、补充机体的消耗很重要。

（1）给予高热量、高蛋白、高维生素和易消化的饮食。

（2）鼓励患者多喝开水，以保持水及电解质平衡。

（3）嘱患者应少食多餐，避免冰冷的食物，以免刺激咳嗽。

（4）嘱患者忌饮浓茶、咖啡等刺激性饮料。

（5）大量咯血时禁食，咯血停止后或少量咯血时可给予流食或半流质饮食。

（6）嘱患者保持大便通畅，多吃水果和蔬菜。必要时给缓泻剂。

（五）保持口腔清洁，增进食欲

（1）体位引流后，消除痰液咳出引起的口臭，每次引流完毕需帮助患者清洁口腔，用漱口水彻底漱口。

（2）嘱患者经常保持口腔清洁，吃饭前、后应清洁口腔。

（曹　娟）

第五节　肺　炎

肺炎是指终末气道、肺泡腔及肺间质等的肺实质炎症。病因以感染最常见，该病可由病原微生物、理化因素等引起。尽管新的强效抗生素不断投入应用，但该病的发病率和病死率仍很高，其原因可能与下述因素有关：病原体变迁，易感人群结构改变，医院获得性肺炎发病率增加，病原学诊断困难，不合理地应用抗生素引起细菌耐药性升高等。老年人或机体免疫功能低下者（如应用免疫制剂者，肿瘤、糖尿病、尿毒症、获得性免疫缺陷综合征患者，做过大型手术者）并发肺炎时，治疗尤为困难，病死率高。

一、病因与分类

（一）病因

正常的呼吸道免疫防御机制使气管隆突以下的呼吸道保持无菌。是否发生肺炎取决于两个因素：病原体和宿主因素。如果病原体数量多，毒力强和/或宿主呼吸道局部和全身免疫防御系统损害，即可发生肺炎。

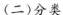

（二）分类

1.按病因分类

按病因分类对于肺炎的治疗有决定性意义。

（1）细菌性肺炎：最为常见，约占肺炎的80％。最常见的病原菌是肺炎链球菌，其次为金黄色葡萄球菌、克雷伯菌等。

（2）病毒性肺炎：由冠状病毒、流感病毒、麻疹病毒、腺病毒等感染。

（3）非典型病原体所致肺炎：由支原体、衣原体、军团菌等感染。

（4）真菌性肺炎：由白色假丝酵母、曲霉、放线菌等感染。

（5）其他病原体所致肺炎：由弓形体、原虫、寄生虫、立克次体等感染。

（6）理化因素所致的肺炎：如放射性损伤引起的放射性肺炎，重者可发展为肺广泛纤维化。吸入刺激性气体等化学物质亦可引起该类肺炎。

2.按感染来源分类

（1）社区获得性肺炎（community acquired pneumonia，CAP）：也称院外肺炎，是指在医院外罹患的感染性肺实质炎症，包括有明确潜伏期的病原体感染，而在入院后平均潜伏期内发病的肺炎。传播途径为吸入飞沫、空气传播或血源传播。

（2）医院获得性肺炎（hospital acquired pneumonia，HAP）：简称医院内肺炎，是指患者在入院时不存在肺炎，也不处于潜伏期，而是在住院48 h后发生的感染，也包括出院后48 h内发生的肺炎。医院获得性肺炎日益受到重视，占全院院内感染的第3位。该病多继发于各种原发疾病，以呼吸机相关肺炎最为多见，治疗和预防较困难。

3.按解剖分类

（1）大叶性（肺泡性）肺炎：病原体先在肺泡内引起炎症，经肺泡间孔向其他肺泡扩散，致使病变累及单个、多个肺叶或整个肺段，又称肺泡性肺炎。主要表现为肺实质炎症，通常不累及支气管，致病菌多为肺炎链球菌。

（2）小叶性（支气管性）肺炎：病原体经支气管入侵，引起细支气管、终末细支气管及肺泡的炎症。该病多继发于其他疾病，如支气管炎、支气管扩张、上呼吸道病毒感染。其病原体有肺炎链球菌、金黄色葡萄球菌、流感病毒及肺炎支原体等。

（3）间质性肺炎：是以肺间质为主的炎症，可由细菌或病毒引起，累及支气管壁、支气管周围组织及肺泡壁。由于病变在肺间质，呼吸道症状较轻，异常体征较少。

二、临床表现

（一）细菌性肺炎

起病多急骤，出现高热（体温可在数小时内高达39 ℃），呈稽留热，患者打寒战或畏寒，全身肌肉酸痛，可有患侧胸部疼痛，咳嗽或深呼吸时加剧。痰少，可带血或呈铁锈色，偶有恶心、呕吐、腹泻或腹痛。

（二）病毒性肺炎

各种病毒感染的起始症状各异，而临床表现一般较轻，起病缓慢，患者出现头痛、乏力、发热、咳嗽的症状，咳少量黏痰或血痰。

（三）肺炎支原体肺炎

多数感染者仅累及上呼吸道。潜伏期为2～3周，潜伏期后可表现为畏寒、发热，伴有乏力、

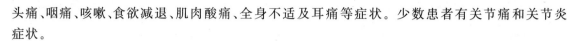

头痛、咽痛、咳嗽、食欲减退、肌肉酸痛、全身不适及耳痛等症状。少数患者有关节痛和关节炎症状。

（四）肺炎衣原体肺炎

青少年常有声音嘶哑、干咳伴发热、咽痛等症状,可持续数周之久;成年人的肺炎多较重;老年人往往需要住院和呼吸支持治疗。持续性咳嗽是该病的主要特点。

三、诊断要点

（一）肺炎的诊断

1.症状与体征

一般急性起病,典型表现为突然畏寒、发热,或先有短暂上呼吸道感染史,咳嗽、咳痰或伴胸闷、胸痛。胸部病变区叩诊呈浊音或实音,听诊有肺泡呼吸音减弱,或管样呼吸音,可闻及湿啰音。

2.胸部X线检查

检查发现以肺泡浸润为主,呈肺叶、肺段分布的炎性浸润影,或呈片状或条索状影,密度不均匀,沿支气管分布。

3.实验室检查

检查包括以下几项。①血常规检查:细菌性肺炎可见白细胞计数和中性粒细胞比例升高,年老体弱者、酗酒者、免疫功能低下者的白细胞计数可不升高,但中性粒细胞比例仍高。②病原学检查:痰涂片革兰氏染色有助于初步诊断,但易受咽喉部定植菌的污染,为避免污染,应在漱口后取深部咳出的痰液送检,或经纤维支气管镜取标本检查,结合细菌培养,诊断敏感性较高。必要时做血液、胸腔积液的细菌培养,以明确诊断。

（二）评估严重程度

如果肺炎诊断成立,评估病情的严重程度对于决定在门诊治疗还是入院治疗至关重要。肺炎的严重程度取决于3个主要因素:局部炎症程度、肺部炎症的播散和全身炎症反应程度。此外,患者有以下危险因素会增加肺炎的严重程度和死亡危险。

1.病史

年龄＞65岁;存在基础疾病或相关因素,如有慢性阻塞性肺疾病、糖尿病、慢性心脏病、肾衰竭、慢性肝病,神志异常,长期酗酒或营养不良。

2.体征

呼吸频率＞30次/分钟,脉搏≥120次/分钟,血压＜12.0/8.0 kPa(90/60 mmHg),体温≥40 ℃或≤35 ℃,有意识障碍,存在肺外感染病灶(如脑膜炎)甚至败血症等。

3.实验室和影像学

白细胞计数＞20×10^9/L或＜4×10^9/L,PaO_2＜8.0 kPa(60 mmHg),$PaCO_2$＞6.7 kPa(50 mmHg),血红蛋白含量＜90 g/L。有感染中毒症状或弥散性血管内凝血的证据,例如,血培养结果呈阳性,有代谢性酸中毒,凝血酶原时间和部分凝血活酶时间延长,血小板计数减少。胸片病变累及一个肺叶以上,出现空洞,病灶迅速扩散或出现胸腔积液。

4.参考标准

美国感染性疾病学会/美国胸科学会发表了《成人CAP处理共识指南》,其中,重症肺炎的标准如下。

（1）主要标准：①需要有创机械通气；②感染性休克需要血管收缩剂治疗。

（2）次要标准：①呼吸频率＞30 次/分钟；②氧合指数（PaO_2/FiO_2）＜3.3 kPa（25 mmHg）；③多肺叶浸润；④有意识障碍/定向障碍；⑤血尿素氮＞0.2 g/L；⑥白细胞计数减少（＜$4.0×10^9$/L）；⑦血小板计数减少（＜$10.0×10^9$/L）；⑧体温低（＜36 ℃）；⑨血压低，需要强力的液体复苏。符合一项主要标准或三项以上次要标准者可诊断为重症肺炎。

四、治疗要点

抗感染治疗是肺炎治疗的最主要环节。抗生素治疗后 48～72 h 应对病情进行评价，治疗有效表现为体温下降、症状改善、白细胞计数逐渐降低或恢复正常，而 X 线胸片病灶吸收较迟。

五、护理

（一）护理评估

评估患者的生命体征，特别是体温的变化。评估患者的临床表现，例如，有无呼吸困难，是否发绀，有无精神神经症状，痰液的色、质、量。此外，应评估患者的心理-社会状况，有无焦虑或恐惧等负面情绪，同时了解患者及其家属对治疗的信心和对疾病的认知程度。

（二）护理措施

1.体温过高的护理

（1）休息与生活护理：发热患者应卧床休息，以减少耗氧量，缓解头痛、肌肉酸痛等症状。病房安静，环境适宜，室温为 18 ℃～20 ℃，相对湿度为 50%～60%。做好口腔护理，鼓励患者经常漱口。对有口唇疱疹者局部涂抗病毒软膏，防止继发感染。

（2）饮食与补充水分：给予能提供足够热量、蛋白质和维生素的流质或半流质，以补充高热引起的营养物质消耗。鼓励患者多饮水，1～2 L/d。对轻症者无须静脉补液，对失水明显者可遵医嘱静脉补液，保持血钠＜145 mmol/L，尿比重＜1.020，补充因发热而丢失的水和盐，加快毒素排泄和热量散发。对心脏病患者或老年人应注意补液速度，避免补液过快导致急性肺水肿。

（3）降温护理：患者高热时可采用酒精擦浴，用冰袋、冰帽等措施进行物理降温，以逐渐降温为宜，防止虚脱。要预防儿童惊厥。患者出汗时，及时协助其擦汗、更换衣服。

（4）病情观察：监测并记录生命体征，以便观察热型，协助医师明确诊断。重症肺炎不一定有高热，重点观察儿童、老年人、久病体弱者的病情变化。

（5）用药护理：遵医嘱使用抗生素，观察疗效和不良反应。

2.清理呼吸道的护理

（1）环境：为患者提供安静、整洁、舒适的环境，保持室内空气新鲜，注意通风。

（2）饮食护理：鼓励患者饮水，足够的水分可保证呼吸道黏膜的湿润和病变黏膜的修复，利于痰液稀释和排出。

（3）病情观察：密切观察咳嗽、咳痰的情况，详细记录痰液的色、质、量。正确收集痰标本，及时送检。

（4）促进有效排痰的方法如下。

深呼吸和有效咳嗽：适用于神志清醒、一般状况良好、能够配合的患者，有助于气道远端分泌物的排出。指导患者掌握有效咳嗽的正确方法：①患者尽可能采用坐位，先进行5～6 次深而慢的呼吸，后深吸气至膈肌完全下降，屏气 3～5 s，继而缩唇，缓慢地通过口腔将肺内气体呼出，再深吸一口气后屏气 3～5 s,身体前倾,从胸腔进行 2～3 次短促有力的咳嗽,咳嗽的同时收缩腹肌,或用手按压上腹部,帮助痰液咳出。②经常更换体位有利于痰液咳出。

胸部叩击:胸部叩击适用于久病体弱、长期卧床、排痰无力者,禁用于未经引流的气胸、肋骨骨折、有病理性骨折史、咯血、低血压及肺水肿患者。方法:患者取侧卧位或在他人协助下取坐位,叩击者两手的手指弯曲并拢,使掌侧呈杯状,以手腕的力量,从肺底自下而上,由外向内,迅速而有节律地叩击胸壁,震动气道,对每一片肺叶叩击 1～3 min,每分钟 120～180 次,叩击时发出一种空而深的拍击音表明手法正确。注意事项:①听诊肺部有无呼吸音异常及干啰音、湿啰音,明确病变部位。②叩击时避开乳房、心脏、骨突部位。③叩击力量适中,以患者不感到疼痛为宜;每次叩击时间以 5～15 min 为宜,应安排在餐后 2 h 或餐前 30 min 进行,以避免治疗中发生呕吐;操作时应密切注意患者的反应。④操作后患者休息,协助其做好口腔护理,消除痰液的气味;询问患者的感受,观察痰液情况,复查生命体征、肺部呼吸音及啰音的变化。

机械吸痰:适用于无力咳出黏稠痰液、意识不清或排痰困难者。可经患者的口、鼻腔、气管插管或气管切开处进行负压吸痰。

用药护理:遵医嘱给予抗生素、止咳药物、祛痰药物及雾化吸入,掌握药物的疗效和不良反应。不滥用药物,如排痰困难者勿自行服用强效镇咳药。

3.潜在并发症

感染性休克的护理。

(1)病情监测。①生命体征:有无心率加快、脉搏细速、血压下降、脉压变小、体温不升或高热、呼吸困难等,必要时进行心电监护。②精神和意识状态:有无精神萎靡、表情淡漠、烦躁不安、神志模糊等。③皮肤、黏膜:有无发绀、肢端湿冷。④出入量:有无尿量减少,疑有休克应测量每小时尿量及尿比重。⑤实验室检查:有无血气分析等指标的变化。

(2)感染性休克的抢救配合:发现异常情况,立即通知医师,准备好物品,积极配合抢救。

体位:给患者取仰卧中凹位,抬高头胸部 20°,抬高下肢约 30°,这样有利于呼吸和静脉血回流。

吸氧:给予高流量吸氧,维持 $PaO_2 > 8.0$ kPa(60 mmHg),改善缺氧状况。

补充血容量:快速建立两条静脉通路,遵医嘱给予右旋糖酐或平衡液以维持有效血容量,降低血液黏滞度,防止弥散性血管内凝血;如果患者有明显酸中毒,可静脉滴注 5% 的碳酸氢钠,因其配伍禁忌较多,宜单独输入。随时监测患者的一般情况、血压、尿量、尿比重;监测中心静脉压,作为调整补液速度的指标,中心静脉压 < 0.5 kPa,可放心输液,达到 1.0 kPa 应慎重,输液不宜过快,以免诱发急性心力衰竭。下列证据提示血容量已补足:口唇红润,肢端温暖,收缩压为 > 12.0 kPa(90 mmHg),尿量 > 30 mL/h。

用药护理:①遵医嘱输入多巴胺、间羟胺等血管活性药物。根据血压调整滴速,以维持收缩压为 12.0～13.3 kPa(90～100 mmHg),保证重要器官的血液供应,改善微循环。②联合使用广谱抗菌药物来控制感染时,应注意药物的疗效和不良反应。

(三)健康指导

1.疾病预防指导

向患者及其家属讲解肺炎的病因和诱因。嘱患者注意休息,劳逸结合,防止过度疲劳;参加体育锻炼,增强体质;避免受凉、淋雨、吸烟、酗酒。对免疫功能低下者、慢性阻塞性肺疾病患者、支气管扩张患者、长期卧床者、年老体弱者,应注意经常改变体位,为其翻身、拍背,使其咳出气道痰液,并注射肺炎疫苗。

2.疾病知识指导

指导患者遵医嘱按时服药,了解药物的作用、疗程和不良反应,定期随访。出现发热、心律失常、咳嗽、咳痰、胸痛等症状时,应及时就诊。

(郑　娇)

第六节　慢性阻塞性肺疾病

慢性阻塞性肺疾病(chronic obstructive pulmonary disease,COPD)是一组慢性气道阻塞性疾病的统称,是一种气流受限,不完全可逆,呈进行性发展的气道堵塞的疾病。COPD 是呼吸系统的常见病、多发病,而且患病率和病死率高,我国的流行病学研究表明 40 岁以上人群的 COPD 患病率为 8.2%。COPD 与慢性支气管炎肺气肿密切相关,也包括有慢性支气管阻塞的支气管哮喘及支气管扩张等疾病。

一、病因

确切的病因尚不清楚,但是所有与慢性支气管炎和阻塞性肺气肿发生有关的因素都有可能参与 COPD 的发病。目前将已经发现的危险因素分为外因和内因两类。

(一)外因

1.吸烟

吸烟是目前公认的对 COPD 较为重要的危险因素,流行病学研究显示吸烟人群的肺功能较不吸烟人群的肺功能异常的发生率明显升高。

2.吸入粉尘和化学物质

烟雾、变应原、工业废气及室内空气污染的浓度过大或与之接触时间过长,均可导致 COPD 的发生。

3.空气污染

大气中的二氧化硫、二氧化氮、氯气等有害气体均可损伤气道黏膜,使纤毛的清除功能下降,黏液分泌增多,为细菌感染创造条件,诱发感染。

4.呼吸道感染

呼吸道感染是 COPD 发生、发展的重要因素之一,长期反复感染可破坏气道正常的防御功能,损伤细支气管和肺泡。病毒、细菌和支原体是该病急性加重的重要因素。

(二)内因

1.遗传因素

流行病学研究结果提示 COPD 的易患性与基因有关,涉及多个基因。

2.气道反应性

国内外流行病学研究结果表明气道反应性升高,COPD 的发病率也明显升高,二者关系密切。

3.肺发育生长不良

在胎儿期、新生儿期、婴儿期或儿童期多种原因导致肺发育或生长不良的个体容易在成人之后患 COPD。

4.各种外界致病因素

各种外界致病因素导致易患个体气道、肺实质和肺血管的慢性炎症。

二、临床表现

(一)慢性咳嗽

慢性咳嗽为首发症状,表现为早晨起床后咳嗽明显,睡眠时有阵咳或排痰,白天较轻,少数病例咳嗽不伴有咳痰,但随疾病发展可造成终身不愈。

(二)咳痰

清晨排出的痰多为白色黏液或浆液性的泡沫痰,偶有血丝,急性发作或有细菌感染时痰量增多,可有脓性痰。

(三)气短或呼吸困难

早期出现活动性气促,如在体力劳动或上楼等活动后,病情发展严重后可出现日常活动或休息时也感到气短,这是 COPD 的标志性症状。

(四)喘息和胸闷

重度 COPD 患者或者在病情急性加重时出现喘息。喘息和胸闷不是 COPD 的特异性症状。

(五)全身症状

临床中晚期患者体质量下降,食欲减退。合并感染时可咳血痰或咯血。

三、治疗要点

(一)稳定期治疗

1.改变所处环境

因职业接触粉尘、刺激性气体者应脱离污染环境。

2.使用支气管舒张药

该类药的使用其包括短期按需应用以暂时缓解症状及长期规则应用以减轻症状。①β_2肾上腺素受体激动剂:主要有沙丁胺醇气雾剂,每次 100～200 μg(喷 1～2 下),定量吸入,疗效持续 4～5 h,24 h 不超过 800 μg。特布他林气雾剂亦有同样的作用。还有沙美特罗、福莫特罗等长效 β_2肾上腺素受体激动剂,每天仅需吸入 2 次。②抗胆碱能药:是 COPD 常用的药物,主要品种为异丙托溴铵气雾剂,定量吸入,起效较沙丁胺醇慢,持续 6～8 h,每天 3～4 次。长效抗胆碱药有噻托溴铵,它选择性作用于 M1、M3 受体,每次吸入 18 μg,每天 1 次。③茶碱类:茶碱缓释或控释片 0.2 g,12 h 1 次;氨茶碱 0.1 g,每天 3 次。

3.使用祛痰药

对不易咳出痰者可应用祛痰药。

4.使用糖皮质激素

对重度和极重度患者及反复加重的患者,有研究显示长期吸入糖皮质激素与长效 β_2肾上腺素受体激动剂的联合制剂,可增加运动耐量,减少急性加重发作频率,提高生活质量,甚至有些患者的肺功能得到改善。目前常用剂型有沙美特罗加氟替卡松、福莫特罗加布地奈德。

5.长期家庭氧疗

家庭氧疗对 COPD 慢性呼吸衰竭者可提高生活质量和生存率,对血流动力学、运动能力、肺生理和精神状态均会产生有益的影响。长期家庭氧疗指征：①$PaO_2 \leqslant 7.3$ kPa(55 mmHg)或 $SaO_2 \leqslant 88\%$，有或没有高碳酸血症。②PaO_2 为 $7.3 \sim 8.0$ kPa($55 \sim 60$ mmHg)，或 $SaO_2 < 89\%$，并有肺动脉高压、心力衰竭、水肿或红细胞增多症(血细胞比容>0.55)。一般用鼻导管吸氧，氧流量为 $1 \sim 2$ L/min，吸氧时间 $10 \sim 15$ h/d。目的是使患者在静息状态下，达到 $PaO_2 \geqslant 8.0$ kPa(60 mmHg)和/或使 SaO_2 升至 90%。

（二）急性加重期治疗

(1)确定急性加重的原因及病情的严重程度，最多见的急性加重原因是细菌或病毒感染。

(2)根据病情严重程度决定门诊治疗或者住院治疗。

(3)支气管舒张药：有严重喘息症状者可给予较大剂量雾化吸入治疗，如应用沙丁胺醇或异丙托溴铵，通过雾化器给患者吸入治疗以缓解症状。

(4)低流量吸氧：发生低氧血症者可以通过鼻导管吸氧，或通过面罩吸氧。通过鼻导管给氧时，氧浓度估算公式：氧浓度（%）$=21+4\times$氧流量(L/min)。一般吸入氧浓度为 $28\% \sim 30\%$，应避免氧浓度过高而引起二氧化碳潴留。

(5)抗生素：当患者呼吸困难加重、咳嗽伴痰量增加、有脓性痰时，应根据患者所在地常见病原菌类型及药物敏感情况积极选用抗生素治疗。

(6)糖皮质激素：对急性加重期患者可考虑口服泼尼松 $30 \sim 40$ mg/d，也可静脉给予甲泼尼龙 $40 \sim 80$ mg，每天一次，连续用 $5 \sim 7$ d。

(7)祛痰剂：溴己新 $8 \sim 16$ mg，每天 3 次；盐酸氨溴索 30 mg，每天 3 次，酌情选用。

四、护理

（一）护理评估

评估患者既往有无慢性肺疾病或与肺疾病相关的病史；评估患者有无呼吸困难及其程度，是否发绀，有无精神、神经症状；评估有无异常呼吸音，重点评估患者血气分析结果等。

（二）护理措施

1.休息与活动

给予舒适的体位，取端坐位或半坐位，这样有利于呼吸。晚期患者宜采取身体前倾位，使腹肌参与呼吸。视病情安排合适的活动量，活动量以患者不感到疲劳、不加重症状为宜。保持病室内合适的温度、湿度。嘱患者在冬季注意保暖，避免直接吸入冷空气。

2.保持呼吸道的畅通

鼓励患者咳嗽，指导患者正确咳嗽，促进排痰。

3.氧疗护理

对呼吸困难伴低氧血症患者可采用低流量、低浓度持续给氧，氧流量为 $1 \sim 2$ L/min，避免氧浓度过高而引起二氧化碳潴留。长期的持续低流量吸氧能改善缺氧的症状，还有助于降低肺循环的阻力，减轻肺动脉高压和右心负荷。氧疗有效的指标：患者呼吸困难减轻，呼吸频率减慢，发绀减轻，活动耐力增加。

4.用药护理

遵医嘱给予抗感染治疗，有效地控制呼吸道感染；使用支气管舒张药和祛痰药时应注意观察药物的疗效和不良反应。

5.饮食护理

鼓励患者多饮水,选择高热量、高蛋白质、高维生素的流质、半流质软食,少食多餐,少吃产气食品,防止产气影响膈肌运动。

6.加强心理护理

护理人员应聆听患者的叙述,缓解其心理压力,必要时请心理医师协助诊治。

7.呼吸训练

(1)腹式呼吸:又称膈式呼吸训练。吸气时,膈肌收缩下降,腹肌松弛,保证最大吸气量,腹部隆起。呼气时,腹肌收缩,帮助膈肌松弛,随腹腔内压增加而上抬,增加呼吸潮气量,腹部塌陷,胸部保持不动。每分钟7~8次,每组10~20 min,每天做2组。腹式呼吸要深而缓,可增加潮气量,减少功能残气量,提高肺泡通气量,降低呼吸功耗,缓解呼吸困难症状,改善换气功能。

(2)缩唇腹式呼吸:此方法适用于气道阻力增加的患者。缩唇腹式呼吸结合腹式呼吸及缩唇呼吸,即将双手分别置于胸部及上腹部,用鼻缓慢吸气,膈肌松弛,放在腹部的手有向上抬起的感觉,而放在胸部的手原位不动;呼气时缩唇,口唇缩成吹口哨状,使气体通过缩窄的口型缓缓呼出,腹肌收缩,放在腹部的手有下降感,吸气与呼气时间比为1:2或1:3,尽量做到深吸慢呼,缩唇以不感到费力为度,每分钟7~8次,每组5~15 min,每天2组。呼吸功能锻炼可增强膈肌力量,减少气道阻力或无效腔,增加肺泡通气量,提高潮气量,是预防肺部感染的理想措施之一。

(郑 娇)

第七节 肺 栓 塞

肺栓塞(pulmonary embolism,PE)作为严重威胁生命的危重病,受到普遍关注。肺栓塞是指外来栓子进入血液循环,造成肺动脉堵塞所引起的一系列以肺循环障碍为主的临床和病理生理综合征。肺栓塞是一组疾病的统称,除肺血栓栓塞症(pulmonary thromboembolism,PTE)外,还包括脂肪、羊水、空气、异物栓塞等。肺动脉栓塞发生后,若所支配区域的肺组织因血流受阻或中断而发生坏死,称为肺梗死(pulmonary infarction,PI)。引起PTE的血栓主要来源于深静脉血栓(deep venous thrombosis,DVT)。DVT与PTE为同一种疾病在不同部位、不同阶段的两种临床表现形式,二者都属于静脉血栓栓塞症(venous thromboembolism,VTE)。

一、发病率、易患因素与病理

(一)国内外PTE与DVT的发病率

PTE是临床以呼吸困难为主的急症,病死率、误诊率、漏诊率高。西方资料显示美国每年新发病患者可达65万~70万,在心血管疾病中该病仅次于冠状动脉粥样硬化性心脏病及高血压,占第3位。每年有10万PTE患者死亡,病死率仅次于肿瘤及心肌梗死的病死率,西方国家总人群中DVT和PTE的年发病率分别为1.0‰和0.5‰。我国PTE病死率达20%~30%。

(二)易患因素

1.先天性易患因素

该类因素主要包括遗传性抗凝血酶-Ⅲ(AT-Ⅲ)缺乏症、遗传性蛋白C缺乏症、遗传性蛋白S

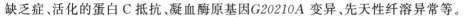

缺乏症、活化的蛋白 C 抵抗、凝血酶原基因 $G20210A$ 变异、先天性纤溶异常等。

2.获得性易患因素

该类因素包括年龄、性别、血栓性静脉炎、静脉曲张、外科手术、骨折、心脑血管疾病、恶性肿瘤、妊娠、结缔组织病等。其他因素有肥胖、吸烟、患有肾病综合征或糖尿病、长途旅行、植入人工假体等。

（三）病理

最多见的引起肺栓塞栓子为血栓，少见的栓子有空气、脂肪、羊水等。栓子大小不一，可从微血栓到巨大的骑跨型血栓，累及 2 个或 2 个以上肺叶动脉的为大块肺栓塞。就肺栓塞发生部位，右肺多于左肺，下叶多于上叶；可发生在单侧，也可发生在双侧，肺栓塞发生在双侧的较多；发生在肺动脉主干者少于 10%，PI 发生率低，仅占尸检 PTE 的 10%～15%，且多发生于原有心、肺疾病，支气管循环障碍或肺静脉高压的患者。若纤溶机制不能完全溶解血栓，24 h 后栓子表面即逐渐为内皮样细胞被覆，经 2～3 周牢固地贴于动脉壁，血管重建。梗死的肺组织主要表现为出血性改变，多靠近肋膈角附近的下肺叶，常累及邻近胸膜，发生血性或浆液性胸腔积液。梗死的坏死组织被吸收，常不遗留瘢痕或仅形成少量条状瘢痕。慢性患者在愈合的梗死区或机化的血栓栓塞部位，可通过扩大毛细血管，发生支气管-肺动脉侧支吻合。

二、临床表现

（一）临床综合征

1.急性肺源性心脏病

患者有突然发作性的呼吸困难、濒死感，发绀，右心功能不全，血压低，肢端湿冷等。这种临床综合征常见于突然栓塞 2 个以上肺叶的患者。

2.出血性肺不张和肺梗死

患者有突然发作性呼吸困难，胸痛，咯血，有胸膜摩擦音和胸腔积液。

3.不能解释的呼吸困难

栓塞面积相对较小。不能解释的呼吸困难提示无效腔增加。

4.慢性血栓栓塞性肺动脉高压

起病缓慢，可有间断发作性呼吸困难，但多较轻或被误诊，发现较晚，主要表现为重症肺动脉高压和右心功能不全。这是一种进行性发展的临床类型。另外，也有少见的矛盾性栓塞和非血栓性肺栓塞，前者多由肺动脉高压卵圆孔开放、静脉栓子达到体循环系统引起，后者可能是由长骨骨折引起的脂肪栓塞综合征或与中心静脉导管有关的空气栓塞。

（二）临床分型

1.大面积 PTE

临床多以休克和低血压为主要表现，即体循环压＜12.0 kPa（90 mmHg），或较基础值下降幅度不小于 5.3 kPa（40 mmHg），持续 15 min 以上，须排除新发的心律失常、低血容量或感染中毒症所致的血压下降。

2.非大面积 PTE

一部分此型患者的超声心动图表现右心室运动功能减弱或临床上表现右心功能不全，归为次大面积 PTE 亚型。

大面积 PTE 和次大面积 PTE 属于危重症和重症 PTE，临床上一般需要采取合理的治疗方案进行治疗。

（三）临床症状

1.呼吸困难

呼吸频率＞20次/分钟，伴或不伴发绀。呼吸困难是肺栓塞最常见的症状，占80％～90％，多于栓塞后即刻出现，尤以活动后明显，静息时缓解；有时很快消失，数天或数月后可重复发生，系肺栓塞复发所致，应予重视。呼吸困难可轻可重，特别要重视轻度呼吸困难者。

2.胸痛

胸痛包括胸膜炎性胸痛和心绞痛样胸痛。胸膜炎性胸痛的发生率为40％～70％，程度多为轻度到中度，有时胸痛十分强烈，主要与局部炎症反应程度、胸腔积液量和患者的痛觉敏感性有关系。胸膜炎性胸痛与患者病情转归并无明显关联，却往往提示栓塞部位比较靠近外周，预后可能较好。心绞痛样胸痛的发生率为4％～12％，发生时间较早，往往在栓塞后迅速出现，严重者可出现心肌梗死，胸痛剧烈，且持续不缓解。

3.咯血

其原因除了肺梗死外，还有出血性肺不张。咯血多于栓塞后24 h左右出现，咯出的血液量不多，呈鲜红色，数天后可变成暗红色。慢性栓塞性肺动脉高压患者的支气管黏膜下代偿性扩张的支气管动脉系统血管破裂引起出血。

4.惊恐

惊恐的原因不清，可能与胸痛或低氧血症有关。出现忧虑和呼吸困难，不要轻易诊断为癔症或高通气综合征。

5.咳嗽

多为干咳，或有少量白痰，也可伴有喘息。

6.心悸

心悸多于栓塞后即刻出现，主要由快速心律失常引起。

7.晕厥

一些患者表现为反复晕厥发作。主要表现是突然发作的一过性意识丧失，多合并呼吸困难和气促表现。可伴有晕厥前症状，如头晕、黑蒙、视物旋转。多数患者在短期内恢复知觉。晕厥往往提示患者预后不良，有晕厥症状的PTE患者的病死率高达40％，其中，部分患者可猝死。

8.腹痛

肺栓塞有时有腹痛发作，可能与膈肌受刺激或肠缺血有关。

9.猝死

主要表现为突发严重呼吸困难，极度焦虑和惊恐，濒死感强烈。部分患者在数秒至数分钟内即出现意识丧失、心跳和/或呼吸停止。

（四）临床体征

低热患者占43％，可持续1周左右，也可发生高热，达38.5 ℃以上；70％的患者的呼吸频率加快，最高可达40～50次/分钟；19％的患者发绀；病变部位呈浊音；15％的患者可闻及哮鸣音和湿啰音，也可闻及肺血管性杂音及胸膜摩擦音；30％～40％的患者出现心动过速，P2亢进，也可听到右心房奔马律和右心室奔马律；可出现颈静脉充盈，肝大，肝颈静脉反流征和下肢水肿等。

三、肺栓塞的治疗

(一)急性肺栓塞的治疗

1.处理

对高度疑诊或确诊肺栓塞的患者,应进行严密监护,监测呼吸、心率、血压、静脉压、心电图及血气的变化。可将大面积肺栓塞患者收入重症监护室。为防止栓子再次脱落,要求患者绝对卧床,保持大便通畅,避免用力。对于有焦虑和惊恐症状的患者应给予安慰并可适当使用镇静剂,对胸痛者可给予止痛剂,对于发热、咳嗽等症状可给予相应的对症治疗。

2.循环支持治疗

对有低氧血症的患者,采用经鼻导管或面罩吸氧。当合并严重的呼吸衰竭时,可使用经鼻/面罩无创性机械通气或经气管插管行机械通气。应避免做气管切开,以免在抗凝或溶栓过程中局部大量出血。应用机械通气时需注意尽量减少正压通气对循环的不利影响。对于出现右心功能不全,心排血量下降,但血压正常的病例,可给予多巴酚丁胺和多巴胺;若血压下降,可增大剂量或使用其他血管加压药物,如间羟胺、肾上腺素。

3.溶栓治疗

溶栓可迅速溶解部分或全部血栓,恢复肺组织再灌注,减小肺动脉阻力,降低肺动脉压,改善右心室功能,减少严重肺栓塞患者的病死率和复发率。溶栓治疗主要适用于大面积肺栓塞的病例;对于次大面积肺栓塞,若无禁忌证亦可以进行溶栓;对于血压和右心室运动均正常的病例不推荐进行溶栓。溶栓治疗宜高度个体化:溶栓的时间窗一般定为 14 d 以内,但鉴于可能存在血栓的动态形成过程,对溶栓的时间窗不做严格规定。溶栓应尽可能在肺栓塞确诊的前提下慎重进行。对有溶栓指征的病例宜尽早开始溶栓。溶栓治疗的主要并发症为出血用药前应充分评估出血的危险性与后果,必要时应配血,做好输血准备。溶栓前宜留置外周静脉套管针,以方便溶栓中取血监测,避免反复穿刺血管。溶栓治疗的绝对禁忌证:活动性内出血,近期自发性颅内出血等。相对禁忌证:2 周内有大手术、分娩、器官活检或不能以压迫止血部位的血管穿刺,2 个月内发生缺血性卒中,10 d 内有胃肠道出血,15 d 内有严重创伤;1 个月内做过神经外科或眼科手术,有难于控制的重度高血压[收缩压 > 24.0 kPa(180 mmHg),舒张压 > 13.3 kPa(100 mmHg)],近期曾行心肺复苏术,血小板计数低于 $100 \times 10^9/L$,妊娠,有细菌性心内膜炎,严重肝肾功能不全,有糖尿病出血性视网膜病变、出血性疾病等。对于大面积肺栓塞,因其对生命的威胁极大,上述绝对禁忌证亦应被视为相对禁忌证。常用的溶栓药物有尿激酶、链激酶和重组组织型纤溶酶原激活物。三者的溶栓效果相仿,临床上可根据条件选用。重组组织型纤溶酶原激活物可能对血栓有较快的溶解作用。目前尚未确定完全适用于中国人的溶栓药物剂量。

4.抗凝治疗

抗凝治疗为肺栓塞和 DVT 的基本治疗方法,可以有效地防止血栓再形成和复发,同时机体自身纤溶机制溶解已形成的血栓。目前临床上应用的抗凝药物主要有普通肝素(以下简称肝素)、低分子肝素和华法林。一般认为,抗血小板药物的抗凝作用尚不能满足肺栓塞或 DVT 的抗凝要求。临床疑诊肺栓塞时,即可安排使用肝素或低分子肝素进行有效的抗凝治疗。应将华法林(口服)与肝素(或低分子肝素)合用 4~5 d,当国际标准化比值达 2.0~3.0 并持续 2 d,则可停用肝素;初次发生肺栓塞的患者如有逆转的危险因素,则抗凝至少 3 个月,特发性静脉血栓形成的患者至少抗凝 6 个月;再发静脉血栓形成,或有持续危险因素(如癌症)的患者,应长期口服抗

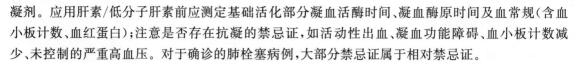

凝剂。应用肝素/低分子肝素前应测定基础活化部分凝血活酶时间、凝血酶原时间及血常规(含血小板计数、血红蛋白);注意是否存在抗凝的禁忌证,如活动性出血、凝血功能障碍、血小板计数减少、未控制的严重高血压。对于确诊的肺栓塞病例,大部分禁忌证属于相对禁忌证。

5.肺动脉血栓摘除术

适用于经积极的保守治疗无效的紧急情况,要求医疗单位有施行手术的条件与经验。患者应符合以下标准。

(1)大面积肺栓塞,肺动脉主干或主要分支次全堵塞,不合并固定性肺动脉高压者(尽可能通过血管造影确诊)。

(2)有溶栓禁忌证者。

(3)经溶栓和其他积极的内科治疗无效者。

6.经静脉导管碎解和抽吸血栓

用导管碎解和抽吸肺动脉内巨大血栓或行球囊血管成形,同时还可进行局部小剂量溶栓。适应证为肺动脉主干或主要分支大面积肺栓塞并存在以下情况者:禁忌溶栓和抗凝治疗,经溶栓或积极的内科治疗无效,缺乏手术条件。

7.静脉滤器

为防止下肢深静脉大块血栓再次脱落而阻塞肺动脉,可于下腔静脉安装滤器。该方法适用于下肢近端静脉血栓,而禁忌抗凝治疗或有出血并发症;经充分抗凝而仍反复发生肺栓塞;伴血流动力学变化的大面积肺栓塞;近端大块血栓溶栓治疗前;伴有肺动脉高压的慢性反复性肺栓塞;行肺动脉血栓切除术或肺动脉血栓内膜剥脱术的病例。对于上肢DVT病例还可应用上腔静脉滤器。置入滤器后,如无禁忌证,宜长期口服华法林来抗凝;定期复查有无滤器上血栓形成。

(二)慢性栓塞性肺动脉高压的治疗

(1)对严重的慢性栓塞性肺动脉高压病例,若阻塞部位处于手术可及的肺动脉近端,可考虑行肺动脉血栓内膜剥脱术。

(2)介入治疗:球囊扩张肺动脉成形术已有报道,但经验尚少。

(3)口服华法林可以防止肺动脉血栓再形成和抑制肺动脉高压进一步发展。使用方法为3.0～5.0 mg/d,根据国际标准化比值调整剂量,保持国际标准化比值为 2.0～3.0。

(4)对存在反复下肢深静脉血栓脱落者,可放置下腔静脉滤器。

(5)使用血管扩张剂降低肺动脉压力,治疗心力衰竭。

四、护理

(一)护理评估

1.一般情况评估

(1)一般资料:包括护理对象的姓名、性别、年龄、民族、职业、婚姻状况、受教育水平、家庭住址、联系人等。

(2)目前健康状况:包括此次患病的情况,主诉,当前的饮食、营养、排泄、睡眠、自理和活动等情况。

(3)既往健康状况:包括既往患病史、创伤史、手术史、过敏史、烟酒嗜好,女性患者的婚育史、月经史和家族史等。

(4)心理状态:包括护理对象对疾病的认识和态度,康复的信心,患病后精神、情绪及行为的改变等。

(5)社会文化状况:包括护理对象的职业、经济状况、卫生保健待遇、家庭和社会的支持系统状况等。

2.症状评估

(1)评估神志,面色,皮肤的温度、湿度,有无发绀、咳嗽、咯血、胸痛等症状。

(2)评估心率、心律等的变化。

(3)评估呼吸频率、节律、呼吸方式等的变化,监测动脉血气分压等。

(4)评估体温情况,有无高热或体温不升。

(二)一般护理

患者在肺栓塞活动期应绝对卧床休息,应在充分抗凝的前提下卧床2～3周;无明显症状且生活能自理者也应卧床。患者进行床上活动时避免突然坐起,注意不要过度屈曲下肢,严禁挤压、按摩患肢,防止血栓脱落,造成再次肺栓塞。嘱患者预防便秘,保持大便通畅,以免腹腔压力突然升高使深静脉血栓脱落,必要时给予缓泻剂。

(三)饮食护理

饮食以清淡、易消化、富含维生素为宜,保证疾病恢复期的营养。宜食用蛋白质、维生素、纤维素含量高的食品,少食用油腻、高胆固醇的食物,禁食辛辣食物,保持平衡膳食和良好的饮食习惯。富含维生素K的食物(如卷心菜、菜花、莴苣、绿萝卜、洋葱、鱼肉),可以干扰华法林的药效。因此,在口服华法林期间应减少食用富含维生素K的食物。

(四)对症护理

根据动脉血气分析结果合理用氧,鼓励患者多饮水,降低血液黏稠度。对胸痛患者可给予相应的止痛剂。

(五)基础护理

急性肺栓塞患者卧床时间较长,要注意保护患者的皮肤。由于急性期限制患者活动,以卧床休息为主,应注意观察患者受压部位皮肤颜色的变化,保持床单位的清洁、干燥、平整,可以在患者受压的骨隆突处做压疮护理以防止压疮的发生,使用气垫床以避免局部皮肤长期受压、破损。

(六)病情观察

严密观察生命体征的变化,患者深呼吸时胸痛加重、呼吸困难、咳嗽、憋喘、出汗和烦躁不安时,应及时报告医师。抗凝期间观察出血情况,根据医嘱定期复查血常规。

(七)抗凝溶栓治疗的护理

1.溶栓前准备

(1)建立两条静脉通路:一条静脉通路用于抽取静脉血,进行血常规、血小板计数、凝血五项、生化检查等,抽血后对留置针用盐水封管,以免影响化验数值。另一条静脉通路既可用于溶栓药物的输注,又可以用于治疗。

(2)准备溶栓药物、抢救器械、心电图机及除颤仪等。

(3)检查患者有无出血倾向、溃疡病、高血压病及严重肝和肾功能不全等禁忌证。

(4)检查患者的全身皮肤,近日有无静脉输液、肌内注射或皮下注射等,溶栓治疗前与患者再次沟通并核实穿刺过的部位。

(5)对于穿刺过的部位,进行穿刺点消毒后把无菌纱布叠成"十"字,在穿刺点加压包扎,再用胶布固定,并用弹力绷带包扎,防止溶栓后穿刺点出血。

(6)对于腹股沟处穿刺点,除用纱布覆盖穿刺点外,必要时外加一层弹力绷带,每小时观察双侧足背动脉搏动的强弱,双足末梢皮肤的温度、颜色等。如果使用弹力绷带后双侧足背动脉搏动或颜色有变化,应及时松开,重新包扎。动脉血气分析需经腹股沟采血时,防止局部出现出血、血肿等并发症。

2.溶栓中护理

(1)溶栓中让患者取舒适卧位,减少床上活动,保护好穿刺血管。

(2)密切观察患者生命体征的变化,观察患者在溶栓过程中是否出现再灌注心律失常、呼吸困难、胸痛及咯血等症状。

(3)测血压时,应将血压袖带的位置避开溶栓输液的静脉通路,避免测血压时影响溶栓药物匀速进入体内和增加出血的危险。

(4)目前常用的是重组组织型纤溶酶原激活物——阿替普酶 50 mg,使用静脉注射泵于 1 h 内匀速泵入。

3.溶栓后及抗凝治疗过程中的护理

(1)患者溶栓后及抗凝治疗过程中,密切观察溶栓治疗后有无出血和再栓塞,注意牙龈、皮肤黏膜、大小便的颜色,有无头痛、呕吐、意识障碍等出血症状。尽量减少注射类侵入性操作,以免引起皮下瘀斑和出血。应用肝素/低分子肝素前应测定基础活化部分凝血活酶时间、凝血酶原时间及血常规(含血小板、血红蛋白);注意是否存在抗凝的禁忌证,如活动性出血、凝血功能障碍、血小板计数减少、未控制的严重高血压。腹部皮下注射低分子肝素时前要触摸肚脐周围有无皮下硬结,观察有无皮下瘀斑等。如出现瘀斑,将有治疗作用的带刻度的透明敷料贴在瘀斑处,并采用描记法进行观察、测量和记录,每次交接班时观察瘀斑的范围、大小,测量并相关数据,与历史数值进行对照,分析瘀斑的变化情况,为治疗提供参考。

(2)溶栓后如有嗜睡现象,警惕脑出血的发生。

(3)溶栓治疗后患者服用抗凝药期间,对患者给予健康宣教。具体包括告知患者少吃菠菜、卷心菜、芦笋、西芹、芥蓝、豌豆等富含维生素 K 的蔬菜,少喝咖啡,以防止这些食物和饮品与抗凝药产生拮抗作用。告知患者治疗期间不能用牙刷刷牙,只能漱口,以防止外力造成口腔出血。告知患者溶栓治疗后第 1 天在排便时不能太用力,防止已形成的栓子在未溶解前脱落,造成肺血栓栓塞等。

(八)心理护理

由于病发突然,伴剧烈疼痛、呼吸困难、气促、惊恐甚至濒死感,且监测环境较紧张,肺血栓栓塞的症状较严重,需绝对卧床休息,患者往往表现极度恐惧和焦虑,需接受心理护理干预。心理指导能让患者接受诊断,遵从绝对卧床 2～4 周,积极配合各项检查和治疗。在告知病情并给予心理护理的过程中,利用卡通卡片、写字板等从临床症状、危险性、治疗过程、效果等方面多次、耐心地向患者讲解。由经验丰富的护理人员进行静脉穿刺等操作,合理安排护理时间及巡视次数,保证患者休息,增加安全感,使患者能正确对待疾病,以积极、乐观的态度配合治疗与护理。

(九)健康教育

(1)观察患者的口腔黏膜、牙龈、皮肤黏膜有无出血,观察患者的大便颜色有无发黑,嘱患者按时服药。服用抗凝药物后可出现恶心、呕吐、腹泻、皮疹。嘱患者用软毛牙刷。

(2)指导患者进高蛋白、高维生素、粗纤维、低脂、低盐、清淡、易消化的饮食,少食多餐,鼓励患者多饮水。嘱患者勿食用影响抗凝药物的食物,如菠菜、动物肝脏;保持大便通畅,不可用力排便,以免增高腹压和下腔静脉回流阻力。

(3)穿加压弹力袜可预防肺栓塞的发生。嘱患者避免长时间站立、取坐位或固定体位,卧床休息时抬高患肢 20°~30°;坚持定期门诊随诊,如有不适及时就诊。

(4)嘱患者要远离吸烟环境,因烟碱可兴奋中枢和交感神经,促进肾上腺素髓质分泌更多的肾上腺素而致周围血管收缩,长期吸烟可致肢体循环障碍,易导致血栓的发生。

(5)避免冷热刺激,加强患肢的功能锻炼,以促进下肢血液循环,对深静脉血栓形成有预防作用。

(曹 娟)

第八节 肺动脉高压

肺动脉高压(pulmonary arterial hypertension,PAH)是发病率较低、预后较差的恶性肺血管疾病,表现为肺动脉压力和肺血管阻力进行性升高,最终导致右心衰竭和死亡。肺动脉高压是一种肺动脉循环血流受限引起肺血管阻力病理性升高,并最终导致右心衰竭的综合征。从血流动力学角度来看,是指右心导管测得平均肺动脉压≥3.3 kPa(25 mmHg),同时心排血量减少或正常,肺小动脉楔压≤2.0 kPa(15 mmHg),肺血管阻力>3 WU。

20 世纪 80 年代,美国原发性肺动脉高压登记注册研究显示,其 1 年、3 年、5 年生存率分别为 68%、48%、34%。随着 PAH 规范化诊治的推广、新的靶向药物的应用,2000 年后进行的PAH 登记注册研究结果显示 PAH 的预后较之前有所改善。

一、PAH 的病因、分类与发病机制

(一)病因、分类

2018 年举行的第六次世界 PAH 会议对 PAH 的诊断分类再次进行更新(详见表 3-1)。

表 3-1 第六届世界 PAH 论坛推荐的 PAH 分类

分类	致病因素
PAH(包括特发性 PAH、遗传性 PAH、药物和毒物相关性 PAH、疾病相关性 PAH)	疾病相关性 PAH 的致病因素包括结缔组织病、人类免疫缺陷病毒感染、门脉高压、先天性心脏病、血吸虫病、肺静脉闭塞病、肺毛细血管瘤样增生症、新生儿持续性肺动脉高压
左心疾病相关性 PAH	左心室收缩功能不全、先天性/获得性左心流入道/流出道梗阻、心脏瓣膜病
肺部疾病和/或低氧相关性 PAH	慢性阻塞性肺疾病、间质性肺疾病、睡眠呼吸障碍、肺泡低通气综合征、其他限制性或阻塞性肺疾病、慢性高原病、先天性膈疝、支气管发育不良
慢性血栓栓塞性 PAH	
多种未明确机制所致 PAH	血液系统疾病:骨髓增生异常、脾切除;系统性疾病:结节病、肺组织细胞增多症、肺平滑肌瘤病、神经纤维瘤、血管炎;代谢性疾病:糖原贮积症、戈谢病、甲状腺疾病;其他:肿瘤压迫、纤维纵隔炎、慢性肾功能不全、阶段性肺动脉高压

(二)发病机制

PAH 的研究已有 100 多年,但其发病机制尚未完全明了。PAH 的病理改变为肺小动脉闭塞及有效循环血管床数量锐减,肺血管内皮细胞损伤引起血管收缩反应增强和肺动脉平滑肌细

胞增生、肥厚,外周小血管肌化,细胞外基质增多,导致肺血管重构。研究认为与肺血管内皮功能异常、血管收缩及血栓形成有关。从病理学角度分析,多种原因引起肺动脉内皮细胞、平滑肌细胞、离子通道的损伤,导致细胞内钙离子浓度升高,平滑肌细胞过度收缩和增殖等,引起肺血管闭塞,血管阻力增加。PAH可能与缺氧、神经体液、先天性、遗传等因素有关。其组织病理学改变主要累及内径为$100\sim1\,000\;\mu m$的肺毛细血管前肌型小动脉,早期病变为血管中层平滑肌细胞和内膜细胞增生,晚期为血管壁纤维化,胶原沉着,呈特征性的丛样病变。

随着PAH发病机制的深入研究,研究人员发现一氧化氮、内皮素、5-羟色胺、血栓烷和前列环素失衡,血管生成素等细胞因子、基因分子等成分对肺血管的舒张和收缩调节失衡,引起肺血管收缩、增厚,内皮细胞瘤样增生,血栓形成等病理形态学改变,导致血管重塑、心力衰竭、静脉淤血等,使病情进行性加重。近年来,细胞生物学和分子遗传学的飞速发展促进了对肺动脉高压发病机制的深入研究,进而带动了肺动脉高压诊断学和治疗学研究的进步。

二、临床表现

肺动脉高压缺乏特异性的临床症状,患者早期可无自觉症状或仅出现原发疾病的临床表现,随肺动脉压力升高出现一些非特异性症状,如劳力性呼吸困难、乏力、晕厥、胸痛、水肿、腹胀。

(一)气短、呼吸困难

气短、呼吸困难是早期常见的症状,其特征是劳力性,发生率超过98%。主要表现为活动后气短,休息时好转;严重患者休息时亦可出现气短。

(二)疲乏

疲乏多由心排血量下降,氧交换和运输减少引起组织缺氧导致。各人的表现不尽相同,严重程度常与气喘相似。

(三)胸痛

约30%的患者会出现胸痛,多在活动时出现。其持续时间、部位和疼痛性质多变,并无特异性表现。

(四)晕厥

PAH患者由于肺小动脉存在广泛狭窄甚至闭塞样病变,肺血管阻力明显增加,导致心排血量下降。患者活动时由于心排血量不能相应增加,脑供血不足,容易引起低血压甚至晕厥。诱发晕厥的可能因素:①肺血管高阻力限制心排血量的增加;②低氧性静脉血通过开放的卵圆孔分流向体循环;③体循环阻力下降;④肺小动脉痉挛;⑤大的栓子堵塞肺动脉;⑥突发心律失常,特别是恶性心律失常。有些患者晕厥前没有前驱症状,如患者出现胸痛、头晕、肢体麻木感,应警惕晕厥发生。

(五)水肿

右心功能不全时可出现身体不同部位的水肿,严重时可有颈静脉充盈、怒张,肝大,腹水,胸腔积液甚至心包积液,这些症状的出现标志着患者右心功能不全已发展到比较严重的程度。

(六)咳嗽、咯血

PAH患者的肺小动脉狭窄、闭塞,引起侧支循环血管开放。由于侧支循环血管的管壁较薄,在高压力血流的冲击下容易破裂出血。出血主要发生在毛细血管前肺小动脉及各级分支和/或肺泡毛细血管。约20%的PAH患者咳嗽,多为干咳,有时可能伴痰中带血或咯血。咯血量较少,患者可因大咯血而死亡。

(七)发绀

1.中心性发绀

中心性发绀多见于先天性心脏病、艾森曼格综合征、心力衰竭、支气管扩张的患者。出现中

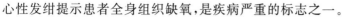

心性发绀提示患者全身组织缺氧,是疾病严重的标志之一。

2.差异性发绀

差异性发绀是动脉导管未闭、艾森曼格综合征患者特有的临床表现,有很高的诊断价值。

（八）杵状指

有些先天性心脏病和慢性肺疾病的患者的手指或足趾末端增生、肥厚、呈杵状膨大,这种现象称为杵状指。

（九）雷诺现象

雷诺现象是由手指和足趾对寒冷异常敏感所致,10％～14％的PAH患者存在雷诺现象,提示预后不佳。

（十）其他

如PAH患者出现声音嘶哑,系肺动脉扩张挤压左侧喉返神经所致,病情好转后可消失。

所有类型的PAH患者的症状都类似,但上述症状都缺乏特异性,PAH以外的疾病也可引起这些症状。PAH患者症状的严重程度与PAH的发展程度有直接相关性。

三、PAH的诊断标准与检查

（一）诊断标准

根据PAH诊治指南,PAH的诊断标准:静息状态下,右心导管测得的平均肺动脉压≥3.3 kPa(25 mmHg),并且肺小动脉楔压≤2.0 kPa(15 mmHg),肺血管阻力>3 WU。PAH的诊断应包含两部分:①确诊PAH;②确定PAH的类型和病因。

（二）检查

该病的早期诊断和治疗是决定其预后的关键。美国胸科医师学会《肺动脉高压诊断和治疗指南》推荐对高危人群进行筛查。欧洲心脏病学会和欧洲呼吸学会发布的《肺动脉高压诊治指南》提到下列实验室和辅助检查有助于该病的诊断,可以确定该病的分类。

1.实验室检查

实验室检查主要包括脑钠肽、肌钙蛋白、C反应蛋白水平和代谢生化标志物的检查等。脑钠肽能反应PAH患者病情的严重程度、疗效、生存和预后,且与血流动力学变化密切相关,是监测右心衰竭的重要指标。肌钙蛋白T检测的敏感性和特异性很高,血浆中的肌钙蛋白浓度与心肌受损程度成正相关。PAH患者的C反应蛋白水平明显升高,与疾病严重程度密切相关,是独立的预测死亡和PAH临床恶化的风险因素。

2.心电图检查

PAH特征性的心电图改变:①电轴右偏;②Ⅰ导联出现s波;③出现肺型P波;④有右心肥厚的表现,右胸前导联可出现ST-T波低平或倒置。心电图检查作为筛查手段,其敏感性和特异性均不高。

3.胸部X线检查

PAH患者胸片的改变包括肺动脉扩张和周围肺纹理减少。胸片检查可以帮助排除中度至重度的肺部疾病。但PAH的严重程度和肺部X线检查的结果可不一致。

4.肺功能检查和动脉血气分析

PAH患者的肺功能特点为通气功能相对正常,弥散功能减退,运动肺功能异常。由于过度换气,$PaCO_2$通常降低。

5.超声心动图检查

超声心动图是对PAH最重要的无创性检查方法,它提供肺动脉压力估测数值,同时能评估

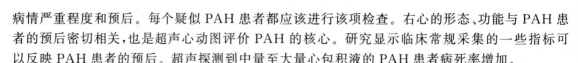

病情严重程度和预后。每个疑似 PAH 患者都应该进行该项检查。右心的形态、功能与 PAH 患者的预后密切相关，也是超声心动图评价 PAH 的核心。研究显示临床常规采集的一些指标可以反映 PAH 患者的预后。超声探测到中量至大量心包积液的 PAH 患者病死率增加。

6.腹部超声检查

该检查可以排除肝硬化和门脉高压。应用造影剂和彩色多普勒超声能够提高准确率。门脉高压可以通过右心导管检查阻塞静脉和非阻塞静脉压力差来确诊。

7.高分辨率计算机体层成像检查

该检查作为一种成熟的技术在 PAH 的鉴别诊断中有重要的作用，也是不明原因的 PAH 的一线检查手段。

8.胸部 MRI 检查

胸部 MRI 诊断 PAH 可以从肺动脉形态改变，也可以从其功能变化上进行分析，较全面地分析肺动脉及其分支管径和右心功能情况。

9.通气/灌注显像检查

该检查用于怀疑慢性血栓栓塞性 PAH 的患者。通气/灌注扫描用于确诊慢性血栓栓塞性 PAH 比 CT 的敏感性高。

10.肺动脉造影检查

肺动脉造影是了解肺血管分布、解剖结构、血流灌注的重要手段之一。

11.右心导管检查

右心导管检查是目前临床测定肺动脉压力最为准确的方法，也是评价各种无创性测压方法准确性的"金标准"，能准确评价血流动力学受损的程度、测试肺血管反应性。

12.急性血管扩张试验

这一试验现已成为国际上公认筛选钙通道阻滞剂敏感患者的最可靠的检查手段。研究证实，使用钙通道阻滞剂治疗急性血管扩张试验呈阳性的患者，可以使预后得到显著的改善。

四、PAH 患者功能分级评价标准

功能分级是临床上选择用药方案的根据及评价用药后疗效的重要指标。WHO 根据 PAH 患者临床表现的严重程度将 PAH 分为 4 级（表 3-2），从 Ⅰ 级到 Ⅳ 级表示病情逐渐加重，这是评估患者病情的重要指标。

表 3-2 WHO 的 PAH 患者功能分级评价标准

分级	描述
Ⅰ	患者体力活动不受限，日常体力活动不会导致气短、乏力、胸痛或黑矇
Ⅱ	患者体力活动轻度受限，休息时无不适，但日常体力活动时会出现气短、乏力、胸痛或近乎晕厥
Ⅲ	患者体力活动明显受限，休息时无不适，但轻微日常活动即导致气短、乏力、胸痛或近乎晕厥
Ⅳ	患者不能做任何体力活动，有右心衰竭的征象，休息时可有气短和/或乏力，任何体力活动都可加重症状

五、PAH 的治疗

目前 PAH 仍是一种无法根治的恶性疾病。现有的治疗手段无法从根本上逆转 PAH，只能延缓病情恶化。

20 世纪 90 年代前，对 PAH 缺少治疗手段，医学界常采用主要针对右心功能不全和肺动脉

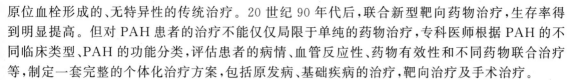

原位血栓形成的、无特异性的传统治疗。20世纪90年代后,联合新型靶向药物治疗,生存率得到明显提高。但对PAH患者的治疗不能仅仅局限于单纯的药物治疗,专科医师根据PAH的不同临床类型、PAH的功能分类,评估患者的病情、血管反应性、药物有效性和不同药物联合治疗等,制定一套完整的个体化治疗方案,包括原发病、基础疾病的治疗,靶向治疗及手术治疗。

（一）PAH的传统治疗

吸氧、强心、利尿、抗凝是PAH的基本治疗措施。低氧可影响PAH的发生和发展。通常认为将患者的动脉血氧饱和度持续维持在90%以上很重要。PAH患者合并右心衰竭失代偿时使用利尿剂可明显减轻症状。在使用利尿剂时,应密切观察电解质和肾功能的变化。PAH患者常有心力衰竭和体力活动减少等危险因素,易发生静脉血栓栓塞,抗凝治疗可提高患者的生存率。

（二）PAH靶向药物治疗

治疗用药包括钙通道阻滞剂类、前列环素类似物（贝前列素钠和吸入用伊洛前列素溶液）、内皮素受体拮抗剂（波生坦和安立生坦）、磷酸二酯酶抑制剂（西地那非和伐地那非）、Rho激酶抑制剂等。

1.钙通道阻滞剂

钙通道阻滞剂在急性血管反应试验呈阳性的患者中有较好的疗效,长期应用大剂量钙通道阻滞剂可以延长此类患者的生存期,与钙通道阻滞剂治疗无效的患者相比,此类患者的5年生存率明显提高。但须指出的是,钙通道阻滞剂仅对5%～10%的急性血管扩张试验呈阳性的轻度至中度PAH患者有效,在不出现不良事件的情况下,可以最高耐受量进行治疗。

2.前列环素及其类似物

该类药物能明显扩张肺循环和体循环,抑制血小板聚集,抑制平滑肌细胞的迁移和增殖,延缓肺血管结构重建,抑制内皮素的合成和分泌等。前列环素类似物——伊洛前列素、曲前列环素等药物相继在欧洲、美国、日本等国家上市,用于治疗PAH,均取得较好的疗效。

3.内皮素受体拮抗剂

内皮素受体A激活引起血管收缩和血管平滑肌细胞增殖,内皮素受体B激活后调节血管内皮素的清除和诱导内皮细胞产生一氧化氮和前列环素。多中心对照临床试验结果证实,该类药可改善PAH患者的临床症状和血流动力学指标,提高运动耐量,改善生活质量和生存率,推迟临床恶化的时间。

4.磷酸二酯酶抑制剂

西地那非是一种选择性口服磷酸二酯酶抑制剂,通过升高细胞内环磷鸟苷水平舒张血管并起到抗血管平滑肌细胞增殖的作用。多项临床试验证实,西地那非能够改善PAH患者的运动力,降低肺动脉压力和改善血流动力学。

PAH是由多因素导致肺血管损伤的病理生理过程。药物联合治疗可以使药物的治疗作用相互叠加,互相促进,从而使疗效增加。开展药物联合治疗可能找到长期有效的PAH治疗方案。

（三）PAH的外科治疗

介入和手术治疗适用于重度PAH患者,行房间隔造瘘术可提高生存率,但经导管或手术行房间隔造瘘术均是姑息性治疗方法,适应证为内科治疗无效或肺移植过渡期治疗的患者。

六、PAH的护理

（一）护理评估

1.一般情况评估

(1)一般资料:包括护理对象的姓名、性别、年龄、民族、职业、婚姻状况、受教育水平、家庭住址、联系人等。

（2）目前健康状况：包括此次患病的情况，主述，当前的饮食、营养、排泄、睡眠、自理和活动等情况。

（3）既往健康状况：包括既往患病史、创伤史、手术史、过敏史、烟酒嗜好，女性患者的婚育史、月经史和家族史等。

（4）心理状态：包括护理对象对疾病的认识和态度，康复的信心，患病后精神、情绪及行为的改变等。

（5）社会文化状况：包括护理对象的职业、经济状况、卫生保健待遇以及家庭和社会的支持系统状况等。

2.症状评估

（1）评估神志，面色，颈静脉充盈情况，皮肤的温度、湿度；有无发绀、咯血、胸痛、晕厥、声音嘶哑、杵状指（趾）、四肢厥冷等症状。

（2）评估心率、心律等变化。

（3）评估呼吸频率、节律、呼吸方式等的变化，监测动脉血气等。

（4）评估血压、脉压的变化，询问患者有无头晕、乏力等症状。

（5）评估体温变化，尤其是危重患者及合并肺部感染患者。

（6）评估患者有无双下肢水肿、腹水等情况。

（二）病情观察

（1）加强对患者生命体征的观察，及时发现病情变化，异常时及时通知医师，准确执行各项医嘱。

（2）观察患者的神志，面色，颈静脉充盈情况，皮肤的温度、湿度；有无发绀、咯血、胸痛、晕厥、声音嘶哑、杵状指（趾）、四肢厥冷等症状。

（3）心力衰竭患者的输液速度控制在 20～30 滴/分钟。观察药物作用及不良反应。

（4）准确记录 24 h 出入量，每天测量腹围、体质量等。

（三）氧疗护理

低氧会引起肺血管收缩，能加重 PAH。氧疗可以缓解支气管痉挛，减轻呼吸困难，改善通气功能障碍；改善睡眠和大脑供氧状况，提高运动耐力和生命质量；减轻红细胞增多症，降低血液黏稠度，减轻右心室负荷，延缓右心衰竭的发生、发展。

（1）PAH 患者需要长期氧疗，使患者动脉血氧饱和度＞90%。通常氧流量控制在 2～3 L/min，每天吸氧时间一般不少于 6 h；静息时指尖氧饱和度低于 90% 的患者吸氧不少于 15 h/d。

（2）合并心力衰竭患者缺氧严重而无二氧化碳潴留时，氧流量为 6～8 L/min；有低氧血症，伴二氧化碳潴留时，氧流量为 1～2 L/min。

（3）观察氧疗效果，如呼吸困难缓解，心率下降，发绀减轻，PaO_2 上升，表示纠正缺氧有效。若患者出汗，球结膜充血，呼吸过缓，意识障碍加深，$PaCO_2$ 升高，须警惕二氧化碳潴留加重，遵医嘱静脉滴注呼吸兴奋剂或用无创呼吸机辅助呼吸。

（4）为了预防呼吸道感染，清洁鼻腔，2 次/天，用 75% 酒精棉球给鼻导管消毒，2 次/天，每天给湿化瓶消毒。

（四）饮食护理

（1）指导患者进食易消化、低盐、低蛋白、维生素丰富和无机盐适量的食物。进餐时取端坐位，少食多餐，切忌过饱，避免餐后胃肠过度充盈及横膈抬高，增加心脏负荷；避免摄入过多碳酸饮料及产气、油腻食物;饭后取坐位或半卧位 30 min。香烟中的尼古丁可损伤血管内皮细胞,引起静脉收缩,影响血液循环,所以患者不可吸烟。

(2)合并心力衰竭的饮食护理:指导患者进流质、半流质,病情好转后进软食;吃新鲜蔬菜、水果,吃适量的鱼、瘦肉等;吃维生素 B_1 及维生素 C,可以保护心肌。发生低钾血症时会出现心律失常,长期利尿治疗的患者应多吃含钾丰富的食物,如土豆、紫菜、油菜、西红柿、牛奶、香蕉、红枣、橘子等;限制钠盐的摄入量,每天 2~3 g 为宜。忌食各种豆制品、腌制食品等。可根据患者的运动量、排尿量调整入水量。每天蛋白质可控制在 25~30 g。

(3)抗凝治疗的饮食护理:适当减少摄入猪肝、蛋黄、豆类、海藻类、绿色蔬菜和维生素 E 制剂。因为绿色蔬菜中含有丰富的维生素 K,维生素 K 可以增加凝血酶的生成,导致华法林的作用减弱。

(五)用药观察

目前临床应用于 PAH 的药物有强心药、抗凝剂、利尿剂、靶向药物等。

(1)使用地高辛时应观察患者有无恶心、厌食、腹泻、腹痛、头痛、精神错乱、幻觉、抑郁、视力变化等中毒反应;测心率、心律;若患者的心率小于 60 次/分钟或大于 120 次/分钟,心律不齐,及时报告医师,必要时停药。

(2)应用抗凝剂时,应重点观察患者的口腔黏膜、牙龈、鼻腔及皮下的出血倾向;关注华法林的用量,国际标准化比值的监测间隔时间是否需要进行调整,还应指导患者规律服药,不能漏服、重复及延迟用药。

(3)应观察使用利尿剂的患者血电解质的情况,要准确记录出入量,观察其下肢水肿有无加重。

(4)对靶向药物治疗者观察药物不良反应,如有无头晕、头痛、面部潮红、腹泻等症状。护理人员应落实药物宣教,必要时提供专用的分药器,指导患者正确分药,尽量使药物分割均匀,保证每次的剂量准确。①钙通道阻滞剂:患者可出现头痛、面红、心悸等不良反应。密切观察心律、心率及血压的变化。②前列环素及类似物:吸入性伊洛前列素是一种治疗 PAH 的安全、有效的药物,主要不良反应有潮热、面部发红、头痛、颊肌痉挛(口腔开合困难)、咳嗽加重、血压降低(低血压)、抑制血小板功能和呼吸窘迫等。雾化吸入伊洛前列素时患者尽量取坐位或半卧位,如果患者出现呼吸困难、气急,可暂停雾化吸入,吸氧。伊洛前列素的血管扩张作用会引起颜面部血管扩张充血,皮肤潮红,在雾化治疗期间避免使用面罩,仅使用口含器来给药。有晕厥史的患者应避免情绪激动,每天清醒未下床时吸入首剂。③内皮素受体拮抗剂:例如,波生坦的主要不良反应是肝功能异常,患者需要每个月检测一次肝功能。当转氨酶升高,大于正常值,血红蛋白含量减少时应减少剂量或停药,并对患者做好安抚工作。④磷酸二酯酶抑制剂:包括西地那非。口服西地那非的患者常会出现晕厥现象。因此,护理人员要重视安全护理。患者服药后卧床休息 30~60 min,防止直立性低血压。另外,将西地那非与利尿剂联合使用会导致患者口渴,应注意控制饮水量为 600~800 mL/d,并向患者讲解限水的重要性。将湿纱布放置于清醒无睡眠的患者口中,可起到解渴作用。

(5)如有异常,及时报告医师,停止用药。

(六)休息与排便

(1)患者应建立良好的睡眠习惯,合理安排活动量。对 WHO 的 PAH 患者功能分级为Ⅲ级的患者,护理人员协助其进食、洗漱、大小便等,严格限制体力活动;Ⅳ级的患者需绝对卧床,进食、洗漱、大小便均在床上,由护理人员完成一切生活护理。

(2)患者应养成按时排便的习惯,保持大便通畅,避免发生便秘。如果患者排便不畅,护理人员为其按摩腹部或用开塞露纳肛,必要时做以甘油灌肠剂灌肠等通便治疗。患者排便时不能用力屏气,以防止诱发阿-斯综合征。

（七）心理护理

靶向药物基本上是进口药,价格较贵,目前在大部分地区尚未列入医保。患者需要长期治疗,医疗费用高,精神压力、经济压力巨大。患者易生气,产生悲观、焦虑、抑郁、烦躁等心理。抑郁、焦虑、生气等会使肺动脉压力升高,不利于疾病恢复。护理人员应提供持续的情感支持,加强与患者的沟通,提供优质护理服务,尽量满足患者的需求,鼓励、帮助患者树立战胜疾病的信心,使其积极配合治疗与护理。

（八）出院指导

(1)加强锻炼,按时作息,避免劳累。

(2)消除紧张、焦虑、恐惧的情绪,保证睡眠质量。

(3)外出时注意保暖,尽量不要去人群密集的地方,避免感冒,因为感冒易诱发心力衰竭。

(4)长期家庭氧疗。

(5)对于扩张肺血管、激素、抗凝、利尿、补钾等治疗药,必须规律、足量、全程用药,必须在专业医师指导下用药,不能擅自停药或减量。

(6)有咳嗽、胸闷、气急、呼吸困难、尿量减少、下肢水肿等病情变化时,应及时就医。

(7)禁烟,可以适量喝红葡萄酒。

(8)定期随访。

（曹　娟）

第九节　呼 吸 衰 竭

呼吸衰竭是指各种原因引起的肺通气和/或换气功能严重障碍,以致在静息状态下亦不能维持足够的气体交换,导致低氧血症伴（或不伴）高碳酸血症,进而引起一系列病理生理改变和相应临床表现的综合征。

一、病因与分类

（一）病因

1.气道阻塞性病变

气管-支气管的炎症、痉挛、肿瘤、异物、纤维化瘢痕引起气道阻塞和肺通气不足,或伴有通气/血流比例失调,导致缺氧和二氧化碳潴留,发生呼吸衰竭。

2.肺组织病变

各种累及肺泡和/或肺间质的病变（如肺炎、肺气肿、严重肺结核、弥漫性肺纤维化、肺水肿、硅沉着病）,均导致肺泡减少、有效弥散面积降少、肺顺应性降低、通气/血流比例失调,导致缺氧或合并二氧化碳潴留。

3.肺血管疾病

肺栓塞、肺血管炎等可引起通气/血流比例失调,或部分静脉血未经过氧合直接流入肺静脉,导致呼吸衰竭。

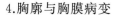

4.胸廓与胸膜病变

胸部外伤造成连枷胸、严重的自发性或外伤性气胸、脊柱畸形、大量胸腔积液或伴有胸膜肥厚与粘连、强直性脊柱炎、类风湿性脊柱炎等,均可影响胸廓活动和肺脏扩张,造成通气减少及吸入气体分布不均,导致呼吸衰竭。

5.神经肌肉疾病

脑血管疾病、颅脑外伤、脑炎以及镇静催眠剂中毒可直接或间接抑制呼吸中枢。脊髓颈段或高位胸段损伤(肿瘤或外伤)、脊髓灰质炎、多发性神经炎、重症肌无力、有机磷中毒、破伤风以及严重的钾代谢紊乱,均可累及呼吸肌,造成呼吸肌无力、疲劳、麻痹,导致呼吸动力下降而引起肺通气不足。

（二）分类

在临床实践中,通常按动脉血气分析、发病急缓及病理生理的改变进行分类。

1.按照动脉血气分析分类

(1)Ⅰ型呼吸衰竭:即缺氧性呼吸衰竭,血气分析特点是 $PaO_2 < 8.0$ kPa(60 mmHg), $PaCO_2$ 降低或正常。该型主要见于肺换气障碍疾病,如严重肺部感染性疾病、间质性肺疾病、急性肺栓塞。

(2)Ⅱ型呼吸衰竭:即高碳酸性呼吸衰竭,血气分析特点是 $PaO_2 < 8.0$ kPa(60 mmHg),伴有 $PaCO_2 > 6.7$ kPa(50 mmHg)。

2.按照发病急缓分类

(1)急性呼吸衰竭:某些突发的致病因素(如严重肺疾病、创伤、休克、电击、急性气道阻塞)使肺通气和/或换气功能迅速出现严重障碍,在短时间内引起呼吸衰竭。

(2)慢性呼吸衰竭:指一些慢性疾病,如慢性阻塞性肺疾病、肺结核、间质性肺疾病、神经肌肉病变,其中,慢性阻塞性肺疾病最常见,其造成的呼吸功能的损害逐渐加重,经过较长时间发展为呼吸衰竭。

3.按照发病机制分类

该病可分为通气性呼吸衰竭和换气性呼吸衰竭,也可分为泵衰竭和肺衰竭。

二、临床表现

（一）呼吸困难

呼吸困难是呼吸衰竭最早出现的症状。多数患者有明显的呼吸困难,可表现为频率、节律和幅度的改变。较早表现为呼吸频率加快,病情加重时出现呼吸困难,辅助呼吸肌活动加强,如三凹征。中枢性疾病或中枢神经抑制性药物所致的呼吸衰竭表现为呼吸节律改变,如潮式呼吸、比奥呼吸。

（二）发绀

发绀是缺氧的典型表现。当动脉血氧饱和度低于90%时,可在口唇、指甲出现发绀;严重休克等原因引起末梢循环障碍的患者,即使动脉血氧分压正常,也可出现发绀,称作外周性发绀。而真正由动脉血氧饱和度降低引起的发绀称作中央性发绀。

（三）精神神经症状

急性缺氧可出现精神错乱、躁狂、昏迷、抽搐等症状。如合并急性二氧化碳潴留,可出现嗜睡、淡漠、扑翼样震颤,以至呼吸骤停。

（四）循环系统表现

多数患者有心动过速。严重低氧血症、酸中毒可引起心肌损害,亦可引起周围循环衰竭、血压下降、心律失常、心搏停止。

（五）消化和泌尿系统表现

严重呼吸衰竭对肝、肾功能都有影响,部分病例可出现丙氨酸氨基转移酶与血浆尿素氮的含量升高;个别病例的尿中可出现尿蛋白、红细胞和管型。胃肠道黏膜屏障功能损伤导致胃肠道黏膜充血水肿、糜烂渗血或应激性溃疡,引起上消化道出血。

三、诊断要点

除原发疾病、低氧血症及二氧化碳潴留导致的临床表现外,呼吸衰竭的诊断主要依靠血气分析。肺功能、胸部影像学和纤维支气管镜等检查对于明确呼吸衰竭的原因至关重要。

（一）动脉血气分析

该检查对于判断呼吸衰竭和酸碱失衡的严重程度及指导治疗具有重要意义。

（二）肺功能检测

尽管对某些重症患者来说,肺功能检测受到限制,但通过肺功能检测能判断通气功能障碍的性质(阻塞性、限制性或混合性)及是否合并换气功能障碍,可以对通气和换气功能障碍的严重程度进行判断。

（三）胸部影像学检查

该检查包括普通 X 线胸片、胸部 CT、放射性核素肺通气/灌注扫描、肺血管造影等。

（四）纤维支气管镜检查

该检查对于明确大气道的情况和取得病理学证据具有重要意义。

四、治疗要点

呼吸衰竭总的治疗原则:加强呼吸支持,包括保持呼吸道通畅、纠正缺氧和改善通气等;进行呼吸衰竭病因和诱发因素的治疗;加强一般支持治疗和对其他重要脏器功能的监测与支持。

（一）保持呼吸道通畅

保持呼吸道通畅的主要方法:①若患者昏迷,应使其处于仰卧位,使头后仰,托起下颌并将口打开;②清除气道内分泌物及异物;③若以上方法不能奏效,必要时应建立人工气道。人工气道的建立一般有 3 种方法,即建立简便人工气道、气管插管及气管切开。

（二）氧疗

通过增加吸入氧浓度来纠正患者缺氧状态的治疗方法即氧疗。在保证 PaO_2 迅速提高到 8.0 kPa(60 mmHg)或血氧饱和度达 90% 以上的前提下,尽量降低吸氧浓度。

（三）增加通气量、改善二氧化碳潴留

1.呼吸兴奋剂

呼吸兴奋剂主要适用于以中枢抑制为主、通气量不足引起的呼吸衰竭,对肺换气功能障碍等所导致的呼吸衰竭的患者不宜使用。常用的药物有尼可刹米和洛贝林,用量过大可引起不良反应。

2.机械通气

呼吸衰竭时应用机械通气能维持必要的肺泡通气量,降低 $PaCO_2$;改善肺的气体交换效能;使呼吸肌得以休息,有利于恢复呼吸肌的功能。

3.病因治疗

如前所述,引起急性呼吸衰竭的原发疾病多种多样,在解决呼吸衰竭本身造成危害的前提下,针对不同病因采取适当的治疗措施十分必要,这也是治疗呼吸衰竭的根本所在。

4.一般支持疗法

呼吸衰竭患者由于摄入不足或代谢失衡,往往存在营养不良,需保证充足的营养及热量供给。

五、护理

（一）护理评估

评估患者发病的缓急,既往有无慢性肺疾病或与肺疾病相关的住院史。应评估任何可能导致呼吸衰竭的情况。评估患者的临床表现,如呼吸困难程度,是否发绀,有无精神神经症状,是否有心动过速、心律失常,是否有消化道出血;评估有无异常呼吸音,重点评估患者血气分析的结果、血电解质检查结果。此外,应评估患者的心理-社会状况,呼吸衰竭患者常因呼吸困难产生焦虑或恐惧。由于治疗的需要,患者可能需要接受气管插管或气管切开,进行机械通气治疗,会加重焦虑情绪。各种监测及治疗仪器也可能加重患者的心理负担。因此应了解患者及其家属对治疗的信心和对疾病的认知程度。

（二）护理措施

1.一般护理

（1）休息与活动:因活动会增加耗氧量,故对明显的低氧血症患者,应限制活动量;活动量以不出现呼吸困难、心率加快为宜。协助患者取舒适体位,如半卧位或坐位;对呼吸困难明显的患者,嘱其绝对卧床休息。

（2）饮食护理:呼吸衰竭是由于呼吸功能增加、发热等,能量消耗增加,机体代谢处于负平衡。营养支持对于提高呼吸衰竭的抢救成功率及患者的生活质量均有重要意义,故抢救时应常规鼻饲含有高蛋白、高脂肪、低碳水化合物、适量维生素和微量元素的流质饮食,必要时给予静脉高营养。如果患者可以经口进食,应少食多餐,以提供足够的能量,降低因进食增加的氧消耗。进食时应持续给氧,防止气短和进餐时血氧降低。给予肠外营养时应注意监测 CO_2 的变化,因为碳水化合物可能会加重高碳酸血症患者的二氧化碳潴留。

2.病情观察

观察患者的呼吸频率、节律和深度,使用辅助呼吸机的情况,呼吸困难的程度。监测生命体征,包括意识状况。对重症患者需 24 h 监测血压、心率和呼吸等情况,注意氧饱和度的变化及有无肺性脑病的表现。观察缺氧及二氧化碳潴留的症状和体征,如有无发绀、球结膜水肿、肺部呼吸音及啰音的变化;有无心律不齐,有无心力衰竭的症状和体征,尿量及水肿情况如何。对昏迷者应评估瞳孔、肌张力、腱反射及病理反射。及时了解血气分析、尿常规、血电解质等检查的结果。在病情观察过程中,有异常情况,应及时通知医师。

3.预防受伤

许多因素会导致呼吸衰竭的患者受伤。缺氧和二氧化碳潴留会导致患者意识障碍;气管插管和机械通气可能造成患者气道或肺部的损伤;长期卧床和营养不良可能出现受压部位皮肤的损伤;应用肌肉松弛药物的患者由于无法自主呼吸、说话和移动,受伤的危险增加。护理人员应注意观察病患者,防止上述危险因素导致受伤。

4.用药护理

（1）茶碱类、β_2受体激动剂:这些药物能松弛支气管平滑肌,减少气道阻力,改善通气功能,缓解呼吸困难。

（2）呼吸兴奋剂:静脉滴注时速度不宜过快,注意观察呼吸频率、节律、神志的变化以及动脉血气的变化,以便调节剂量。如患者出现恶心、呕吐、烦躁、面色潮红、皮肤瘙痒等现象,需要减慢滴速。

(3)禁用镇静催眠药物:Ⅱ型呼吸衰竭的患者常因咳嗽、咳痰、呼吸困难而影响睡眠,缺氧及二氧化碳潴留引起烦躁不安,护理人员在执行医嘱时注意判断,禁用对呼吸有抑制作用的镇静催眠药物。

5.氧疗的护理

(1)氧疗的方法:包括通过鼻导管、鼻塞、面罩、呼吸机等吸氧。①经鼻导管或鼻塞吸氧的优点为简单、方便,不影响患者进食、咳痰;缺点为氧浓度不恒定,易受患者的呼吸影响,高流量时对局部黏膜有刺激,氧流量不能超过 7 L/min。②面罩主要包括简单面罩、带储气囊无重复呼吸面罩和可调式通气面罩。经面罩吸氧的优点为吸氧浓度相对稳定,可按需要调节,对鼻黏膜的刺激小;缺点为在一定程度上影响患者进食及咳嗽,部分患者不能耐受。

(2)氧疗的观察:由于患者对氧疗的反应不同,氧疗过程中,应密切观察氧疗效果,如吸氧后呼吸困难缓解、发绀减轻、心率减慢,表示氧疗有效;临床上必须根据患者血气分析的结果及时调节氧流量或浓度,以防止发生氧中毒和二氧化碳麻醉;注意保持吸入氧气的湿化,以免干燥的氧气对呼吸道黏膜及气道黏液栓形成;对输送氧气的面罩、导管、气管导管应定期更换、消毒,防止交叉感染。

6.机械通气的护理

密切监测病情变化,如患者的意识状况、生命体征、出入量;掌握呼吸机的参数,及时分析呼吸机报警的原因;加强气道的护理工作,保持呼吸道通畅;预防并及时发现、处理可能的并发症等。

7.心理护理

由于对病情和预后的顾虑,患者往往会产生恐惧、忧郁心理,极易对治疗失去信心;尤其是气管插管或气管切开行机械通气的患者,出现语言表达及沟通障碍,情绪烦躁,痛苦,悲观,甚至产生绝望的心理反应,表现为拒绝治疗或对呼吸机产生依赖心理。应多与患者交流,评估患者的焦虑程度;鼓励患者说出或写出引起或加剧焦虑的因素,教会患者自我放松等缓解焦虑的办法。向患者解释监护仪的各项操作、异常声音和其他器械的作用。对于机械通气的患者,要让患者学会应用手势、写字等非语言沟通方式表达需求,以缓解焦虑、恐惧,起到增强患者战胜疾病的信心和改善通气效果的作用。对于严重躁动的患者,可按医嘱应用镇静剂和肌松药物。这些药物可以抑制清醒患者的自主呼吸,保证呼吸机通气。

(三)健康指导

1.疾病知识的介绍

向患者讲解疾病的发病机制、发展和转归,语言要通俗易懂。对一些文化程度不高的老年患者应反复讲解,使患者理解康复保健的意义。

2.保健教育

教会患者缩唇呼吸、腹式呼吸、体位引流、有效咳嗽和咳痰的技术,提高患者的自我保健及护理能力,促进康复,延缓肺功能恶化。教会患者及其家属合理地使用氧疗,不要自行调大或减小氧流量。

3.用药指导

指导患者遵医嘱用药,熟悉药物的剂量、用法和注意事项。

4.生活指导

指导患者制订合理的活动及休息计划;注意增强体质,避免引起呼吸衰竭的各种诱因。教会患者预防呼吸道感染的方法。嘱患者避免吸入刺激性气体,劝告吸烟患者戒烟。嘱患者避免对机体的不良刺激,如劳累、情绪激动;尽量减少与呼吸道感染者的接触,少去或不去人多的地方,避免交叉感染的发生。

5.自我病情监测

学会识别病情变化,如咳嗽加剧,痰液增多、颜色变黄,呼吸困难加重,神志改变,应及早就医。

（曹　娟）

第四章
消化内科护理

第一节 上消化道出血

一、概述

上消化道出血常表现为急性大量出血,是临床常见急症,指屈氏韧带以上的消化道(包括食管、胃、十二指肠、胆管和胰管等)病变引起的出血,在数小时内失血量超过 1 000 mL 或循环血容量的 20%。临床表现有呕血、黑便、血便等,伴有血容量减少,引起急性外周循环障碍,甚至引起失血性休克而危及患者的生命。

近年来,该病的诊断和治疗水平有很大的提高,临床资料统计显示,80%～85%的急性上消化道大出血患者的出血短期内能自行停止,仅 15%～20%的患者出血不止或反复出血,最终死于出血并发症。急性非静脉曲张性上消化道出血的发病率在我国居高不下,严重威胁人民的生命健康,一项包括 93 项临床研究的系统评价显示其年发病率为 19.4/10 万～57/10 万,发病后7 d再出血率为13.9%,病死率为 8.6%。

二、病因

上消化道大量出血的病因很多,可能是上消化道疾病或全身性疾病。临床最常见的病因是消化性溃疡,其次为急性糜烂出血性胃炎、食管-胃底静脉曲张破裂和胃癌。常见病因如下。

(一)上消化道疾病

(1)食管疾病:包括食管物理性损伤、食管化学性损伤。

(2)胃、十二指肠疾病:包括消化性溃疡、胃泌素瘤、胃癌等。

(3)空肠疾病:包括胃肠吻合术后空肠溃疡、克罗恩病。

(二)上消化道邻近器官或组织的疾病

(1)胆管出血:包括胆囊或胆管结石、胆管蛔虫、胆管癌、肝癌、肝脓肿或肝血管瘤破入胆管等。

(2)胰腺疾病:包括急性或慢性胰腺炎、胰腺癌、胰腺假性囊肿、胰腺脓肿等。

(3)其他:包括纵隔肿瘤或囊肿破入食管、主动脉瘤、肝或脾动脉瘤破入食管等。

(三)全身性疾病

(1)血液病:包括白血病、血友病、再生障碍性贫血、弥散性血管内凝血等。

(2)急性感染:包括脓毒症、肾综合征出血热、钩端螺旋体病、重症肝炎等。

(3)脏器衰竭:包括尿毒症、呼吸衰竭、肝衰竭等。

(4)结缔组织病:包括系统性红斑狼疮、结节性多动脉炎、皮肌炎等。

(四)诱因

(1)服用水杨酸类药物或其他非甾体抗炎药或大量饮酒。

(2)应激相关胃黏膜损伤:严重感染、休克、大面积烧伤、大手术、脑血管意外等应激状态会引起应激相关胃黏膜损伤。应激性溃疡可引起大出血。

三、临床表现

(一)症状

1.呕血与黑便

呕血与黑便是上消化道出血的特征性表现。上消化道出血之后,均有黑便。出血部位在幽门以上者常呕血。若出血量较少、出血速度慢可无呕血。幽门以下出血如出血量大,速度快,可因血反流入胃腔引起恶心、呕吐而表现为呕血。

呕出的血多呈棕褐色、咖啡渣样,如出血量大,未经胃酸充分混合即呕出,则为鲜红色或有血块。黑便呈柏油样,黏稠而发亮,当出血量大,血液在肠内推进快,粪便可呈暗红色甚至鲜红色。

2.失血性外周循环衰竭

急性大量失血时,循环血容量迅速减少而导致外周循环衰竭。一般表现为头昏、心慌、乏力,突然起立时发生晕厥,肢体有冷感,心率加快,血压偏低等。严重者呈休克状态。

3.发热

大量出血后,多数患者在 24 h 内发热,体温一般不超过 38.5 ℃,可持续 3～5 d。

4.氮质血症

氮质血症可分为肠源性、肾前性和肾性氮质血症。上消化道大量出血后,由于大量血液蛋白的分解产物在肠道被吸收,血中尿素氮浓度可暂时升高,称为肠源性氮质血症。一般于一次出血后数小时血尿素氮浓度开始上升,24～48 h 达到高峰,一般不超过 14.3 mmol/L(40 mg/dL),经 3～4 d 降至正常值。

5.贫血和血象

上消化道大量出血后,均有急性失血性贫血。出血早期血红蛋白浓度、红细胞计数与血细胞比容的变化可能不明显,经 3～4 h,组织液渗入血管内,使血液稀释,才出现失血性贫血的血象改变。

急性出血患者为正细胞正色素性贫血,在出血后骨髓有明显代偿性增生,可暂时出现大细胞性贫血,慢性失血则呈小细胞低色素性贫血。出血 24 h 内网织红细胞数升高,出血停止后逐渐降至正常值。白细胞计数在出血后 2～5 h 轻度至中度升高,血止后 2～3 d 才恢复正常。但在肝硬化患者中,如同时有脾功能亢进,则白细胞计数可不升高。

(二)体征

多有上腹部压痛,出血量＜400 mL 时可无其他明显体征,出血量多则可有贫血貌、精神萎靡、皮肤苍白湿冷、血压下降等。若患者有肝脾大、腹水、肝掌、血管痣,应考虑肝硬化门静脉高压症;若患者有中上腹部包块,形体消瘦应考虑胃癌的可能;若患者有右上腹痛,墨菲征呈阳性,应考虑胆管出血。

四、实验室及辅助检查

(一)实验室检查

监测红细胞、血红蛋白、网织红细胞、白细胞及血小板计数,血尿素氮,肝功能,肾功能,做粪便隐血试验等,对于估计出血量、动态观察有无活动性出血、进行病因诊断等有一定帮助。

（二）内镜检查

内镜检查是上消化道出血病因诊断的首选检查方法。出血后 24～48 h 内行急诊内镜检查,可以直接地观察出血部位,明确出血的病因,同时对出血灶进行止血治疗。

（三）X 线钡餐检查

该检查对明确病因亦有价值,主要适用于不宜或不愿进行内镜检查者或胃镜检查未能发现出血原因,需排除十二指肠降段以下的小肠段有出血病灶者。

（四）其他

放射性核素扫描或选择性动脉造影（如腹腔动脉、肠系膜上动脉造影）可帮助确定出血部位,适用于内镜及 X 线钡剂造影未能确诊而又反复出血者。不能耐受 X 线、内镜或动脉造影检查的患者,可做吞线试验,根据棉线沾染的血迹及其部位,可以估计活动性出血部位。

五、诊断及鉴别诊断

（一）诊断要点

1.上消化道出血诊断的确立

根据呕血、黑便和失血性外周循环衰竭的临床表现,呕吐物或黑便隐血试验呈强阳性,血红蛋白浓度、红细胞计数及血细胞比容下降的实验室证据,可做出上消化道出血的诊断。但必须排除消化道以外的出血因素,并及时判断是上消化道出血还是下消化道出血。

2.出血严重程度的估计和外周循环状态的判断

据研究,成人每天消化道出血超过 10 mL,粪便隐血试验出现阳性,每天出血量 50～100 mL可出现黑便。胃内储积血量为 250～300 mL,可引起呕血。一次出血量不超过 400 mL 时,轻度血容量减少,可由组织液及脾贮血补充,一般不引起全身症状。出血量为 400～500 mL,可出现全身症状,如头昏、心慌、乏力。短时间内出血量超过 1 000 mL,可出现外周循环衰竭的表现。

3.出血是否停止的判断

如果临床上出现下列情况,应考虑继续出血或再出血:①反复呕血,或排黑便次数增多,粪质稀薄,伴有肠鸣音亢进;②外周循环衰竭的表现经充分补液、输血而未见明显改善,或虽暂时好转而又恶化;③血红蛋白浓度、红细胞计数与血细胞比容继续下降,网织红细胞计数持续升高;④在补液与尿量足够的情况下,血尿素氮含量持续或再次升高。

4.出血的病因诊断

既往病史、症状与体征可为出血的病因诊断提供重要线索,但确诊出血的原因与部位需依靠器械检查。

（二）鉴别诊断

1.与呼吸道出血相区别

呼吸道出血血色鲜红,常混有痰液和气泡,伴咳嗽、喉痒,患者多伴有呼吸疾病史,一般无黑便。

2.与下消化道出血相区别

下消化道出血主要为便血,暗红或鲜红,小肠出血时间长也可呈黑便,动脉造影检查可明确。

3.与全身其他疾病及其他因素所致出血相区别

口腔、鼻、咽、支气管、肺脏等部位出血如被吞咽后由肛门排出,粪便隐血试验可呈阳性。便血伴有皮肤、黏膜及其他器官出血,须考虑血液病、急性传染病、重型肝炎、尿毒症、维生素 A 缺乏症。当患者食用过多肉类、猪肝、动物血时,大便呈暗褐色,隐血试验呈阳性。

六、健康评估

(一)健康史

(1)患病及治疗经过:了解患者有无门静脉高压、上消化道及邻近器官或组织疾病,有无其他全身性疾病。询问患者是否存在饮食不当、劳累过度、精神紧张、长期嗜酒或长期服用损伤胃肠黏膜的药物等诱因。

(2)目前状况:评估患者的体温、脉搏和血压,观察患者的面色,评估有无失血性外周循环衰竭。评估患者呕血与黑便的量、颜色和性状,判断出血的量、部位及时间,询问患者疼痛的性质、部位、程度、与饮食和睡眠的关系,药物使用情况,生活方式。

(3)相关病史:询问患者有无上消化道出血的疾病,如食管疾病、胃十二指肠疾病、门静脉高压症、肝胆疾病及血管疾病。

(二)身体评估

(1)一般状态:有无痛苦表情,生命体征是否正常,有无反酸、嗳气等胃肠道症状,有无失眠、多汗等自主神经功能失调的表现。

(2)专科评估:有无上腹部固定压痛点,有无压痛、反跳痛和肌紧张,有无胃肠蠕动波。

(3)心理-社会评估:指导患者保持安静,配合治疗有利于止血;紧张、恐惧的心理能使肾上腺素分泌增加,血压升高可诱发和加重出血。

(三)辅助检查

(1)实验室检查:测定红细胞、白细胞和血小板计数,血红蛋白浓度,血细胞比容,肝功能,肾功能等。

(2)内镜检查:是上消化道出血病因诊断的首选检查方法。

(3)X线钡剂造影检查:对明确病因亦有价值,主要适用于不宜或不愿进行内镜检查者。

(4)其他:放射性核素扫描或选择性动脉造影(如腹腔动脉、肠系膜上动脉造影)帮助确定出血部位,适用于内镜及 X 线钡剂造影未能确诊而又反复出血者。

七、护理诊断

(1)组织灌注量改变:与出血导致血容量减少、急性外周循环衰竭有关。

(2)知识缺乏:缺乏有关引起上消化道出血及其防治的知识。

(3)恐惧:与生命或健康受到威胁有关。

(4)体液不足:与上消化道大量出血有关。

(5)活动无耐力:与上消化道出血所致外周循环衰竭有关。

(6)潜在并发症:休克、急性肾衰竭。

八、护理措施

(一)病情观察

(1)上消化道大量出血,有效循环血容量急剧减少,可导致休克或死亡,做到以下几点。①观察精神和意识状态:是否精神萎靡、嗜睡、表情淡漠、烦躁不安、意识模糊甚至昏迷;②监测生命体征:是否体温不升或发热、呼吸急促、脉搏细弱、血压降低、脉压变小,必要时行心电监护。③观察外周循环状况:观察皮肤和甲床的色泽,肢体温暖还是湿冷,外周静脉特别是颈静脉充盈情况。④准确记录 24 h 出入量,测每小时尿量,应保持尿量大于每小时 30 mL,并记录呕吐物和粪便的性质、颜色及量。⑤定期复查红细胞计数、血细胞比容、血红蛋白、网织红细胞计数、血尿素氮、粪便隐血,以了解贫血程度、出血是否停止。

(2)继续或再次出血的判断:观察中出现下列迹象,提示有活动性出血或再次出血。①反复呕血,呕吐物由咖啡色转为鲜红色。②黑便出现的次数增多且便质稀薄,色泽转为暗红色,伴肠鸣音亢进。③外周循环衰竭的表现经补液、输血而未改善,或好转后又恶化,血压波动,中心静脉压不稳定。④红细胞计数、血细胞比容、血红蛋白含量不断下降,网织红细胞计数持续升高。⑤在补液足够、尿量正常的情况下,血尿素氮持续或再次升高。⑥门静脉高压的患者原有脾大,在出血后常暂时缩小,不见脾恢复肿大亦提示出血未止。

(二)休息与卧位

少量出血者应卧床休息。患者大出血时绝对卧床休息,取平卧位并将下肢略抬高,以保证脑部供血。患者呕吐时把头偏向一侧,防止窒息或误吸。护理人员要指导患者坐起、站起时动作要缓慢,出现头晕、心慌、出汗时立即卧床休息并告知护理人员。病情稳定后,患者可以逐渐增加活动量。

(三)饮食护理

急性大出血伴恶心、呕吐者应禁食。少量出血无呕吐者,可进食温凉、清淡的流质食物。出血停止后改为营养丰富、易消化、无刺激性的半流质饮食、软食,少食多餐,逐渐过渡到正常饮食。食管-胃底静脉曲张破裂出血者避免粗糙、坚硬、刺激性食物,且应细嚼慢咽,防止损伤曲张静脉而再次出血。

(四)对症护理

(1)用药护理:遵医嘱给予止血药物,观察药物的疗效及不良反应。①迅速建立静脉通道,及时、准确地补充血容量。②输液开始时应快,必要时根据中心静脉压的测定结果调整输液的量和速度,在及时补充有效血容量的同时,要注意避免肺水肿的发生,对老年患者及心肺功能不全者应更加注意。③血管升压素的滴注速度应准确,患有冠状动脉粥样硬化性心脏病、高血压的患者及妊娠者禁用该药。④使用14肽生长抑素时应确保连续性。⑤肝病患者忌用吗啡等药物,对其宜输新鲜血,以免诱发肝性脑病。

(2)三(四)腔双气囊管的应用:熟练的操作和插管后的密切观察及细致护理是达到预期止血效果的关键。插管前仔细检查,确保食管引流管、胃管、食管囊管、胃囊管通畅并分别做好标记,检查两气囊无漏气后抽尽囊内气体,备用。协助医师为患者进行鼻腔、咽喉部局部麻醉,经鼻腔或口腔插管至胃内。插管至 65 cm 时抽取胃液,检查管端,确认其在胃内,抽出胃内积血。先向胃囊注气 150～200 mL 至囊内压约 6.7 kPa(50 mmHg)并封闭管口,缓缓向外牵引管道,使胃囊压迫胃底部曲张静脉。如单用胃囊压迫已止血,则不必向食管囊充气。如未能止血,向食管囊注气约 100 mL 至囊内压约 5.3 kPa(40 mmHg)并封闭管口,使气囊压迫食管下段的曲张静脉。管外端以绷带连接 0.5 kg 沙袋,经牵引架持续牵引。将食管引流管、胃管连接负压吸引器或定时抽吸,观察出血是否停止,并记录引流液的性状、颜色及量;经胃管冲洗胃腔,以清除积血,可减少氨在肠道的吸收,以免血氨升高而诱发肝性脑病。出血停止后,放松牵引,放出囊内气体,保留管道,继续观察 24 h,未再出血可考虑拔管,对昏迷患者亦可继续留置管道以用于注入流质食物和药液。拔管前给患者口服液状石蜡 20～30 mL,润滑黏膜和管、囊的外壁,抽尽囊内气体,以缓慢、轻巧的动作拔管。气囊压迫一般以 3～4 d 为限,对于继续出血者可适当延长压迫时间。

(五)心理护理

向患者说明安静休息有利于止血,关心、安慰患者。抢救工作应迅速而不忙乱,以减轻患者的紧张情绪。经常巡视,患者大出血时陪伴患者,使其有安全感。患者呕血或解黑便后及时清除血迹、污物,以减少对患者的不良刺激。解释各项检查、治疗措施,听取并解答患者或患者家属的提问,以减轻他们的疑虑。

（六）健康教育

帮助患者和家属掌握有关疾病的病因和诱因,预防、治疗和护理知识,以减少再度出血的危险。合理饮食是避免诱发上消化道出血的重要环节。指导患者注意饮食卫生和规律饮食;进食营养丰富、易消化的食物,避免粗糙、刺激性食物,或过冷、过热、产气多的食物或饮料,不喝浓茶、咖啡等对胃有刺激的饮品。嘱患者生活起居要规律,劳逸结合,情绪乐观,保证休息,避免长期精神紧张;应在医师指导下用药;慢性病患者应定期门诊随访。教会患者出院后早期识别出血征象及应急措施:出现头晕、心悸等不适或呕血、黑便时,立即就诊;呕吐时取侧卧位以免误吸。

（曹 娟）

第二节 消化性溃疡

消化性溃疡是指主要发生在胃和十二指肠的慢性溃疡,即胃溃疡(gastric ulcer,GU)和十二指肠溃疡(duodenal ulcer,DU)。胃酸/胃蛋白酶对黏膜的消化作用是溃疡形成的基本因素,临床表现特点为慢性过程、周期性发作、节律性上腹部疼痛。

一、病因与发病机制

（一）病因

1.幽门螺杆菌感染

幽门螺杆菌感染是引起消化性溃疡的重要病因。

2.非甾体抗炎药

非甾体抗炎药是引起消化性溃疡的另一个常见原因。

3.胃酸和胃蛋白酶

消化性溃疡的形成最终是由胃酸和胃蛋白酶对黏膜的消化所致。

4.胃黏膜的保护作用减弱

吸烟、吃药、喝咖啡和烈酒、吃辛辣食物均可破坏胃黏膜屏障而致溃疡。

5.胃、十二指肠运动异常

其包括胃排空快、胃排空延缓或十二指肠-胃反流等。

6.遗传作用

消化性溃疡的发生具有明显的遗传倾向。

7.应激及精神因素

急性应激和精神刺激可引起应激性溃疡。

8.其他

某些解热镇痛药、抗癌药可致溃疡,此外,环境因素、辛辣食物、不良生活习惯等与消化性溃疡的发生也有一定的关系。

（二）发病机制

1.幽门螺杆菌感染

幽门螺杆菌感染使胃酸分泌增加,黏膜屏障削弱或破坏,导致溃疡发生。

2.胃酸和胃蛋白酶

消化性溃疡的最终形成是由胃酸和胃蛋白酶对黏膜的消化所致。胃酸的存在是发生溃疡的决定因素。

3.其他

非甾体抗炎药损伤胃黏膜、十二指肠黏膜主要通过抑制前列腺素合成,削弱其对黏膜的保护作用。应激和心理因素通过影响神经干扰胃、十二指肠的运动和黏膜的血流。吸烟能增加胃酸分泌,降低幽门括约肌张力和影响胃黏膜前列腺素的合成。

二、临床表现

该病具有慢性过程、周期性发作与节律性上腹部疼痛三大特点,其临床表现如下。

(一)症状

1.腹痛

疼痛是溃疡病的突出症状,可为隐痛、钝痛、胀痛、烧灼痛甚至剧痛,或呈现饥饿样不适感。具有以下特点。

(1)长期性:该病为慢性过程,呈反复发作,病史可达几年甚至十几年。

(2)周期性:发作期和缓解期相互交替,发作有季节性,多在秋冬之交、冬春之交发病。

(3)节律性:多数患者的疼痛具有典型的节律性,胃溃疡和十二指肠溃疡疼痛特点的比较见表 4-1。

表 4-1　胃溃疡和十二指肠溃疡疼痛特点的比较

疼痛特点	胃溃疡	十二指肠溃疡
疼痛部位	中上腹或剑突下偏左	中上腹或中上腹偏右
疼痛时间	常在餐后 0.5～1 h 发生,持续 1～2 h 缓解	常在两餐之间发生,至下次进餐或服用抗酸剂后缓解;也可于睡前或半夜出现,称空腹痛或夜痛
疼痛节律	进食-疼痛-缓解	疼痛-进食-缓解

(4)疼痛常因精神刺激、过度疲劳、饮食不慎、药物影响、气候变化等因素诱发或加重。

2.其他

消化性溃疡还可有胃灼热感、反酸、嗳气、恶心、呕吐等胃肠道症状以及失眠、多汗、脉缓等自主神经功能失调表现。GU 患者因疼痛而影响进食,长期食物摄入不足可导致消瘦、贫血。DU 患者常因进食可缓解疼痛而频繁进食,体质量增加,但有慢性出血者可引起缺铁性贫血。

(二)体征

溃疡活动期剑突下可有一个固定而局限的压痛点,缓解时无明显体征。

(三)特殊类型的消化性溃疡

1.复合溃疡

复合溃疡指胃和十二指肠同时发生的溃疡。DU 往往先于 GU 出现。幽门梗阻发生率较高。

2.幽门管溃疡

幽门管位于胃远端,与十二指肠交界,长为 2 cm。幽门管溃疡与 DU 相似,胃酸分泌一般较高。幽门管溃疡上腹痛的节律性不明显,该病患者对药物治疗反应较差,呕吐较多见,较易发生幽门梗阻、出血和穿孔等并发症。

3.球后溃疡

DU大多发生在十二指肠球部,发生在球部远段十二指肠的溃疡称球后溃疡,多发生在十二指肠乳头的近端。球后溃疡具有DU的临床特点,但午夜痛及背部放射痛多见。该病患者对药物治疗反应较差,较易并发出血。

4.巨大溃疡

巨大溃疡指直径大于2 cm的溃疡。该病患者对药物治疗反应较差,溃疡愈合得较慢,易发生慢性穿透或穿孔。

5.老年人消化性溃疡

近年来,老年人发生消化性溃疡的报道增多。临床表现多不典型,GU多位于胃体上部甚至胃底部,溃疡常较大,易误诊为胃癌。

6.无症状性溃疡

15%的消化性溃疡患者可无症状,而以出血、穿孔等并发症为首发症状。无症状性溃疡可见于任何年龄,多见于老年人。非甾体抗炎药引起的溃疡的患者无症状。

(四)并发症

1.出血

50%以上的消化道出血是由消化性溃疡所致。出血是消化性溃疡最常见的并发症。DU比GU容易发生。消化道出血常因服用非甾体抗炎药而诱发。部分患者(10%～25%)以上消化道出血为首发症状。

2.穿孔

急性穿孔最常见,也是消化性溃疡最严重的并发症,见于2%～10%的病例,常于饮食过饱和饭后剧烈运动时发生。消化性溃疡穿孔的后果有3种:①溃疡穿透浆膜层达腹腔,导致弥漫性腹膜炎,引起突发的剧烈腹痛,称游离穿孔。②溃疡穿透并与邻近实质性器官相连,往往表现为腹痛规律发生改变,变得顽固而持久,称为穿透性溃疡。③溃疡穿孔入空腔器官,形成瘘管。

3.幽门梗阻

幽门梗阻见于2%～4%的病例,大多由DU或幽门管溃疡引起。急性梗阻多由炎性水肿和幽门部痉挛所致,梗阻为暂时性的,随炎症好转而缓解。慢性梗阻主要由于溃疡愈合后瘢痕收缩而呈持久性。幽门梗阻使胃排空延迟,患者可感到上腹饱胀不适,疼痛于餐后加重,且有反复、大量呕吐,呕吐物为有酸腐味的宿食,大量呕吐后疼痛可暂缓解。严重、频繁地呕吐可致失水和低氯低钾性碱中毒,常继发营养不良。上腹饱胀,胃逆蠕动,空腹时检查胃内有振水音,抽出胃液量＞200 mL,是幽门梗阻的特征性表现。

4.癌变

少数GU可发生癌变,癌变率在1%以下;DU极少见癌变。对有长期GU病史,年龄在45岁以上,经严格内科治疗4～6周症状无好转,粪便隐血试验持续阳性者,应怀疑发生癌变,需进一步检查和定期随访。

三、辅助检查

(一)胃镜检查

胃镜检查是确诊消化性溃疡首选的检查方法。胃镜检查不仅可对胃黏膜和十二指肠黏膜直接观察、摄像,还可在直视下取活组织,用来做病理学检查及幽门螺杆菌检测。

(二)X线钡餐检查

该检查适用于对胃镜检查有禁忌或不愿接受胃镜检查者。溃疡的X线征象有直接和间接两种:龛影是直接征象,对溃疡有确诊价值;局部压痛、十二指肠球部激惹和球部畸形、胃大弯侧痉挛性切迹均为间接征象,仅提示可能有溃疡。

（三）粪便隐血试验

粪便隐血试验结果持续呈阳性提示溃疡处于活动期。如 GU 患者的该项实验结果持续呈阳性,应怀疑有癌变的可能。

（四）幽门螺杆菌检测

幽门螺杆菌检测被应列为消化性溃疡诊断的常规检查项目,检测方法分为两大类。

1.侵入性

通过胃镜检查取胃黏膜活组织进行检测主要包括快速尿素酶试验、组织学检查和幽门螺杆菌培养。

2.非侵入性

主要有 ^{14}C 或 ^{13}C 尿素呼气试验、粪便幽门螺杆菌抗原检测及血清学检查（定性检测血清抗幽门螺杆菌 IgG 抗体）。^{14}C 或 ^{13}C 尿素呼气试验常作为根除治疗后复查的首选方法。

四、治疗要点

治疗目的是消除病因、缓解症状、促进溃疡愈合、防止复发和防治并发症。治疗原则为整体与局部治疗相结合、药物与非药物治疗相结合、内科与外科治疗相结合。

（一）一般治疗

生活规律,劳逸结合,避免过度劳累和精神紧张;定时进餐,避免辛辣、高盐、刺激性食物以及浓茶、咖啡等饮料;戒烟,戒酒,避免服用非甾体抗炎药。

（二）药物治疗

1.降低胃酸

常用抗酸药和抑制胃酸分泌的药物。抗酸药主要为碱性抗酸药,如氢氧化铝;抑制胃酸分泌的药物主要为 H_2 受体拮抗剂和质子泵抑制剂两大类,H_2 受体拮抗剂常用西咪替丁、雷尼替丁等,质子泵抑制剂常用奥美拉唑、泮托拉唑等,质子泵抑制剂作用比 H_2 受体拮抗剂更强、更持久。

2.根除幽门螺杆菌的治疗

目前推荐根除幽门螺杆菌三联疗法,即采用胶体铋剂或一种质子泵抑制剂加两种抗生素（如克拉霉素、阿莫西林、甲硝唑）的三联治疗方案。

3.保护胃黏膜治疗

常用硫糖铝和枸橼酸铋钾等胃黏膜保护剂。

（三）并发症治疗

对相关并发症要对症治疗。

五、护理措施

该病重点的护理措施是合理休息与饮食,严密观察病情的变化,预防并发症的发生。

（一）一般护理

1.休息与活动

处于溃疡活动期、症状较重或有并发症者,卧床休息 1～2 周。在溃疡缓解期,鼓励患者规律生活,适当活动,劳逸结合,以不感到劳累和诱发疼痛为原则;避免诱发因素。

2.饮食护理

(1)在急性发作期患者要选择温凉,清淡,易于消化且含蛋白质、糖类、维生素较高的半流质饮食或软食,少食多餐,每天进食 4~5 次。此期应严格限制对胃黏膜有机械性刺激的食物和有化学刺激性的食物及药物,限制高脂食物摄入。

(2)恢复期应以清淡和无刺激性的易消化饮食为主,原则是定时定量、细嚼慢咽、少食多餐,每天进食 5~6 次,可适当增加蛋白质、糖、脂肪和食盐的摄入量。

(二)病情观察

1.病情监测

注意观察及详细了解患者疼痛的规律和特点,指导患者准备抑酸性食物(苏打饼干等),在没有疼痛时进食,或服用抑酸剂以防疼痛。也可采用局部热敷或针灸止痛等。监测生命体征及腹部体征的变化,以及时发现并纠正并发症。

2.帮助患者认识和消除病因及诱因

(1)对服用非甾体抗炎药者,应停药。

(2)对嗜烟、酒者,应督促患者戒烟、戒酒。

(三)疼痛护理

(1)了解疼痛的特点,指导缓解疼痛的方法。例如,DU 患者有空腹痛或午夜痛,可准备碱性食物(如苏打饼干),在没有疼痛时进食或遵医嘱服用抗酸药物,防止疼痛发生。

(2)采用局部热敷或针灸镇痛。

(3)帮助患者认识和消除病因。服用非甾体抗炎药者,若病情允许,应停药。嘱患者合理饮食,戒烟、戒酒。

(4)指导患者采取听轻音乐、精神放松法、呼吸控制训练法、气功松弛法等放松技术,消除紧张感,减轻疼痛。

(四)用药护理

遵医嘱用药,注意观察药效及不良反应。

1.抗酸药

该类药如氢氧化铝凝胶,应在饭后 1 h 和睡前服用。应嚼服片剂,使用前应充分摇匀乳剂。应避免同时服用抗酸药与奶制品。不可同时服用该类药与酸性食物及饮料。氢氧化铝凝胶能引起食欲缺乏、软弱无力等症状,严重者可致骨质疏松,甚至造成肾损害。若服用镁制剂则易引起腹泻。

2.H_2 受体拮抗剂

应在餐中或餐后即刻服用该类药,或将 1 d 剂量在睡前顿服。若需同时服用抗酸药,则两类药的服药间隔时间要超过 1 h;若静脉给药应注意控制速度,速度过快可引起低血压和心律失常。西咪替丁有轻度抗雄性激素作用,停药后症状即可消失。用药期间应监测肾功能。孕妇和哺乳期妇女禁用西咪替丁。

3.质子泵抑制剂

奥美拉唑在用药初期可引起头晕,应嘱患者避免开车或做其他必须高度集中注意力的工作。此外,奥美拉唑与地西泮、苯妥英钠等药物联合使用时,需防止药物蓄积中毒。兰索拉唑、泮托拉唑的不良反应较少。埃索美拉唑的不良反应较少见,静脉滴注时只能溶于 0.9% 的氯化钠注射液中。

4.其他药物

宜在进餐前 1 h 服用硫糖铝片。该药有便秘、口干、产生皮疹、眩晕、嗜睡等不良反应。注意不能同时服用该类药与多酶片。

六、健康指导

（一）疾病知识指导

向患者及家属介绍消化性溃疡发病的原因、加重因素及常见并发症的表现和特点，帮助他们了解病情，解除思想顾虑。

（二）生活指导

指导良好的生活方式，规律生活，劳逸结合，合理作息，保证充足的睡眠，避免过度紧张、劳累，戒除烟、酒，选择合适的锻炼方式，提高机体免疫力。

（三）饮食指导

指导患者建立合理的饮食结构，规律进食，少食多餐，避免摄入粗纤维食物及刺激性饮料；饮食不宜过酸、过甜、过咸，烹调方法以蒸、煮、炖、烩为主。

（四）用药指导

指导患者按医嘱正确服药，学会观察药效及不良反应，不得擅自停药或减量，防止溃疡复发；慎用或勿用使溃疡加重的药物。

（五）定时复诊

告诉患者根据医嘱定时去门诊复查。

（曹　娟）

第三节　反流性食管炎

反流性食管炎（reflux esophagitis，RE）是指胃、十二指肠的内容物反流入食管所引起的食管黏膜炎症、糜烂、溃疡和纤维化等病变，甚至引起咽喉、气道等食管以外的组织损害。该病的发病者中，男性多于女性，男女比例大约为 3 ∶ 2，发病率为 1.92%。随着年龄的增长，食管下段括约肌收缩力的下降，胃、十二指肠的内容物自发性反流，而使老年人反流性食管炎的发病率有所增加。

一、病因与发病机制

（一）抗反流屏障削弱

食管下括约肌是指食管末端 3～4 cm 长的环形肌束。正常人静息时食管下括约肌的压力为 1.3～4.0 kPa（10～30 mmHg），它可以防止胃内容物反流入食管。随着年龄的增长，机体老化，导致食管下括约肌的收缩力下降而引起食物反流。一过性食管下括约肌松弛也是反流性食管炎的主要发病机制。

（二）食管清除作用减弱

正常情况下，一旦发生食物的反流，大部分反流物通过 1～2 次食管自发和继发性的蠕动性收缩被排入胃内，即容量清除，剩余的部分则由唾液缓慢地中和。老年人的食管蠕动缓慢和唾液产生减少，影响了食管的清除作用。

（三）食管黏膜屏障作用下降

反流物进入食管后，人体可以凭借食管上皮表面黏液、不移动水层和表面 HCO_3^-、复层鳞状上皮等构成的上皮屏障以及黏膜下丰富的血液供应构成的后上皮屏障,发挥抗反流物对食管黏膜损伤的作用。随着机体老化,食管黏膜逐渐萎缩,黏膜屏障作用下降。

二、护理评估

(一)健康史

询问患者的饮食结构及习惯、有无长期服用药物史。

(二)身体评估

1.反流症状

反酸、反胃(指胃内容物在无恶心和不用力的情况下涌入口腔)、嗳气等多在餐后明显或加重,平卧或躯体前屈时易出现。

2.反流物引起的刺激症状

患者的胸骨后或剑突下有烧灼感、胸痛、吞咽困难等。这些症状由胸骨下段向上延伸,常在餐后1 h出现,平卧、弯腰或腹压升高时可加重。反流物刺激食管痉挛导致胸痛,常发生在胸骨后或剑突下,严重时可为剧烈刺痛,可放射到后背、胸部、肩部、颈部、耳后,有的酷似心绞痛的特点。

3.其他症状

咽部不适,有异物感、棉团感或堵塞感,可能与胃酸反流引起食管上段括约肌压力升高有关。

4.并发症

(1)上消化道出血:食管黏膜炎症、糜烂及溃疡可以导致上消化道出血。

(2)食管狭窄:食管炎反复发作致使纤维组织增生,最终导致瘢痕性狭窄。

(3)巴雷特食管:在食管黏膜的修复过程中,食管-贲门交界处2 cm以上的食管鳞状上皮被特殊的柱状上皮取代,称为巴雷特食管。巴雷特食管发生溃疡时,又称巴雷特溃疡。巴雷特食管是食管癌的主要癌前病变。

(三)辅助检查

1.内镜检查

内镜检查是反流性食管炎最准确、最可靠的诊断方法,能判断该病的严重程度和有无并发症,结合活检可以区别该病与其他疾病。

2.24 h食管pH监测

应用便携式pH记录仪在生理状态下对患者进行24 h食管pH监测,可提供食管是否存在过度酸反流的客观依据。在进行该项检查前3 d,应停用抑酸药与促胃肠动力的药物。

3.食管吞钡X线检查

对不愿意接受或不能耐受内镜检查者行该检查。严重患者可发现阳性X线征。

(四)心理社会状况

反流性食管炎长期持续存在,病情反复,病程迁延,因此患者会出现食欲减退,体质量下降,导致患者心情烦躁、焦虑;合并消化道出血时患者会紧张、恐惧。应注意评估患者的情绪状态及对该病的认知程度。

三、常见护理诊断及问题

(一)胸痛

胸痛与胃食管黏膜炎性病变有关。

(二)营养失调:低于机体需要量

营养低于机体需要量与害怕进食、消化吸收不良等有关。

（三）有体液不足的危险

体液不足的危险与合并消化道出血引起活动性体液丢失、呕吐及液体摄入量不足有关。

（四）焦虑

焦虑与病情反复、病程迁延有关。

（五）知识缺乏

患者缺乏对反流性食管炎的病因和预防知识的了解。

四、诊断要点与治疗原则

（一）诊断要点

临床上有明显的反流症状，内镜下有反流性食管炎的表现，有过度酸反流的客观依据，即可做出诊断。

（二）治疗原则

以药物治疗为主，对药物治疗无效或发生并发症者可做手术治疗。

1.药物治疗

目前多主张采用递减法，即开始使用质子泵抑制剂加促胃肠动力药，迅速控制症状，待症状控制后再减量维持。

（1）促胃肠动力药：目前常用的药物是西沙必利。常用量为每次 5～15 mg，每天 3～4 次，疗程为8～12周。

（2）抑酸药：①H_2 受体拮抗剂：西咪替丁 400 mg、雷尼替丁150 mg、法莫替丁20 mg，每天 2 次，疗程为 8～12 周。②质子泵抑制剂：奥美拉唑 20 mg、兰索拉唑 30 mg、泮托拉唑 40 mg、雷贝拉唑 10 mg 和埃索美拉唑 20 mg，一天 1 次，疗程为 4～8 周。③抗酸药：仅用于症状轻、间歇发作的患者，用于临时缓解症状。反流性食管炎有并发症或停药后很快复发者，需要长期维持治疗。H_2 受体拮抗剂、西沙必利、质子泵抑制剂均可用于维持治疗，其中，质子泵抑制剂效果最好。维持治疗的剂量因患者而异，以调整至患者无症状的最低剂量为合适剂量。

2.手术治疗

手术为不同术式的胃底折叠术。手术指征：①经内科治疗无效。②虽经内科治疗有效，但患者不能忍受长期服药。③经反复扩张治疗，食管狭窄仍反复发作。④确证反流性食管炎引起严重呼吸道疾病。

3.并发症的治疗

（1）食管狭窄：对大部分狭窄可行内镜下食管扩张术来治疗。扩张后用长程质子泵抑制剂来维持治疗，可防止狭窄复发。对少数严重瘢痕性狭窄需行手术切除。

（2）巴雷特食管：药物治疗是预防巴雷特食管发生和发展的重要措施，必须使用质子泵抑制剂来治疗及长期维持。

五、护理措施

（一）一般护理

为减少平卧时及夜间反流可将床头抬高 15～20 cm。避免睡前 2 h 内进食。白天进食后不宜立即卧床。应避免食用使食管下括约肌压力降低的食物和药物，如巧克力、硝酸甘油、钙拮抗剂。应戒烟及禁酒。避免一切使腹压升高的因素，如肥胖、便秘、紧束腰带。

（二）用药护理

遵医嘱给予药物治疗，注意观察药物的疗效及不良反应。

1.H₂受体拮抗剂

应在餐中或餐后即刻服用药物,若需同时服用抗酸药,则两药的服药时间应间隔1h以上。若静脉给药,应注意控制速度,过快可引起低血压和心律失常。西咪替丁对雄性激素受体有亲和力,可导致男性乳腺发育、阳痿以及性功能紊乱,应做好解释工作。该药主要通过肾排泄,用药期间应监测肾功能。

2.质子泵抑制剂

奥美拉唑可引起头晕,应嘱患者用药期间避免开车或做其他必须高度集中注意力的工作。兰索拉唑的不良反应包括出现荨麻疹、皮疹、瘙痒、头痛、口苦、肝功能异常等,轻度不良反应不影响继续用药,不良反应较严重时应及时停药。泮托拉唑的不良反应较少,偶可引起头痛和腹泻。

3.抗酸药

在饭后1h和睡前服用该药。服用片剂时应嚼服,对乳剂在给药前应充分摇匀。应避免同时服用抗酸药与奶制品、酸性饮料及食物。

(三)饮食护理

(1)指导患者有规律地进餐,饮食不宜过饱;选择营养丰富、易消化的食物;避免摄入过咸、过甜、过辣的刺激性食物。

(2)与患者共同制定饮食计划,指导患者及其家属改进烹饪技巧,增加食物的色、香、味,引起患者的食欲。

(3)观察并记录患者每天进餐的次数,所进食物的量、种类,以了解其摄入营养素的情况。

六、健康指导

(一)疾病知识的指导

向患者及其家属介绍该病的有关病因,避免诱发因素。嘱患者保持良好的心理状态,平时生活要有规律,合理安排工作和休息时间,注意劳逸结合,积极配合治疗。

(二)饮食指导

指导患者加强饮食卫生和饮食营养,养成有规律的饮食习惯;避免过冷、过热、辛辣等刺激性食物及浓茶、咖啡等饮料。嗜酒者应戒酒。

(三)用药指导

根据病因及病情进行指导,介绍药物的不良反应。嘱患者长期维持治疗,如有异常,及时复诊。

(曹　娟)

第四节　急性胃炎

急性胃炎是由各种病因引起的、以胃黏膜多发性糜烂为特征的急性胃黏膜病变,常伴有胃黏膜出血,可伴有一过性浅溃疡形成。临床上急性发病,常表现为上腹部症状。内镜检查可见胃黏膜充血、水肿、出血、糜烂(可伴有浅表溃疡)等一过性病变。病理组织学特征为在胃黏膜固有层见到以中性粒细胞为主的炎症细胞浸润。急性胃炎主要包括:①急性幽门螺杆菌感染引起的急性胃炎。但临床上很难诊断幽门螺杆菌感染引起的急性胃炎,因为一过性的上腹部症状多不为患者注意,亦极少需要胃镜检查,可能多数患者的症状很轻或无症状。感染幽门螺杆菌后,如不治疗,幽门螺杆菌感染可长期存在并发展为慢性胃炎。②除幽门螺杆菌之外的病原体感染及(或)其毒素对胃黏膜损害引起的急性胃炎。进食被微生物及(或)其毒素污染的不洁食物而引起的急性胃肠炎以肠道炎症为主。胃酸的强力抑菌作用,除幽门螺杆菌之外的细菌很难在胃内存活而感染胃黏膜,因此一般人很少患除幽门螺杆菌之外的细菌感染导致胃炎。但当机体免疫力下降时,可发生各种细菌、真菌、病毒引起的急性感染性胃炎。③急性糜烂出血性胃炎。临床上常见急性糜烂出血性胃炎。

一、病因与发病机制

(一)药物

最常引起胃黏膜炎症的药物是非甾体抗炎药,如阿司匹林、吲哚美辛。这类药可破坏胃黏膜上皮层,引起黏膜糜烂。

(二)急性应激

严重的重要脏器衰竭、严重创伤、大手术、大面积烧伤、休克甚至精神心理因素等引起的急性应激,导致胃黏膜屏障破坏和 H^+ 弥散进入黏膜,引起胃黏膜糜烂和出血。

(三)其他

乙醇具有亲脂性和溶脂能力,高浓度乙醇可直接破坏胃黏膜屏障。某些急性细菌或病毒感染、胆汁和胰液反流、胃内异物以及肿瘤放疗后的物理性损伤,可造成胃黏膜损伤引起上皮细胞损害、黏膜出血和糜烂。

二、临床表现

(一)症状

轻者大多无明显症状;有症状者主要表现为非特异性消化不良的表现。上消化道出血是该病突出的临床表现。

(二)体征

上腹部可有不同程度的压痛。

三、辅助检查

(一)实验室检查

粪便隐血试验呈阳性。

(二)内镜检查

纤维胃镜检查是诊断的主要依据。

四、治疗要点

治疗原则是消除致病因素和积极治疗原发病。

(1)若药物引起急性胃炎,立即停药。

(2)对急性应激造成该病的患者,在积极治疗原发病的同时,给予抑制胃酸分泌的药物。

(3)发生上消化道大出血时,按上消化道出血及时处理。

五、护理措施

(一)一般护理

1.休息与活动

患者应注意休息,减少活动。急性应激造成该病的患者应卧床休息。护理人员应做好患者的心理疏导,解除其精神紧张。

2.合理饮食

患者进食应定时、有规律,一般进食少渣、温凉的半流质饮食。患者如有少量胃黏膜出血,可进牛奶、米汤等流质食物,以中和胃酸,这样有利于黏膜的修复。急性大出血或呕吐频繁时应禁食。

(二)治疗用药护理

(1)指导患者正确使用阿司匹林、吲哚美辛等对胃黏膜有刺激的药物,必要时应用制酸剂、胃黏膜保护剂以预防该病。

(2)大出血时立即建立静脉通道。

(3)配合医师迅速、准确地实施输血、输液、各种止血治疗及用药等抢救措施,并观察治疗效果及不良反应。

(4)输液开始宜快,必要时测定中心静脉压,将其作为调整输液量和速度的依据。

(5)避免输液、输血过多、过快而引起急性肺水肿,对老年患者和心肺功能不全者尤应注意。

(三)病情观察

观察患者呕出的血及黑便大致的量,血压、脉搏、血红蛋白的变化情况。观察原发病及其他病因的转归情况。

(四)心理护理

安慰,解释,使患者消除焦虑和恐惧,积极配合治疗。

六、健康指导

(1)向患者及其家属介绍急性胃炎的有关知识、预防方法和自我护理措施。

(2)患者避免使用对胃黏膜有刺激的药物,必须使用时应同时服用制酸剂。

(3)嗜酒者应戒酒。

(4)对于急性应激状态患者,要注意保护胃黏膜。

(5)患者注意饮食卫生,生活要有规律,保持轻松、愉快的心情。

(曹 娟)

第五节 急性胰腺炎

一、概述

急性胰腺炎是各种病因导致胰腺分泌的胰酶在胰腺内被激活后引起胰腺及其周围组织自身消化、水肿、出血、甚至坏死的化学性炎症反应,是消化系统的常见急症之一。临床特点有急性腹痛、发热、恶心、呕吐、血清淀粉酶和尿淀粉酶含量升高等。重症常继发感染、腹膜炎和休克等多种并发症。

急性胰腺炎的临床表现和病程取决于其病因、病理类型和治疗是否及时。轻者以胰腺水肿为主，病情常呈自限性，预后良好，又称为轻症急性胰腺炎。少数重者常继发感染、腹膜炎和休克等多种并发症，病死率高，称为重症急性胰腺炎。该病可见于任何年龄的患者，但多见于青壮年。

二、病因

急性胰腺炎的病因是多方面的。在我国，50％以上的急性胰腺炎并发于胆石症、胆管感染或胆管蛔虫症等胆管系统疾病，其他常见病因有胰管阻塞、酗酒、暴饮暴食、手术与创伤、内分泌与代谢障碍、感染、药物等。

（一）胆管系统疾病

可能引起胆源性胰腺炎的因素如下：①胆结石、感染、蛔虫等因素导致奥迪括约肌水肿、痉挛，使十二指肠壶腹部出口梗阻，胆管内压力高于胰管内压力，胆汁逆流入胰管，引起急性胰腺炎。②胆结石在移行过程中损伤胆总管、壶腹部或胆管感染引起奥迪括约肌松弛，使富含肠激酶的十二指肠液反流入胰管，引起急性胰腺炎。③胆管感染时细菌毒素、游离胆酸、非结合胆红素等可通过胆胰间淋巴管交通支扩散到胰腺，激活胰酶，引起急性胰腺炎。

（二）胰管阻塞

胰管结石、胰管狭窄、肿瘤或蛔虫钻入胰管等可引起胰管阻塞，胰管内压过高，使胰管小分支和胰腺泡破裂，胰液与消化酶外溢至间质，引起急性胰腺炎。

（三）酗酒和暴饮暴食

大量饮酒和暴饮暴食均可导致胰液分泌增加，并刺激奥迪括约肌痉挛，十二指肠乳头水肿，使胰管内压升高，胰液排出受阻，引起急性胰腺炎。慢性嗜酒者常有胰液蛋白沉淀，形成蛋白栓而堵塞胰管，导致胰液排泄障碍。

（四）其他

（1）手术与创伤：腹腔手术（特别是胰、胆或胃的手术），腹部钝挫伤等可直接或间接损伤胰腺组织，影响胰腺的血液供应，引起胰腺炎。

（2）内分泌与代谢障碍：任何原因引起的高钙血症或高脂血症，可使胰管钙化或胰液内脂质沉着等，引发胰腺炎。

（3）感染：某些急性传染病（如流行性腮腺炎、传染性单核细胞增多症），可增加胰液分泌，引起急性胰腺炎，但症状一般较轻，随感染痊愈而自行消退。

（4）药物：某些药物（如噻嗪类利尿剂、糖皮质激素，四环素、磺胺类）可直接损伤胰腺组织，使胰液分泌或黏稠度增加，引起急性胰腺炎。

（5）特发性胰腺炎：尽管急性胰腺炎的病因繁多，多数可找到致病因素，但仍有 8％～25％ 的患者的病因不明。

近年来临床和实验研究均证实，胰腺尤其是水肿的胰腺对缺血非常敏感。缺血所致的胰腺损伤逐渐受到重视。一方面，缺血和急性胰腺炎的发生有关，另一方面，缺血也和胰腺炎病变的发展有明显的关系，现已证实各种原因导致的血液微循环障碍是胰腺炎病变加重的重要因素。

三、临床表现

临床上常根据病变的损害程度分为轻症急性胰腺炎和重症急性胰腺炎。

（一）症状

1.腹痛

腹痛是急性胰腺炎的主要临床症状,约95%的患者因腹痛而就诊。多数患者常在饱餐或酗酒后1~2 h突然起病,开始为持续性上腹痛,阵发性加重,胰头受累以右上腹痛为主,胰体受累为中上腹痛,胰尾受累时为左上腹部疼痛,如全上腹部疼痛,则提示整个胰腺受累或伴有急性腹膜炎。疼痛常为钝痛、胀痛、钻顶样痛、绞痛或刀割样疼痛。疼痛可向腰背部放射,使用一般的止痛剂无效,取前倾坐位或屈膝侧卧可部分减轻疼痛。病程轻者腹痛一般持续3~5 d即可缓解,重者时间可延长,持续1~2周。有少数患者,尤其是老年人或身体虚弱者有时只有轻微腹痛,甚至无腹痛,但是容易发生突然休克,提示预后极差。

急性胰腺炎疼痛的发生原因如下。①胰腺的急性水肿、炎症刺激和牵拉其包膜上的神经末梢。②胰腺炎性渗出和胰液外溢,刺激其邻近的腹膜和腹膜后组织,产生局限性腹膜炎。③炎症累及肠道,引起肠胀气及麻痹性肠梗阻。④胰管阻塞或伴随的胆囊炎、胆石症引起疼痛。

2.恶心、呕吐

起病后几乎全部患者有恶心、呕吐,呕吐物为食物或胆汁,偶有患者可吐出蛔虫,呕吐的程度与疾病的严重程度一致。呕吐后腹痛常不能缓解。

3.腹胀

多数患者伴有腹胀,且腹胀的程度与疾病的严重程度呈正相关。大部分患者3~5 d内无排气、排便,随病情好转,肠蠕动逐渐恢复。重症者通常腹胀明显,或并发麻痹性肠梗阻。若腹胀症状不缓解,则可诱发肠源性感染和肠屏障功能衰竭。

4.发热

大多数患者有中度发热,少数为高热,通常不伴寒战,发热一般持续3~5 d。病程初期发热并非为感染所致,而是胰腺组织损伤的产物作用于体温调节中枢所致。发热持续不退或逐渐升高常提示继发感染或并发胰腺坏死组织感染及胰腺脓肿。

5.黄疸

一般在病初24 h内不出现黄疸,起病后第2~3 d由于胰头炎症水肿压迫胆总管,可出现一过性阻塞性黄疸,多在几日内消退。如黄疸持续不退或加深,应怀疑合并胆总管结石。发病第2周后出现黄疸,应考虑胰腺炎并发胰腺脓肿或假性囊肿,压迫胆总管。少数患者后期可因并发肝细胞损害而产生肝细胞性黄疸。

6.低血压、休克

发生重症急性胰腺炎时由于血管的通透性增加,血浆不断渗漏至腹腔、腹膜后间隙、胰腺周围,许多炎症介质在腹腔积聚引起腹膜炎、低血容量、低血压甚至休克。休克患者可能烦躁不安,皮肤呈大理石花斑样发绀,四肢湿冷,血压下降,脉搏细速。休克一般在起病后3~4 d发生,暴发型者可在发病后短时间内猝死。有些患者则在夜间突然发生休克,当时未被人发现,次日发现时人已死亡。因此,在遇到突然休克的患者,用其他常见原因不能解释时,应考虑到重症急性胰腺炎的可能性。

（二）体征

（1）轻症急性胰腺炎:腹部体征较轻,可出现局限性上腹部轻压痛或不同程度的腹胀、肠鸣音减弱。

（2）重症急性胰腺炎:患者常呈急性重病面容,痛苦表情,脉搏加快,呼吸急促,血压下降。患者的腹肌紧张,有全腹显著压痛和反跳痛,伴麻痹性肠梗阻时有明显腹胀,肠鸣音减弱或消失。可出现移动性浊音,腹水多呈血性。少数患者的胰酶或坏死组织液沿腹膜后间隙流到腹壁下,导致两侧腰部皮肤呈暗灰蓝色,称格雷·特纳征,或出现脐周围皮肤青紫,称卡伦征。如有胰腺脓肿或假性囊肿形成,上腹部可扪及肿块。胰头炎性水肿压迫胆总管时,可出现黄疸。血钙低时有手足抽搐,提示预后不良。

(三)并发症

并发症主要见于重症急性胰腺炎。局部并发症有胰腺脓肿和假性囊肿。全身并发症有糖尿病、急性肾衰竭、急性呼吸窘迫综合征、心力衰竭、消化道出血、胰性脑病、弥散性血管内凝血、肺炎、败血症等,病死率很高。

四、实验室及辅助检查

(一)实验室检查

1.白细胞计数

患者多有血白细胞计数升高和粒细胞核左移现象,白细胞达$(10\sim20)\times10^9/L$。病程初期白细胞计数升高并非感染所致,而是全身炎症反应综合征的表现之一,但是病程第 2 周后仍有白细胞计数升高,则提示坏死胰腺组织继发感染或并发胰腺脓肿的可能。

2.血清淀粉酶、尿淀粉酶的测定

淀粉酶测定是最常用的诊断方法,血清淀粉酶、尿淀粉酶的浓度常明显升高。临床上测定的血清淀粉酶是胰腺型和唾液型的总和,其正常值依不同测定方法而不同,目前临床上多采用索莫吉法。测定血清淀粉酶是诊断急性胰腺炎最简单而又敏感的方法,约 90% 的患者出现血清淀粉酶的浓度升高。一般在发病 $6\sim8$ h 血清淀粉酶的浓度开始上升,$18\sim24$ h 后到达高峰,持续时间为 $3\sim5$ d。

血清淀粉酶主要自尿中排出体外,所以在肾功能正常的情况下,当血清淀粉酶的浓度升高时,尿淀粉酶的浓度也升高,只是升高的时间较血清淀粉酶迟。急性胰腺炎发病 $12\sim24$ h 尿淀粉酶开始升高,可持续 1 周左右,偶有超过 10 d 才恢复正常的。尿淀粉酶的测定比血清淀粉酶稍敏感,测定尿淀粉酶可以补充测定血清淀粉酶的不足,对诊断有一定帮助。但是由于尿淀粉酶的特异性较差,临床上对于单纯尿淀粉酶浓度升高的情况,则通常不考虑急性胰腺炎的诊断。在急性胰腺炎合并肾功能不全时,由于肾脏对淀粉酶的清除能力降低,尿淀粉酶的浓度升高不明显或正常。

3.C 反应蛋白

C 反应蛋白的测定有助于判断急性胰腺炎的严重性。C 反应蛋白是组织损伤和炎症的非特异性标志物,C 反应蛋白值的变化与急性胰腺炎的预后分数呈正相关,所以对 C 反应蛋白的监测有助于估计急性胰腺炎的严重性。通常认为 C 反应蛋白的浓度大于 250 mg/L,提示广泛的胰腺坏死。

4.生化检查

重症急性胰腺炎可有血钙降低和血糖升高。50% 急性胰腺炎患者可有糖耐量曲线异常。高胆红素血症见于约 10% 的急性胰腺炎患者,多为一过性,可于发病后 $4\sim7$ d 恢复正常。如果是胆源性胰腺炎,胆管梗阻因素没有消除,则表现为持续性高胆红素血症。血清谷草转氨酶、乳酸脱氢酶的浓度可升高。血钙降低见于约 25% 的急性胰腺炎患者,血钙低于 1.8 mmol/L 为预后不良征兆。部分重症急性胰腺炎患者由于胰腺周围渗出明显,可出现低蛋白血症。

(二)影像学检查

1.腹部超声

腹部超声是首选的影像学诊断方法,可作为常规初筛检查。发生急性胰腺炎时 B 超检查可见胰腺弥漫性增大,光点增多,回声减弱。胰腺重度水肿时可无回声或呈散在回声,在其后部回

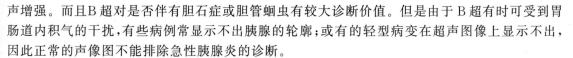

声增强。而且B超对是否伴有胆石症或胆管蛔虫有较大诊断价值。但是由于B超有时可受到胃肠道内积气的干扰,有些病例常显示不出胰腺的轮廓;或有的轻型病变在超声图像上显示不出,因此正常的声像图不能排除急性胰腺炎的诊断。

2.X线检查

腹部X线检查可发现是否存在腹水及肠麻痹或麻痹性肠梗阻。该病表现为横结肠充气,腰大肌线模糊或消失,上腹部软组织密度增大,十二指肠或小肠节段性扩张。

3.腹部CT及增强CT

这两种检查可以区别轻症和重症胰腺炎。发生急性胰腺炎时腹部普通CT检查表现为胰腺实质的密度降低(即CT值降低),胰腺体积增大,胰腺周围浸润。而增强CT则可清楚地显示胰腺坏死区域的存在及坏死的范围、程度。坏死组织及液化区为非灌注区,其他表现则为显影增强。而且CT对于并发腹膜炎、胰腺脓肿或假性囊肿的诊断有帮助。目前,国外常用CT严重程度指数(CTseverityindex,CTSI)来判断急性胰腺炎的严重程度,如果CTSI≥3分,则需考虑存在重症急性胰腺炎的可能性。

五、健康评估

(一)健康史

询问患者的年龄,该病多见于青壮年。了解发病原因,有无以下病史:胆管感染、胆石症或胆管蛔虫;酗酒和暴饮暴食史;腹腔手术,特别是胰、胆或胃的手术,腹部钝挫伤等;某些急性传染病,如流行性腮腺炎、传染性单核细胞增多症;服某些药物,如噻嗪类利尿剂、糖皮质激素,四环素、磺胺类。

(二)身体症状

1.症状

(1)腹痛:为该病的主要表现和首发症状,表现为剧烈而持续的疼痛,呈钝痛、钻痛、绞痛或刀割样痛,可有阵发性加剧。

(2)恶心、呕吐及腹胀:起病后患者多出现恶心、呕吐,大多频繁而持久,吐出食物和胆汁,呕吐后腹痛并不减轻。

(3)发热:多数患者有中度以上发热,一般持续3～5 d。

(4)脱水:患者多有轻重不等的脱水,呕吐频繁者可有代谢性碱中毒。重症者可有显著脱水和代谢性酸中毒,伴血钾、血镁、血钙降低,部分患者的血糖浓度升高,偶可发生糖尿病酮症酸中毒或高渗昏迷。

(5)低血压和休克:见于急性坏死型胰腺炎,极少数患者可突然出现休克,甚至发生猝死。

2.体征

(1)轻症急性胰腺炎:腹部体征较轻,可有上腹部压痛,但无腹肌紧张和反跳痛,可有肠鸣音减弱。

(2)重症急性胰腺炎:患者常呈急性重病面容;腹肌紧张,有全腹显著压痛和反跳痛;可出现移动性浊音、格雷·特纳征和/或卡伦征;可有黄疸或抽搐。

(三)辅助检查

(1)白细胞计数:多有白细胞增多及中性粒细胞核左移。

(2)淀粉酶测定:血、尿淀粉酶均升高。

(3)其他生化检查:可有血钙降低,暂时性血糖升高,血清谷草转氨酶、乳酸脱氢酶增加,血清蛋白含量降低等。

(4)影像学检查:腹部 X 线平片可见哨兵襻和结肠切割征,它们为胰腺炎的间接指征,并可发现肠麻痹或麻痹性肠梗阻征象;腹部 B 超与 CT 显像可见胰腺弥漫性增大,其轮廓与周围边界模糊不清,坏死区呈低回声或低密度图像,对并发胰腺脓肿或假性囊肿的诊断有帮助。

六、护理诊断

(1)疼痛:与胰腺及其周围组织的炎症、水肿或出血坏死有关。

(2)体温过高:与急性胰腺炎组织坏死或感染有关。

(3)恐惧:与腹痛剧烈及病情进展急骤有关。

(4)知识缺乏:患者缺乏有关该病的病因和预防的知识。

(5)生活自理能力缺陷:与患者禁食、发热或腹痛等导致的体质虚弱有关。

(6)潜在并发症:水、电解质紊乱,低血糖,高血糖,休克等。

七、护理措施

(一)病情观察

严密监测患者生命体征的变化、尿量的变化,观察神志的变化。观察患者腹痛的程度和性质,轻者上腹部钝痛,能耐受;重者呈绞痛、钻痛或刀割样痛,常呈持续性伴阵发性加剧。疼痛部位通常在中上腹部,如果以胰头部炎症为主,疼痛部位常在中上腹偏右;如以胰体、胰尾部炎症为主,疼痛部位常在中上腹及左上腹,并向腰背部放射。疼痛在弯腰或坐起前倾时减轻。出血坏死型胰腺炎可出现全腹痛、压痛和反跳痛。可肌内注射地西泮与哌替啶来镇痛。一般镇痛剂多无效。不宜应用吗啡。监测生命体征及血清淀粉酶(正常值<120 U/L)的变化,观察腹膜体征,有无恶心、呕吐、黄疸等症状,并对症处理。准确记录 24 h 出入量,包括胃肠减压引流及呕吐量,并注意观察性状。监测血糖变化,因为有些重症胰腺炎患者的 B 细胞遭破坏,胰岛素分泌减少,导致出现永久性糖尿。注意患者有无抽搐,因为急性重症胰腺炎患者常伴发低钙血症。必要时静脉缓慢推注葡萄糖酸钙。

(二)休息与活动

嘱患者卧床休息以降低代谢率及减少胰腺、胃肠分泌消化液,增加脏器的血流量,促进组织修复和体力恢复,改善病情。协助患者选择舒适卧位,鼓励患者翻身。对因剧痛在床上辗转不宁者,要防止其坠床。

(三)饮食护理

多数患者需禁饮食 1~3 d,对腹胀明显者需行胃肠减压,其目的在于减少胃酸分泌,进而减少胰液分泌,以减轻腹痛和腹胀。应向患者及其家属解释禁饮食的意义,患者口渴时可含漱或湿润口唇。禁食期间每天应补液 2 000~3 000 mL,以补充血容量,胃肠减压时液体量应适量增加,注意补充电解质,维持水、电解质平衡。腹痛和呕吐基本消失、胰腺功能正常后,进食清淡流食,如米汤、藕粉、杏仁茶,但不摄入油脂。症状缓解后,可选少量优质蛋白质,每天供 25 g 左右,以利于胰腺的修复。

(四)对症护理

(1)对腹痛剧烈者,可遵医嘱给予哌替啶等止痛药,但反复使用哌替啶可成瘾。禁用吗啡,以防引起奥迪括约肌痉挛,加重病情。注意监测用药前、后患者的疼痛有无减轻,疼痛的性质和特点有无改变。若疼痛持续存在伴高热,则应考虑可能并发胰腺脓肿;如疼痛剧烈,腹肌的紧张、压痛和反跳痛明显,提示并发腹膜炎,应报告医师,及时处理。

(2)禁食患者每天的液体入量常需达到 3 000 mL,故应迅速建立有效静脉通路,输入液体及电解质,以维持有效循环血容量。注意根据患者的脱水程度、年龄和心肺功能调节输液速度,及时补充因呕吐、发热和禁食所丢失的液体和电解质,纠正酸碱平衡失调。防治低血容量性休克,特别注意患者血压、神志及尿量的变化,如出现神志改变、血压下降、尿量减少、皮肤黏膜苍白、冷汗等低血容量性休克的表现,应积极配合医师进行抢救:①迅速准备好抢救用物,如静脉切开包、人工呼吸器、气管切开包。②帮患者取平卧位,注意为其保暖,给予氧气吸入。③尽快建立静脉通路,必要时切开静脉,按医嘱输注液体或全血,补充血容量。根据血压调整给药速度,必要时测定中心静脉压,以决定输液的量和速度。④如果循环衰竭持续存在,按医嘱给予升压药。

（五）心理护理

该病呈急性起病,患者出现剧烈腹痛,一般止痛药无效。出血坏死型胰腺炎的症状重,预后差,常使患者及其家属产生不良的心理反应,患者烦躁不安、恐惧、焦虑等。护理人员应安慰、鼓励患者,向患者及其家属解释病情,使患者消除恐惧、不安的情绪,帮助患者树立战胜疾病的信心。护理过程中要观察患者的心理变化,帮助患者完成各项检查,使其能配合治疗。在病情许可的条件下,针对患者的情况进行卫生宣教。

（六）健康教育

向患者及其家属介绍该病的主要诱发因素和过程,教育患者平时应养成规律的进食习惯,戒除烟、酒,避免暴饮暴食。积极治疗胆管疾病,注意防治胆管蛔虫。出现疾病相关症状时应及时就医。

（郑　娇）

第六节　食　管　癌

一、概述

食管癌是常见的消化道恶性肿瘤,目前原因不明,与炎症、真菌感染、亚硝胺类化合物的摄入、微量元素及维生素的缺乏有关。其主要病理类型为鳞癌（90%）,少部分为腺癌、肉瘤及小细胞癌等。可分为髓质型、缩窄型、蕈伞型、溃疡型。胸中段食管癌较多见,胸上段食管癌较少。食管癌发生于食管黏膜上皮的基底细胞,绝大多数是鳞状上皮癌（95%）,腺癌起源于食管者甚为少见,多位于食管末端。贲门癌多为腺癌,贲门部腺癌可向上延伸,累及食管下段。该病主要通过淋巴转移,血行转移发生较晚。

二、诊断

（一）症状

1.早期

常无明显症状,仅在吞咽粗硬食物时有不同程度的不适感:①咽下食物时有哽噎感。第1次出现哽噎感后,不经治疗而自行消失,隔数天或数月再次出现。②胸骨后疼痛,常在咽下食物后发生,进食粗糙热食或刺激性食物时加重。③食物通过缓慢并有滞留感。④剑突下有烧灼样刺痛,轻重不等,多在咽下食物时出现,进食后减轻或消失。⑤有咽部干燥与紧缩感,食物吞下不畅,并有轻微疼痛。⑥胸骨后闷胀不适。症状时轻时重,进展缓慢。

2.中、晚期

(1)吞咽困难:进行性吞咽困难是食管癌的主要症状。初起时进食固体食物有哽噎感,以后逐渐呈进行性加重,甚至不能咽下流质饮食。吞咽困难的严重程度除与病期有关外,与肿瘤的类型亦有关系。缩窄型的梗阻症状出现得早,溃疡型及腔内型的梗阻症状出现得较晚。

(2)疼痛和呕吐:见于有严重的吞咽困难的病例,患者多将刚进食的食物伴唾液呕出。疼痛为常见症状,多位于胸骨后、肩胛间区。早期疼痛多呈间歇性;出现持续而严重的胸痛或背痛,需用止痛药止痛,为晚期肿瘤外侵的征象。

(3)贲门癌:可出现便血、贫血。

(4)体质量下降及恶病质:长期吞咽困难引起营养障碍,体质量明显下降,消瘦明显。出现恶病质是肿瘤晚期的表现。

(5)邻近器官受累的症状:肿瘤侵及邻近器官可引起相应的症状。肿瘤侵犯喉返神经,可发生声音嘶哑;侵入主动脉,溃烂破裂,可引起大量呕血;侵入气管,可形成食管气管瘘;高度阻塞可致食物反流,引起进食时呛咳及肺部感染;持续胸痛或背痛为晚期症状,表示肿瘤已侵犯食管外组织。

(二)体征

1.一般情况

以消瘦为主,甚至出现恶病质,有的患者有贫血和低蛋白血症的表现。

2.专科检查

病变早期并无阳性体征;病变晚期可扪及锁骨上转移的淋巴结或上腹部有包块,并有压痛。

(三)检查

1.实验室检查

实验室检查主要表现为低血红蛋白、低血浆蛋白,有的患者粪便隐血试验呈阳性。

2.特殊检查

(1)钡餐检查:是诊断食管癌最常用、最有效、最安全的方法,可了解病灶的部位及范围,还可了解胃和十二指肠的情况,供手术设计参考。在钡餐检查时应采取正位、侧位和斜位不同的体位并应用双重造影技术仔细观察食管黏膜的形态及食管运动的状况,以免漏诊早期病变。根据钡餐检查的形态将食管癌分为溃疡型、蕈伞型、缩窄型和髓质型。又根据食管癌发生的部位将其分为上段(主动脉弓上缘水平以上的食管段)、中段和下段(左下肺静脉下缘至贲门的食管)食管癌。能提取组织来做病理定性,因此钡餐与食管镜是不能相互取代的检查。

(2)食管镜检查:可在直视下观察病灶的形态和大小,并采取活体组织做出病理学诊断,对病灶不明显但可疑的部位可用刷取脱落细胞来检查。

(3)食管拉网检查:是我国学者发明的极其简便、有效、安全、经济的检查方法,尤其适用于大规模普查及早期食管癌的诊断。其诊断学的灵敏度甚至高于依靠肉眼观察定位的食管镜检查。分段食管拉网结合钡餐检查还可确定病变的部位。

(4)CT 和 MRI 检查:可了解食管癌纵隔淋巴转移的情况及该病是否侵及胸主动脉、气管后壁。

(5)纤维支气管镜检查:主要观察气管膜部是否受到食管癌侵犯,必要时可做双镜检查(即同时加做食管镜检查)。

(6)内镜式食管超声引导下细针穿刺活检:在其他方法不能明确诊断但又高度怀疑食管恶性病变时可做此检查。用细针刺入食管壁,抽吸少量组织,进行病理检查以明确诊断。

(7)超声检查:主要了解肿瘤是否向腹腔转移。食管下段肿瘤容易造成胃小弯、胰腺及肝脏

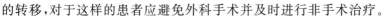

的转移,对于这样的患者应避免外科手术并及时进行非手术治疗。

（四）诊断要点

(1)进食时有梗阻感、咽部干燥紧束感、进行性吞咽困难等症状。

(2)有消瘦、乏力、贫血、脱水、营养不良等恶病质表现。

(3)中晚期患者可出现锁骨上淋巴结肿大、肝转移性肿块、腹水等。

(4)纤维食管癌、食管吞钡 X 线造影等检查结果能明确诊断。

（五）鉴别诊断

1.食管平滑肌瘤

常见的食管平滑肌瘤可出现类似食管癌的下咽困难的症状,通常有症状时间较长但无消瘦;在钡餐检查中可见肿块较圆滑,突向食管腔,黏膜无损伤,并有特殊的"八字胡"征;食管拉网及食管镜检查均不能发现癌细胞。

2.食管良性狭窄

该病患者通常有吞服强酸、强碱液病史,化学性灼伤常造成全食管或食管节段性狭窄。该病多见于儿童和女性患者,根据病史不难区别。

3.外压性食管梗阻

食管外的某些异常(如巨大的纵隔肿瘤、纵隔淋巴结、胸骨后甲状腺肿)可压迫食管,造成节段性狭窄,导致吞咽困难,但通常钡餐检查可见食管黏膜正常,拉网及食管镜检查也无病理学证据。

4.贲门失弛缓症

病史较长,病情可有缓解期,常有呕吐宿食史,有特征性的食管钡餐表现,亚硝酸异戊酯试验呈阳性,病理学活检无食管癌的证据。

5.食管静脉曲张

该病常发生在食管中下段。吞咽困难较轻,往往伴有门静脉高压,常见于肝硬化、布加综合征等。钡餐检查可见食管黏膜紊乱,食管镜下可见黏膜下曲张的静脉,但黏膜表面完整、无破坏。绝对禁止活检,以免造成大出血。

三、治疗

一般对较早期病变宜采用手术治疗;对较晚期病变,仍应争取手术治疗。晚期病变位于中、上段,患者年龄较高或有手术禁忌证,则以放射治疗为佳。

（一）手术疗法

手术是首选的治疗食管癌的方法。早期切除常可达到根治效果。手术方法应根据病变大小、部位、病理分型及全身情况而定,原则上应切除大部分食管。

1.适应证

对病变的大小和部位、病理类型以及患者的全身情况进行全面分析,在有下列情况时,可以考虑外科手术治疗:①早期食管癌(0 期及Ⅰ期),患者一般情况允许,应积极争取手术治疗。②中期内的Ⅱ、Ⅲ期,患者情况许可,无明显远处转移,条件允许时应采用术前放射与手术切除或手术切除与术后放疗的综合治疗。③放射治疗后复发、穿孔者,病变范围不大,无远处癌转移,周身情况良好,也应争取手术治疗。④食管癌高度梗阻,无明显远处转移,患者周身情况允许,应积极争取开胸手术,对不能切除者可行分流吻合术,然后辅以放疗和化疗。

2.禁忌证

随着手术技巧、围术期处理水平的提高,综合治疗癌症观念的建立和发展,某些手术禁忌证已改变。

（1）食管癌伴有锁骨上淋巴结转移的治疗：上段及颈段食管癌的锁骨上淋巴结转移实为局部淋巴结转移，在患者自身情况允许、无其他脏器转移、原发病灶可以切除的情况下，应行病灶切除术及淋巴结切除术。术后辅以放疗、化疗。

（2）对于并发有其他脏器功能不全或损害的患者，只要病灶能够切除，患者能够耐受剖胸术，均应手术治疗。

3.影响切除率的因素

（1）食管癌病变长度：一般超过 5 cm。发现食管癌伴有巨大阴影或突出阴影，多数病例的食管癌已外侵食管周围脏器并发生粘连。食管癌局部有软组织肿块，也可说明肿瘤外侵。X 线检查时，有上述现象出现，可以判断手术切除率较低。

（2）胸背疼痛：胸骨后或背部肩胛区持续性钝痛常揭示肿瘤已外侵，引起食管周围炎、纵隔炎。这种疼痛也可以是食管深层癌性溃疡所致。下段肿瘤引起的疼痛可以发生在上腹部。疼痛严重不能入睡或伴有发热者，不但手术切除的可能性较小，而且应注意肿瘤穿孔的可能。

（3）出血：有时患者会因呕血或黑便就诊。肿瘤可浸润大血管特别是胸主动脉而造成致命性大出血。对于有穿透性溃疡的患者，特别是 CT 检查显示肿瘤侵犯胸主动脉者，应注意出血的可能。

（4）声音嘶哑：常是肿瘤直接侵犯或转移性淋巴结压迫喉返神经所致。有时也可以是吸入性炎症引起的喉炎所致，间接纤维支气管镜检查有助于鉴别。

（5）手术径路：常用左胸切口，中、上段食管癌切除术有用右胸切口者。经食管裂孔剥除食管癌法可用于心肺功能差、不能耐受开胸手术者。此法可并发喉返神经麻痹及食管床大出血，应掌握适应证。

对于晚期食管癌，不能根治或放疗。对进食较困难者，可做姑息性减轻症状手术，如食管腔内置管术、胃造瘘术、食管胃转流或食管结肠转流吻合术。这些减轻症状的手术可能使患者发生并发症，故应严格掌握适应证。

（二）放射治疗

食管癌放射治疗包括根治性和姑息性两大类。单独放射治疗食管癌疗效差，故放射治疗一般仅作为综合治疗的一部分。放射方法包括放射和腔内放射、术前放射和术后放射。治疗方案的选择需根据病变部位、范围、食管梗阻程度和患者的全身状况而定。颈段和上胸段食管癌手术的创伤大，并发症的发生率高，而放疗的损伤小，放疗优于手术，应以放疗为首选。凡患者全身状况尚可，能进半流质饮食或顺利进流质饮食，有胸段食管癌而无锁骨上淋巴结转移及远处转移，无气管侵犯，无食管穿孔和出血征象，病灶长度＜8 cm 而无内科禁忌证者，均可做根治性放疗。其他患者则可进行旨在缓解食管梗阻、改善进食困难、减轻疼痛、提高患者生存质量和延长患者生存期的姑息性放疗。

（三）药物治疗

由于全身性扩散是食管癌的特征，应用化疗是合乎逻辑的。然而化疗在永久控制该病的效果方面尚未得到证实。显效率为 5％～50％，取决于选用的药物或药物之间的搭配，目前多联合应用多数种作用机制不同的药物。目前临床上常用联合化疗方案有顺铂-博莱霉素、博莱霉素-阿霉素、顺铂-DS-博莱霉素以及顺铂-阿霉素-氟尿嘧啶等。临床观察发现，顺铂、氟尿嘧啶和博莱霉素等化疗药物具有放射增敏作用。近 10 年来将此类化疗药物作为增敏剂，与放疗联合应用治疗食管癌，取得了显著疗效。

（四）综合治疗

1.新辅助化疗

新辅助化疗又称诱导疗法或术前化疗,目的在于:①控制原发病灶,增加完全性手术切除的机会,也可减少术中肿瘤的播散。②肿瘤血供完整,允许更有效的化疗药物输送。③早期的全身治疗可以消灭微小的转移病灶。④术前化疗允许更为客观地评价肿瘤反应情况,从而确定有效的化疗药物。

2.食管癌的术后化疗

食管癌的术后化疗即辅助化疗,相关研究较少,但现有资料显示其可能明显提高术后生存率。

3.食管癌的术前化疗和放疗

一般选用一种或数种化疗药物附加术前放疗,3～4周手术切除。有些患者的局部病灶可以完全消失。目前术前化疗加术前放疗有逐渐增加的趋势。

4.术前放疗

该方法能使癌及转移的淋巴结缩小,癌周围的小血管和淋巴管闭塞,可提高切除率,减少术中癌的播散。对术中切除不完全的病变,局部可留置银夹标记,术后2～4周再进行放疗。能否提高5年生存率尚有争论。

5.食管支架或人工贲门

采用记忆合金做的人工支架可将肿瘤所致的狭窄食管腔撑开,可姑息性地解决患者的进食和营养问题。用高分子材料做的人工贲门可扩开食管下端贲门癌所致的狭窄,并有一定的抗反流作用。

6.食管癌激光切割术

其为姑息性治疗方法,用激光在食管腔内切割腔内生长的肿瘤,解决患者的进食和营养问题。

四、病情观察

（一）非手术治疗

（1）对放疗患者应该注意有无放射性肺炎,气管-食管瘘或食管穿孔,尤其是肿瘤在胸主动脉附近时,要注意患者有无突然呕血、便血增加或是否出现血性胸腔积液,以便及时停止照射,防止主动脉穿孔。

（2）监测患者的血常规,无论放疗还是化疗均对患者的造血系统有抑制作用,因此在治疗过程中每周至少查2次血常规。

（3）生物制剂治疗应注意药物的不良反应和变态反应。

（4）对肿瘤的大小应定期复查,以了解非手术治疗的效果并制定下一步治疗方案。

（二）肿瘤切除性手术治疗

（1）注意观察有无出血和感染这两项手术后早期的常见并发症。

（2）吻合口瘘是食管癌手术后最常见、后果最严重的并发症,术后早期较少发生,通常易将术后早期的残胃瘘误诊为吻合口瘘。吻合口瘘常在术后6～10 d发生,主要表现为突然发热、胸痛、有胸腔积液和血象升高。患者口服60%的泛影葡胺或稀钡剂,然后造影,可明确诊断。

（三）姑息性治疗

如行激光切割手术须注意发生食管穿孔。食管穿孔可表现为突然发生纵隔气肿或气胸并伴有发热和胸腔积液。食管支架或人工贲门在安放后可脱落,患者可恢复手术前的症状,应注意确认植入物是否在位。

五、护理措施

(一)术前护理

1.心理护理

患者对手术的耐受力差,对治疗缺乏信心,同时对手术存在着一定程度的恐惧心理。因此,应针对患者的心理状态进行解释、安慰和鼓励,建立充分信赖的护患关系,使患者认识到手术是重要的治疗方法,使其接受手术。

2.加强营养支持

对尚能进食者应给予高热量、高蛋白、高维生素的流质或半流质饮食。对不能进食者,应静脉补充水分、电解质及热量。对低蛋白血症患者,应输血或血浆蛋白予以纠正。

3.胃肠道准备

(1)注意口腔卫生。

(2)术前安置胃管和十二指肠管。

(3)嘱患者术前禁食;对有食物潴留者,术前晚上用等渗盐水冲洗食管,这样有利于减轻组织水肿,降低术后感染和吻合口瘘的发生率。

(4)对拟行结肠代食管者,术前须按结肠手术准备。

4.术前练习

教会患者深呼吸、有效咳嗽、排痰和床上排便等。

(二)术后护理

(1)按胸外科术后常规护理。

(2)术后应重点加强呼吸道护理。必要时,行鼻导管吸痰或气管镜吸痰,清除呼吸道分泌物,促进肺扩张。

(3)保持胃肠减压管通畅:术后24～48 h引流出少量血液,应视为正常,若引流出大量血液,应立即报告医师。应保留胃肠减压管3～5 d,以减少吻合口张力,以利于吻合口愈合。

(4)密切观察胸腔引流的量及性质:若胸腔引流液为大量血性液体,则提示胸腔内有活动性出血;若引流出混浊液或食物残渣,应考虑食管吻合口瘘;若有粉红色液体伴有脂肪滴排出,则为乳糜胸。出现以上情况,应采取相应措施,认真处理。若无异常,术后2～3 d即可拔除引流管。

(5)严格控制饮食:因食管缺乏浆膜层,故吻合口愈合较慢,术后应严格禁食和禁水。禁食期间,每天由静脉补液。对安放十二指肠营养管者,可于手术后第2～3天肠蠕动恢复后,经导管滴入营养液,可减少输液量。手术后第5天,若病情无特殊变化,可经口进食牛奶,每次60 mL,2 h 1次,间隔期间可饮用等量开水。若无不良反应,可逐天增量。术后第10～12天饮食改为无渣半流质饮食,但应注意防止进食过快及过量。

(6)吻合口瘘的观察及护理:食管吻合口瘘的临床表现为高热、脉快、呼吸困难、胸部剧痛、患侧呼吸音低、叩诊浊音、白细胞数升高,甚至发生休克。处理原则:行胸膜腔引流,促使肺膨胀;选择有效的抗生素来抗感染;补充足够的营养和热量。

(三)健康教育

胃代食管术后,少量多餐,避免睡前、躺着进食,进食后务必慢走,或端坐半小时,防止反流。裤带不宜系得太紧。进食后避免有低头弯腰的动作。给予高蛋白、高维生素、低脂、少渣饮食,并观察进食后有无梗阻、疼痛、呕吐、腹泻等情况。若发现症状应暂停饮食。

(郑　娇)

第七节 胃 癌

一、概述

胃癌是我国常见的恶性肿瘤之一。据报道,2002年全世界有934 000例胃癌新发病例,死亡病例700 000例。胃癌的流行病学有明显的地理差别,日本、中国、智利、俄罗斯为高发地区,而美国、澳大利亚、丹麦和新西兰的发病率低。2/3的胃癌患者在发展中国家。在我国,西北地区和东南沿海地区胃的发病率较高,广西、广东、贵州胃癌的发病率低。

(一)病因

1.亚硝酸盐

亚硝酸盐主要来自食物中的硝酸盐。在大量使用氮肥的蔬菜中,硝酸盐的含量极高。硝酸盐进入胃中,经硝酸盐还原酶阳性菌的作用还原成亚硝酸盐。亚硝酸盐的含量与胃内硝酸盐还原酶阳性菌的数量呈正相关。

2.幽门螺杆菌

幽门螺杆菌为带有鞭毛的革兰阴性菌,在胃黏膜生长。在发达国家人群中幽门螺杆菌的感染率低于在发展中国家人群中的感染率,在儿童期即可感染幽门螺杆菌,例如,我国广东1～5岁儿童中,最高感染率可达31%。幽门螺杆菌是胃黏膜肠上皮化生、异型性增生及癌变前期的主要危险因素。在正常胃黏膜中很少分离到幽门螺杆菌,而随胃黏膜病变加重,幽门螺杆菌的感染率升高。

3.遗传因素

胃癌在少数家族中显示有聚集性。对胃癌患者的调查显示一级亲属患胃癌的比例明显高于二级、三级亲属。血型与胃癌存在一定关系,A型血人群患胃癌的比例高于其他血型人群。

4.饮食因素

高浓度食盐可使胃黏膜屏障损伤,造成黏膜细胞水肿,腺体丢失。摄入亚硝基化合物的同时摄入高盐可增加胃癌的诱发率,诱发时间也较短。新鲜蔬菜、水果有预防胃癌的作用。

5.其他因素

吸烟为胃癌的危险因素,吸烟量越大,患胃癌的危险性越高。烟雾中含有多种致癌物质,可溶于唾液而进入胃内。此外,吸烟者口腔中硫氰酸含量升高,可使经血液进入口腔的硝酸盐还原成亚硝酸盐。

6.慢性疾病

慢性萎缩性胃炎以胃黏膜腺体萎缩、减少为主要特征,常伴有不同程度的肠上皮化生。

(二)临床表现

1.症状

早期胃癌无特异性症状,甚至毫无症状。随着肿瘤的进展,该病影响胃的功能时才出现较明显的症状,但这种症状也并非胃癌所特有,常与胃炎、溃疡病等慢性胃部疾病相似。常见症状如下。

(1)胃部疼痛:是胃癌最常见的症状。早期胃癌患者除了少部分无症状外,大部分有胃部疼痛的症状。起初,患者仅感上腹部不适,或有胀痛、沉重感,常被认为是胃炎、胃溃疡等,给予相应的治疗,症状也可暂时缓解。胃窦部胃癌可引起十二指肠功能改变,出现节律性疼痛,这种疼痛易被忽视,直至疼痛加重甚至有黑便才被重视,此时往往已是疾病的中晚期,治疗效果不佳。

(2)食欲减退、消瘦、乏力:这也是一组常见又不特异的胃恶性肿瘤症状,有可能是胃癌的首发症状。很多患者在饱餐后出现饱胀、嗳气而自动限制饮食,体质量逐渐减轻。

(3)恶心、呕吐:早期可仅有进食后饱胀和轻度恶心感,常为肿瘤引起梗阻或胃功能紊乱所致。贲门部肿瘤患者开始可出现进食不顺利感,随病情进展而发生吞咽困难及食物反流。胃窦部癌引起幽门梗阻时可呕吐有腐败气味的隔夜饮食。

(4)出血和黑便:早期胃癌有出血、黑便者占 20%。小量出血时仅粪便隐血试验呈阳性,当出血量较大时可有呕血及黑便。无胃病史的老年人出现黑便时必须警惕有胃癌的可能。

(5)其他患者可因为胃酸缺乏、胃排空加快而出现腹泻或便秘及下腹部不适。胃癌血行转移多发生于晚期,多见转移至肝、肺。在腹腔种植转移中,女性患者的胃癌易转移至卵巢,称为库肯勃瘤。

2.体征

一般胃癌,尤其是早期胃癌常无明显体征,可有上腹部深压痛,有时伴有轻度肌抵触感。上腹部有肿块、直肠前触及肿物、脐部有肿块、锁骨上淋巴结肿大等是胃癌晚期或已出现转移的体征。

(三)诊断

胃癌的诊断和治疗需要多学科专家(肿瘤放射科专家、肿瘤外科专家、肿瘤内科专家、营养学专家及内镜专家)共同参与。

1.胃癌的 X 线检查法

X 线检查法主要用于观察胃腔在钡剂充盈下的自然伸展状态、胃的大体形态与位置的变化、胃壁的柔软度及病变部位的隆起高度等。检查方法有充盈法、黏膜法、压迫法、双对比法和薄层法。

2.胃癌的 CT 诊断

(1)胃壁增厚:癌肿沿胃壁浸润造成胃壁增厚,增厚的胃壁可为局限性或弥漫性,根据癌肿浸润深度的不同,浆膜面可光滑或不光滑。黏膜面显示不同程度的凹凸不平是胃癌的特点之一。

(2)腔内肿块:癌肿向胃腔内生长,形成突起在胃腔内的肿块。肿块可为孤立的隆起,也可为增厚胃壁向胃腔内明显突出的一部分。肿块的表面不光滑,可呈分叶、结节或菜花状,表面可伴有溃疡。

(3)溃疡:CT 图像可以更好地显示胃腔内形成的溃疡。溃疡所形成的凹陷的边缘不规则,底部多不光滑,周边的胃壁增厚较明显,并向胃腔内突出。

(4)环堤:环堤表现为环绕癌性溃疡周围的堤状隆起。环堤的外缘可锐利或不清楚。

(5)胃腔狭窄:CT 表现为胃壁增厚基础上的胃腔狭窄,狭窄的胃腔边缘较为僵硬,并不规则,多呈非对称性向心狭窄,伴环形周围非对称性胃壁增厚。

(6)黏膜皱襞改变:黏膜皱襞在 CT 横断面图像上,表现为类似小山嵴状的黏膜面突起,连续层面显示嵴状隆起间距和形态出现变化,间距的逐渐变窄、融合、消失标志着黏膜皱襞的集中、中断和破坏等改变。

(7)对于女性患者需要进行盆腔 CT 扫描。

3.胃癌的内镜诊断

(1)早期胃癌:癌组织浸润仅限于黏膜层或黏膜下层。符合以上条件,癌灶直径 5.1～10 mm 为小胃癌,直径小于 5 mm 为微小胃癌。原位癌指癌灶仅限于腺管内,未突破腺管基膜。

（2）进展期胃癌：癌组织已侵入胃壁肌层、浆膜层或浆膜外，不论癌灶大小或有无转移均称为进展期胃癌。

4.胃癌的超声诊断

水充盈胃腔法及超声显像液的应用可显示胃壁蠕动状况。在 X 线及内镜的定位下，超声可以显示肿瘤的大小、形态、内部结构、生长方式以及癌变范围。

5.实验室检查

对胃癌较早诊断有意义的检查是粪便隐血试验。

（四）治疗

1.胃癌的治疗原则

术前分期性检查包括纤维内镜、腹部 CT、女性患者盆腔 CT 或 B 超、胸部 X 线等。根据检查结果，可考虑如下治疗原则。

（1）无远处转移的患者，临床评价为可手术切除的，首选手术治疗。对有高危因素（如低分化腺癌、有脉管瘤栓、小于 35 岁）的患者应行术后含 5-氟尿嘧啶方案的化疗或同步化放疗。任何有淋巴结转移及局部晚期的患者，均应在术后进行化疗、放疗。

（2）无远处转移的患者，临床评价为不可手术切除的，可行放疗同时以 5-氟尿嘧啶增敏。治疗结束后评价疗效，如肿瘤完全或大部分缓解，可观察，对条件合适的患者行手术切除；如肿瘤残存或出现远处转移，考虑全身化疗，对不能耐受化疗者给予最好的支持治疗。

（3）有远处转移的患者以全身化疗为主，或参加临床试验。对不能耐受化疗者，给予最好的支持治疗。

2.外科手术

手术方式分为内镜下黏膜切除术、腹腔镜下胃改良切除术、胃癌的根治性切除术、联合脏器切除术、姑息性手术。

3.化学治疗

迄今为止，胃癌的治疗仍以手术治疗为主，但是多数患者仅通过手术难以治愈。化疗在胃癌的治疗中占有重要地位，分为以下几种。

（1）术后辅助化疗：单纯的手术治疗的疗效欠佳不少有效的化疗药物或联合化疗方案对胃癌的有效率常可达 40% 以上，因此，希望应用术后辅助化疗处理术后可能存在的转移灶，以达到防止复发、提高疗效的目的。有效的化疗药物以 5-氟尿嘧啶（或卡培他滨）＋甲酰四氢叶酸为主。

（2）术前新辅助化疗：一般用于局部分期较晚的病例，该类患者不论能否能手术切除，都有较高的局部复发率。术前化疗的目的是降低期别，便于切除及减少术后复发。常用的联合化疗方案有 FUP 方案（顺铂＋5-氟尿嘧啶）、紫杉醇＋顺铂＋5-氟尿嘧啶方案、FOLFOX4 方案（奥沙利铂＋顺铂＋亚叶酸钙）。

（3）晚期或转移性胃癌的化疗：晚期胃癌不可治愈，但是化疗对有症状的患者有姑息性治疗效果。有几种单药对晚期胃癌有肯定的疗效，这些药物包括5-氟尿嘧啶、丝裂霉素、依托泊苷和顺铂。有几种药及其联合方案对胃癌有治疗活性，包括紫杉醇、多西他赛、伊立替康、表柔比星、奥沙利铂、口服依托泊苷和优福定（尿嘧啶和替加氟的复合物）。近年来常用的化疗方案有 FAM（5-氟尿嘧啶、多柔比星、甲氨蝶呤），ECF（表柔比星、顺铂、5-氟尿嘧啶），DCF（多西他赛、顺铂、5-氟尿嘧啶）等。

（4）腹腔内化疗：现已知可以在浆膜有浸润的胃癌患者的腹腔内找到游离的癌细胞，浸润性胃癌患者的腹腔内游离的癌细胞阳性率可达 75%。对病期较晚已切除的胃癌，在术中进行腹腔温热灌注化疗，有可能提高疗效。

4.放疗

放疗包括术前、术后或姑息性放疗,是胃癌治疗中的一部分。外照射与5-氟尿嘧啶联合应用于局部无法切除的胃癌的姑息治疗时,可以提高生存率。使用三维适形放疗和非常规照射野照射可以精确地对高危靶区进行照射,并且剂量分布更加均匀。

5.最佳支持治疗

目的是预防、降低和减轻患者的痛苦并改善其生活质量,是晚期及转移性胃癌患者完整治疗中的一部分。缓解晚期胃癌患者症状的治疗包括内镜下放置自扩性金属支架以缓解食管梗阻症状,手术、外照射或内镜治疗可能对出血患者有效。疼痛控制可使用放疗或镇痛剂。

二、护理

（一）术前护理

1.心理支持

缓解患者的焦虑或恐惧,以增强患者对手术治疗的信心,使其积极配合治疗和护理。

2.营养支持护理

食欲减退、摄入不足、消耗增加、恶心、呕吐等原因导致不同程度的营养不良。为了改善患者的营养状态,提高其对手术的耐受性,对能进食者应根据其饮食习惯给予高蛋白、高热量、高维生素、低脂肪、易消化的饮食,对不能进食者遵医嘱予以静脉输液、静脉营养支持。

3.特殊准备

对有胃癌伴有幽门梗阻者术前3 d起每晚用300～500 mL温生理盐水洗胃,以减轻胃黏膜水肿和炎症,这有利于术后吻合口愈合。如癌组织侵犯大肠,则要做好肠道准备:术前3 d让患者口服肠道不易吸收的抗生素,为其清洁肠道。

（二）术后护理

1.病情观察

严密观察生命体征的变化,观察伤口情况、胃肠减压及腹腔引流情况等。准确记录24小时出入量。

2.体位

患者全麻清醒前为其取去枕平卧位,把患者的头偏向一侧,以免呕吐时发生误吸。患者麻醉清醒后若血压平稳,取低半卧位,有利于呼吸和循环;减少切口张力,减轻疼痛与不适;有利于腹腔渗出液集聚于盆腔,便于引流。

3.引流管理护理

维持有效的胃肠减压和腹腔引流,观察引流液的颜色、性状及量的变化。

4.营养支持护理

(1)肠外营养支持:由于禁食、胃肠减压及手术的消耗,术后需及时输液来补充水、电解质和营养素,必要时输清蛋白或全血,以改善患者的营养状况,促进术后恢复。

(2)早期肠内营养支持:早期肠内营养支持可改善患者的营养状况,维护肠道屏障结构和功能,促进肠道功能恢复,增强机体的免疫功能,促进伤口和肠吻合口的愈合。一般经鼻肠管或空肠造瘘管输注营养液。护理上应注意:根据患者的个体情况,制定合理的营养支持方案;妥善固定喂养管,保持通畅,每次输注营养液前、后用生理盐水或温开水20～30 mL冲管,持续输注过程中4～6 h冲管1次;控制营养液的温度、浓度、输注速度和输注量,逐步过渡;观察有无恶心、呕吐、腹痛、腹胀、腹泻及水和电解质失衡等并发症的发生。

(3)饮食护理:术后禁饮食,肠蠕动恢复后可拔除胃管。拔管当天患者可饮少量水或米汤;第

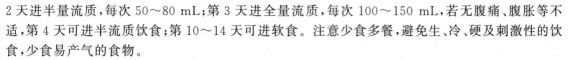

2天进半量流质,每次50~80 mL;第3天进全量流质,每次100~150 mL,若无腹痛、腹胀等不适,第4天可进半流质饮食;第10~14天可进软食。注意少食多餐,避免生、冷、硬及刺激性的饮食,少食易产气的食物。

5.活动

鼓励患者早期活动,定时做深呼吸,进行有效咳嗽和排痰。一般术后第1天即可协助患者坐起并做轻微的床上活动,第2天协助患者下床、做床边活动,应根据患者的个体差异决定活动量。

6.并发症的观察和护理

(1)术后出血:胃手术后可从胃管引出暗红色或咖啡色液体,一般24 h内不超过300 mL,并且颜色逐渐转清。若短时内从胃管或腹腔引流管内引出大量鲜红色液体,持续不止,应警惕术后出血,应及时报告医师,遵医嘱给予止血、输血等处理,必要时做好紧急术前准备。

(2)感染:术前做好呼吸道准备,术后做好口腔护理,防止误吸。鼓励患者定时深呼吸,进行有效咳嗽和排痰等,防止肺部感染;保持切口敷料干燥,注意无菌操作,保持尿管、腹腔引流管通畅,防止切口、腹腔及泌尿系统等感染。

(3)吻合口漏或十二指肠残端破裂:密切观察生命体征和腹腔引流情况,如术后数天腹腔引流量不减,伴有黄绿色胆汁,伴腹痛,体温再次上升,则应警惕其发生。及时报告医师,遵医嘱给予抗感染治疗,纠正水、电解质紊乱和酸碱平衡失调;给予肠内外营养支持等护理,保护好瘘口周围皮肤。

(4)消化道梗阻:如患者在术后短期内再次出现恶心、呕吐、腹胀,甚至腹痛和停止排便、排气,则应警惕是否有消化道梗阻,遵医嘱予以禁食、胃肠减压、输液及营养支持等治疗。

(三)饮食护理

1.放疗期间的饮食护理

放疗后1~2 h,患者可能出现恶心、呕吐等不良反应,告知患者这是射线致使胃黏膜充血水肿所致。指导患者放疗前避免进食,以减轻可能发生的消化道反应。鼓励患者进食富含维生素B_{12}、铁、钙的食物。

2.化疗期间的饮食护理

常出现的不良反应表现有恶心、畏食、腹痛、腹泻等。食欲减退时,可选用易消化、新鲜、香的食品;消化不良时,可以粥为主食,也可以吃助消化、开胃的食品。化疗前0.5~1 h和化疗后4~6 h给予镇吐剂,会有助于减轻恶心、呕吐。

(四)倾倒综合征的护理

胃大部切除术后患者失去对胃排空的控制,导致胃排空过速所产生的一系列综合征。根据进食后症状出现的时间可分为早期与晚期两种。

1.早期倾倒综合征

多发生在进食后半小时内,主要表现为循环系统和胃肠道症状。应指导患者通过调整饮食来缓解症状,避免过浓、过甜、过咸的流质食物,宜进低碳水化合物、高蛋白饮食,用餐时限制饮水、喝汤,进餐后平卧10~20 min。术后半年到1年内逐渐自愈,极少数症状严重而持久的患者需手术治疗。

2.晚期倾倒综合征

餐后2~4 h患者出现头晕、心慌、出冷汗、脉搏细弱甚至虚脱等症状。主要因进食后,胃排空过快,含糖食物迅速进入小肠而刺激胰岛素大量释放,继而发生反应性低血糖,故晚期倾倒综合征又被称为低血糖综合征。指导患者出现症状时稍进饮食(尤其是糖类),即可缓解。

（五）腹腔灌注热化疗的护理

腹腔化疗前常规检查血常规、肝功能、肾功能、心电图；有腹水引流者充分补液，以防引流过程中或引流后发生低血容量性反应；指导患者排空膀胱，避免穿刺时误伤膀胱。灌注化疗药物前确认导管在腹腔内，防止化疗药物渗漏到皮下组织；灌注过程中观察患者的反应，15～20 min 改变体位，使药物均匀地与腹腔组织和脏器接触。

（六）静脉化疗的护理

观察药物特殊的不良反应。

1.5-氟尿嘧啶

观察有无心绞痛、心律失常，如发生应立即停药。出现腹泻甚至血性腹泻时应立即停药，通知医师，及时处理。静脉推注或静脉滴注该药可引起血栓性静脉炎，需经外周中心静脉导管或中心静脉导管输入。

2.紫杉醇

使用该药时，患者可出现变态反应，多数为Ⅰ型变态反应，表现为支气管痉挛性呼吸困难、荨麻疹和低血压。大多数发生在用药 10 min 以内。为防止发生变态反应，应在静脉滴注紫杉醇之前 12 h、6 h 给予地塞米松10～20 mg（口服）。使用紫杉醇可产生神经系统毒性，多数为周围神经病变，表现为轻度麻木及感觉异常，可发生视神经障碍。

3.奥沙利铂

该药有神经系统毒性，一般为蓄积的、可逆的周围神经毒性，停药后症状逐渐缓解。主要表现为手足末梢有麻木感，甚至疼痛，影响到感觉、运动功能，遇冷加重。偶尔出现咽部异样感，甚至呼吸困难，可通过吸氧、推注地塞米松等缓解，必要时皮下注射肾上腺素；注射前应用还原型谷胱甘肽及每天口服 B 族维生素可能减轻症状。3/4 的患者的神经毒性在治疗结束 13 周后可逆转。在治疗期间应指导患者注意保暖。奥沙利铂只能用注射用水或 5% 的葡萄糖注射液稀释，不能用生理盐水或其他含氯的溶液稀释。每瓶 50 mg，加入稀释液10～20 mL，装在原包装内，可于2℃～8 ℃冰箱中保存 4～48 h。对加入 5% 的葡萄糖注射液250～500 mL稀释后的溶液，应尽快静脉滴注，其在室温中只能保存 4～6 h。禁止和碱性液体或碱性药物配伍输注，避免药物接触铝制品，否则会产生黑色沉淀和气体。

（七）胃癌患者放疗的护理

（1）告知患者在模拟定位和治疗前 3 h 不要饱食。可让患者口服或静脉注射造影剂，进行CT 模拟定位。

（2）胃的周围有对射线敏感的肾、肝、脾、小肠等器官，放疗前，技术人员应精确摆位，最好使用固定装置，以保证摆位的可重复性。指导患者采用仰卧位进行模拟定位和治疗。

（3）放疗中使用定制的挡块来减少对正常组织不必要的照射剂量。指导患者稳定体位，以避免射线对周围组织和器官的损伤。放疗中需要暴露受照部位，需注意为患者的肩部及上肢保暖。

（4）放射性胃炎的护理：遵医嘱预防性使用止吐剂，预防性使用保护胃黏膜的药物。食欲减退、恶心、呕吐及腹痛常发生于放疗后数天，对症处理即可缓解，一般患者可以耐受，不影响放疗的进行。

（5）放射性小肠炎的护理：放射性小肠炎多发生于放疗中或放疗后，可表现为高位不完全性肠梗阻。由于肠黏膜细胞早期更新受到抑制，之后小动脉壁肿胀、闭塞，引起肠壁缺血，黏膜糜烂。晚期肠壁纤维化，肠腔狭窄或穿孔，腹腔内形成脓肿、瘘管和肠粘连等。主要护理措施为遵医嘱给予解痉剂及止痛剂，给予易消化、清淡的饮食。

（6）其他并发症的护理：放疗还可出现穿孔、出血与放射性胰腺炎，放疗期间应注意观察患者有无剧烈腹痛、腹胀、恶心、呕吐、呕血等表现。

三、健康指导

(一)注意饮食习惯

长期不良的饮食习惯很容易引起慢性胃病、胃溃疡甚至胃癌。经常吃过热的食物可破坏口腔和食管的黏膜,可导致细胞癌变。吃饭快、咀嚼食物不细易对消化道黏膜产生机械性损伤,产生慢性炎症;吃团块的食物易对贲门产生较强的机械刺激,久之会使贲门损伤甚至癌变。养成定时定量、细嚼慢咽的饮食习惯,避免进食生硬、过冷、过烫、过辣及油腻食物,戒烟、酒。少食含纤维较多的蔬菜、水果或黏聚成团的食物(如糖葫芦、黏糕、糯米饭、柿饼),以防发生肠梗阻。避免过浓、过甜、过咸的流质食物。宜进低碳水化合物、高蛋白饮食,用餐时限制饮水、喝汤。进餐后平卧 $10\sim20$ min,以预防倾倒综合征。维生素 C 具有较强的阻断亚硝基化合物的能力,β-胡萝卜素具有抗氧化能力,可以在小肠转化成维生素 A,维持细胞生长和分化。可鼓励患者进食富含维生素 C 和 β-胡萝卜素的食品。

(二)积极治疗胃病和幽门螺杆菌

对于长期慢性胃炎和长期不愈的溃疡,要考虑幽门螺杆菌的感染,要积极治疗。

(三)避免高盐饮食

食盐中的氯离子能损伤胃黏膜细胞,破坏胃黏膜和黏膜保护层,使胃黏膜易受到致癌物质的攻击,要减少食盐的摄入量。

(四)避免进食污染食物

煎、烤、炸的食物含有大量致癌物质。我国胃癌高发区的居民有食用储存的霉变食物的习惯,其胃液中真菌检出率明显高于胃癌低发区的居民。

(五)多食富含蛋白质的食物

良好的饮食构成有助于减少胃癌的发生。食物应多样化,避免偏食,在满足热量需要和副食丰富的基础上,增加蛋白质的摄入量。

(六)经常食用富含维生素的新鲜蔬菜和水果

每天增加蔬菜和水果的摄入量可降低人类恶性肿瘤发生的危险性。蔬菜和水果含有防癌的抗氧化剂,食用黄绿色蔬菜可以明显降低胃癌的发生率。

(七)戒烟与戒酒

饮酒加吸烟,两者有致癌的协同作用,患胃癌的危险更大。

(八)告知患者用药禁忌

告知患者慎用阿司匹林、保泰松、肾上腺皮质激素类药物,因其可引起胃黏膜损伤。

(九)密切监视血清

监视血清维生素 B_{12}、血清铁和血清钙水平。术后患者可口服补充铁剂,同时应喝酸性饮料(如橙汁),可以维持血清铁水平。

(十)如出现下列情况随时就诊

如出现上腹部不适、恶心、呕吐、呕血、黑便、体质量减轻、疲乏无力、食欲减退等,马上就诊。

(郑　娇)

第五章

肾内科护理

第一节 尿潴留

尿潴留是指尿液潴留在膀胱内不能排出,常常由排尿困难发展到一定程度而引起。尿潴留分为急性与慢性两种。急性尿潴留发病突然,十分痛苦,是一种常见急症,需及时处理;慢性尿潴留起病缓慢,病程较长,下腹部可触及充满尿液的膀胱,但患者无明显痛苦。

一、病因

引起尿潴留的病因很多,可分为机械性梗阻和动力性梗阻两类。机械性梗阻病变最多见。

(一)机械性梗阻

任何导致膀胱颈部及尿路梗阻的病变(如良性前列腺增生、前列腺肿瘤、膀胱颈挛缩、膀胱颈部肿瘤、尿道狭窄、尿道结石)均可引起尿潴留。此外,处女膜闭锁造成的阴道积血、盆腔肿瘤、妊娠的子宫等也可引起尿潴留。

(二)动力性梗阻

动力性梗阻是指膀胱、尿道无器质性梗阻病变,尿潴留为排尿动力障碍所致。中枢神经系统和周围神经系统病变是最常见的病因,例如,脊髓或马尾损伤,造成神经源性膀胱功能障碍,继而引起尿潴留。妇科盆腔根治性手术损伤副交感神经分支,肛管直肠手术及腰椎麻醉术后,患者可能出现排尿困难,引起尿潴留。此外,各种松弛平滑肌的药物(如阿托品、山莨菪碱)偶尔可导致排尿困难而引起尿潴留;高热、昏迷、出现低血钾后不习惯卧床排尿者亦会出现尿潴留。

二、临床表现

尿潴留患者体检时耻骨上区常可见到半球形膨隆,用手按压半球形彭隆,患者有明显尿意,叩诊为浊音。

(一)急性尿潴留

发病突然,膀胱胀满但滴不出尿,胀痛难忍,辗转不安,有时从尿道溢出部分尿液,但不能减轻下腹疼痛。

(二)慢性尿潴留

起病缓慢,长期不能完全排空膀胱内尿液,有残余尿。患者多表现为排尿不畅、尿频,常有排尿不尽感,有时出现尿失禁现象,因此慢性尿潴留患者多因充盈性尿失禁就诊。

三、诊断要点

（1）根据病史及典型的临床表现，诊断尿潴留并不困难。超声检查可以明确诊断。

（2）应区别尿潴留与无尿。无尿是指肾衰竭或上尿路完全梗阻，膀胱内空虚无尿。

四、治疗原则

（一）急性尿潴留

1.非手术治疗

（1）病因处理：及时清除病因，对症处理，恢复排尿。

（2）诱导、药物或导尿：对术后动力性梗阻引起的尿潴留可采用诱导排尿、针灸、向穴位注射新斯的明或病情允许下改变排尿姿势。如病因不明或一时难以解除梗阻，急诊处理可行导尿术，然后做进一步检查，明确病因并进行治疗。

2.手术治疗

（1）不能消除梗阻病因时，可行膀胱造瘘术，长期引流尿液。

（2）对急性尿潴留患者放置导尿管或膀胱穿刺造瘘以引流尿液时，应间歇、缓慢地放出尿液，避免快速排空膀胱。一次放尿量不可超过 1 000 mL，以免内压骤然降低而引起膀胱内大量出血。

（二）慢性尿潴留

若尿潴留为机械性梗阻引起的，患者有上尿路扩张、肾积水、肾功能损害，应先引出膀胱内尿液，待肾积水缓解、肾功能改善后，针对病因择期手术或采取其他方法治疗。若尿潴留为动力性梗阻引起的，多数患者需间歇清洁、自我导尿。如果自我导尿困难或上尿路积水严重，可行耻骨上膀胱造瘘术或者其他尿流改道术。

五、临床护理

（一）护理诊断/问题

1.焦虑

其与患者对手术的惧怕、担心预后及住院费用高有关。

2.睡眠形态紊乱

其与尿潴留、尿路梗阻有关。

3.排尿形态改变

其与留置导尿管有关。

4.舒适的改变

其与手术后卧床、留置导尿管及手术创伤有关。

5.活动无耐力

其与手术创伤所致乏力有关。

6.疼痛

其与尿路梗阻、手术创伤有关。

7.营养失调

其与术后食欲缺乏、营养摄入不足或营养丢失过多有关。

8.有皮肤完整性受损的危险

其与年龄及卧床有关。

9.部分自理能力缺陷

其与留置导尿管有关。

10.知识缺乏

患者缺乏疾病、手术及麻醉的相关知识。

11.潜在并发症

潜在并发症是膀胱出血。

（二）护理目标

（1）患者情绪平稳，心理状态稳定，焦虑程度减轻，配合各项检查、治疗及护理。

（2）患者安静地入睡，保证充足的睡眠时间。

（3）患者可以适应留置导尿管，并且留置导尿管能保持有效引流。

（4）患者主诉不适感减轻或消失，能较好地休息。

（5）患者能改善自身的活动状况，活动耐力增加，可以逐步增加活动量，达到特定的活动水平。

（6）患者主诉疼痛症状减轻或消失。

（7）患者食欲恢复，无明显体质量下降，营养摄入量能满足日常活动和机体代谢的需要。

（8）患者受压部位的皮肤完整，无压红及压疮，四肢末梢温暖。

（9）患者合理的生活需要得到满足。

（10）患者对疾病和治疗的认识提高，充分了解疾病的相关知识及对治疗的配合要点。

（11）术后未发生相关并发症，或并发症发生后能得到及时治疗与处理。术后恢复顺利。

（三）护理措施

1.术前护理措施

（1）心理护理：充分了解患者的心理及身体情况，针对焦虑、恐惧及情绪不稳等的原因，给予正确的引导，向患者及其家属详细讲解手术的必要性，消除患者的恐惧情绪，使其积极配合治疗。选用盐酸坦索罗辛、非那雄胺等药物治疗时，向患者说明药物的用法、用量及用药注意事项。

（2）观察患者排尿情况：患者有尿潴留时及时留置导尿管或行耻骨上膀胱造瘘术。观察患者尿液的颜色、性状及排尿量，有血尿时可行持续膀胱冲洗，并及时通知医师。

2.术前常规准备

（1）协助完成相关术前检查，如心电图、X线检查、B超、CT、MRI。

（2）预防尿潴留：患者忌辛辣刺激性饮食，预防感冒和便秘。

（3）抗生素的选择：术前行抗生素皮试，手术日早晨遵医嘱带入术中用药。

（4）饮食指导：患者术前进食易消化、高营养的食物，维持体液平衡和内环境稳定，有效改善营养状况，提高对手术的耐受力。术前禁食 8 h，禁饮 4 h。

（5）术前健康教育：指导患者提前练习床上排尿、排便，自行调整卧位和床上翻身。督促患者活动与休息相结合，减少明显的体力消耗。对术前睡眠不佳者可遵医嘱适当给予安眠药物。手术日早晨患者要取下活动义齿、金属饰品及其他贵重物品。

（6）术前协助患者沐浴或清洁会阴部，做好手术区域的皮肤准备。手术日早晨患者更换清洁的病员服。

（7）手术日早晨护理人员与手术室人员核对患者的相关信息，做好交接，将患者送入手术室。

3.术后护理措施

（1）外科术后护理常规。①全麻术后护理常规：了解手术和麻醉方式、术中情况，了解切口部位及包扎情况，了解皮肤及外周循环情况，了解感知觉的恢复情况和四肢活动度，判断手术创伤对机体的影响。给患者持续低流量吸氧,严密监测生命体征,使用床护栏,防止患者坠床。②管道观察及护理:妥善固定留置针,输液通畅,注意观察穿刺部位皮肤的情况,常规留置导尿管,如拔管应注意关注患者排尿的情况。③基础护理:做好口腔护理、会阴护理、皮肤护理。定时帮患者翻身,协助患者清洁、取舒适卧位等。

(2)饮食护理:术后6 h内禁食、禁水,6 h排气后可开始饮水。饮水后无恶心、呕吐等不适症状,则可改为普食。

(3)体位与活动。①全麻清醒前:给患者取去枕平卧位,把患者的头偏向一侧。②手术当天全麻清醒后:患者取低半卧位,可在床上轻微活动。③术后第1天:患者可以在床上自由活动,以半卧位为主。

(4)缓解疼痛:了解患者疼痛的部位、程度、诱因等,遵医嘱给予止痛药物。

(5)并发症预防:避免膀胱出血。注意一次放尿量不可超过1 000 mL,以免引起膀胱出血。

4.健康教育

(1)患者应注意不可一次摄入过多的水分,防止诱发尿潴留;但也不可摄入水分过少,否则可能加重尿路结石、尿路感染等并发症。

(2)教会患者明确并注意避免尿潴留的诱因,对于药物引起的尿潴留,告知患者今后应禁用或慎用这类药物;对于前列腺增生引起尿潴留者,告知患者戒烟、戒酒,不可久坐,不可过劳,防止便秘和憋尿等。

(3)教会患者及其家属诱导排尿的方法,如听流水声、热敷下腹部,但嘱患者诱导排尿无效时应立即导尿,不可憋尿过久。

(4)长期留置导尿管者应定期更换尿管,更换时注意避免污染。教会患者观察尿液的颜色及性质,如发现尿液混浊、有异味或有发热等全身症状时应及时就诊。

(5)定期随访,积极治疗引起尿潴留的原发病,避免疾病进展而引起肾功能损害等严重后果。

(曹　娟)

第二节　肾小球疾病

一、急性肾小球肾炎

(一)定义

急性肾小球肾炎是以血尿、蛋白尿、高血压、水肿、少尿及肾功能损伤为主要临床表现的一组临床综合征。

(二)疾病相关知识

1.流行病学特征

该病发生于世界各地。在发达国家,该病的发病率已逐渐降低,但在生活及工作环境的卫生条件较差的国家发病情况未见好转。我国北方90%以上的患者的该病发生于呼吸道链球菌感染之后,多发生于春、冬季;南方不少患者的该病发生于脓疱病之后,多发生于夏季。

2.临床表现

该病的临床表现轻重不一,轻型可为亚临床型,临床症状不明显,重者可为急性肾衰竭,严重程度差别很大。典型症状为前驱感染后经1~3周无症状潜伏期而急性起病,表现为急性肾炎综合征,主要有血尿、蛋白尿、水肿、少尿、高血压及肾功能损伤。

(1)血尿:常为起病的第1个症状,几乎所有患者有血尿。尿色呈均匀的棕色、混浊或呈洗肉水样,但无血凝块。酸性尿可呈棕褐色,持续1~2周。镜下血尿可持续1~6个月,少数病例可持续半年或更久,但绝大多数可以痊愈。

(2)蛋白尿:几乎全部患者有程度不同的蛋白尿。多数患者的尿蛋白低于3 g/d,少数患者的尿蛋白超过3.5 g/d。患者的蛋白尿常为非选择性蛋白尿,部分患者就诊时尿蛋白已转至微量。

(3)水肿:常为起病早期症状。轻者晨起眼睑水肿,呈所谓"肾炎面容",严重时可延及全身。少数患者可出现肾病综合征。水肿持续发展常提示预后不良。

(4)高血压:70%~80%的患者出现高血压,多为轻度至中度的血压升高,偶可见严重的高血压。一般恢复较迅速,高血压与水肿的程度常一致,随利尿消肿,血压恢复正常。血压持续升高2周以上且无下降趋势,表明肾脏病变较严重。

(5)少尿:多数患者起病时尿量减少(少于500 mL/d),且伴一过性氮质血症,2周后尿量渐增,肾功能恢复。

(6)肾功能减退:极少数患者由少尿发展成无尿,尿素氮及血肌酐浓度轻度升高,若尿素氮为21.4 mmol/L(60 mg/L),肌酐≥352.0 μmol/L(4.0 mg/L),应警惕发生急性肾衰竭。

(7)全身表现:患者常有疲乏、厌食、恶心、呕吐、头晕、头痛,偶尔并发风湿热。最轻的亚临床型患者仅出现镜下血尿,甚或尿检也正常,仅补体C3呈规律性改变,在急性期含量明显下降,6~8周恢复,肾活检有典型病理改变。

3.治疗

(1)患者适当休息与活动,控制饮食。

(2)进行药物治疗。

(3)进行透析治疗。

4.康复

(1)患者主动与医师配合并按医嘱用药。

(2)患者心情开朗乐观,避免发怒或忧郁;预防感冒,据天气变化随时增、减衣服。

(3)患者建立病案卡,定期复查。

5.预后

该病的轻型儿童患者多预后良好,成年人预后较差,老年人预后不好,常合并肾病综合征、高血压及肾功能损害。但如能给予恰当、及时的治疗,几乎全部患者能自愈并存活。

(三)专科评估与观察要点

(1)评估面部、眼周、双下肢水肿情况。

(2)观察血尿,约40%为肉眼血尿。

(3)记录出入量,监测脉搏、血压、呼吸、体质量。

(4)评估患者对疾病的了解程度。

(5)评估治疗效果,评估控制感染、对症治疗、改善肾功能的效果。

(四)护理问题

1.体液过多

其与肾小球滤过率降低,水、钠潴留增多,蛋白丢失过多有关。

2.有皮肤完整性受损的危险

其与皮肤水肿、营养不良有关。

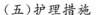

（五）护理措施

1.体液过多的护理

（1）饮食护理:急性期应严格限制钠盐的摄入,以减轻水肿和心脏负担。一般每天盐的摄入量应低于3 g。病情好转、水肿消退、血压下降后,可由低盐饮食逐渐转为正常饮食。此外,还应注意控制水和钾的摄入量,尤其是尿量明显减少者。另外,应根据肾功能调整蛋白质的摄入量,同时给予足够的热量和维生素。

（2）休息:急性期患者应绝对卧床休息,症状比较明显者需卧床休息4～6周,待水肿消退、肉眼血尿消失、血压恢复正常后,方可逐步增加活动量。病情稳定后可从事一些轻体力活动,但1～2年内应避免重体力活动和劳累。

（3）病情观察:记录24 h出入量,监测尿量变化,定期测体质量,监测生命体征,尤其是血压。

（4）用药护理:注意观察利尿剂的疗效和不良反应。

2.有皮肤完整性受损的危险的护理

（1）皮肤护理:水肿较重的患者应注意衣着柔软、宽松,保持皮肤清洁,清洗时勿过分用力,避免损伤皮肤。对水肿患者肌内注射时,应将水肿皮肤推向一侧后进针,拔针后按压时间要长些,防止发生感染。对严重水肿者应避免肌内注射,可采用静脉途径保证准确、及时地输入药物。

（2）皮肤观察:观察皮肤有无红肿、破损和化脓等情况。

3.健康指导

（1）在急性期患者应绝对卧床休息,痊愈后可适度参加体育活动,但应注意避免劳累。

（2）患者应预防感冒,注意保暖,加强个人卫生,如发生呼吸道感染,及时就医治疗。

（3）若有反复的扁桃体炎,可以考虑行扁桃体摘除术,这样有利于疾病的治愈及避免复发。避免使用肾毒性药物。

（4）患者应做好自我监测,定期随访,观察血尿、蛋白尿的变化。

二、慢性肾小球肾炎

（一）定义

慢性肾小球肾炎简称慢性肾炎,是有多种病因、不同病理类型的以血尿、蛋白尿、高血压、水肿为临床表现的一组原发性肾小球疾病。

（二）疾病相关知识

1.流行病学特征

慢性肾小球肾炎可发生于任何年龄,但常见于青年男性、中年男性。

2.临床表现

慢性肾炎是病因多样,病理形态不同,而临床表现相似的一组肾小球疾病,它们共同的表现是水肿、高血压和尿液异常改变。

（1）水肿:在整个疾病的过程中,大多数患者会出现不同程度的水肿。水肿程度可轻可重,轻者仅早晨起床后发现眼眶周围、面部肿胀或午后双下肢踝部出现水肿。严重的患者可出现全身水肿。然而也有极少数患者,在整个病程中始终不出现水肿,病情往往容易被忽视。

（2）高血压:多数患者可有不同程度的高血压,部分患者以高血压为突出表现,并以舒张压升高(高于12.7 kPa)为特点,轻者的血压仅(18.7～21.3)/(12.7～13.3)kPa,严重者的血压可以超过26.7/14.7 kPa。

（3）尿液异常改变:尿液异常几乎是慢性肾炎患者必有的现象,包括尿量变化和镜检的异常。有水肿的患者会出现尿量减少,而且水肿程度越重,尿量减少越明显。无水肿患者的尿量大多正常。

3.治疗

(1)调整饮食。

(2)药物治疗。

4.康复

(1)患者主动与医师配合并按医嘱用药。

(2)指导患者根据自己的病情选择合适的食物及其摄入量,避免加重肾损害的因素(如感染、预防接种、妊娠和应用肾毒性药物)。

(3)患者建立病案卡,定期复查。

5.预后

慢性肾小球肾炎病情迁延,最终可发展至慢性肾衰竭。长期有大量蛋白尿、伴高血压或肾功能已受损者预后较差。

(三)专科评估与观察要点

(1)严密观察血压的变化,防止因血压进行性升高而加重病情。

(2)观察血尿、蛋白尿的变化。

(3)肾衰竭的表现有头晕、嗜睡、食欲缺乏、恶心、呕吐、尿量异常等。

(4)注意观察有无感染。

(四)护理问题

1.体液过多

其与肾小球滤过率下降导致水、钠潴留等因素有关。

2.营养失调

营养低于机体需要量与低蛋白饮食,长期蛋白尿导致蛋白丢失过多有关。

3.焦虑

其与疾病的反复发作、预后不良有关。

4.潜在并发症

潜在并发症是慢性肾衰竭。

(五)护理措施

1.体液过多的护理

(1)休息:严重水肿患者应卧床休息。下肢水肿者可抬高下肢。阴囊水肿者可用吊带托起阴囊。水肿减轻后患者可下床活动,但应避免劳累。

(2)饮食护理。①钠盐:每天以 2～3 g 为宜。②液体:入量视水肿程度及尿量而定。若每天尿量达 1 000 mL 以上,一般不需严格限水,若每天尿量<500 mL 或严重水肿,需限制水的摄入量,重者应量出为入。每天液体入量不应超过前一天 24 h 尿量与不显性失水量之和。③蛋白质:对低蛋白血症所致水肿者,若无氮质潴留,可给予 1.0 g/(kg·d)的优质蛋白质。若患者有氮质血症,应限制蛋白质的摄入量,一般给予 0.6～0.8 g/(kg·d)的优质蛋白。④热量:每天摄入的热量不应低于 126 kJ/(kg·d)。⑤补充各种维生素。

(3)病情观察:记录 24 h 出入量,监测尿量的变化,定期测体质量,观察体质量的消长情况,监测生命体征,尤其是血压。

(4)用药护理:遵医嘱使用利尿剂,观察药物的疗效及不良反应。

2.营养失调的护理

(1)饮食护理:与对水肿患者的饮食护理相同。

（2）静脉补充营养素：如必需氨基酸。

（3）营养监测：监测患者的饮食情况，评估膳食中营养成分结构是否合适，总热量是否足够。观察患者的口唇、指甲和皮肤有无苍白，定期监测体质量、上臂围、血红蛋白浓度和血清蛋白浓度。

3.焦虑的护理

（1）做好入院宣教和疾病相关知识的宣教。

（2）指导患者掌握自我心理调整的方法，同病友谈心、散步、听音乐等。

4.健康指导

（1）环境：保持清洁、舒适的环境，温度、湿度适宜。

（2）饮食指导：坚持合理饮食，根据病情采取优质低蛋白、高维生素、高热量饮食，对钠盐的摄入量酌情而定，限制各种刺激性食物。少尿时应限制含钾多的食物，如白菜、香蕉。

（3）日常活动：指导患者生活规律，保持心情愉快，避免劳累、受凉、感冒。有明显高血压、水肿或短期内肾功能减退者应卧床休息。

（4）自我监测与随访：定期检查肾功能、血压、水肿等的变化。

（曹　娟）

第三节　肾病综合征

一、定义

肾病综合征（nephrotic syndrome，NS），是指由各种肾脏疾病所致的，以大量蛋白尿（尿蛋白＞3.5 g/d）、低蛋白血症（血浆清蛋白＜30 g/L）、水肿、高脂血症为临床表现的一组综合征。

二、疾病相关知识

（一）流行病学特征

该病常见于儿童。国外报道 16 岁以下人口该病的年发生率约为 1/5 万，累积发生率为 8/5 万。该病每年有相当多的新发病例，该病是儿科常见的肾脏疾病之一，而且因该病住院的人数有逐年增加的趋势。

（二）临床表现

原发性肾病综合征的发病年龄、起病缓急与病理类型有关。

1.大量蛋白尿

典型病例可有大量选择性蛋白尿（尿蛋白＞3.5 g/d），这是肾病综合征的标志。

2.低蛋白血症

血浆清蛋白＜30 g/L，主要为大量清蛋白自尿中丢失所致。

3.水肿

水肿是肾病综合征最突出的体征，其发生与低蛋白所致血浆胶体渗透压明显下降有关。

4.高脂血症

肾病综合征常伴有高脂血症，其中，以高胆固醇血症最为常见。

5.并发症

并发症有感染、血栓、栓塞、急性肾衰竭等。

（三）治疗

（1）嘱患者控制饮食，适当休息与活动。

（2）进行药物治疗，如使用利尿剂、糖皮质激素、细胞毒性药物。

（3）防治并发症。

（四）康复

（1）患者主动与医师配合并按医嘱用药。

（2）患者应预防感染，避免受凉、感冒，注意个人卫生。

（3）告诉患者不可擅自减量或停用激素，以免引起疾病复发。

（4）患者建立病案卡，定期复查。

（五）预后

肾病综合征的预后取决于肾小球疾病的病理类型、有无并发症、是否复发及用药的疗效。一般而言，局灶性节段性肾小球硬化、系膜毛细血管性肾炎、重度系膜增生性肾炎预后差。

三、专科评估与观察要点

（1）观察患者的血浆蛋白、尿蛋白的指标。

（2）观察水肿的程度、尿量和体质量的变化。

（3）评估体温、血常规是否在正常值范围内。

（4）评估患者是否有自我防护意识（预防感染的意识）。

（5）观察有无血栓形成的表现，下肢皮肤的颜色。

（6）观察皮肤的完整性。

（7）评估治疗效果，消除蛋白尿及水肿，预防并发症。

四、护理问题

（一）体液过多

其与低蛋白血症导致血浆胶体渗透压下降等有关。

（二）营养失调

营养低于机体需要量与大量蛋白尿、摄入减少及吸收障碍有关。

（三）有感染的危险

其与机体抵抗力下降、应用激素和/或免疫抑制剂有关。

（四）有皮肤完整性受损的危险

其与水肿、营养不良有关。

（五）自我形象紊乱

其与服用激素及免疫抑制剂导致体形改变及脱发有关。

五、护理措施

（一）体液过多的护理

1.休息

严重水肿患者应卧床休息。下肢水肿者可抬高下肢。阴囊水肿者可用吊带托起阴囊。水肿减轻后患者可下床活动，但应避免劳累。

2.饮食护理

饮食护理与对慢性肾小球肾炎患者的饮食护理相同。

3.病情观察

记录24 h出入量,监测尿量的变化,定期测体质量,观察体质量的消长情况,监测生命体征,尤其是血压。

4.用药护理

遵医嘱使用利尿剂,观察药物的疗效及不良反应。

(二)营养失调的护理

1.饮食护理

一般给予正常量的优质蛋白质,但当肾功能不全时,应根据内生肌酐清除率调整蛋白质的摄入量;供给足够的热量,每千克体质量不少于147 kJ/d(35 kcal/d);嘱患者少食富含饱和脂肪酸的动物脂肪,并增加富含可溶性纤维素的食物,以控制高脂血症;嘱患者注意补充维生素;给予低盐饮食以减轻水肿。

2.营养监测

记录进食情况,评估饮食结构是否合理,热量是否充足。定期测量血浆清蛋白、血红蛋白等指标,评估机体的营养状态。

(三)有感染危险的护理

1.预防感染

保持环境清洁,尽量减少探视,限制上呼吸道感染者探访。协助患者加强全身皮肤、口腔黏膜和会阴部的护理。嘱患者加强营养和休息,增强抵抗力。

2.病情观察

监测生命体征,注意体温有无升高;观察有无咳嗽、咳痰、肺部干啰音、肺部湿啰音、尿路刺激征、皮肤红肿等感染征象。

(四)有皮肤完整性受损的危险的护理

1.皮肤护理

对肾病综合征患者的皮肤护理与对急性肾小球肾炎患者的皮肤护理相同。

2.皮肤观察

观察皮肤有无红肿、破损和化脓等情况。

(五)自我形象紊乱的护理

(1)用药指导:讲解应用肾上腺糖皮质激素及细胞毒性药物的重要性,必须严格执行医嘱,不可自行减量或停用。

(2)告知患者因药物造成的形象改变,不必担心,一般无须治疗,停药后可消失,数月可恢复正常。

(六)健康指导

1.休息与活动

病情较重、严重水肿者应卧床休息。一般情况好转后,可起床活动。如活动后尿蛋白增加,则减少活动量。

2.饮食指导

病情重者选择易消化、清淡的半流质饮食。饮食应保证足够热量及维生素的摄入量。水肿严重者限制钠盐(<3 g/d)的摄入量,根据尿量变化决定水分的摄入量(量出为入)。给予低蛋白[1.0 g/(d·kg)]及低脂饮食(限制富含脂肪的食物)。

3.预防感染

保持居室空气新鲜,不到人群密集的场所,保持皮肤清洁,避免受凉、感冒,有感染时及时就诊。

4.自我监测与随访

定期复查尿常规、肝功能、肾功能,24 h尿蛋白定量。

5.心理卫生

注意劳逸结合,增强机体免疫力,注意锻炼身体。

6.用药指导

告诉患者不可擅自减量或停用激素。介绍各类药物的使用方法、使用时的注意事项以及可能的不良反应。①肾上腺糖皮质激素治疗的护理:用肾上腺糖皮质激素治疗时,其不良反应有库欣综合征、高血压、尿糖、骨质疏松、易感染等,一般无须治疗,停药后可消失,数月可恢复正常。用药期间要密切观察病情的变化,防止感染及自发性骨折。病情好转后,可改为隔天晨起顿服疗法。隔天顿服可大大减轻其对体内自身皮质醇分泌的抑制作用。②免疫抑制剂治疗的护理:对频繁复发或病情反复者、激素依赖者、激素耐药者、激素治疗有严重不良反应者,可联合使用免疫抑制剂来治疗。常用环磷酰胺,该药的不良反应有骨髓抑制、肝功能损害、脱发、胃肠道反应、出血性膀胱炎以及性腺损害等,所以应鼓励患者多饮水,同时观察尿量、尿色的变化。每周复查白细胞和血小板 $1\sim2$ 次,当白细胞计数低于 $4\times10^9/L$、血小板计数低于 $50\times10^9/L$ 时应停止用药,待计数回升后再继续用药。

（曹　娟）

第四节　慢性肾衰竭

一、定义

慢性肾衰竭(chronic renal failure,CRF)是指各种原发性或继发性慢性肾脏病随着病情的进展,缓慢出现的肾功能减退直至衰竭,而引起的一系列症状或代谢紊乱的临床综合征。

二、疾病相关知识

(一)流行病学特征

种族差异显著,美国黑人慢性肾脏病的患病率及尿毒症的发病率显著高于白人,其原因可能是黑人中慢性肾脏病危险因素的严重程度和黑人对这些危险因素的易感性均高于白人。各国慢性肾脏病主要危险因素相同。多国研究发现高血压、糖尿病、肥胖等代谢相关因素及经济地位低等社会经济因素是慢性肾脏病发生的主要危险因素。

(二)临床表现

1.水、电解质和酸碱平衡失调

该情况下,可出现高钾血症或低钾血症、高钠血症或低钠血症、水肿或脱水、低钙血症、高磷血症、代谢性酸中毒等。

2.各系统症状

(1)心血管系统和呼吸系统表现如下。①高血压:有少数患者可发生恶性高血压。②心力衰竭:是常见死亡原因。临床表现与一般心力衰竭相同。有部分病例症状很不典型,仅表现为尿量突然减少或水肿加重。③心包炎:多为透析相关性,由尿毒症毒素引起。临床表现与一般心包炎相同,心包积液多为血性。④动脉粥样硬化:患者常有高脂血症及轻度胆固醇升高,其动脉粥样硬化发展迅速,为主要死亡原因之一。⑤呼吸系统症状:可出现尿毒症性支气管炎、肺炎、胸膜炎等表现。若发生酸中毒,可表现为深而长的呼吸。

(2)血液系统表现如下。①贫血:几乎所有患者均有贫血,且多为正细胞正色素性贫血。②出血倾向:常表现为皮下出血、鼻出血、月经过多、外伤后严重出血、消化道出血等。③白细胞异常:部分患者可有白细胞计数减少,中性粒细胞趋化、吞噬和杀菌的能力减弱,因而易发生感染,透析后可改善。

(3)神经、肌肉系统症状:疲乏、失眠、注意力不集中是慢性肾衰竭的早期症状,其后会出现性格改变、抑郁、记忆力减退、判断错误,并可有神经、肌肉的兴奋性提高,有尿毒症时常有精神异常、对外界反应淡漠、谵妄、惊厥、出现幻觉、昏迷等。

(4)胃肠道表现:食欲缺乏是常见的最早期症状。此外,恶心、呕吐、腹胀、腹泻、舌和口腔黏膜溃疡也常见,晚期患者呼气中可有尿味。

(5)皮肤症状:皮肤瘙痒是常见症状,尿毒症患者面部的肤色常较深,有轻度水肿感,称为尿毒症面容。

(6)肾性骨营养不良症:包括纤维性骨炎、肾性骨软化症、骨质疏松症和肾性骨硬化症。

(7)内分泌失调:肾衰竭时可出现多种内分泌功能紊乱。例如,空腹血胰岛素、肾素、泌乳素及促胃液素水平升高,促甲状腺素、睾丸素及皮质醇浓度偏低,甲状腺和性腺功能低下,有生长发育障碍。

(8)感染:尿毒症常见的感染是肺部感染和尿路感染。

(9)代谢失调及其他:①体温过低时基础代谢率常下降,患者体温常低于正常人约 1 ℃。②碳水化合物代谢异常,慢性肾衰竭时原有的胰岛素量会减少,因胰岛素降解减少。③有高尿酸血症。④脂代谢异常。

(三)治疗

(1)药物治疗。

(2)饮食治疗。

(3)替代治疗或肾移植。

(四)康复

(1)患者主动与医师配合并按医嘱用药。

(2)指导家属参与患者的护理,给患者以情感支持。教会患者选择适合自己病情的食物及其数量。指导患者进行适当的活动,增强机体的抵抗力;监测体温变化,及时发现感染指征。

(3)患者建立病案卡,定期复查。

(五)预后

慢性肾衰竭是一个进行性进展的疾病,具有不可逆性,病程可长达数年。透析或肾移植能显著延长患者的生存时间和生活质量,若不进行积极治疗,患者可能死于尿毒症。

三、专科评估与观察要点

(一)胃肠道症状

患者缺乏食欲,恶心,呕吐,腹胀,腹泻。

（二）水肿情况

水肿从眼睑部波及全身。

（三）高血压

多数患者存在不同程度的高血压。

（四）贫血

几乎所有患者有不同程度的贫血。

（五）出血倾向

出血倾向包括皮下出血、鼻出血、月经过多。

（六）电解质变化

患者有高钾血症或低钾血症、高钠血症或低钠血症、低钙血症、高磷血症、代谢性酸中毒等。

（七）呼吸情况

观察患者是否有深长的呼吸。

（八）治疗效果

改善肾功能，延缓慢性肾衰竭的发展，防止并发症，肾功能替代治疗效果好。

四、护理问题

（一）营养失调

营养低于机体需要量与厌食、呕吐、代谢障碍以及摄入蛋白质受限有关。

（二）水、电解质和酸碱代谢紊乱

其与钠盐摄入过多或丢失、过多利尿、呕吐、腹泻有关。

（三）活动无耐力

其与贫血、营养不良、肾性骨病、全身衰竭有关。

（四）有感染的危险

其与免疫功能低下、低蛋白血症、全身衰竭有关。

（五）焦虑

焦虑与病程长，住院时间久，病情逐渐恶化，治疗无效，后期需依赖透析治疗维持生命，造成患者和家属巨大的经济负担和心理压力有关。

（六）知识缺乏

患者及其家属对疾病的发展和预后认识不足。患者不能按要求很好地执行饮食及药物治疗，自我防护意识淡薄，容易受感染和水、电解质紊乱等因素影响，造成肾功能恶化。

五、护理措施

（一）营养失调的护理措施

1.饮食护理

（1）蛋白质：应根据患者的肾小球滤过率来调整蛋白质的摄入量。当肾小球滤过率＜50 mL/min时，应限制蛋白质的摄入，饮食中50%以上的蛋白质应是富含必需氨基酸的蛋白质，如鸡蛋、牛奶、瘦肉，一般认为摄入0.6～0.8 g/(kg·d)蛋白质可维持患者的氮平衡。

（2）热量：供给患者足够的热量，以减少其体内蛋白质的消耗，每天126 kJ/kg(30 kcal/kg)。

2.改善患者食欲

让患者适当增加活动量，提供色、香、味俱全的食物，提供舒适的进食环境。患者进食前休息片刻,少食多餐。

3.必需氨基酸疗法的护理

静脉输注氨基酸时应注意输液速度,如患者恶心、呕吐,应给予止吐剂,同时减慢输液速度,切勿在氨基酸内加入其他药物,以免引起不良反应。

4.监测肾功能和营养状况

定期检测患者的体质量变化、血尿素氮、血肌酐、血清蛋白和血红蛋白水平等,以了解其营养状况。

(二)水、电解质和酸碱代谢紊乱的护理

(1)休息与体位:患者应绝对卧床休息以减轻肾脏负担,抬高水肿的下肢。对昏迷者按昏迷患者护理常规进行护理。

(2)维持与检测水平衡:坚持"量出为入"的原则。严格记录 24 h 出入量,同时告知患者及其家属记录出入量的方法、内容。

(3)监测并及时处理电解质、酸碱平衡失调。

(三)活动无耐力的护理

(1)评估活动的耐受情况。

(2)休息与活动:慢性肾衰竭患者应卧床休息,避免过度劳累,根据病情定活动量。

(3)用药护理:积极纠正患者的贫血。遵医嘱用促红细胞生成素,观察用药后的反应,如头痛、高血压、癫痫发作。定期查血红蛋白和血细胞比容等。遵医嘱用降压药、强心药等。

(四)有感染的危险的护理

1.监测感染征象

注意患者有无体温升高、打寒战、疲乏无力、食欲缺乏、咳嗽、咳痰、尿路刺激征、白细胞计数升高等。准确留取各种标本,然后送检。

2.预防感染

采取切实可行的措施,预防感染的发生。

3.用药护理

遵医嘱合理使用对肾无毒性或毒性低的抗菌药物,并观察药物的疗效和不良反应。

(五)焦虑的护理

(1)护理人员应该及时了解患者的病情、心理的变化,加强宣教,增强患者治疗的信心。

(2)在透析治疗期间,护理人员应该提高技术水平,加强应急能力,提高自身的综合素质,减轻患者的恐惧、焦虑心理。另外,在患者进行透析治疗过程中,护理人员和家属应常出现在患者面前,给予他们安慰和鼓励,这对稳定病情有十分重要的作用。

(3)护理人员应该多和患者家属沟通,告知其家庭支持的重要性。

(六)知识缺乏的护理

向患者及其家属讲解慢性肾衰竭的基本知识,使其理解该病虽然预后差,但只要坚持积极治疗,消除或避免加重病情的各种因素,可以延缓病情进展,提高生活质量。

(七)健康指导

(1)讲解慢性肾衰竭的基本知识,取得患者及其家属的配合。

(2)进行饮食指导,严格遵从慢性肾衰竭的饮食原则:选择低蛋白、低盐、低磷的饮食,并补充多种维生素,保证摄入足够的热量。高血压、水肿的患者应限盐,如行透析治疗,适当增加蛋白质的摄入量。每天尿量<500 mL 时,应避免高钾食物及含钾饮料。

(3)注意个人卫生,做好口腔清洁、皮肤护理,预防感染,避免受凉、受潮和过度劳累。患者以卧床休息为主。当病情允许时,鼓励患者起床活动,鼓励卧床患者床上起坐或被动运动。

(4)心理卫生,指导患者正确对待疾病,树立战胜疾病的信心,积极配合治疗,延缓疾病的进展。

(5)定期门诊随访。患者出院后,遇有不适,及时去医院复查。

(6)维持出入量平衡,指导患者准确记录每天的尿量和体质量,并根据病情合理控制水、钠的摄取。

(曹　娟)

第六章

普外科护理

第一节　急性乳腺炎

一、疾病概述

（一）概念

急性乳腺炎是乳腺的急性化脓性感染，多发生于产后 3～4 周的哺乳期妇女，最常见于初产妇。主要致病菌为金黄色葡萄球菌，少数为链球菌。

（二）相关病理生理

急性乳腺炎开始时局部出现炎性肿块，数天后可形成单房性或多房性的脓肿。表浅脓肿可向外破溃或破入乳管，自乳头流出；深部脓肿不仅可向外破溃，还可向深部穿至乳房与胸肌间的疏松组织中，形成乳房后脓肿。感染严重者还可并发脓毒血症。

（三）病因与诱因

1.乳汁淤积

乳汁是细菌繁殖的理想培养基，引起乳汁淤积的主要原因如下：①乳头发育不良（过小或凹陷），妨碍哺乳。②乳汁过多或婴儿吸乳过少导致乳汁不能完全排空。③乳管不通，影响乳汁排出。

2.细菌入侵

当乳头破损时，细菌沿淋巴管入侵是感染的主要途径。细菌也可直接侵入乳管，上行至腺小叶而导致感染。细菌主要来自婴儿的口腔、母亲的乳头或周围皮肤。

（四）临床表现

1.局部表现

初期患侧乳房红、肿、胀、痛，可有压痛性肿块，随病情发展症状进行性加重，数天后可形成单房性或多房性的脓肿。脓肿表浅时局部皮肤可有波动感和疼痛，脓肿向深部发展，可出现患侧腋窝淋巴结肿大、压痛。局部表现可有个体差异，应用抗生素治疗的患者，局部症状可被掩盖。

2.全身表现

感染严重者可并发败血症，出现寒战、高热、脉快、食欲减退、全身不适、白细胞计数上升等症状。

（五）辅助检查

（1）实验室检查：白细胞计数增多中性粒细胞比例增大。

（2）B超检查：确定有无脓肿及脓肿的大小和位置。

（3）诊断性穿刺：在乳房肿块波动最明显处或压痛最明显的区域穿刺，抽出脓液可确诊脓肿已经形成。对脓液应做细菌培养和药敏试验。

（六）治疗原则

主要原则为控制感染，排空乳汁。脓肿形成以前以用抗菌药物治疗为主，脓肿形成后，需及时切开引流。

1.非手术治疗

（1）一般处理：①患侧乳房停止哺乳，定时排空乳汁，消除乳汁淤积。②局部外敷，用25％硫酸镁湿敷，或采用中药蒲公英外敷，也可用物理疗法促进炎症吸收。

（2）全身抗菌治疗：原则为早期、足量应用抗生素。针对革兰氏阳性球菌有效的药物如青霉素、头孢菌素。因为抗生素可被分泌至乳汁，所以避免使用对婴儿有不良影响的抗生素，如四环素、氨基糖苷类、磺胺类和甲硝唑。如治疗后病情无明显改善，则应重复穿刺以了解有无脓肿形成，或根据脓液的细菌培养和药敏试验结果选用抗生素。

（3）中止乳汁分泌：患者治疗期间一般不停止哺乳，因停止哺乳不仅影响婴儿的喂养，而且可造成乳汁淤积。但患侧乳房应停止哺乳，并以吸乳器或按摩排出乳汁，局部热敷。若感染严重或脓肿引流后并发乳瘘（切口常出现乳汁）要回乳，常用方法：①口服溴隐亭，每次1.25 mg，每天2次，服用7～14 d；或口服己烯雌酚，每次1～2 mg，每天3次，服用2～3 d。②肌内注射苯甲酸雌二醇，每次2 mg，每天1次，至乳汁分泌停止。③中药炒麦芽，每天60 g，分2次煎服或外敷芒硝。

2.手术治疗

脓肿形成后切开引流。于压痛、波动最明显处先穿刺抽吸取得脓液后，于该处切开引流，对脓液做细菌培养及药敏试验。对脓肿切开引流时注意：①切口一般呈放射状，避免损伤乳管，引起乳瘘；对乳晕部脓肿沿乳晕边缘做弧形切口；对乳房深部较大脓肿或乳房后脓肿，沿乳房下缘做弧形切口，经乳房后间隙引流。②分离多房脓肿的房间隔以利于引流。③为保证引流通畅，应把引流条放在脓腔最低部位，必要时另加切口做对口引流。

二、护理评估

（一）一般评估

1.生命体征

评估是否有体温升高，脉搏加快。急性乳腺炎患者通常发热，可有低热或高热；发热时呼吸、脉搏加快。

2.患者主诉

询问患者是否为初产妇，有无乳腺炎、乳房肿块、乳头异常溢液等病史；询问有无乳头内陷；评估有无不良哺乳习惯，如婴儿含乳睡觉、未每天清洁乳头；询问有无乳房胀痛、浑身发热、无力、打寒战等症状。

3.相关记录

记录体温、脉搏、皮肤异常等。

（二）身体评估

1.视诊

乳房皮肤有无红、肿、破溃、流脓等异常情况。了解乳房皮肤红肿的开始时间、位置、范围、进展情况。

2.触诊

评估乳房乳汁淤积的位置、范围、程度及进展情况;乳房有无肿块,乳房皮下有无波动感,脓肿是否形成,脓肿形成的位置、大小。

（三）心理-社会评估

评估患者的心理状况,是否担心婴儿的喂养与发育、乳房的功能及形态改变。

（四）辅助检查阳性结果评估

患者的血常规检查结果显示血白细胞计数及中性粒细胞比例升高,提示有炎症的存在;根据B超检查的结果判断脓肿的大小及位置,诊断性穿刺后方可确诊脓肿形成;根据脓液的药敏试验选择抗生素。

（五）治疗效果的评估

1.非手术治疗评估要点

评估应用抗生素是否有效果,乳腺炎症是否得到控制,患者体温是否恢复正常;回乳措施是否起效,乳汁淤积情况有无改善,患者的乳房肿胀、疼痛有无减轻;患者是否了解哺乳卫生和预防乳腺炎的知识,情绪是否稳定。

2.手术治疗评估要点

评估手术切开排脓是否彻底,伤口愈合情况是否良好。

三、主要护理诊断/问题

（一）疼痛

其与乳汁淤积、乳房急性炎症使乳房压力显著增大有关。

（二）体温过高

其与乳腺急性化脓性感染有关。

（三）知识缺乏

患者不了解乳房保健和正确的哺乳知识。

（四）潜在并发症

潜在并发症为乳瘘。

四、护理措施

（一）缓解疼痛

1.防止乳汁淤积

患侧乳房暂停哺乳,定时用吸乳器吸净乳汁。

2.按摩、热敷

每天定时按摩、热敷,疏通阻塞的乳腺管,刺激乳窦,使乳汁流畅,淤积的硬块消散,预防乳腺脓肿发生。

3.托起乳房

用三角巾或宽松胸罩托起患侧乳房,减轻疼痛和肿胀。

（二）控制体温和感染

1.控制感染

遵医嘱抽血做血培养和药敏试验,使用抗菌药物并观察疗效。

2.病情观察

定时测量体温、脉搏、呼吸,监测白细胞、中性粒细胞的变化。

3.高热护理

患者发热期间给予温水擦浴、冰袋降温等物理降温,必要时遵医嘱给予药物降温;对伴有畏寒、发抖等症状者注意为其保暖;保持患者的口腔和皮肤清洁。

(三)脓肿切开引流术后护理

保持引流通畅,观察引流液的量、性状、颜色及气味的变化,及时更换敷料。

(四)用药护理

遵医嘱早期使用抗菌药物,根据药敏试验结果选择合适的抗菌药物,注意评估患者有无药物不良反应。

(五)饮食与运动

患者要进食高蛋白、高维生素、低脂肪的食物,保证摄入足量水分;注意休息,适当运动,劳逸结合。

(六)心理护理

观察、了解患者的心理状况,给予疾病有关知识的宣教,缓解患者紧张、急躁的情绪。

(七)健康教育

1.保持乳头和乳晕清洁

每次哺乳前后清洁乳头,保持局部干燥、清洁。

2.纠正乳头内陷

妊娠期每天挤捏、提拉乳头。

3.养成良好的哺乳习惯

定时哺乳,每次哺乳时让婴儿吸净乳汁,如有淤积,及时用吸乳器或按摩排出乳汁;培养婴儿不含乳头睡眠的习惯;注意婴儿的口腔卫生,及时治疗婴儿的口腔炎症。

4.及时处理乳头破损

乳晕破损或皲裂时暂停哺乳,用吸乳器吸出乳汁喂养婴儿;局部用温水清洁后涂以抗菌软膏,待愈合后再哺乳;症状严重时及时诊治。

五、护理评价

(1)患者的乳汁淤积情况有无改善,是否学会正确排出淤积乳汁的方法,是否坚持每天挤出已经淤积的乳汁,回乳措施是否产生效果,乳房胀痛是否逐渐减轻。

(2)患者乳房皮肤的红肿情况有无好转,乳房皮肤有无溃烂,乳房肿块消失还是增大。

(3)患者应用抗生素后体温是否恢复正常,炎症是否消退,炎症是否进一步发展为脓肿。

(4)患者的脓肿是否被及时切开引流,伤口愈合情况是否良好。

(5)患者是否了解哺乳卫生和预防乳腺炎的知识,焦虑情绪是否改善。

(张 莹)

第二节 门静脉高压症

门静脉的正常压力是 $1.27\sim2.35$ kPa($13\sim24$ cmH$_2$O),当门静脉血流受阻、血液淤滞时,压力为2.35 kPa(24 cmH$_2$O),称为门静脉高压症,临床上常有脾大及脾功能亢进、食管-胃底静脉曲张破裂出血、腹水等一系列表现。

门静脉主干由肠系膜上静脉、肠系膜下静脉和脾静脉汇合而成。门静脉系统位于两个毛细血管网之间,一端是胃、肠、脾、胰的毛细血管网,另一端连接肝小叶内的肝窦。门静脉流经肝脏的血液约占肝血流量的 75％,肝动脉供血约占 25％,由此可见肝脏的双重供血以门静脉供血为主。门静脉内的血含氧量较体循环的静脉血高,故门静脉对肝的供氧量几乎和肝动脉相等。此外门静脉系统内无控制血流方向的静脉瓣,与腔静脉之间存在 4 个交通支:①胃底、食管下段交通支;②直肠下段、肛管交通支;③前腹壁交通支;④腹膜后交通支。这些交通支中,最主要的是胃底、食管下段交通支。上述交通支在正常情况下都很细小,血流量很少。

门静脉血液淤滞或血流阻力增加均可导致门静脉高压,但以门静脉血流阻力增加更为常见。按阻力增加的部位,可将门静脉高压症分为肝前、肝内和肝后三型。在我国肝内型多见,其中肝炎后肝硬化是引起门静脉高压症的常见病因;但在西方国家,酒精性肝硬化是门静脉高压最常见的原因。增生的纤维束和再生的肝细胞结节挤压肝小叶内的肝窦,使其变窄或闭塞,导致门静脉血流受阻,位于肝小叶间汇管区的肝动脉小分支和门静脉小分支之间的许多动静脉交通支大量开放,引起门静脉压力升高。肝前型门静脉高压症的常见病因是肝外门静脉血栓形成、先天畸形和外在压迫。肝前型门静脉高压症患者的肝功能多正常或轻度损害,预后较好。肝后型门静脉高压症的常见病因包括巴德-基亚里综合征、缩窄性心包炎、严重右心衰竭等。

一、护理评估

(一)健康史

应注意询问患者有无肝炎病史、酗酒、血吸虫病病史,既往有无出现肝昏迷、上消化道出血的病史以及诱发的原因,对于原发病是否进行治疗。

(二)身体状况

1.脾大、脾功能亢进

脾大的程度不一,早期在左肋缘下可扪及。晚期,脾内纤维组织增生而变硬,活动度减少,左上腹甚至左下腹可扪及肿大的脾并可以出现左上腹不适及隐痛、胀满,常伴有血白细胞、血小板数量减少,称脾功能亢进。

2.侧支循环建立与开放

门静脉与体静脉之间有广泛的交通支,在有门静脉高压时,为了使淤滞在门静脉系统的血液回流,这些交通支大量开放,经扩张或曲张的静脉与体循环的静脉发生吻合而建立侧支循环。主要表现:①食管下段与胃底静脉曲张最常见,出现早,一旦曲张的静脉破裂可引起上消化道大出血,表现为呕血和黑便。肝功能损害引起凝血功能障碍,加之脾功能亢进引起血小板减少,因此出血不易自行停止。②脐周围的上腹部皮下静脉曲张。③直肠下、肛管静脉曲张而形成痔。

3.腹水

门静脉压力升高,使门静脉系统毛细血管床滤过压升高;同时肝硬化引起的低蛋白血症造成血浆胶体渗透压下降;淋巴液生成增多,使液体从肝表面、肠浆膜面漏入腹腔形成腹水。此外,由于中心血流量减少,刺激醛固酮分泌过多,导致水、钠潴留而加剧腹水形成。

4.肝性脑病

发生门静脉高压症时由于门静脉血流绕过肝细胞或肝实质细胞功能严重受损,有毒物质(如氨、硫醇、γ-氨基丁酸)不能代谢与解毒而直接进入体循环,从而对脑产生毒性作用并出现精神综合征,称为肝性脑病,是门静脉高压症的并发症之一。肝性脑病常由胃肠道出血、感染、大量摄入蛋白质、使用镇静药物或利尿剂而诱发。

5.其他

可伴有肝大、黄疸、蜘蛛病、肝掌、男性乳房发育、睾丸萎缩等。

（三）心理-社会状况

患者因该病反复发作、病情逐渐加重、面临手术、担心出现严重并发症和手术后的效果而有恐惧心理。另外由于治疗费用过高，长期反复住院治疗，生活、工作严重受限产生长期的焦虑情绪。

（四）辅助检查

（1）血常规：脾功能亢进时，血细胞减少，以白细胞计数降至 $3×10^9/L$ 以下和血小板计数降至 $(70\sim80)×10^9/L$ 以下最为明显。出血、营养不良、溶血、骨髓抑制都可引起贫血。

（2）肝功能检查：常有血浆清蛋白含量降低，球蛋白含量升高，凝血酶原时间延长。还应做乙型肝炎病原学和甲胎蛋白检查。

（3）食管吞钡 X 线检查：在食管为钡剂充盈时，曲张的静脉使食管及胃底呈虫蚀样改变，曲张的静脉表现为蚯蚓样或串珠状负影。

（4）腹部超声检查：可显示腹水、肝密度及质地异常、门静脉扩张。

（5）腹腔动脉造影的静脉相或直接肝静脉造影：可以使门静脉系统和肝静脉显影，确定静脉受阻部位及侧支回流情况，还可以为手术提供参考资料。

（五）治疗要点

外科治疗门静脉高压症主要是预防和控制食管胃底曲张静脉破裂出血。

1.食管胃底曲张静脉破裂出血

治疗主要包括非手术治疗和手术治疗。

（1）非手术治疗。①常规处理：患者绝对卧床休息。给患者建立静脉通道，输液、输血以扩充血容量；维持呼吸道通畅，防止呕吐物引起窒息或吸入性肺炎。②药物止血：应用内脏血管收缩药，常用药物有垂体后叶素和生长抑素。③内镜治疗：经纤维内镜将硬化剂直接注入曲张静脉，使之闭塞及黏膜下组织硬化，达到止血和预防再出血目的。④三腔管压迫止血：利用充气的气囊分别压迫胃底和食管下段的曲张静脉，达到止血目的。⑤经颈静脉肝内门体分流术：采用介入放射方法，经颈静脉途径在肝内静脉与门静脉的主要分支间建立通道，置入支架以实现门体分流。该方法主要适用于药物和内镜治疗无效、肝功能差、不宜做急诊手术的患者或等待肝移植的患者。

（2）手术治疗：上述治疗无效时，应采用手术治疗，多主张行门-奇静脉断流术，目前多采用脾切除加贲门周围血管离断术；若患者一般情况好，肝功能较好可行急诊分流术。对有血吸虫性肝硬化、食管-胃底静脉曲张，并且门脉压力较高的患者，主张行分流术，常用术式有门静脉-下腔静脉分流术、脾-肾静脉分流术。

2.严重脾大，合并明显的脾功能亢进

严重脾大，合并明显的脾功能亢进多见于晚期血吸虫病，也见于脾静脉栓塞引起的左侧门静脉高压症。单纯脾切除术对这类患者的效果良好。

3.肝硬化引起的顽固性腹水

有效的治疗方法是肝移植。其他方法包括腹腔-上腔静脉转流术等。

4.肝移植

肝移植已成为外科治疗终末期肝病的有效方法，但供肝短缺，有终身服用免疫抑制药的危险、手术风险，费用昂贵，这些限制了肝移植的推广。

二、护理诊断及合作性问题

（一）焦虑或恐惧

其与担心自身疾病的愈后不良,环境改变,对手术效果有疑虑,害怕检查、治疗有关。

（二）有窒息的危险

其与呕吐、咯血和置管有关。

（三）体液不足

其与呕吐、咯血、胃肠减压、不能进食有关。

（四）营养失调

其与营养的摄入低于人体需要量有关。

（五）潜在并发症

潜在并发症有上消化道大出血、肝性脑病。

三、护理目标

患者无焦虑和恐惧心情,无窒息发生,能得到及时的营养补充。肝功能及全身营养状况得到改善,体液平衡得到维持,无上消化道大出血、肝性脑病等并发症发生。

四、护理措施

（一）非手术治疗及术前护理

1.心理护理

通过谈话、观察等方法,及时了解患者的心理状态。要针对性地做好解释及思想工作,多给患者安慰和鼓励,使之增强信心、积极配合,以保证治疗和护理计划顺利实施。对急性上消化道大出血患者,要专人看护,关心、体贴患者。工作中要冷静、沉着,抢救操作应娴熟,使患者消除精神紧张和顾虑。

2.注意休息

患者术前保证充分休息,必要时卧床休息。可减轻代谢方面的负担,能使肝血流量增大,有利于保护肝功能。

3.加强营养,采取保肝措施

（1）给予低脂、高糖、高维生素饮食,一般应限制蛋白质的摄入量,但对肝功尚好者可给予富含蛋白质的饮食。

（2）对营养不良、低蛋白血症者静脉注射支链氨基酸、人血清蛋白或血浆等。

（3）对贫血及有凝血机制障碍者可输入鲜血,肌内注射或静脉滴注维生素 K。

（4）适当使用肌苷、辅酶 A、葡萄糖醛酸内脂等保肝药物,补充 B 族维生素、维生素 C、维生素 E,避免使用巴比妥类、盐酸氯丙嗪、红霉素等对肝功能有害的药物。

（5）手术前 3～5 d 静脉滴注极化液（即每天补给葡萄糖200～250 g,并加入胰岛素及氯化钾）,以促进肝细胞的营养储备。

（6）在出血性休克及合并较重感染的情况下应及时给氧。

4.防止食管胃底曲张静脉破裂出血

患者避免劳累、恶心、呕吐、便秘、咳嗽等使腹内压升高的因素,避免干硬食物或刺激性食物,饮食不宜过热,把口服药片研成粉末冲服。手术前一般不放置胃管,必要时选细软胃管充分涂以液状石蜡,以轻巧手法协助患者徐徐吞入。

5.预防感染

手术前 2 d 使用广谱抗生素。护理操作要遵守无菌原则。

6.分流手术前准备

除以上护理措施外,手术前 2～3 d,让患者口服新霉素或链霉素等肠道杀菌剂及甲硝唑,减少肠道氨的产生,防止手术后肝性脑病;手术前 1 d 晚,给患者清洁、灌肠,避免手术后肠胀气压迫血管吻合口。脾-肾静脉分流术前要检查,明确肾功能正常。

7.用三腔管对食管-胃底静脉曲张大出血压迫止血的护理

(1)准备:置管前先检查三腔管有无老化、漏气,向患者解释放置三腔管止血的目的、意义、方法和注意事项,以取得患者的配合;向食管气囊和胃气囊分别注气约 150 mL 和 200 mL,观察气囊是否膨胀均匀、弹性良好,有无漏气,然后抽空气囊,并分别做好标记备用。

(2)插管方法:在管壁上涂液体石蜡,经患者一侧鼻孔或口腔轻轻插入,边插边嘱患者做吞咽动作,直至插入 50～60 cm;用注射器从胃管内抽得胃液后,向胃气囊注入 150～200 mL 空气,用止血钳夹闭管口,将三腔管向外提拉,感到其不再被拉出并有轻度弹力时,把滑车置于管端,悬以 0.5 kg 重物做牵引压迫。然后抽取胃液,观察止血效果,若仍有出血,再向食管气囊注入 100～150 mL 空气以压迫食管下端。置管后,将胃管连接胃肠减压器或用生理盐水反复灌洗,观察胃内有无新鲜血液吸出。若无出血,同时脉搏、血压渐趋稳定,说明出血已得到控制;反之,表明三腔管压迫止血失败。

(3)置管后护理:①给患者取半卧位或把患者的头偏向一侧,及时清除口腔、鼻咽腔的分泌物,防止吸入性肺炎。②保持鼻腔黏膜湿润,观察并调整牵引绳的松紧度,防止鼻黏膜或口腔黏膜长期受压而发生糜烂、坏死。三腔管压迫期间应 12 h 放气 10～20 min,使胃黏膜局部血液循环暂时恢复,避免黏膜因长期受压而糜烂、坏死。③观察、记录胃肠减压引流液的量、颜色,判断出血是否停止,以决定是否需要紧急手术。若气囊压迫 48 h 后,胃管内仍有新鲜血液抽出,表明压迫止血无效,应紧急手术止血。④在床旁准备剪刀,若气囊上移,阻塞呼吸道,可引起呼吸困难甚至窒息,应立即剪断三腔管。⑤拔管:三腔管的放置时间不宜超过 5 d,以免食管、胃底黏膜长时间受压而缺血、坏死。气囊压迫 24 h 如出血停止,可考虑拔管。放松牵引,先抽空食管气囊,再抽空胃气囊,继续观察 12～24 h,若无出血,让患者口服液体石蜡 30～50 mL,缓慢拔出三腔管;若再次出血,可继续行三腔管压迫止血或手术。

(二)术后护理

(1)观察病情变化:密切观察有无手术后各种并发症的发生。

(2)为防止分流术后血管吻合口破裂出血,患者在 48 h 内取平卧位或 15°低半卧位,翻身动作宜轻柔。一般手术后患者卧床 1 周,护理人员要做好相应生活护理,保持患者排尿、排便通畅。分流术后短期内患者发生下肢肿胀,可适当抬高下肢。

(3)防止脾切除术后静脉血栓形成,手术后 2 周内定期或必要时隔天复查 1 次血小板,如果血小板数超过 $600×10^9/L$,考虑给予抗凝处理,并注意用药前后凝血时间的变化。脾切除术后不再使用维生素 K 及其他止血药物。

(4)分流术后应限制蛋白质的摄入量,以免诱发肝性脑病。

(5)遵医嘱使用能量合剂,禁用有损肝功能的药物。对分流术后患者,特别注意神志的变化,如发现有嗜睡、烦躁、谵妄等表现,要警惕肝性脑病发生,及时报告医师。

(三)健康指导

指导患者保持乐观、愉快,保证足够的休息,避免劳累和较重的体力劳动;忌烟、酒,不吃过热、刺激性强的食物。嘱患者按医嘱使用护肝药物,定期来医院复查。

五、护理评价

患者有无焦虑和恐惧心情,有无窒息发生,能否得到及时的营养补充,肝功能及全身营养状况是否得到改善,体液平衡是否得到维持,有无上消化道大出血、肝昏迷等并发症发生。

(邹 艳)

第三节 肝 脓 肿

一、细菌性肝脓肿

当全身性细菌感染,特别是腹腔内感染时,细菌侵入肝脏,如果患者的抵抗力弱,可发生细菌性肝脓肿。细菌可以从下列途径进入肝脏。①胆道:细菌沿着胆管上行,是引起细菌性肝脓肿的主要原因。②肝动脉:体内任何部位有化脓性病变(如败血症、化脓性骨髓炎、痈、疖),细菌可经肝动脉进入肝脏。③门静脉:如发生坏疽性阑尾炎、细菌性痢疾时,细菌可经门静脉入肝。④肝开放性损伤:细菌可直接经伤口进入肝,引起感染而形成脓肿。细菌性肝脓肿的致病菌多为大肠埃希菌、金黄色葡萄球菌、厌氧链球菌等。肝脓肿可以是单个脓肿,也可以是多个小脓肿。数个小脓肿可以融合成一个大脓肿。

(一)护理评估

1.健康史

注意询问患者有无胆道感染和胆道疾病、全身其他部位的化脓性感染特别是肠道的化脓性感染、肝脏外伤病史。询问患者是否有肝脓肿病史,是否进行过系统治疗。

2.身体状况

该病通常继发于某种感染性先驱疾病,起病急,主要症状为骤起寒战、高热、肝区疼痛和肝大。体温可高达 39 ℃～40 ℃,多表现为弛张热,伴有大汗、恶心、呕吐、食欲缺乏。肝区疼痛多为持续性钝痛或胀痛,有时可伴有右肩牵涉痛,右下胸及肝区有叩击痛,增大的肝有压痛。肝前下缘有比较表浅的脓肿时,可有右上腹肌紧张和局部明显触痛。巨大的肝脓肿可使右季肋区呈饱满状态,甚至可见局限性隆起,局部皮肤可出现凹陷性水肿。严重时或并发胆道梗阻,可出现黄疸。

3.心理-社会状况

细菌性肝脓肿起病急剧,症状重,如果治疗不彻底容易反复发作并转为慢性,并且细菌性肝脓肿极易引起严重的全身性感染,导致感染性休克,使患者产生焦虑。

4.辅助检查

(1)血液检查:化验检查白细胞计数及中性粒细胞增多,有时出现贫血。肝功能检查可出现不同程度的损害和低蛋白血症。

(2)X线胸腹部检查:右叶脓肿可见右膈肌升高,运动受限;肝影增大或局限性隆起;有时伴有反应性胸膜炎或胸腔积液。

(3)B超:在肝内可显示液平段,可明确其部位和大小,阳性诊断率在96%以上,因此,B超为首选的检查方法。必要时可作CT检查。

(4)诊断性穿刺:抽出脓液即可证实该病。

(5)细菌培养:脓液细菌培养有助于明确致病菌,选择敏感的抗生素,并与阿米巴性肝脓肿区别。

5.治疗要点

(1)全身支持疗法:给予充足的营养,纠正水、电解质及酸碱平衡失调,必要时少量多次输血和血浆以纠正低蛋白血症,增强机体的抵抗力。

(2)抗生素治疗:应使用大剂量抗生素。由于常见的肝脓肿的致病菌为大肠埃希菌、金黄色葡萄球菌和厌氧性细菌,在未确定病原菌之前,可首选对此类细菌有效的抗生素,然后根据细菌培养和抗生素敏感试验的结果选用有效的抗生素。

(3)经皮肝脓肿穿刺置管引流术:适用于单个较大的脓肿。在B型超声引导下进行穿刺。

(4)手术治疗:对于较大的单个脓肿,估计有穿破的可能,或已经穿破胸腹腔;胆源性肝脓肿;位于肝左外叶的脓肿,穿刺易污染腹腔;慢性肝脓肿,应施行经腹切开引流。对病程长的慢性局限性厚壁脓肿,也可行肝叶切除或部分肝切除术。对多发性小脓肿不宜行手术治疗,但对其中较大的脓肿,也切开引流。

(二)护理诊断及合作性问题

1.营养失调

营养低于机体需要量与高代谢消耗或慢性消耗病程有关。

2.体温过高

其与感染有关。

3.急性疼痛

其与感染及脓肿内压力过高有关。

4.潜在并发症

潜在并发症有急性腹膜炎、上消化道出血、感染性休克。

(三)护理目标

患者能维持适当的营养,维持体温正常,疼痛减轻;无急性腹膜炎、休克等并发症发生。

(四)护理措施

1.术前护理

(1)观察病情,配合抢救中毒性休克。

(2)高热护理:保持病室空气新鲜,温度与湿度合适,物理降温。给患者及时更换汗湿的衣服。

(3)维持适当营养:对于非手术治疗和术前的患者,给予高蛋白、高热量饮食,纠正水、电解质平衡失调和低蛋白血症。

(4)遵医嘱正确应用抗生素。

2.术后护理

(1)经皮肝脓肿穿刺置管引流术术后护理:术前做术区皮肤准备,协助医师进行穿刺部位的准确定位。术后向医师询问术中情况及术后有无特殊观察和护理要求。患者返回病房后,观察引流管固定得是否牢固,引流液的性状如何,引流管道是否密闭。术后第二天或数天开始冲洗脓腔,选等渗盐水(或遵医嘱加抗生素)为冲洗液。冲洗时速度缓慢,压力不宜过高,估算注入液与引出液的量。每次冲洗结束后,可遵医嘱向脓腔内注入抗生素。待引流出或冲洗出的液体变清澈,B型超声检查脓腔直径小于2 cm即可拔管。

（2）切开引流术术后护理：切开引流术术后护理遵循腹部手术术后护理的一般要求。除此之外，每天用生理盐水冲洗脓腔，记录引流液量，少于 10 mL 或脓腔容积小于 15 mL，即考虑拔除引流管，改用凡士林纱布引流，至脓腔闭合。

3.健康指导

为了预防肝脓肿疾病的发生，应教育人们积极预防和治疗胆道疾病，及时处理身体其他部位的化脓性感染。告知患者应用抗生素和放置引流管的目的和注意事项，取得患者的信任和配合。术后患者应加强营养和提高抵抗力，定期复查。

（五）护理评价

患者是否能维持适当营养，体温是否正常，疼痛是否减轻。有无急性腹膜炎、上消化道出血、感染性休克等并发症发生。

二、阿米巴性肝脓肿

阿米巴性肝脓肿是阿米巴肠病的并发症，阿米巴原虫从结肠溃疡处经门静脉血液或淋巴管侵入肝内并发脓肿。该病常见于肝右叶顶部，多数为单发性。阿米巴原虫产生溶组织酶，导致肝细胞坏死。液化组织和血液、渗液组成脓肿。

（一）护理评估

1.健康史

注意询问有无阿米巴痢疾病史。

2.身体状况

阿米巴性肝脓肿有与细菌性肝脓肿相似的表现，两者的区别详见表 6-1。

表 6-1　细菌性肝脓肿与阿米巴性肝脓肿的区别

区别要点	细菌性肝脓肿	阿米巴性肝脓肿
病史	继发于胆道感染或其他化脓性疾病	继发于阿米巴痢疾后
症状	病情急骤、严重，全身中毒症状明显，有寒战、高热	起病较缓慢，病程较长，可有高热或不规则发热、盗汗
血液化验	白细胞计数及中性粒细胞可明显增加。血液细菌培养可呈阳性	白细胞计数可增加。如无继发细菌感染，细菌培养呈阴性。血清学阿米巴抗体检查呈阳性
粪便检查	无特殊表现	部分患者可找到阿米巴滋养体
脓液	多为黄白色脓液，涂片和培养可发现细菌	大多为棕褐色脓液，无臭味，镜检有时可看到阿米巴滋养体。若无混合感染，涂片和培养无细菌
诊断性治疗	抗阿米巴药物治疗无效	抗阿米巴药物治疗后有好转
脓肿	较小，常为多发性	较大，多为单发，多见于肝右叶

3.心理-社会状况

由于病程长，忍受较重的痛苦，担忧预后或拮据等，患者常有焦虑、悲伤或恐惧反应。

4.辅助检查

辅助检查基本与细菌性肝脓肿的辅助检查相同。

5.治疗要点

对阿米巴性肝脓肿以非手术治疗为主。应用抗阿米巴药物，加强支持疗法纠正低蛋白、贫血等，无效者穿刺置管闭式引流或手术切开引流，多可获得良好的疗效。

（二）护理诊断及合作性问题

(1)营养失调:营养低于机体需要量与高代谢消耗或慢性消耗病程有关。

(2)急性疼痛:与脓肿内压力过高有关。

(3)潜在并发症:合并细菌感染。

（三）护理措施

1.非手术疗法和术前护理

(1)加强支持疗法:给予高蛋白、高热量和高维生素饮食,必要时少量多次输新鲜血、补充丙种球蛋白,增强抵抗力。

(2)正确使用抗阿米巴药物,注意观察药物的不良反应。

2.术后护理

除继续做好非手术疗法护理外,重点做好引流的护理。宜用无菌水封瓶,闭式引流,每天更换消毒瓶,接口处保持无菌,防止继发细菌感染。如继发细菌感染需使用抗生素。

（邹　艳）

第四节　胆　囊　炎

一、疾病概述

（一）概念

胆囊炎是指发生在胆囊的细菌性和/或化学性炎症。根据发病的缓急和病程的长短分为急性胆囊炎、慢性胆囊炎和慢性胆囊炎急性发作 3 类。约 95％的急性胆囊炎患者合并胆囊结石,称为急性胆石性胆囊炎;未合并胆囊结石者,称为急性非结石性胆囊炎。胆囊炎的发病率很高。发病年龄多为 35 岁以后,以 40～60 岁为高峰。女性的发病率约为男性的 4 倍,肥胖者的发病率高于其他体型者。

（二）病因

1.急性胆囊炎

急性胆囊炎是外科常见急腹症,其发病率居于炎性急腹症的第二位,仅次于急性阑尾炎,女性患者居多。急性胆囊炎的病因复杂,胆囊结石和细菌感染是引发急性胆囊炎的两大重要因素,主要包括以下几点。

(1)胆道阻塞:结石阻塞或嵌顿于胆囊管或胆囊颈,导致胆汁排出受阻,胆汁潴留,其中,水分吸收而胆汁浓缩,胆汁中的胆汁酸刺激胆囊黏膜而引起水肿、炎症,甚至坏死。90％～95％的急性胆囊炎与胆石有关,在少数情况下,胰液从胰管和胆总管共同的腔道中反流,也可进入胆囊,产生化学性刺激。结石亦可直接损伤受压部位的胆囊黏膜而引起炎症。此外,胆囊颈或胆囊管腔狭窄,或受到管外肿块的压迫也可以导致阻塞。胆管和胆囊颈结石嵌塞是引起急性胆囊炎重要的诱因。

(2)细菌入侵:发生急性胆囊炎时胆囊胆汁的细菌培养阳性率可高达 80％～90％,包括需氧菌与厌氧菌感染,其中,大肠埃希菌最为常见。细菌多来源于胃肠道,致病菌通过胆道逆行、直接蔓延或经血液循环和淋巴途径入侵胆囊。结石压迫局部囊壁的静脉,使静脉回流受阻而淤血、出血,以至坏死而引起炎症。

（3）化学性刺激:胆汁酸、逆流的胰液和溶血卵磷脂对细胞膜有毒性作用和损伤作用。

（4）病毒感染:乙肝病毒可以侵犯许多组织和器官,可以在胆管上皮中复制,对胆道系统有直接的侵害作用。

（5）胆囊的血流灌注量不足:例如,休克和动脉硬化可引起胆囊黏膜的局灶性坏死。

（6）其他:严重创伤、烧伤、严重过敏、长期禁食或与胆囊无关的大手术等导致的内脏神经功能紊乱时发生急性胆囊炎。

2.慢性胆囊炎

该病大多继发于急性胆囊炎,是急性胆囊炎反复发作的结果。有较多的病例直接由化学刺激引起。胆囊结石或有阻塞常伴有慢性胆囊炎,这些原因不消除,浓缩胆汁长期刺激可造成慢性炎症。结石和慢性胆囊炎的关系尤为密切,约95%的慢性胆囊炎有胆石存在和反复急性发作的病史。

（三）病理生理

1.急性胆囊炎

（1）急性结石性胆囊炎:当结石致胆囊管梗阻时,胆汁淤积,胆囊内压力升高,胆囊肿大,黏膜充血、水肿,渗出增多;镜下可见血管扩张和炎性细胞浸润,称为急性单纯性胆囊炎。若梗阻未解除或炎症未控制,病情继续发展,病变可累及胆囊壁的全层,胆囊壁充血、水肿加重,出现瘀斑或脓苔,部分黏膜坏死脱落,甚至浆膜液有纤维素和脓性渗出物;镜下可见组织中有广泛的中性粒细胞浸润,黏膜上皮脱落,即急性化脓性胆囊炎;还可引起胆囊积脓。若梗阻仍未解除,胆囊内压力继续升高,胆囊壁张力升高,导致血液循环障碍时,胆囊组织除上述炎性改变外,整个胆囊呈片状缺血坏死;镜下见胆囊黏膜结构消失,血管内外充满红细胞,即急性坏疽性胆囊炎。若胆囊炎症继续加重,积脓增多,胆囊内压力升高,在胆囊壁的缺血、坏死或溃疡处极易造成穿孔,会引起胆汁性腹膜炎,穿孔部位常在颈部和底部,如胆囊坏疽穿孔发生过程较慢,周围粘连包裹,则形成胆囊周围脓肿。

（2）急性非结石性胆囊炎:病理过程与急性结石性胆囊炎基本相同,但急性非结石性胆囊炎更容易发生胆囊坏疽和穿孔,约75%的患者发生胆囊坏疽,约15%的患者出现胆囊穿孔。

2.慢性胆囊炎

胆囊炎症和结石反复刺激,胆囊壁炎性细胞浸润和纤维组织增生,胆囊壁增厚,可与周围组织粘连,甚至出现胆囊萎缩,胆囊失去收缩和浓缩胆汁的功能。慢性胆囊炎可分为慢性结石性胆囊炎和慢性非结石性胆囊炎两大类,前者占该病的70%～80%,后者占20%～30%。

（四）临床表现

1.急性胆囊炎

（1）症状。①腹痛:多数患者有上腹部疼痛史,表现为右上腹阵发性绞痛,常在饱餐、进食油腻食物后或夜间发作,疼痛可放射至右肩及右肩胛下。②消化道症状:患者腹痛发作时常伴恶心、呕吐、厌食等消化道症状。③发热或中毒症状:根据胆囊炎症反应程度的不同,患者可出现不同程度的体温升高和脉搏加速。

（2）体征。①腹部压痛:早期可有右上腹压痛或叩痛。胆囊化脓坏疽时可扪及肿大的胆囊,可有不同程度和不同范围的右上腹压痛或右季肋部叩痛,墨菲征常为阳性,伴有不同程度的肌紧张,胆囊张力大时更加明显。腹式呼吸可因疼痛而减弱,常显吸气性抑制。②黄疸:10%～25%的患者可出现轻度黄疸,黄疸多见于胆囊炎症反复发作合并米里齐综合征的患者。

2.慢性胆囊炎

临床症状常不典型,主要表现为上腹部饱胀不适、厌食油腻和嗳气等消化不良的症状以及右上腹和肩背部隐痛。多数患者有典型的胆绞痛病史。体检可发现右上腹胆囊区压痛或不适感，墨菲征可呈弱阳性，如胆囊肿大，右上腹肋下可及光滑的圆形肿块。在并发胆道急性感染时可有寒战、发热等。

（五）辅助检查

1.急性胆囊炎

（1）实验室检查：血常规检查可见血白细胞计数和中性粒细胞比例升高，部分患者可有血清胆红素、转氨酶、碱性磷酸酶和淀粉酶升高。

（2）影像学检查：B 超检查可显示胆囊肿大，胆囊壁增厚，大部分患者可见胆囊内有结石光团。^{99m}Tc-依替菲宁检查，有急性胆囊炎时胆囊常不显影，但该项检查不作为常规检查。

2.慢性胆囊炎

B 超检查是慢性胆囊炎首选的辅助检查方法，可显示胆囊增大，胆囊壁增厚，胆囊腔缩小或萎缩，排空功能减退或消失，并可探知有无结石。此外，CT、MRI、腹部 X 线平片等也是重要的检查手段。

（六）主要处理原则

主要处理原则为手术治疗，手术时机和手术方式取决于患者的病情。

1.非手术治疗

（1）适应证：诊断明确、病情较轻的急性胆囊炎患者；老年人或伴有严重心血管疾病，不能耐受手术的患者。在非手术治疗的基础上积极治疗各种并发症，待患者一般情况好转后再考虑择期手术治疗。

（2）常用的非手术治疗措施：主要包括禁饮食和/或胃肠减压、纠正水电解质和酸碱平衡紊乱、控制感染、使用消炎利胆及解痉止痛药物、全身支持、对症处理，还可以使用中药、针刺疗法等。在非手术治疗期间，若病情加重或出现胆囊坏疽、穿孔等并发症应及时进行手术治疗。

2.手术治疗

（1）急诊手术适应证：①发病在 48～72 h 以内者。②经非手术治疗无效且病情加重者。③合并胆囊穿孔、弥漫性腹膜炎、急性梗阻性化脓性胆管炎、急性坏死性胰腺炎等严重并发症者。④其余患者可根据具体情况择期手术。

（2）手术方式。①胆囊切除术：根据病情选择开腹或腹腔镜行胆囊切除术。手术过程中遇到下列情况应同时进行胆总管切开探查和 T 管引流术。患者有黄疸史；胆总管内扪及结石或术前 B 超提示有肝总管、胆总管结石；胆总管扩张，直径＞1 cm；胆总管内抽出脓性胆汁或有胆色素沉淀；患者合并慢性复发性胰腺炎。②胆囊造口术：目的是减压和引流胆汁。该方式主要用于年老体弱，合并严重心、肺、肾等器官功能障碍，不能耐受手术的患者，或有局部炎症水肿，粘连严重导致局部解剖不清者。待病情稳定、局部炎症消退后再根据患者的情况决定是否行择期手术治疗。

二、护理评估

（一）术前评估

1.健康史及相关因素

（1）一般情况：了解患者的年龄、性别、职业、居住地及饮食习惯等。

（2）发病的病因和诱因：了解腹痛的病因和诱因，腹痛发生的时间，腹痛是否与饱餐、进食油腻食物及夜间睡觉时改变体位有关。

（3）腹痛的性质:是否为突发性腹痛,疼痛的性质是绞痛还是隐痛,是阵发性还是持续性疼痛,是否放射至右肩背部或右肩胛下等。

（4）既往史:有无胆石症、胆囊炎、胆道蛔虫病史,有无胆道手术史,有无消化性溃疡及类似疼痛发作史,有无用药史、过敏史及腹部手术史。

2.身体评估

（1）全身:患者有无寒战、发热、恶心、呕吐,有无面色苍白等贫血现象,有无黏膜和皮肤黄染等,有无体质量减轻,有无意识及神经系统的其他改变等。

（2）局部:腹痛的部位是位于右上腹还是剑突下,有无全腹疼痛;有无压痛、肌紧张及反跳痛;能否触及胆囊及胆囊肿大的程度如何,墨菲征是否呈阳性。

（3）辅助检查:血常规检查中白细胞计数及中性粒细胞比例是否升高,血清胆红素、转氨酶、碱性磷酸酶及淀粉酶有无升高,B超是否观察到胆囊增大或结石影,^{99m}Tc-依替菲宁检查胆囊是否显影,心、肺、肾等器官功能有无异常。

3.心理-社会评估

了解患者及其家属在疾病治疗过程中的心理反应与需求、家庭及社会的支持情况、患者的心理承受程度及对治疗的期望等,引导患者正确配合疾病的治疗与护理。

（二）术后评估

1.手术中情况

了解手术的方式和手术范围,如是胆囊切除还是胆囊造口术,是开腹还是腹腔镜;术中有无行胆总管探查,术中出血量及输血、补液情况;有无留置引流管及其位置和目的。

2.术后病情

评估术后生命体征及手术切口愈合的情况;T管及其他引流管引流情况,包括引流液的量、颜色、性质等。对老年患者尤其要评估其呼吸及循环功能等状况。

3.心理-社会评估

评估患者及其家属对术后和术后康复的认知和期望。

三、主要护理诊断/问题

（1）疼痛:与胆囊结石突然嵌顿、胆汁排空受阻致胆囊强烈收缩或继发胆囊感染、术后伤口疼痛有关。

（2）有体液不足的危险:与恶心、呕吐、不能进食和手术前后需要禁食有关。

（3）潜在并发症:胆囊穿孔、感染等。

四、护理措施

（一）减轻或控制疼痛

根据疼痛的程度,采取非药物方法或药物止痛。

1.卧床休息

协助患者采取舒适体位,指导其有节律地深呼吸,达到放松和减轻疼痛的效果。

2.合理饮食

对病情较轻且决定采取非手术治疗的急性胆囊炎患者,指导其选择清淡饮食,忌食油腻食物;对病情严重需急诊手术的患者予以禁食和胃肠减压,以减轻腹胀和腹痛。

3.药物止痛

对诊断明确的剧烈疼痛者,可遵医嘱通过口服、注射等方式给予消炎利胆、解痉或止痛药,以

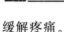

缓解疼痛。

4.控制感染

遵医嘱及时、合理地应用抗生素。通过控制胆囊炎症,减轻胆囊肿胀和胆囊压力达到减轻疼痛的效果。

(二)维持体液平衡

对于禁食患者,根据医嘱经静脉补充足够的热量、氨基酸、维生素、水、电解质等,以维持水、电解质及酸碱平衡。对能进食、进食量不足者,指导和鼓励其进食高蛋白、高碳水化合物、高维生素和低脂饮食,以保持良好的营养状态。

(三)并发症的预防和护理

1.加强观察

严密观察患者的生命体征变化,了解腹痛的程度、性质、发作的时间、诱因,腹痛缓解的相关因素和腹部体征的变化。若腹痛进行性加重,且范围扩大,出现压痛、反跳痛、肌紧张等,伴有寒战、高热的症状,提示胆囊穿孔或病情加重。

2.减轻胆囊内压力

遵医嘱应用敏感抗菌药物,以有效控制感染,减轻炎性渗出,达到减少胆囊内压力、预防胆囊穿孔的目的。

3.及时处理胆囊穿孔

一旦发生胆囊穿孔,应及时报告医师,并配合做好紧急手术的准备。

五、护理评价

(1)患者的腹痛得到缓解,能叙述自我缓解疼痛的方法。

(2)患者在禁食期间得到相应的体液补充。

(3)患者没有发生胆囊穿孔或胆囊穿孔得到及时发现和处理。

(4)术后愈合良好,无并发症发生。

(5)患者的心理压力得到及时的调节与干预。患者的依从性较好,患者对疾病的治疗和预防有一定的了解。

(邹　艳)

第五节　胆道蛔虫病

蛔虫进入胆总管、肝内胆管和胆囊引起急腹症统称为胆道蛔虫病。该病的发病率与卫生条件有关。我国农村该病的发病率较高。该病多发于青少年。近年来由于卫生条件改善,该病的发病率明显下降,该病在大城市的医院已成为少见病。

蛔虫寄生在小肠中下段,厌酸喜碱,具有钻孔习性。当宿主高热、消化功能紊乱、饮食不节、驱虫不当、胃酸分泌减少、奥迪括约肌功能失调、肠道内环境改变时,蛔虫窜动,经十二指肠乳头钻入胆道,刺激奥迪括约肌发生痉挛,引起胆绞痛、胆道梗阻、胆道感染、肝脓肿、胰腺炎及胆道结石。蛔虫还可经胆囊管钻入胆囊,引起胆囊穿孔。

一、护理评估

(一)健康史

应注意询问患者的饮食卫生习惯,有无肠道蛔虫病史。

(二)身体状况

1.症状

(1)腹痛:突起剑突下阵发性钻顶样绞痛,可放射至右肩及背部,患者常弯腰捧腹,坐卧不宁,大汗淋漓,表情痛苦。不痛时安然如常。如此反复发作,持续时间不一。

(2)恶心、呕吐:30%的患者呕出蛔虫。

(3)发热、黄疸:提示合并胆道梗阻、感染。

2.体征

单纯性胆道蛔虫病,腹软,剑突右下方仅有轻度深压痛,此种体征与症状不相符合,是胆道蛔虫病的最大特点。若并发胆道感染、胰腺炎、肝脓肿等,则有相应的体征。

(三)心理-社会状况

由于患者突发剧烈疼痛,难以忍受,使患者及其亲属十分恐惧。

(四)辅助检查

(1)实验室检查:大便内可找到蛔虫卵,白细胞计数及嗜酸性粒细胞计数比例可升高。

(2)B超检查:可能显示胆道内蛔虫。

(3)内镜逆行胰胆管造影:偶尔可见胆总管开口处有蛔虫。

(五)治疗要点

多数胆道蛔虫病可通过中西医结合,以解痉、止痛、消炎利胆、驱除肠道蛔虫等非手术治疗方法治愈。少数患者因非手术治疗无效或出现严重胆道感染才考虑通过手术取蛔虫。

二、护理诊断及合作性问题

(一)急性疼痛

其与蛔虫钻入胆道,奥迪括约肌阵发性痉挛有关。

(二)体温过高

其与蛔虫携带细菌进入胆道,引起继发感染,并发胆道炎症、胆源性肝脓肿等有关。

(三)知识缺乏

许多患者缺乏基本卫生知识,卫生习惯不良。

三、护理措施

(一)非手术疗法及术前护理

(1)密切观察,及时施治:注意观察体温、腹痛情况,遵医嘱及时给予解痉、止痛药,给予输液、抗感染等治疗。出现高热、黄疸等症状提示有严重胆道感染,应及时报告医师做进一步处理。

(2)驱虫:尽量在症状缓解期进行。嘱患者于清晨空腹时或晚上临睡前服药。患者服药后注意观察其是否排出蛔虫。

(3)如患者出现严重胆道感染,需要手术治疗,应积极完成术前各项准备。

(二)术后护理

术后护理与胆石症患者的术后护理相同。

（三）健康指导

宣传卫生知识，使人们养成良好的饮食卫生习惯。

（邹　艳）

第六节　急性阑尾炎

急性阑尾炎是腹部外科常见的疾病之一，是外科急腹症中最常见的疾病，其发病率约为1∶1 000。各年龄段的人均可发病，但以青年最为多见。阑尾切除术是外科最常施行的一种手术。急性阑尾炎的临床表现较多，需要与许多腹腔内外疾病区别。早期明确诊断，及时治疗，可使患者在短期内恢复健康。若延误诊治，则可能出现严重后果。因此对该病的处理须予以重视。

一、病因

阑尾管腔较细，系膜短，常使阑尾扭曲，内容物排出不畅，阑尾管腔内本来就有许多微生物，远侧又是盲端，很容易发生感染。一般认为急性阑尾炎是由下列几种因素综合而发生的。

（一）梗阻

梗阻为急性阑尾炎发病最常见的基本因素。常见的梗阻原因：①有粪石和粪块等。②有寄生虫，如蛔虫堵塞。③阑尾系膜过短，造成阑尾扭曲，引起部分梗阻。④阑尾壁改变，以往发生过急性阑尾炎后，肠壁可以纤维化，使阑尾腔变小，亦可减弱阑尾的蠕动功能。

（二）细菌感染

阑尾炎的发生也可能是细菌直接感染的结果。细菌可通过直接侵入、由血运或邻接感染等方式侵入阑尾壁，从而形成阑尾的感染和炎症。

（三）其他

与急性阑尾炎发病有关的因素还有饮食习惯、遗传因素和胃肠道功能障碍等。阑尾先天性畸形（如阑尾过长、过度扭曲、管腔细小、血供不佳）是易于发生急性炎症的条件。胃肠道功能障碍（如腹泻、便秘）引起内脏神经反射，导致阑尾肌肉和血管痉挛，当超过正常强度时，可导致阑尾管腔狭窄、血供障碍、黏膜受损，细菌入侵而导致急性炎症。

二、病理

根据急性阑尾炎的临床过程和病理解剖学变化，可将其分为四种病理类型，这些不同类型可以是急性阑尾炎在其病变发展过程中不同阶段的表现，也可能是不同的病因和发病原理所产生的直接结果。

（一）急性单纯性阑尾炎

阑尾轻度肿胀，浆膜表面充血。阑尾壁各层组织间均有炎性细胞浸润，以黏膜和黏膜下层为著；黏膜上可能出现小的溃疡和出血点，阑尾腔内可能有少量渗出液，临床症状和全身反应也较轻，如能及时处理，其感染可以消退，炎症完全吸收，阑尾也可恢复正常。

（二）急性化脓性阑尾炎

阑尾明显肿胀，壁内有大量炎性细胞浸润，可形成大量大小不一的微小脓肿；浆膜高度充血

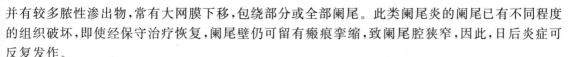

并有较多脓性渗出物,常有大网膜下移,包绕部分或全部阑尾。此类阑尾炎的阑尾已有不同程度的组织破坏,即使经保守治疗恢复,阑尾壁仍可留有瘢痕挛缩,致阑尾腔狭窄,因此,日后炎症可反复发作。

（三）坏疽性及穿孔性阑尾炎

坏疽性及穿孔性阑尾炎是重型的阑尾炎。根据阑尾血运阻断的部位,坏死范围可仅限于阑尾的一部分或累及整个阑尾。阑尾管壁坏死或部分坏死,呈暗紫色或黑色。阑尾腔内积脓,且压力升高,产生阑尾壁血液循环障碍。穿孔部位多在阑尾根部和尖端。穿孔如未被包裹,感染继续扩散,则可引起急性弥漫性腹膜炎。

（四）阑尾周围脓肿

急性阑尾炎化脓坏疽或穿孔,如果此过程进展较慢,大网膜可移至右下腹部,将阑尾包裹并形成粘连,形成炎性肿块或阑尾周围脓肿。

阑尾穿孔并发弥漫性腹膜炎最为严重,常见于坏疽性及穿孔性阑尾炎。由于阑尾炎症严重,进展迅速,局部大网膜或肠襻粘连尚不足以局限之,一旦穿孔,感染很快蔓及全腹腔。患者有全身性感染、中毒和脱水等现象,有全腹性的腹壁强直和触痛,并有肠麻痹的腹胀、呕吐等症状。如不经适当治疗,病死率很高;即使经过积极治疗,全身性感染获得控制,也常因发生盆腔脓肿、膈下脓肿或多发性腹腔脓肿等并发症而需多次手术引流,甚至遗下腹腔窦道、肠瘘、粘连性肠梗阻等并发症而使病情复杂、病程迁延。

三、临床表现

急性阑尾炎不论其病因如何,亦不论其病理变化为单纯性、化脓性还是坏疽性,在阑尾未穿孔、坏死或并有局部脓肿以前,临床表现大致相似。多数急性阑尾炎有较典型的症状和体征。

（一）症状

一般表现在三个方面。

1.腹痛不适

腹痛不适是急性阑尾炎最常见的症状,约98％的急性阑尾炎患者以此为首发症状。典型的急性阑尾炎腹痛开始时多在上腹部或脐周围,有时为阵发性,并常有轻度恶心或呕吐;一般持续6～36 h(通常约12 h)。当阑尾炎症涉及壁腹膜时,腹痛变为持续性并转移至右下腹部,疼痛加剧,不少患者伴有呕吐、发热等全身症状。此种转移性右下腹痛是急性阑尾炎的典型症状,70％以上的患者具有该症状。该症状在临床诊断上有重要意义。但也应该指出:不少患者的腹痛可能开始时即在右下腹,不一定有转移性腹痛,这可能与阑尾炎的病理过程不同有关。没有明显管腔梗阻而直接发生的阑尾感染的腹痛可能一开始就是右下腹炎性持续性疼痛。异位阑尾炎在临床上虽然也可有初期梗阻性、后期炎症性腹痛,但是最后腹痛所在部位因阑尾部位的不同而异。

腹痛的轻重程度与阑尾炎的严重性之间并无直接关系。虽然腹痛的突然减轻一般显示阑尾腔的梗阻已解除或炎症在消退,但有时因阑尾腔内压过大或组织缺血坏死,神经末梢失去感受和传导能力,腹痛也可减轻;有时阑尾穿孔以后,由于腔内压随之降低,自觉的腹痛也可突然消失。故腹痛减轻,必须伴有体征消失,方可视为病情好转的证据。

2.胃肠道症状

恶心、呕吐、便秘、腹泻等胃肠道症状是急性阑尾炎患者所常有的。呕吐是急性阑尾炎常见的症状,当阑尾管腔梗阻及炎症程度较重时更为突出。呕吐与发病前是否进食有关。阑尾炎发生于空腹时，往往仅有恶心；饱食后发生者多有呕吐。偶然于病程晚期亦见有恶心、呕吐者，其多由腹膜炎所致。食欲缺乏、不思饮食为患者常见的现象。

当阑尾感染扩散至全腹时，恶心、呕吐可加重。其他胃肠道症状（如食欲缺乏、便秘、腹泻）也偶尔出现。阑尾炎症扩散至盆腔内形成脓肿，刺激直肠而引起肠功能亢进，此时患者常有排便不畅、便次增多、里急后重及便中带黏液等症状。

3.全身反应

急性阑尾炎患者的全身症状一般并不显著。当阑尾化脓坏疽并有扩散性腹腔内感染时，可以出现明显的全身症状，如寒战、高热、反应迟钝或烦躁不安；当弥漫性腹膜炎严重时，可同时出现血容量不足与脓毒症表现，甚至有心、肺、肝、肾等器官功能障碍。

（二）体征

急性阑尾炎的体征在诊断上较自觉症状更具有重要性。它的表现决定于阑尾的部位、位置的深浅和炎症的程度，常见的体征有下列几类。

1.患者的体位

不少患者来诊时常弯腰行走，且往往以双手按在右下腹部。在床上平卧时其右髋关节常呈屈曲位。

2.压痛和反跳痛

最主要和典型的是右下腹压痛，其存在是诊断阑尾炎的重要依据。典型的压痛较局限，位于麦氏点（阑尾点）或其附近。无并发症的阑尾炎的压痛点比较局限，有时可以用一根手指在腹壁找到最明显的压痛点；待出现腹膜炎时，压痛范围可变大，甚至出现全腹压痛，但压痛最剧烈的点仍在阑尾部位。压痛点具有重大诊断价值，即使患者自觉腹痛尚在上腹部或脐周围，体检时往往已能发现在右下腹有明显的压痛点，借此可获得早期诊断。

年老体弱、反应差的患者的炎症有时即使很重，但压痛可能比较轻微，或必须深压才痛。压痛表明阑尾炎症的存在和其所在的部位，较转移性腹痛更具有诊断意义。

反跳痛具有重要的诊断意义，体检时将压在局部的手突然松开，患者感到剧烈疼痛，更重于压痛。这是腹膜受到刺激的反应，可以更肯定局部炎症的存在。对诊断阑尾炎来说，阑尾部位的压痛与反跳痛同时存在比单个存在更有价值。

3.右下腹肌紧张和强直

肌紧张是腹壁对炎症刺激的反应性痉挛，强直则是持续、不由自主地保护性腹肌收缩，二者都见于阑尾炎症已超出浆膜并侵及周围脏器或组织时。检查腹肌有无紧张和强直要求动作轻柔，患者情绪平静，以避免引起腹肌过度反应或痉挛，导致不正确的结论。

4.疼痛试验

有些急性阑尾炎患者的以下几种疼痛试验可能呈阳性，其主要原理是处于深部但有炎症的阑尾黏附于腰大肌或闭孔肌，在行以下几种试验时，局部受到明显刺激而出现疼痛。①结肠充气试验（Rovsing征）：深压患者的左下腹部降结肠处，患者感到阑尾部位疼痛。②腰大肌试验：患者左侧卧，右腿伸直并过度后伸时阑尾部位出现疼痛。③闭孔内肌试验：患者屈右髋、右膝并内旋时感到阑尾部位疼痛。④直肠内触痛：直肠指检时按压右前壁，患者有疼痛感。

（三）化验

急性阑尾炎患者的血常规、尿常规检查有一定重要性。90%的患者常有白细胞增多，是临床诊断的重要依据，一般为（10～15）×10^9/L。随着炎症加重，白细胞可以增加，甚至可为$20×10^9$/L以上。但年老体弱或免疫功能受抑制的患者，白细胞不一定增多，甚至反而减少。白细胞数增多常伴有核左移。急性阑尾炎患者的尿液检查结果一般无特殊改变，但对排除类似阑

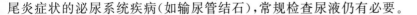

尾炎症状的泌尿系统疾病(如输尿管结石),常规检查尿液仍有必要。

四、诊断

多数急性阑尾炎的诊断以转移性右下腹痛或右下腹痛、阑尾部位压痛和白细胞升高三者为决定性依据。典型的急性阑尾炎(约占80%)有上述症状、体征,易于据此做出诊断。对于临床表现不典型的患者,尚需考虑借助其他一些诊断手段,以进一步肯定。

五、鉴别诊断

典型的急性阑尾炎一般诊断并不困难,但有另一部分病例,由于临床表现并不典型,诊断相当困难,有时甚至诊断错误,以致采用错误的治疗方法或延误治疗,产生严重并发症,甚至死亡。要与急性阑尾炎区别的疾病很多,常见的为以下三类。

(一)内科疾病

临床上,不少内科疾病具有急腹症的临床表现,常被误诊为急性阑尾炎而施行不必要的手术探查,将无病变的阑尾切除,甚至危及患者的生命,故诊断时必须慎重。常见的需要与急性阑尾炎区别的内科疾病有以下几种。

1.急性胃肠炎

一般急性胃肠炎患者发病前常有饮食不慎或食物不洁史。症状虽亦以腹痛、呕吐、腹泻为主,但通常以呕吐或腹泻较为突出,有时在腹痛之前已有吐、泻。急性阑尾炎患者即使有吐、泻,一般也不严重,且多发生在腹痛以后。

急性胃肠炎的腹痛有时虽很剧烈,但其范围较广,部位较不固定,更无转移至右下腹的特点。

2.急性肠系膜淋巴结炎

该病多见于儿童,往往发生于上呼吸道感染之后。患者大多有腹痛史,且常在上呼吸道感染后发作。起病初期时腹痛开始往往即有高热,此与一般急性阑尾炎不同;腹痛初起时即位于右下腹,而无急性阑尾炎之典型腹痛转移史。其腹部触痛的范围亦较急性阑尾炎广,部位较阑尾的位置高,并较靠近内侧。腹壁强直不甚明显,反跳痛亦不显著。Rovsing征和肛门指检都是阴性。

3.梅克尔憩室炎

梅克尔憩室炎往往无转移性腹痛,局部压痛点也在阑尾点之内侧,多见于儿童,由于1/3的梅克尔憩室中存有胃黏膜,患者可有黑便史。梅克尔憩室炎穿孔时成为外科疾病。临床上如诊断为急性阑尾炎而手术中发现阑尾正常,应立即检查末段回肠至少100 cm,以检查有无梅克尔憩室炎,免致遗漏而造成严重后果。

4.局限性回肠炎

典型局限性回肠炎不难与急性阑尾炎相区别。但不典型急性发作时,右下腹痛、压痛及白细胞计数升高与急性阑尾炎相似,必须通过细致的临床观察,发现局限性回肠炎所致的部分肠梗阻的症状与体征,方能鉴别。

5.心胸疾病

右侧胸膜炎、右下肺炎和心包炎等均可有反射性右侧腹痛,甚至右侧腹肌反射性紧张等,但这些疾病以呼吸系统、循环系统的功能改变为主,一般没有典型急性阑尾炎的转移性右下腹痛和压痛。

6.其他

过敏性紫癜、铅中毒等均可有腹痛,但腹软、无压痛。了解详细的病史、体检和辅助检查可予以鉴别。

（二）外科疾病

1.胃、十二指肠溃疡急性穿孔

该病为常见急腹症,发病突然,临床表现可与急性阑尾炎相似。溃疡病穿孔患者多数有慢性溃疡史,穿孔大多发生在溃疡病的急性发作期。溃疡穿孔所引起的腹痛虽起于上腹部并可累及右下腹,但一般均迅速累及全腹,不像急性阑尾炎有局限于右下腹的趋势。腹痛发作极为突然,程度也颇剧烈,常可致患者休克。体检时右下腹虽也有明显压痛,但上腹部溃疡穿孔部位一般仍为压痛最显著的地方;腹肌的强直现象也特别显著,常呈板样强直。腹内因有游离气体存在,肝浊音界多有缩小或消失现象;X线透视如能确定膈下有积气,有助于诊断。

2.急性胆囊炎

总体上急性胆囊炎的症状与体征均以右上腹为主,常可扪及肿大和有压痛的胆囊,墨菲征呈阳性,辅以B超不难鉴别。

3.右侧输导尿管结石

该病有时表现与阑尾炎相似。但输导尿管结石以腰部酸痛或绞痛为主,可有向会阴部放射痛,右肾区叩击痛(＋),肉眼或镜检尿液有大量红细胞,通过B超检查和肾、输导尿管、膀胱X线检查可确诊。

（三）妇科疾病

1.右侧异位妊娠破裂

这是育龄妇女最易与急性阑尾炎相混淆的疾病,尤其对未婚怀孕女性,诊断时更要细致。异位妊娠患者常有月经过期或近期不规则史,在腹痛发生以前,可有阴道不规则出血史。其腹痛的发作极为突然,开始即在下腹部,并常伴有会阴部垂痛。全身无炎症反应,但有不同程度的出血性休克症状。妇科检查常能发现阴道内有血液,子宫颈柔软而有明显触痛,一侧附件有肿大且具有压痛;如阴道后穹隆或腹腔穿刺抽出新鲜不凝固血液,同时妊娠试验呈阳性可以确诊。

2.右侧卵巢囊肿扭转

该病可突然出现右下腹痛,囊肿绞窄坏死可刺激腹膜而致局部压痛,与急性阑尾炎相似。但急性扭转时疼痛剧烈而突然,坏死囊肿引起的局部压痛位置偏低,有时可扪到肿大的囊肿,这些都与阑尾炎不同,妇科双合诊或B超检查等可明确诊断。

3.其他

对急性盆腔炎、右侧附件炎、右侧卵巢滤泡或黄体破裂等,可通过妇科检查、B超检查、后穹隆或腹腔穿刺等做出正确诊断。

六、治疗

手术切除是治疗急性阑尾炎的主要方法,但阑尾炎症的病理变化比较复杂,非手术治疗仍有其价值。

（一）非手术治疗

1.适应证

(1)患者一般情况差或客观条件不允许,如合并严重心、肺功能障碍时,可先行非手术治疗,但应密切观察病情变化。

(2)急性单纯性阑尾炎早期,药物治疗多有效,其炎症可吸收消退,阑尾能恢复正常,也可不再复发。

(3)当急性阑尾炎已被延误诊断超过48 h,病变局限,已形成炎性肿块,也应采用非手术治疗,待炎症消退,肿块吸收后,再考虑择期切除阑尾。当炎性肿块转成脓肿时,应先行脓肿切开引流,以后再择期切除阑尾。

(4)急性阑尾炎诊断尚未明确,临床观察期间可采用非手术治疗。

2.方法

非手术治疗的内容和方法有卧床,禁食,静脉补充水、电解质和热量,同时应用有效抗生素以及对症处理(如镇静、止痛、止吐)。

(二)手术治疗

对绝大多数急性阑尾炎,在诊断明确后应采用手术治疗,以消除病灶、促进患者迅速恢复。但是急性阑尾炎的病理变化和患者的条件常有不同,因此也要根据具体情况,对不同时期、不同阶段的患者采用不同的手术方式来分别处理。

七、急救护理

(一)护理目标

(1)患者的焦虑情绪明显好转,患者配合治疗及护理。

(2)患者主诉疼痛明显缓解或消失。

(3)术后未发生相关并发症或并发症发生后能得到及时治疗与处理。

(二)护理措施

1.非手术治疗

(1)体位:取半卧位休息,以减轻疼痛。

(2)饮食:轻者可进流质饮食,重症患者应禁食以减少肠蠕动,利于炎症局限。

(3)加强病情观察:定时测量生命体征,密切观察患者的腹部症状和体征,注意腹痛的变化;观察期间禁用镇静止痛剂(如吗啡),以免掩盖病情。

(4)避免增加肠内压力:禁给患者服泻药及灌肠,以免患者的肠蠕动加快,增加肠内压力,导致阑尾穿孔或炎症扩散。

(5)使用有效的抗生素控制感染。

(6)心理护理:耐心做好患者及其家属的解释工作,减轻他们的焦虑和紧张情绪;向患者及其家属介绍疾病相关知识,使之积极配合治疗和护理。

2.术后护理

(1)体位:患者全麻术后清醒或硬膜外麻醉平卧 6 h 后,血压平稳,采用半卧位,以减小腹壁张力,减轻切口疼痛,有利于呼吸和引流。

(2)饮食护理:患者术后禁食,禁食期间给予静脉补液。待肛门排气,肠蠕动恢复后,进流质饮食,逐渐向半流质饮食和普食过渡。

(3)合理使用抗生素:术后遵医嘱及时、正确地使用抗生素,控制感染,防止并发症发生。

(4)早期活动:鼓励患者术后在床上活动,待麻醉反应消失后可起床活动,以促进肠蠕动恢复,防止肠粘连,增进血液循环,促进伤口愈合。

(5)切口的护理:①及时更换污染的敷料,保持切口清洁、干燥。②密切观察切口愈合情况,及时发现出血及感染征象。

(6)引流管的护理:①妥善固定引流管和引流袋,防止引流管折叠、受压或牵拉而脱出,并减轻牵拉引起的疼痛。②保持引流通畅,经常从近端至远端挤压引流管,防止血块或脓液堵塞。如果发现引流液突然减少,应检查引流管有无脱落和堵塞。③观察并记录引流液的颜色、性状及量,准确记录 24 h 的引流量。当引流液量逐渐减少、颜色逐渐变淡,呈浆液性,患者体温及血象正常时,可考虑拔管。④每周更换引流袋2~3次。更换引流袋和敷料时,严格执行无菌操作,防止污染和避免引起逆行感染。

(7)术后并发症的观察及护理。①切口感染:是阑尾切除术后最常见的并发症,多见于化脓性或穿孔性阑尾炎。切口感染可通过术中有效保护切口、彻底止血、消灭无效腔等措施得到预防。一般临床表现为术后2~3 d体温升高,切口处出现红、肿、痛。治疗原则:先穿刺抽脓液,一经确诊立即充分敞开引流。排出脓液,放置引流管,定期换药,短期内可愈合。②粘连性肠梗阻:与局部炎性渗出、手术损伤和术后长期卧床等因素有关。早期手术、术后早期下床活动可以有效预防该并发症,完全性肠梗阻者应手术治疗。③腹腔内出血:常发生在术后24~48 h内,多因阑尾系膜结扎线松脱或止血不彻底而引起。临床表现为腹痛、腹胀和失血性休克等。一旦出血,应立即输血、补液,紧急手术止血。④腹腔感染或脓肿:多发生于化脓性或坏疽性阑尾炎术后。患者表现出体温升高、腹痛、腹胀、腹部压痛及全身中毒症状。按腹膜炎治疗和护理原则处理。⑤阑尾残株炎:阑尾残端保留过长,超过1 cm时,术后残株易复发炎症,仍表现出阑尾炎的症状。X线钡剂造影检查可明确诊断。对症状较重者,应手术切除阑尾残株。⑥粪瘘:很少见。残端结扎线脱落、盲肠原有结核或癌肿等病变、手术时误伤盲肠等均是发生粪瘘的原因。临床表现类似阑尾周围脓肿,经非手术治疗,粪瘘多可自行闭合。少数粪瘘需手术治疗。

(三)健康教育

(1)术前向患者解释禁食的目的和意义,指导患者采取正确的卧位。

(2)指导患者术后早期下床活动,促进肠蠕动恢复,避免肠粘连。

(3)术后鼓励患者进食营养丰富的食物,以利于伤口愈合。

(4)出院指导:嘱患者若出现腹痛、腹胀等症状,应及时就诊。

(王婷婷)

第七节 肠 梗 阻

一、概述

肠梗阻指肠内容物在肠道中通过受阻,为常见急腹症,可由多种因素引起。起病初梗阻肠段先有解剖和功能性改变,继则发生体液和电解质丢失、肠壁血液循环障碍和继发感染,最后可导致毒血症,患者休克,甚至死亡。如能及时诊断、积极治疗,大多能逆转病情的发展。

二、病因

(一)机械性肠梗阻

1.肠外原因

(1)粘连与粘连带压迫:粘连可引起肠折叠、扭转而造成梗阻。先天性粘连带较多见于小儿。腹部手术或腹内炎症产生的粘连是成人肠梗阻常见的原因,但少数病例可无腹部手术及炎症史。

(2)嵌顿性外疝或内疝可导致机械性肠梗阻。

(3)肠扭转常由粘连所致。

(4)肠外肿瘤或腹块压迫。

2.肠管本身的原因

(1)肠管先天性狭窄和闭孔畸形可导致机械性肠梗阻。

(2)炎症、肿瘤、吻合术及其他因素导致肠管狭窄。

(3)肠套叠在成人中较少见,多由息肉或其他肠管病变引起。

3.肠腔内原因

由成团蛔虫或粪块等引起的肠梗阻已不常见。巨大胆石通过胆囊或胆总管-十二指肠瘘管进入肠腔,产生胆石性肠梗阻的病例时有报道。

(二)动力性肠梗阻

(1)麻痹性:腹膜炎、腹部外伤、腹膜后出血、某些药物性肺炎、脓胸、脓毒血症、低钾血症或其他全身性代谢紊乱均可并发麻痹性肠梗阻。

(2)痉挛性:肠道炎症及神经系统功能紊乱可引起肠管暂时性痉挛。

(三)血管性肠梗阻

肠系膜动脉栓塞或血栓形成和肠系膜静脉血栓形成为该型的主要病因。

三、病理改变

(1)单纯性完全机械性肠梗阻发生后,梗阻部位以上的肠腔扩张,肠壁变薄,黏膜易糜烂和发生溃疡,浆膜可被撕裂,整个肠壁可因供血障碍而坏死、穿孔,梗阻以下部分肠管多呈空虚坍陷。

(2)发生麻痹性肠梗阻时肠管扩张,肠壁变薄。

(3)在绞窄性肠梗阻的早期,由于静脉回流受阻,小静脉和毛细血管可发生淤血,通透性增加,甚至破裂而渗出血浆或血液,此时肠管内因充血和水肿而呈紫色,继而出现动脉血流受阻,血栓形成,肠壁因缺血而坏死。肠内细菌和毒素可通过损伤的肠壁进入腹腔,坏死的肠管呈紫黑色,最后可自行破裂。

四、病理生理

肠梗阻的主要病理生理改变为肠膨胀、体液和电解质丢失以及感染和毒血症。这些改变的严重程度与梗阻部位的高低、梗阻时间的长短以及肠壁有无血液供应障碍有关。

(一)肠膨胀

机械性肠梗阻时,梗阻以上的肠腔因积液、积气而膨胀,肠段对梗阻的最先反应是增强蠕动,而强烈的蠕动引起肠绞痛。此时食管上端括约肌发生反射性松弛,患者在吸气时不自觉地将大量空气吞入胃肠,因此肠腔积气的 70% 是咽下的空气,其中大部分是氮气,不易被胃肠吸收,其余 30% 的积气是肠内酸碱中和与细菌发酵作用产生的,或自别处弥散至肠腔的二氧化碳、氢气、甲烷等气体。正常成人每天消化道分泌的唾液、胃液、胆液、胰液和肠液的总量约 8 L,绝大部分被小肠黏膜吸收,以保持体液平衡。肠梗阻时大量液体和气体聚积在梗阻近端,引起肠膨胀,而膨胀能抑制肠壁黏膜吸收水分,又刺激其增加分泌,如此肠腔内液体越积越多,使肠膨胀进行性加重。在单纯性肠梗阻,肠管内压力一般较低,常低于 $0.78\ kPa(8\ cmH_2O)$。

但随着梗阻时间的延长,肠管内压力甚至可达到 $1.76\ kPa(18\ cmH_2O)$。结肠梗阻时肠腔内压力平均为 $2.45\ kPa(25\ cmH_2O)$,甚至可达 $6.93\ kPa(52\ cmH_2O)$。肠管内压力的升高可使肠壁静脉回流障碍,引起肠壁充血、水肿,通透性增加。肠管内压力继续升高可使肠壁血流阻断,使单纯性肠梗阻变为绞窄性肠梗阻。严重的肠膨胀甚至可使横膈抬高,影响患者的呼吸和循环功能。

（二）体液和电解质的丢失

肠梗阻时肠膨胀可引起反射性呕吐。高位小肠梗阻时呕吐频繁，大量水分和电解质被排出体外。如梗阻位于幽门或十二指肠上段，呕出过多胃酸，则易产生脱水和低氯性钾中毒、低钾性碱中毒。如梗阻位于十二指肠下段或空肠上段，则重碳酸盐的丢失严重。低位肠梗阻，呕吐少见，但因肠黏膜的吸收功能降低而分泌液量增多，梗阻以上肠腔中积留大量液体，有时为 5～10 L，内含大量碳酸氢钠。这些液体虽未被排出体外，但封闭在肠腔内而不能进入血液，等于体液丢失。此外，过度的肠膨胀影响静脉回流，导致肠壁水肿和血浆外渗，在绞窄性肠梗阻时，血和血浆的丢失尤其严重。因此，患者多发生脱水伴少尿、氮质血症和酸中毒。如脱水持续，血液进一步浓缩，则导致低血压和低血容量休克。失钾和不进饮食所致的血钾过低可引起肠麻痹，进而加重肠梗阻的发展。

（三）感染和毒血症

正常人的肠蠕动使肠内容物经常向前流动和更新，因此小肠内是无菌的，或只有极少数细菌。单纯性机械性小肠梗阻时，肠内纵有细菌和毒素也不能通过正常的肠黏膜屏障，因而危害不大。若梗阻转变为绞窄性，开始时，静脉血流被阻断，受累的肠壁渗出大量血液和血浆，使血容量进一步减少，继而动脉血流被阻断而加速肠壁的缺血性坏死。绞窄段肠腔中的液体含大量细菌（如梭状芽孢杆菌、链球菌、大肠埃希菌）、血液和坏死组织，细菌的毒素以及血液和坏死组织的分解产物均具有极强的毒性。这种液体通过破损或穿孔的肠壁进入腹腔后，可引起强烈的腹膜刺激和感染，被腹膜吸收后，则引起脓毒血症。严重的腹膜炎和毒血症是导致肠梗阻患者死亡的主要原因。

除上述三项主要的病理生理改变之外，如发生绞窄性肠梗阻，往往还伴有肠壁、腹腔和肠腔内的渗血，绞窄的肠襻越长，失血量越大，这是导致肠梗阻患者死亡的原因之一。

五、鉴别诊断

症状和体征典型的肠梗阻是不难诊断的，但诊断缺乏典型表现者较困难。X 线腹部透视或摄片检查对证实临床诊断、确定肠梗阻的部位很有帮助。正常人腹部 X 线平片上只能在胃和结肠内见到少量气体。如果小肠内有气体和液平面，表明肠内容物通过有障碍，提示肠梗阻的存在。急性小肠梗阻通常要经过 6 h，肠内才会积聚足够的液体和气体，形成明显的液平面。经过12 h，肠扩张的程度达到诊断水平。结肠梗阻发展到 X 线征象出现的时间就更长。充气的小肠特别是空肠可从横绕肠管的环状襞加以辨认，并可与具有结肠袋影的结肠相区别。此外，典型的小肠肠型多在腹中央部分，而结肠影在腹周围或在盆腔。根据患者的体力情况可采用立式或卧式，从正位或侧位摄片，必要时进行系列摄片。

机械性肠梗阻多需手术解除，对动力性肠梗阻则可用保守疗法治愈，对绞窄性肠梗阻应尽早进行手术，而对单纯性机械性肠梗阻可先试行保守治疗。应鉴别之点如下。

（一）鉴别机械性肠梗阻和动力性肠梗阻

首先要从病史上分析有无机械梗阻因素。动力性肠梗阻包括常见的麻痹性肠梗阻和少见的痉挛性肠梗阻。机械性肠梗阻的特征是阵发性肠绞痛、肠鸣音亢进和非对称性腹胀；而麻痹性肠梗阻的特征为无绞痛、肠鸣音消失和全腹均匀膨胀；痉挛性肠梗阻可有剧烈腹痛突然发作和消失，间歇期不规则，肠鸣音减弱而不消失，但无腹胀。X 线腹部平片有助于鉴别：机械性梗阻的肠胀气局限于梗阻部位以上的肠段；麻痹性梗阻时，胃、小肠和结肠均有胀气，程度大致相同；痉挛性梗阻时，肠无明显胀气和扩张。每隔 5 分钟拍摄正位、侧位腹部平片以观察小肠有无运动，常可鉴别机械性与麻痹性肠梗阻。

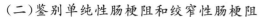

（二）鉴别单纯性肠梗阻和绞窄性肠梗阻

绞窄性肠梗阻可发生于单纯性机械性肠梗阻的基础上，单纯性肠梗阻因治疗不善而转变为绞窄性肠梗阻的占 15%～43%。一般认为出现下列征象应疑有绞窄性肠梗阻。

（1）急骤发生的剧烈腹痛持续不减，或由阵发性绞痛转变为持续性腹痛，疼痛的部位较为固定。若腹痛涉及背部提示肠系膜受到牵拉，更提示为绞窄性肠梗阻。

（2）腹部有压痛、反跳痛和腹肌强直，腹胀与肠鸣音亢进则不明显。

（3）呕吐物、胃肠减压引流物、腹腔穿刺液含血液，亦可有便血。

（4）全身情况急剧恶化，毒血症表现明显，可出现休克。

（5）X 线平片检查可见梗阻部位以上肠段扩张并充满液体，状若肿瘤或呈"C"形面被称为"咖啡豆征"，在扩张的肠管间常可见腹水。

（三）鉴别小肠梗阻和结肠梗阻

高位小肠梗阻，呕吐频繁而腹胀较轻，低位小肠梗阻则反之。结肠梗阻的临床表现与低位小肠梗阻相似，但 X 线腹部平片检查则可区别。小肠梗阻，充气的肠襻遍及全腹，液平较多，而结肠则不显示。若为结肠梗阻，则在腹部周围可见扩张的结肠和袋形，小肠内积气则不明显。

（四）鉴别完全性肠梗阻和不完全性肠梗阻

完全性肠梗阻多为急性发作而且症状明显，不完全性肠梗阻则多为慢性梗阻，症状不明显，往往为间歇性发作。X 线平片检查完全性肠梗阻者肠襻充气扩张明显，不完全性肠梗阻则反之。

（五）肠梗阻病因的鉴别诊断

判断病因可从年龄、病史、体检、X 线检查等方面的分析着手。例如，有腹部手术、创伤、感染的病史，应考虑肠粘连或粘连带所致的梗阻；如患者有肺结核，应想到肠结核或腹膜结核引起肠梗阻的可能。遇风湿性心瓣膜病伴心房纤颤、动脉粥样硬化或闭塞性动脉内膜炎的患者，应考虑肠系膜动脉栓塞；而门静脉高压和门静脉炎可致门静脉栓塞。这些动静脉血流受阻是血管性肠梗阻的常见原因。在儿童患者中，偶可见到蛔虫引起肠堵塞；3 岁以下婴幼儿患者中原发性肠套叠多见；青年、中年患者的常见病因是肠粘连、嵌顿性外疝和肠扭转；老年患者的常见病因是结肠癌、乙状结肠扭转和粪块堵塞，而结肠梗阻病例的 90% 为癌性梗阻。成人患者中肠套叠少见，多继发于梅克尔憩室、肠息肉和肿瘤。在腹部检查时，要特别注意腹部手术切口瘢痕和隐蔽的外疝。

腹痛、呕吐、腹胀、便秘和停止排气是肠梗阻的典型症状，但在各类肠梗阻中轻重并不一致。

1.腹痛

肠梗阻的患者大多有腹痛。在急性完全性机械性小肠梗阻患者中，腹痛表现为阵发性绞痛。它是由梗阻部位以上的肠管强烈蠕动所引起的，多位于腹中部，常突然发作，逐步加剧至高峰，持续数分钟后缓解。间隙期可以完全无痛，但过段时间后可以再发，绞痛的程度和间隙期的长短则因梗阻部位的高低和病情的缓急而异。一般而言，十二指肠、上段空肠梗阻时呕吐可起减压作用，患者的绞痛较轻。而低位回肠梗阻则可因肠胀气抑制肠蠕动，故绞痛亦轻。唯急性空肠梗阻时绞痛较剧烈，一般 2～5 min 即发作一次。不完全性肠梗阻的腹痛较轻，在一阵肠鸣或排气后可缓解。慢性肠梗阻亦然，而且间隙期亦长。急性机械性结肠梗阻时腹痛多在下腹部，一般较小肠梗阻轻。结肠梗阻时若回盲瓣功能正常，结肠内容物不能逆流到小肠，肠腔因而逐渐扩大，压力升高，除阵发性绞痛外可有持续性钝痛。此种情况出现时应注意有闭襻性肠梗阻的可能性。发作间隙期的持续性钝痛是绞窄性肠梗阻的早期表现。如若肠壁已发生缺血坏死则呈持续性剧烈腹痛。至于麻痹性肠梗阻，因为肠肌已无蠕动能力，所以无肠绞痛发作，可由高度肠管膨胀而引起腹部持续性胀痛。

2.呕吐

肠梗阻患者几乎都有呕吐,早期为反射性呕吐,吐出物多为胃内容物。后期则为反流性呕吐,因梗阻部位高低而不同,梗阻部位越高,呕吐越频繁剧烈。低位小肠梗阻时呕吐较轻。结肠梗阻时,因回盲瓣可以阻止反流,故早期可无呕吐,但后期回盲瓣因肠腔过度充盈而关闭不全,亦有较剧烈的呕吐,吐出物可含粪汁。

3.腹胀

腹胀是较迟出现的症状,其程度与梗阻部位有关。高位小肠梗阻由于频繁呕吐,多无明显腹胀。低位小肠梗阻或结肠梗阻的晚期常有显著的全腹膨胀。闭襻性梗阻的肠段膨胀很突出,常呈不对称的局部膨胀。有麻痹性肠梗阻时,全部肠管膨胀,故腹胀显著。

4.便秘和停止排气

有完全性肠梗阻时,患者的排便和排气现象消失。但在高位小肠梗阻的最初2～3 d,如梗阻以下肠腔内积存了粪便和气体,则仍有排便和排气现象,不能因此否定完全性梗阻的存在。绞窄性肠梗阻(如肠扭转、肠套叠以及结肠癌所致的肠梗阻)患者可有血便或脓血便排出。

5.全身症状

单纯性肠梗阻患者一般无明显的全身症状,但呕吐频繁和腹胀严重者必有脱水,血钾过低者有疲软、嗜睡、乏力和心律失常等症状。绞窄性肠梗阻患者的全身症状最显著,早期即有虚脱,很快进入休克状态。伴有腹腔感染者,腹痛持续并扩散至全腹,同时有畏寒、发热、白细胞增多等感染和毒血症表现。

六、治疗措施

肠梗阻的治疗方法取决于梗阻的原因、性质、部位、病情和患者的全身情况。但不论采取何种治疗方法,都有必要纠正肠梗阻所引起的水、电解质和酸碱平衡的失调,做胃肠减压以改善梗阻部位以上肠段的血液循环以及控制感染。

(一)纠正脱水、电解质丢失和酸碱平衡失调

脱水与电解质的丢失与病情与疾病的种类有关。应根据临床经验与化验结果估计。一般成人症状较轻的约需补液1 500 mL,有明显呕吐的则需补液3 000 mL,而伴周围循环虚脱和低血压时则需补液4 000 mL以上。若病情一时不能缓解,则需补给从胃肠减压中排出的量、尿中排泄的量以及每天正常的需要量。当尿量正常时,需补给钾盐。低位肠梗阻多因碱性肠液丢失,而易有酸中毒,而高位肠梗阻则因胃液和钾丢失而易发生碱中毒,皆应给予相应的纠正。在绞窄性肠梗阻和机械性肠梗阻的晚期,可有血浆和全血丢失,产生血液浓缩或血容量不足,故应补给全血或血浆、清蛋白等。

必须根据患者的呕吐情况,脱水体征,每小时尿量和尿比重,血钠、钾、氯离子,血肌酐以及中心静脉压的测定结果等调整治疗方法。由于酸中毒、血浓缩、钾离子从细胞内逸出,血钾测定有时不能真实地反映细胞缺钾情况。而应进行心电图检查。补充体液和电解质、纠正酸碱平衡失调的目的在于维持机体内环境的相对稳定,保持机体的抗病能力,使患者在肠梗阻解除之前渡过难关,能在有利的条件下经受外科手术治疗。

(二)胃肠减压

通过胃肠插管减压可引出吞入的气体和滞留的液体,解除肠膨胀,避免吸入性肺炎,减轻呕吐,改善由腹胀引起的循环和呼吸窘迫症状,在一定程度上能改善梗阻以上肠管的淤血、水肿和血液循环。少数轻型单纯性肠梗阻经有效的减压肠腔可恢复通畅。胃肠减压可减少手术操作困难,增加手术的安全性。

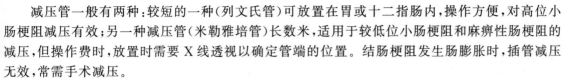

减压管一般有两种:较短的一种(列文氏管)可放置在胃或十二指肠内,操作方便,对高位小肠梗阻减压有效;另一种减压管(米勒雅培管)长数米,适用于较低位小肠梗阻和麻痹性肠梗阻的减压,但操作费时,放置时需要 X 线透视以确定管端的位置。结肠梗阻发生肠膨胀时,插管减压无效,常需手术减压。

(三)控制感染和毒血症

肠梗阻时间过长或发生绞窄时,肠壁和腹膜常有多种细菌感染(如大肠埃希菌、梭形芽孢杆菌、链球菌),静脉滴注以抗革兰氏阴性杆菌为重点的广谱抗生素十分重要,动物实验和临床实践都证实应用抗生素可以显著降低肠梗阻的死亡率。

(四)解除梗阻,恢复肠道功能

对单纯性机械性肠梗阻,尤其是早期不完全性肠梗阻,如由蛔虫、粪块堵塞或炎症粘连所致的肠梗阻可进行非手术治疗。早期肠套叠、肠扭转引起的肠梗阻亦可在严密的观察下先行非手术治疗。动力性肠梗阻除非伴有外科情况,不需要手术治疗。

非手术治疗除前述各项治疗外尚可用下列措施。

(1)可用液状石蜡生豆油或菜油 200～300 mL 分次口服或由胃肠减压管注入。适用于病情较重,体质较弱者。

(2)麻痹性肠梗阻如无外科情况可注射新斯的明、用芒硝热敷腹部等来治疗。

(3)针刺足三里、中脘、天枢、内关、合谷、内庭等穴位可作为辅助治疗。

绝大多数机械性肠梗阻需做外科手术,缺血性肠梗阻和绞窄性肠梗阻更宜及时手术处理。

外科手术的主要内容:①松解粘连或嵌顿性疝,整复扭转或套叠的肠管等,以消除梗阻的局部原因。②切除坏死的或有肿瘤的肠段,引流脓肿等,以清除局部病变。③肠造瘘术可解除肠膨胀,以利于肠段切除。肠吻合术可绕过病变肠段,恢复肠道的通畅。

七、急救护理

急性肠梗阻的护理要点是矫正肠梗阻引起的全身性生理紊乱和解除梗阻而采取的相应措施,即胃肠减压,纠正水、电解质紊乱和酸碱失衡,防治感染和中毒。采用非手术疗法,需严密观察病情的变化。如病情不见好转或继续恶化,应及时为医师提供信息,修改治疗方案。对有适应证者积极完善术前准备,尽早手术以解除梗阻,加强围术期护理。

(一)护理目标

(1)严密观察病情的变化,使患者迅速进入诊断、治疗程序。

(2)维持有效的胃肠减压。

(3)减轻症状,如疼痛、腹胀、呼吸困难。

(4)加强基础护理,增加患者的舒适感。

(5)做好水分、电解质的管理。

(6)预防各种并发症,提高救治成功率。

(7)加强心理护理,增强患者战胜疾病的信心。

(8)帮助患者及其家属掌握护理知识,为患者回归正常生活做准备。

(二)护理措施

1.密切观察病情的变化

(1)意识、表情的变化能够反映中枢神经系统血液灌注的情况。意识由清醒变模糊或昏迷提示病情加重。

(2)监测患者的血压、脉搏、呼吸、体温,15～30 min 记录 1 次。记录尿量,观察腹痛、腹胀、呕吐、排气和排便情况。如果患者有口渴、尿量减少、脉率加快、脉压减小、烦躁不安、面色苍白等表现,这些是早期休克征象,应加快输液速度,配合医师进行抢救。早期单纯性肠梗阻患者的全身情况无明显变化,后因呕吐,水、电解质紊乱,可出现脉搏细速、血压下降、面色苍白、眼球凹陷、皮肤弹性减退、四肢发凉等中毒性休克征象。

(3)注意有无突发的剧烈腹痛、腹胀明显加重等异常情况。若出现持续剧烈的腹痛、频繁的呕吐,非手术治疗疗效不明显,有明显的腹膜炎表现以及呕血、便血等症状,这些是绞窄性肠梗阻表现,应尽早配合医师行手术治疗。

(4)术后密切观察患者的一般情况,应 30～60 min 测血压、脉搏 1 次,平稳后可根据医嘱延长测定时间。对重症患者进行心电监护,预防中毒性休克。如发现异常情况要及时通知医师,做好抢救工作。

(5)保持各引流管通畅,妥善固定,防止引流管被挤压而扭曲,同时密切观察引流液的性状,如量、颜色、气味。

2.胃肠减压的护理

(1)肠梗阻的急性期须禁食,并保持有效的胃肠减压。胃肠减压可吸出肠道内气体和液体,减轻腹胀,降低肠腔内压力,改善肠壁的血液循环,有利于改善局部病变及全身情况。关心、安慰患者,讲解胃肠减压的作用及重要性,使患者重视胃肠减压的作用。

(2)妥善固定胃管,2 h 抽吸 1 次,避免胃管曲折或脱出。保持引流通畅,若引流不畅,可用等渗盐水冲洗胃管,观察引出物的色、质、量并记录。

(3)避免胃内存留大量的液体和气体而影响药物的保存和吸收。进行注药操作时,动作要轻柔,避免牵拉胃管引起患者不适。注射完毕,一定要夹紧胃管 2～3 h,以利于药物吸收及进入肠道。

(4)动态观察胃肠吸出物的颜色及量。若吸出物减少及变清,肠鸣音恢复,表示梗阻正在缓解;若吸出物的量较多,有粪臭味或呈血性,表示肠梗阻未解除,促使细菌繁殖或者引起肠管血循环障碍,应及早通知医师,采取合理的手术。

(5)术后更应加强胃肠减压的护理。每天记录胃液量,便于医师参考来做补液治疗。注意胃液性质,发现引出大量血性液体时,应及时向医师报告。

3.体位和活动的护理

(1)非手术患者卧床休息。在血压稳定的情况下,可采取半卧位,以减轻腹痛、腹胀,这样也有利于呼吸。

(2)术后待生命体征平稳后采用半卧位,使腹腔内渗出液流向盆腔而利于吸收(盆腔内腹膜吸收能力较强),使感染局限化,减少膈下感染,减轻腹部张力,减轻切口疼痛,有利于切口愈合。有造瘘口者应向造瘘口侧侧卧,以防肠内大便或肠液流出,污染腹部切口,或从造瘘口基底部刀口流入肠腔而导致感染。护理人员应经常协助患者维持好半卧位。

(3)指导和协助患者活动。术后 6 h 血压平稳后患者可在床上翻身,动作宜小且轻缓。术后第一天可协助患者坐起并拍其背促进排痰。鼓励患者早期下床活动,这样有利于肠蠕动恢复,防止肠粘连,促进生理功能和体力的恢复,防止肺不张。

(4)被动、主动活动双下肢,防止下肢静脉血栓形成。对瘦、弱、年老的患者要特别注意骶尾部的皮肤护理,防止因受压过久发生压疮。

4.腹痛的护理

(1)患者主诉疼痛时应立即采取相应的处理措施,如给予舒适的体位,安慰患者,让患者做深呼吸。但在明确诊断前禁用强镇痛药物。

(2)禁食,保持有效的胃肠减压。

（3）观察腹痛的部位、性质、程度、进展情况。单纯性机械性肠梗阻的腹痛一般为阵发性剧烈绞痛；绞窄性肠梗阻的腹痛往往为持续性腹痛伴有阵发性加重，疼痛也较剧烈；麻痹性肠梗阻的腹痛往往不明显，阵发性绞痛尤为少见；结肠梗阻的腹痛一般为胀痛。要观察生命体征的变化，判断有无绞窄性肠梗阻及休克，为选择治疗时机提供依据。

5.呕吐的观察及护理

（1）呕吐时，协助患者坐起或使其头侧向一边，及时清理呕吐物，防止窒息和引起吸入性肺炎。

（2）患者呕吐后用温开水漱口，保持口腔清洁，清洁颜面部。护理人员记录呕吐的时间、次数、性质和呕吐物的量等。维持患者的口腔卫生，口腔护理每天 2 次，防止口腔感染。

（3）若患者胃肠减压后仍呕吐，应考虑是否存在引流不畅，检查胃管是否移位或脱出，管道是否打折、扭曲，管腔是否堵塞，应及时给予相应的处理。

6.腹部体征的观察及护理

（1）评估、记录腹胀的程度，观察病情变化。观察腹部外形，每小时听诊肠鸣音 1 次，腹胀伴有阵发性腹绞痛，肠鸣音亢进，甚至有气过水声或金属音，应严密观察。有麻痹性肠梗阻时全腹膨胀显著，但不伴有肠型；闭襻性肠梗阻可以出现局部膨胀；结肠梗阻因回盲瓣关闭可以显示腹部高度膨胀，而且往往不对称。

（2）动态观察是否有排气、排便。

（3）减轻腹胀的措施有胃管引流，保持有效的负压吸引，热敷或按摩腹部。如无绞窄性肠梗阻，可从胃管注入液状石蜡，每次 20～30 mL，促进排气、排便。

7.加强水、电解质管理

（1）准确记录 24 h 出入量、每小时尿量，作为调整输液量的参考指标。

（2）遵医嘱尽快补充水和电解质。应科学、合理地安排补液顺序。

（3）维持有效的静脉通道，必要时建立中心静脉通道。加强局部护理。

8.预防感染的护理

（1）为患者进行各项治疗、操作时严格遵守无菌原则。接触患者前后均用流水洗手，防止交叉感染。

（2）对有引流管者，应每天更换引流袋，保持引流通畅。

（3）禁食和胃肠减压期间患者应用生理盐水或漱口液护理口腔，每天 3 次，防止口腔炎的发生。

（4）对留置导尿管者应用 0.1%苯扎溴铵给尿道口消毒或擦洗外阴，每天 3 次。

（5）加强皮肤护理，及时为患者擦干汗液、清理呕吐物、更换衣被。2 h 帮患者变换体位1次，为患者按摩骨突部位，防止压疮的发生。

9.引流管的护理

（1）术后因病情需要放置腹腔引流管，护理人员应明确引流管的放置位置及作用，注意引流管是否固定牢固，有无扭曲、阻塞等。

（2）术后 30 min 挤压 1 次引流管，以避免管腔被血块堵塞，保持引流管通畅。

（3）注意观察引流液的量及性质，及时、准确地向医师报告病情。

（4）在操作过程中注意无菌操作，防止逆行感染。

10.饮食护理

待患者的胃肠功能恢复，肛门排气后给患者少量流质饮食。肠切除者应在肛门排气后1～2 d 才能开始进食流质饮食。进食后如无不适，逐渐过渡至半流质、软质、普通饮食。给予无刺激、易消化、营养丰富及富含纤维素的食物。有造瘘口者避免进食产气、产酸和刺激性食物,以免产生臭气。随着病情恢复,造瘘口功能的健全,2周左右可进容易消化的少渣普食及含纤维素高的食物,这样不但可使粪便成形,便于护理,而且起到扩张造瘘口的作用。

11.心理护理

肠梗阻发病急,疼痛剧烈,患者一般有紧张、恐惧、焦虑等不良情绪,入院后急于想得到治疗,缓解疼痛。护理人员应耐心安慰、解释,与家属做好沟通工作,共同鼓励、关心患者。

(1)介绍环境及负责医师、护士,协助患者适应新环境。为患者提供安静、整洁、舒适的环境,避免不良刺激。

(2)治疗操作前简单解释,操作轻柔,尽量减少引起患者恐惧的医源性因素。

(3)用浅显的语言向患者解释疾病的原因、治疗措施、手术需要的配合。

(4)对患者的感受表示理解,耐心倾听,鼓励其说出自己的感受,给予帮助。

(5)避免在与医师、家属充分沟通前,直接同患者谈论病情的严重性。

(三)健康教育

(1)嘱患者养成良好的生活习惯,例如,生活起居要有规律,每天定时排便,排便时精力集中,即使无便意也要做排便动作,保持大便通畅。

(2)嘱患者饱餐后不宜剧烈运动和劳动,防止发生肠扭转。

(3)嘱患者定期复诊;有腹胀、腹痛等不适时,及时到医院检查;及早发现引起肠梗阻的因素,早诊断、早治疗。

(王婷婷)

第八节 肠 套 叠

肠套叠是指肠的一段套入与其相连的肠管腔内,并导致肠内容物通过障碍。该病多发生于小儿。肠套叠占肠梗阻的 15%～20%。

一、病因与发病机制

该病有原发性和继发性两类。绝大部分原发性肠套叠发生于婴幼儿,主要由于肠蠕动节律紊乱,而肠蠕动节律的失调可能由食物性质的改变所致。继发性肠套叠多见于成年人,肠腔内或肠壁部器质性病变使肠蠕动节律失调,近段肠管的强力蠕动将病变连同肠管同时送入远段肠管中。病因与发病机制目前还不完全清楚。大多数医师认为肠蠕动的正常节律发生紊乱促发肠套叠。这些促发因素包括肠炎、腹泻、高热、添加辅食、受凉、肥胖等,病毒感染和肠套叠的发生也有一定的关系。

根据套入肠与被套肠的部位,肠套叠分为以下几种。①回盲型:回盲瓣是肠套叠头部,带领回肠末端进入升结肠,盲肠、阑尾也随着翻入结肠内,此型最常见,占总数的 50%～60%。②回结型:回肠从距离回盲瓣几厘米处起,套入回肠最末端,穿过回盲瓣进入结肠,约占 30%。③回回结型:回肠先套入远端回肠内,然后整个再套入结肠内,约占 10%。④小肠型:小肠套入小肠,少见。⑤结肠型:结肠套入结肠,少见。⑥多发型:回结肠套叠和小肠套叠合并存在,肠套叠多为顺行性套叠,与肠蠕动方向一致。套入部随着肠蠕动不断继续前进,该段肠管及其肠系膜也一并

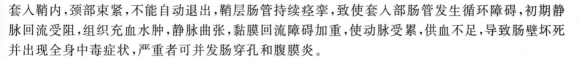

套入鞘内,颈部束紧,不能自动退出,鞘层肠管持续痉挛,致使套入部肠管发生循环障碍,初期静脉回流受阻,组织充血水肿,静脉曲张,黏膜回流障碍加重,使动脉受累,供血不足,导致肠壁坏死并出现全身中毒症状,严重者可并发肠穿孔和腹膜炎。

二、临床表现

肠套叠的四大典型症状是腹痛、呕吐、血便及腹部肿块。该病表现为突然发作剧烈的阵发性腹痛,患儿阵发哭闹不安,有安静如常的间歇期,伴有呕吐和果酱样血便。血便多于病后6～12 h出现,是该病的特征之一,常有暗红色果酱样便,亦可为新鲜血便或血水,一般无臭味。腹部肿块是具有重要诊断意义的腹部体征。腹部触诊常可扪及腊肠形、表面光滑、可稍活动、具有压痛的肿块,肿块常位于脐右上方,而右下腹扪诊有空虚感。随着病程的进展逐步出现腹胀等肠梗阻症状。钡剂胃肠道造影对诊断肠套叠有较高的准确率。慢性复发性肠套叠多见于成人,其发生原因常与肠息肉、肿瘤、憩室等病变有关。多呈不完全梗阻,故症状较轻,可表现为阵发性腹痛发作,而发生便血的不多见。因为套叠常可自行复位,所以发作过后检查可为阴性。

三、辅助检查

(一)影像学检查

1.X 线检查肠梗阻征象

腹部 X 射线检查有肠管充气和液平面等急性肠梗阻表现,空气或钡剂灌肠造影有助于回盲部套叠的诊断,可看到空气或钡剂至套入部肠管的远端顶端即受阻,呈"杯口"状影像为其特点。

2.B 超检查

该检查显示肠套叠包块。

有典型症状的婴幼儿肠套叠一般不难诊断,临床上有阵发腹痛、呕吐、便血及肿块,即可确诊。对只有阵发性腹痛和呕吐的肠套叠早期,尚未出现血便,或晚期由于腹胀明显触不清肿块的病例,应做直肠指检,并进行结肠注气或钡剂灌肠 X 线检查,可及时做出正确诊断。结肠注气或钡剂 X 线检查是简便、安全而可靠的诊断方法,而且是较好的治疗措施。

3.CT 检查

该检查可协助诊断。

(二)实验室检查

1.血常规

肠套叠患者脱水、血液浓缩时可出现血红蛋白、血细胞比容及尿比重升高。多有白细胞计数和中性粒细胞比例升高。

2.血生化检查

血清电解质、血尿氮素及肌酐检查出现异常或紊乱。

3.其他

呕吐物和粪便检查见大量红细胞或粪便隐血试验呈阳性提示肠管有血运障碍。

四、治疗要点

(一)非手术疗法

凡是病程在 48 h 内的原发性肠套叠,全身情况良好,无明显脱水,无明显腹胀者均可以灌肠疗法治疗。一般应用空气、氧气或钡剂灌肠。一般空气压力先用 8.00 kPa(60 mmHg),经肛管注入结肠内,在 X 线透视下明确诊断后,继续注气加压至 10.7 kPa(80 mmHg)左右,直至套叠复位。为提高灌肠复位的疗效,有时可事先给阿托品或苯巴比妥钠、水合氯醛等镇静剂,使患儿安睡。对已有脱水者应先输液,改善一般情况后再行灌肠。

（二）手术疗法

如果套叠不能复位,或病期已超过 48 h,或灌肠复位后出现腹膜刺激征及全身情况恶化,都应行手术治疗。术前应纠正脱水或休克,术中若无坏死,可轻柔地挤压复位;如果肠壁损伤严重或已有肠坏死,可行肠段切除吻合术;如果患儿的全身情况严重,可将坏死肠管切除后给两段外置造口,以后再行二期肠吻合术。成人肠套叠多有引起套叠的病理因素,一般主张手术。

五、护理评估

（一）术前评估

1.健康史和相关因素

了解患者的一般情况,发病前有无体位及饮食不当、饱餐后剧烈活动等诱因;腹痛、腹胀、呕吐、果酱样血便等症状的初发时间、程度,是否进行加重;呕吐物、排泄物的量及性状。有无腹部手术史及外伤史、各种慢性肠道疾病史,了解患者的个人卫生情况。

2.身体状况

（1）局部:评估腹部是否对称、胀满,是否见肠型,有无腹部压痛,有无腹膜刺激征。

（2）全身:有无出现脱水或休克的征象,包括生命体征,呕吐、血便的开始时间、次数、颜色、性状、量,腹部情况;评估脱水程度和性质,有无低钾血症和代谢性酸中毒症状;检查肛周皮肤有无红肿、糜烂、破溃。

（3）辅助检查:了解影像学检查,实验室检查的结果及意义。

3.心理-社会状况

评估患者的心理状况/患儿家长的心理反应及认知程度、文化程度、饮食及护理知识等,患者/患儿家长是否了解围术期的相关知识。了解患者的家庭经济、社会支持情况等。

（二）术后评估

评估患者有无再次发作、肠穿孔及腹腔内感染等并发症。

六、护理诊断

（一）体液不足

其与呕吐、血便及肠道功能紊乱有关。

（二）疼痛

其与肠蠕动增强或肠壁缺血有关。

（三）有皮肤完整性受损的危险

其与大便刺激臀部皮肤有关。

（四）潜在并发症

潜在并发症有腹腔感染、肠穿孔、肠粘连。

（五）知识缺乏

成人患者及患儿家长缺乏饮食相关知识及相关的疾病护理知识。

七、护理措施

（一）维持体液平衡

（1）严格控制输液并准确记录出入量,根据患者的脱水情况及有关的实验室检查结果合理安排输液计划。补液期间严密观察病情的变化,准确记录出入量。

(2)记录患儿的皮肤弹性、前囟及眼眶有无凹陷、末梢循环情况及尿量等;观察生命体征的变化,定期测量,必要时使用心电监护;准确记录 24 h 出入量,同时注意呕吐物、大便、尿液的性质、量及颜色;监测血清电解质。

(二)有效缓解疼痛

(1)禁食、胃肠减压:清除肠腔内积气、积液,有效缓解腹胀、腹痛。胃肠减压期间应注意保持吸引通畅。密切观察并记录引流液的性状、量及颜色,注意观察腹痛的性质、程度、持续时间、发作规律及伴随症状和诱发因素。术前要严格做胃肠道准备,按要求禁食、禁饮.

(2)应用解痉剂:在诊断明确后可以遵医嘱适当使用解痉剂。患儿术后取半坐卧位。尽量避免患儿剧烈哭闹,必要时可使用镇静剂。

(3)患儿待肠道功能恢复、肛门排便排气后方可进食,循序渐进,避免产气食物,如牛奶,白糖水。对腹胀明显者可行肛管排气。

(三)维持皮肤完整性(尿布皮炎的护理)

选用吸水性强的、柔软的布质或纸质尿布,避免使用不透气的塑料布或橡皮布。尿布湿了及时更换。每次患者便后用温水清洗其臀部并擦干,以保持皮肤清洁、干燥。在皮肤发红处涂 5% 鞣酸软膏或 40%氧化锌油并按摩片刻或使用 3M 皮肤保护膜,促进局部血液循环。若皮肤已经破溃,可涂皮肤保护粉,促进愈合;也可采用暴露法,在臀下仅垫尿布,不加包扎,使臀部皮肤暴露于空气中或阳光下;对局部皮肤溃疡也可用灯光照射,每次照射 20~30 min,每天 3 次,使局部皮肤蒸发干燥。照射时护理人员必须坚持守护患者,避免其烫伤,照射后给患者局部涂膏油。

(四)并发症及护理

(1)避免感染:注意观察患者的生命体征,有无腹膜炎。对有高热者要及时处理,对有切口的必须按时换药,严格进行无菌操作。

(2)肠穿孔:观察术后患者的腹痛、呕吐、血便及腹部包块症状是否改善,肛门恢复排便、排气的时间等。如果患者高热不退,同时出现局部或弥漫性腹膜炎的表现,应警惕腹腔感染及肠穿孔的可能,应及时通知医师。

(3)肠粘连:肠套叠导致肠坏死。肠坏死切除术后若护理不当,患者仍可能发生肠粘连。术后患者应早期活动,以促进肠蠕动恢复,预防肠粘连。

八、护理评价

(1)患者的腹痛、呕吐、血便及腹部肿块有无缓解,生命体征是否平稳,水、电解质是否平衡。

(2)患者的腹痛症状是否减轻,舒适度是否改善。

(3)患者的生命体征是否维持在正常范围。

(4)患者有无发生腹腔感染、肠穿孔、肠粘连等并发症,若发生,是否得到及时发现及处理。

(5)患者及其家属是否了解相关疾病知识并理解和积极配合治疗。

九、健康教育

(1)应避免婴儿腹泻,尤其是秋季腹泻,家长应高度警惕此病的发生。

(2)平时要注意科学喂养,不要让婴儿过饥或过饱,不要随意更换食品。添加辅食要循序渐进,不要操之过急。

(3)要注意天气变化,随时给婴儿增减衣服,避免各种容易诱发肠蠕动紊乱的不良因素。

(4)如果一个健康的婴儿突然出现不明原因的阵发性哭闹、面色苍白、出冷汗、呕吐、大便带血、精神不振,应想到可能为肠套叠,要立即送婴儿到医院治疗。

(5)临床上4个最主要症状为腹痛、呕吐、有果酱样血便及腹部肿块。

(6)当肠道前后相套,造成部分阻塞时,婴儿就开始产生阵发性腹部绞痛,明显躁动不安,双腿屈曲,阵发性啼哭,并常合并呕吐。阵发性疼痛过后,婴儿显得倦怠、苍白及出冷汗。

(王婷婷)

第九节 下肢静脉曲张

一、概述

下肢静脉曲张也称为下肢浅静脉瓣膜功能不全,是一种常见疾病,多见于从事持久体力劳动、站立工作的人员或怀孕妇女。青年时期即可发病,但一般中年、壮年的发病率最高。我国15岁以上人群该病的发病率约为8.6%,45岁以上人群该病的发病率为16.4%。国际上报道一般人该病的发病率为20%,女性的发病率较男性的高。而随着经济的发展,我国该病的发病率有上升的趋势。

静脉曲张对患者生活质量的影响类似于其他常见的慢性疾病,如关节炎、糖尿病和心血管疾病。在法国,该病治疗的总成本占社会医疗总成本的2.5%。有2004年的报道称,美国每年因此产生的医疗费用达数十亿美元。

下肢静脉曲张可分为单纯性和继发性两类,前者是由大隐静脉瓣膜关闭不全所致,而后者由继发于下肢深静脉瓣膜功能不全或下肢深静脉血栓形成的综合征所致。

二、病理生理

下肢静脉曲张的主要血流动力学改变是主干静脉和皮肤毛细血管压力升高。主干静脉高压导致浅静脉扩张。皮肤毛细血管压力升高造成皮肤微循环障碍、毛细血管通透性增加,血液中的大分子物质渗入组织间隙并聚集、沉积在毛细血管周围,形成阻碍皮肤和皮下组织细胞摄取氧气和营养的屏障,导致皮肤色素沉着、纤维化、皮下脂肪硬化和皮肤萎缩,最后形成溃疡。

当大隐静脉瓣膜遭到破坏而关闭不全后,可影响远侧和交通瓣膜,甚至通过属支而影响小隐静脉。静脉瓣膜和静脉壁距离心脏越远、强度越差,承受的压力却越高。因此,下肢静脉曲张后期的进展要比初期迅速,曲张的静脉在小腿部远比在大腿部明显。

三、病因与诱因

其病因较为复杂,常见的原因包括静脉壁薄弱或先天性瓣膜缺如、血管骨肥大综合征、基因遗传、浅静脉压力升高等。

静脉壁薄弱、静脉瓣膜缺陷及浅静脉内压力持续升高是引起浅静脉曲张的主要原因。静脉瓣膜功能不全是一种常见情况,约30%的下肢静脉曲张是由下肢静脉瓣膜功能不全引起的。相关因素如下。

(一)先天因素

静脉瓣膜缺陷和静脉壁薄弱是全身支持组织薄弱的表现,与遗传因素有关。有些患者下肢静脉瓣膜稀少,有的甚至完全缺如,造成静脉血逆流。

（二）后天因素

增加下肢血柱重力和循环血量超负荷是造成下肢静脉曲张的后天因素。任何增加血柱重力的因素,如长期站立、重体力劳动、妊娠、慢性咳嗽、习惯性便秘,都可使静脉瓣膜承受过度的压力,逐渐松弛而关闭不全。循环血量经常超过负荷,造成压力升高、静脉扩张,可导致瓣膜相对性关闭不全。

四、临床表现

下肢浅静脉扩张迂曲,患者站立时出现酸胀和疼痛,行走或平卧位时消失。病程进展到后期,下肢皮肤因血液循环不畅而发生营养障碍,出现皮肤萎缩、脱屑、瘙痒、色素沉着、皮肤和皮下组织硬结,甚至湿疹和溃疡形成,尤其是足背、踝部、小腿下段,严重时或外伤后皮肤溃烂,经久不愈。

五、辅助检查

（一）特殊检查

1.大隐静脉瓣膜功能试验

患者平卧,抬高下肢,排空静脉,在大腿根部扎止血带阻断大隐静脉,然后让患者倒立,10 s内放开止血带,若出现自上而下的静脉充盈,提示瓣膜功能不全。若未放开止血带前,止血带下方的静脉在 30 s 内已充盈,则表明交通静脉瓣膜关闭不全。根据同样原理,在腘窝部扎止血带,可检测小隐静脉瓣膜的功能。

2.深静脉通畅试验

用止血带阻断大腿浅静脉主干,嘱患者连续用力踢腿或做下蹲活动 10 余次,小腿肌泵收缩迫使浅静脉向深静脉回流而排空。若在活动后浅静脉曲张更为明显、张力升高,甚至出现胀痛,提示深静脉不通畅。

3.交通静脉瓣膜功能试验

患者仰卧,抬高下肢,在大腿根部扎上止血带,然后从足趾向上至腘窝缠绕第一根弹力绷带,再自止血带处向下,缠绕第二根弹力绷带,如果在第二根绷带之间的间隙出现静脉曲张,即意味着该处有功能不全的交通静脉。

（二）影像学检查

1.下肢静脉造影

下肢静脉造影被认为是诊断下肢静脉疾病的金标准,但是它是一种有创伤性的检查方法,可伴有穿刺部位血肿、远端血管栓塞、下肢缺血加重等并发症,对碘过敏试验呈阳性患者、孕妇、肾功能损害者及行动不便者无法进行。目前无创检查技术已应用于临床,而且在一定程度上有取代静脉造影的趋势。

2.彩色多普勒超声血管成像检查

此检查无创、安全、无禁忌证,而且成像直观、清晰、易于识别、结果准确,对于微小的和局部病变的动态观察(如瓣膜的活动、功能状态、血栓形成)更优于 X 线造影。

3.磁共振血管造影检查

近年来磁共振血管造影技术发展迅速,作为无创性检查方法已逐渐受到人们重视。该检查除无创外,还可清晰地显示动脉、静脉的走向及管径,其诊断的敏感性和特异性均较 X 线造影高。

六、治疗原则

目前,对下肢静脉曲张的治疗方法包括保守疗法和外科干预。静脉手术的目的是缓解症状和预防并发症的发生。保守治疗适合于病变轻微、处于妊娠期及极度体弱的患者,主要是抬高患肢并休息或穿医用型弹力袜。对于单纯性静脉曲张,传统的外科治疗方法是大隐静脉高位结扎和剥脱术。其他的方法还包括硬化剂注射疗法、超声引导下泡沫硬化治疗法、射频消融和激光治疗等。

七、护理评估

(一)术前评估

1.一般评估

(1)生命体征:术前评估患者的生命体征。

(2)患者主诉:患者是否存在长时间站立后小腿感觉沉重、酸胀、乏力和疼痛。

(3)相关记录:生命体征、皮肤情况。

(4)病史:包括外科手术、内科疾病、药物服用等。

(5)诊断:如血管检查、实验室检查、放射性诊断。

(6)身体状况:活动性、下肢活动能力。

(7)营养状况:如有无肥胖。

(8)知识水平:患者是否了解下肢静脉曲张的形成及自我护理的相关知识。

2.身体评估

(1)视诊:双下肢皮肤有无萎缩、紧绷、脱屑、瘙痒、色素沉着、溃疡,有无静脉明显隆起、蜿蜒成团。

(2)触诊:双下肢皮肤有无肿胀、硬实,皮温,检查足背动脉、胫后动脉的搏动情况。

3.心理-社会状况

了解患者的适应能力、经济状况、家庭支持情况、社交活动、个人卫生、运动量、酒癖、烟癖、药物癖等。

4.辅助检查阳性结果评估

(1)隐静脉瓣膜功能试验呈阳性,出现自上而下的静脉逆向充盈,如在止血带未放开前,止血带下方的静脉在 30 s 内已充盈,则表明有交通静脉瓣膜关闭不全。

(2)深静脉通畅试验呈阳性,活动后浅静脉曲张更为明显,张力升高,甚至有胀痛,则表明深静脉不畅。

5.下肢静脉曲张临床分级(CEAP 分级)

0 级:无可见或可触及的静脉疾病体征。

1 级:有毛细血管扩张、网状静脉,踝部潮红。

2 级:有静脉曲张。

3 级:有水肿但没有静脉疾病引起的皮肤改变。

4 级:有静脉疾病引起的皮肤改变,如色素沉着、静脉湿疹及皮肤硬化。

5 级:有静脉疾病引起的皮肤改变和已愈合的溃疡。

6 级:有静脉疾病引起的皮肤改变和正在发作的溃疡。

6.踝肱指数(ankle brachial index,ABI)

测量患者休息时肱动脉压及踝动脉压,然后计算出指数。此方法被用作压力绷带或压力袜的一个指引,而并非诊断患者是否有原发性静脉或动脉血管病变。

(1)测量患者 ABI 用物:手提多普勒诊断仪、传导性啫喱膏、血压计。

(2)测量 ABI 的操作步骤:向患者解释步骤;患者需平卧休息 10～20 min;置袖带于患者的上臂,触摸肱动脉搏动;涂传导性啫喱膏;开启多普勒诊断仪,以 45°～60°角放置探子,听取血流声音;给血压计加压直至声音消失;给血压计慢慢减压直至声音重现;记录此读数;于另一条手臂重复此步骤并记录读数;采用较高的读数作为肱动脉压;置袖带于足踝之上;置探子于胫后动脉或足背动脉,重复以上步骤并记录读数;计算 ABI。

(3)ABI 值指引如表 6-2 所示。

表 6-2　ABI 值指引

ABI	临床解释	压力疗法
≥1	正常	可以安全使用压力疗法
≥0.8	可能有轻微动脉血管问题	征询医师意见才可使用压力疗法
<0.8	有动脉血管病变	不建议使用压力疗法
<0.5	有严重动脉血管病变	不可使用压力疗法

注:若 ABI 低于 0.8,应转介入血管外科做进一步检查及治疗;如 ABI 太高,大于 1.3,可能由动脉血管硬化所致,要做进一步检查,不可贸然采用压力疗法。

(4)测量 ABI 的注意点:若怀疑患者有深静脉血栓,不可做此检查,因为会增强患者的疼痛感及可能会使血栓脱离移位。患者一定要平卧以减少流体静力压所致的误差,但有些患者因呼吸困难或关节炎而不能平卧,则应该将结果记录下来,以便在下一次测量时做比较。血压计袖带尺寸一定要适中,若袖带太细,便不能令动脉血管完全压缩,从而导致 ABI 值升高。探子角度为45°～60°,不可将探子用力向下压,否则会使血管受压而影响血液流动,以至于难以听取声音。足部冰冷会影响血液流动,可先用衣物覆盖来保暖。ABI 的读数与患者的血压有重要关系,若患者有高血压病史,ABI 的读数会低,相反,读数会高。

7.下肢静脉曲张弹力袜的治疗效果评估

压力疗法的基本概念是足踝压力高于膝部压力,静脉血液便可由小腿推进至心脏。一般认为足踝压力要达到 5.3 kPa(40 mmHg)才可有效降低静脉高压。压力疗法有不同方式,包括使用弹力性绷带、非弹力性绷带、压力袜及间歇性气体力学压力疗法。

(1)使用弹力性绷带:弹力性绷带能伸展至多于原有长度的 140%。当患者活动时,腓肠肌收缩,将血管压向外,当腓肠肌放松时,血管便会弹回至原位。弹力性绷带在任何时间均提供压力,故当患者休息时,压力依然存在,尤其适合活动量少的患者。

(2)使用非弹力性绷带:用非弹力性绷带时需要棉垫保护小腿及皮肤。它只能伸展少许。它的作用主要靠腓肠肌的收缩动作。非弹力性绷带的活动压很高,但休息压低,因此适用于活动量大的患者。

(3)间歇性气体力学压力疗法:此为一个系统连接一个有拉链装置的长靴,患者将小腿及大腿放进长靴内,当泵开启时,便会有气流由足踝至大腿不停地移动,用以促进静脉血回流及减少水肿。

(4)使用压力袜:压力袜同样可以帮助静脉血回流至心脏。英式标准的压力袜可以分为3级。①Ⅰ级,提供 $1.9\sim2.3$ kPa($14\sim17$ mmHg)的压力,适合于轻微或早期静脉曲张患者,容易穿着但只提供轻微压力。②Ⅱ级,提供 $2.4\sim3.2$ kPa($18\sim24$ mmHg)压力,适合于中度或严重的静脉曲张,可治疗及预防静脉性溃疡复发。③Ⅲ级,提供 $3.3\sim4.7$ kPa($25\sim35$ mmHg)压力,适合于慢性严重性静脉高血压、严重的静脉曲张、淋巴水肿,可治疗及预防静脉性溃疡复发。

压力袜的作用:①降低静脉血压,促进血液回流至心脏。②减轻下肢水肿。③促进静脉溃疡愈合,防止复发。④对静脉曲张患者,可以延缓静脉溃疡形成。⑤防止深静脉血栓形成。⑥减轻由淋巴液引起的下肢水肿症状。

压力袜的禁忌证:①动脉性血管病变。②下肢严重水肿。③患者有心脏病。④患者有糖尿病或风湿性关节炎。

使用压力袜时应注意以下几个方面:①患者要明白因其下肢有静脉高血压,需要长期穿着压力袜来防止静脉溃疡,但压力袜并不能治疗其静脉高血压。②下肢若有严重水肿,应先用压力绷带,待水肿减退后再穿压力袜。③若有皮炎、湿疹等,应先治疗。④下肢感觉迟钝,可能患者不知道是否过紧,应教会其观察足趾的颜色改变。⑤观察下肢及足部是否有畸形异常。⑥评估患者的手部活动能力,因穿弹力袜需要特别的技巧。

压力袜的评估:评估压力袜的压力度、质量、长度、尺寸和颜色。

需要测量患者的下肢尺寸以购买合适的压力袜。测量时间最好是早上或解除压力绷带后,因此时下肢水肿消退,故测量比较准确。测量内容包括踝最窄周径、腓肠肌最大周径、足的长度(大足趾最尖端部位至足跟)、小腿长度(足跟至膝下)。若压力袜长及大腿,要让患者站立,测量足跟至腹股沟的长度,并且测量大腿最大的周径。

穿着及除去压力袜的注意事项:①压力袜的穿着及除去均需依照厂家指引以避免并发症的发生。②穿着时间因人而异,一般来说早上起来时穿着,然后下床,直至晚上沐浴或睡眠时除去。③一般来说,$3\sim6$ 个月更换压力袜(依厂家指引),但若有破损,则应立即更换。④定期测量 ABI 及由医护人员评估是否需要降低或加强压力度,患者不可自行改变压力度。

健康教育:压力疗法是保守性治疗静脉性高血压的最佳疗法。应保护下肢,避免损伤,穿着合适的鞋、袜。指导患者做腓肠肌收缩运动,以促进静脉回流。不活动时,需要抬高下肢,使其高于心脏水平。

(二)术后评估

1.患者的血液循环

评估患肢远端皮肤的温度、色泽,动脉搏动,感觉等有无异常。

2.伤口敷料

评估伤口的敷料是否干燥、清洁,有无渗血,局部伤口有无红、肿、热、痛等感染征象。患者能否早期离床活动及正常行走。

3.导尿管

评估导尿管是否通畅,尿液的量、颜色、性质,有无导尿管相关性感染的症状。

八、主要护理诊断

(一)活动无耐力
活动无耐力与下肢静脉回流障碍有关。

(二)皮肤完整性受损
皮肤完整性受损与皮肤营养障碍、慢性溃疡有关。

(三)疼痛
疼痛与术后使用弹力绷带、手术切口有关。

(四)潜在并发症
潜在并发症如深静脉血栓形成、小腿曲张静脉破溃出血、下肢静脉溃疡。

九、护理措施

(一)促进下肢静脉回流,改善活动能力
1.保持合适体位

采取良好坐姿,坐时双膝勿交叉过久,以免影响腘窝静脉回流;卧床休息时抬高患肢30°~40°,以利于静脉回流。

2.密切观察病情

术后6 h内测生命体征,每1 h测1次,动态监测创面敷料,观察肢体有无肿胀、疼痛,注意肢端感觉、温度和颜色的变化。

3.休息与锻炼

术后6 h内患者取去枕平卧位,将患肢抬高20°~30°,同时进行脚趾屈伸运动,每次1~2 min,每天3~4次。术后次日早晨嘱患者必须下床活动,除自行洗漱外,根据年龄和身体状况进行行走练习,每次10~30 min,当天活动2~3次。在此期间避免静坐或静立不动,以促进静脉血液回流,预防下肢深静脉血栓。回床上休息时,继续用枕头将患肢抬高,同时做足背伸屈运动,以促进静脉血回流。另外,注意保持弹力绷带适宜的松紧度,弹力绷带一般需维持两周才可以拆除。

4.避免引起腹内压和静脉压升高

保持大便通畅,避免长时间站立,肥胖者应有计划进行减轻体质量。

(二)疼痛护理
1.弹力绷带加压包扎过紧

弹力绷带加压包扎过紧可导致下肢缺血性疼痛。此时要检查足背动脉搏动情况,观察足趾皮肤的温度和颜色,如有异常,及时通知医师并给予处理。

2.腹股沟切口疼痛

观察切口处敷料有无渗血,肢体有无肿胀,并及时通知医师,遵医嘱给予止痛剂。

(三)术后并发症的护理
1.下肢深静脉血栓的形成

术后重视患者的主诉,如出现下肢肿胀、疼痛,应警惕深静脉血栓的形成。术后鼓励患者早期活动,用弹性绷带包扎整个肢体,这样有利于血液回流。有条件则可以给予低分子肝素钙5~7 d,这样能有效地预防血栓的形成。

2.切口出血

术后严密观察切口敷料渗出情况及患肢包扎敷料情况。常规应用止血药1～2 d。

3.切口感染

术后评估切口渗液情况,监测体温变化,如体温升高,切口疼痛,检查发现切口红肿,应警惕切口感染的发生。保持会阴部清洁,防止切口感染。

十、护理效果评估

(1)患者的下肢的色素沉着减轻,肿胀减轻。

(2)患者的活动量逐渐增加。患者增加活动量无不适感。

(3)患者的疼痛得到及时缓解。

(4)患者未出现下肢深静脉血栓、切口出血、感染等并发症。

（王婷婷）

第七章
神经外科护理

第一节 脑 疝

当颅腔内某分腔有占位性病变时,该分腔的压力大于邻近分腔,脑组织由高压力区向低压力区移位,导致脑组织、血管及脑神经等重要结构受压或移位,产生相应的临床症状和体征,称为脑疝。

根据移位的脑组织及其通过的硬脑膜间隙和孔道,可将脑疝分为以下常见的三类。①小脑幕切迹疝:又称颞叶疝,为颞叶的海马回、钩回通过小脑幕切迹被推移至幕下。②枕骨大孔疝:又称小脑扁桃体疝,为小脑扁桃体及延髓经枕骨大孔被推挤向椎管内。③大脑镰下疝:又称扣带回疝,一侧半球的扣带回经镰下孔被挤入对侧分腔(图 7-1)。

脑疝是颅内压增高的危象和引起死亡的主要原因,常见的有小脑幕切迹疝和枕骨大孔疝。

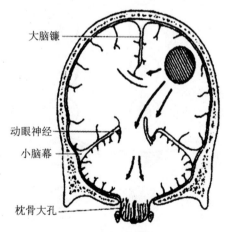

图 7-1 大脑镰下疝(上)、小脑幕切迹疝(中)、枕骨大孔疝(下)

一、病因与发病机制

(1)外伤所致各种颅内血肿,如硬膜外血肿、硬膜下血肿及脑内血肿。
(2)颅内脓肿。
(3)颅内肿瘤尤其是颅后窝、中线部位及大脑半球的肿瘤。

(4)颅内寄生虫病及各种肉芽肿性病变。

(5)医源性因素,对于颅内压增高患者进行不适当的操作(如腰椎穿刺,放出脑脊液过多、过快),使各分腔间的压力差增大,则可促使脑疝形成。

发生脑疝时,移位的脑组织在小脑幕切迹或枕骨大孔处挤压脑干,使脑干受压移位,导致其实质内血管受到牵拉,严重时基底动脉进入脑干的中央支可被拉断,导致脑干内部出血,出血常为斑片状,有时出血可沿神经纤维走行方向达内囊水平。同侧的大脑脚受到挤压会造成病变对侧偏瘫,同侧动眼神经受到挤压可产生动眼神经麻痹症状。钩回、海马回移位可将大脑后动脉挤压于小脑幕切迹缘上,导致枕叶皮层缺血坏死。移位的脑组织可导致小脑幕切迹裂孔及枕骨大孔堵塞,使脑脊液循环通路受阻,颅内压增高进一步加重,形成恶性循环,使病情迅速恶化。

二、临床表现

(一)小脑幕切迹疝

(1)颅内压增高:剧烈头痛,进行性加重,伴躁动不安、频繁呕吐。

(2)进行性意识障碍:由于阻断了脑干内网状结构上行激活系统的通路,随脑疝的进展,患者出现嗜睡、浅昏迷、深昏迷。

(3)瞳孔改变:脑疝初期患侧动眼神经受刺激导致患侧瞳孔变小,对光反射迟钝;随病情进展,患侧动眼神经麻痹,患侧瞳孔逐渐散大,直接和间接对光反射均消失,并伴上睑下垂及眼球外斜;晚期,对侧动眼神经因脑干移位而受到推挤,双侧瞳孔散大,对光反射消失,患者多处于濒死状态(图 7-2)。

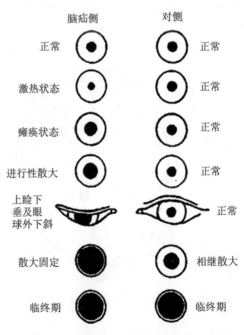

图 7-2 一侧小脑幕切迹疝引起的典型瞳孔变化

(4)运动障碍:钩回直接压迫大脑脚,锥体束受累后,病变对侧肢体肌力减弱或麻痹,病理征呈阳性(图 7-3)。脑疝进展时可导致双侧肢体自主活动消失,严重时可出现去皮质强直状,这是脑干严重受损的信号。

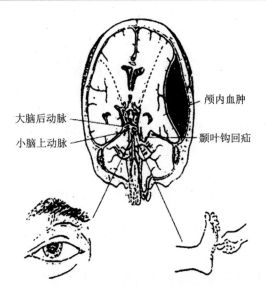

图 7-3　脑疝与临床病症的关系
注:动眼神经受压导致同侧瞳孔散大,上睑下垂及眼外肌瘫痪;锥体束
受压导致对侧肢体瘫痪,肌张力增加,腱反射活跃,病理反射呈阳性。

(5)生命体征变化:若脑疝不能及时解除,病情进一步发展,则患者出现深昏迷,双侧瞳孔散大固定,血压骤降,脉搏快而弱,呼吸浅而不规则,最后呼吸、心跳相继停止而死亡。

(二)枕骨大孔疝

由于颅后窝容积较小,对颅内高压的代偿能力也小,病情变化更快。患者常有进行性颅内压增高的临床表现:头痛剧烈,呕吐频繁,颈项强直或强迫头位。生命体征紊乱出现得较早,意识障碍、瞳孔改变出现得较晚。因脑干缺氧,瞳孔可忽大忽小。由于位于延髓的呼吸中枢受损严重,患者早期即可突发呼吸骤停而死亡。

三、治疗要点

治疗要点在于及时发现脑疝和处理。

(一)非手术治疗

患者一旦出现典型的脑疝症状,应立即给予脱水治疗,以缓解病情,争取时间。

(二)手术治疗

确诊后,尽快手术,消除病因,如清除颅内血肿或切除脑肿瘤;若难以确诊或虽确诊但病变,无法切除,可通过脑脊液分流术、侧脑室外引流术或病变侧颞肌下、枕肌下减压术等降低颅内压。

四、急救护理

(1)快速静脉输入甘露醇、山梨醇、呋塞米等强效脱水剂,并观察脱水效果。
(2)保持呼吸道通畅,给患者吸氧。
(3)准备气管插管盘及呼吸机,对呼吸功能障碍者行人工辅助呼吸。
(4)密切观察呼吸、心跳、瞳孔的变化。
(5)紧急做好术前特殊检查及术前准备。

(王　仙)

第二节　颅内压增高

颅内压增高是由颅内任何一种主要内容物(血液、脑脊液、脑组织)容积增加或者有占位性病变时,其增加的容积超过代偿限度所致。正常人取侧卧位时,测定颅内压为 0.8~1.8 kPa(6~13.5 mmHg),>2.0 kPa(15 mmHg)为颅内压增高,2.0~2.7 kPa(15~20 mmHg)为颅内压轻度增高,2.7~5.3 kPa(20~40 mmHg)为颅内压中度增高,>5.3 kPa(>40 mmHg)为颅内压重度增高。

一、病因与发病机制

引起颅内压增高的疾病很多,但发生颅内压增高的主要因素如下。

（一）脑脊液增多

(1)分泌过多:如脉络丛乳头状瘤。

(2)吸收减少:如交通性脑积水,蛛网膜下腔出血引起蛛网膜粘连。

(3)循环交通受阻:如脑室及脑中线部位的肿瘤引起的梗阻性脑积水或先天性脑畸形。

（二）脑血液增多

(1)脑外伤后 24 h 内脑血管扩张、充血,呼吸道梗阻,呼吸中枢衰竭引起二氧化碳蓄积,高碳酸血症和丘脑下部、鞍区或脑干部位手术,使自主神经中枢或血管运动中枢受刺激,引起脑血管扩张、充血。

(2)颅内静脉回流受阻。

(3)出血。

（三）颅内容积增加

正常情况下颅内容积除颅内容物体积外有 8%~10% 的缓冲体积(即代偿容积)。因此颅内容积很大,但代偿调节作用很小。

（四）颅内占位病变

颅内占位病变常见于颅内血肿、颅内肿瘤、脑脓肿和脑寄生虫等。

二、临床表现

（一）头痛

头痛是颅内压增高最常见的症状,有时是唯一的症状,可呈持续性或间歇性。当用力、咳嗽、负重时,早晨清醒时和较剧烈活动时头痛加重,其原因是颅内压增高使脑膜、血管或神经受挤压、牵扯或炎症变化而产生刺激。急性和重度的颅内压增高可引起剧烈的头痛并常伴喷射性呕吐。

（二）恶心呕吐

多数颅内压增高患者伴有恶心、不思饮食。重度颅内压增高可引起喷射性呕吐,呕吐之后头痛随之缓解,这种情况在小儿中多见,其原因是迷走神经中枢和神经受刺激。

（三）视力障碍和眼底变化

长期颅内压增高,使视神经受压,眼底静脉回流受阻,引起视神经萎缩,造成视力下降、模糊

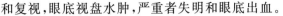

和复视,眼底视盘水肿,严重者失明和眼底出血。

头痛、恶心、呕吐、视盘水肿为颅内压增高的主要症状。

（四）意识障碍

意识障碍是反映脑受压的可靠及敏感指标。当大脑皮质、脑干网状结构广泛受压和损害时,可出现意识障碍。颅内压增高早期患者可出现烦躁、嗜睡和定向障碍等意识不清的表现,晚期则出现朦胧和昏迷。末期出现深昏迷。梗阻性脑积水所引起的颅内压增高一般无意识障碍。

（五）瞳孔变化

颅内压不断增高而引起脑移位,中脑和脑干移位压迫和牵拉动眼神经可引起瞳孔对光反射迟钝。瞳孔不圆,瞳孔忽大忽小,一侧瞳孔逐渐散大,光反射消失;末期出现双侧瞳孔散大、固定。

（六）生命体征变化

颅内压增高,早期一般不会出现生命体征变化,急性或重度的颅内压增高可引起血压升高,脉压增大,呼吸、脉搏减慢。患者随时有呼吸骤停的危险。血压升高常见于急性脑损伤患者,而脑肿瘤患者则很少出现血压升高。

（七）癫痫发作

约有20％的颅内压增高患者发生癫痫,为局限性癫痫小发作。癫痫大发作可引起呼吸道梗阻,加重脑缺氧、脑水肿而加剧颅内压增高。

（八）颅内高压危象（脑疝形成）

1.小脑幕切迹疝

患者产生剧烈的头痛、呕吐,血压升高,呼吸、脉搏减慢、不规则,很快进入昏迷,一侧瞳孔散大,光反射消失,对侧肢体偏瘫,去脑强直。此时如未进行及时的降颅压处理则呼吸停止,双侧瞳孔散大、固定,血压下降,心跳停止。

2.枕骨大孔疝

患者出现剧烈头痛、呕吐、呼吸不规则、血压升高、心跳缓慢,随之很快昏迷,瞳孔缩小或散大、固定,呼吸停止。

三、护理

（一）护理目标

(1)了解引起颅内压增高的原因,及时对症处理。

(2)通过监测及早发现病情变化,避免意识障碍发生。

(3)颅内压得到控制,脑疝危象得以解除。

(4)患者主诉头痛减轻,自觉舒适,头脑清醒,睡眠改善。

(5)体液平衡恢复,尿比重在正常范围,无脱水症状和体征。

（二）护理措施

(1)每小时观察神志、瞳孔变化1次。如患者神志不清及瞳孔改变,预示颅内压力增高,需及时报告医师,进行降颅内压处理。

(2)观察头痛的程度,有无伴随呕吐。对剧烈头痛应及时对症进行降颅压处理。

(3)1～2 h监测血压、脉搏、呼吸1次,观察有无呼吸、脉搏慢,血压高（即"两慢一高"征）。

(4)保持呼吸道通畅:呼吸道梗阻时,患者呼吸困难,可导致胸腔内压力升高、$PaCO_2$ 升高、脑血管扩张、脑血流量增多进而使颅内压增高。护理时应及时清除呼吸道分泌物和呕吐物。抬高床头 15°～30°,给患者持续或间断吸氧,改善脑缺氧,减轻脑水肿。

(5)脱水治疗的护理:应用高渗性脱水剂,使脑组织间的水分通过渗透作用进入血液循环,再由肾脏排出,可达到降低颅内压的目的。常用 20%甘露醇 250 mL,15～30 min 内滴完,2～4 次/天;呋塞米 20～40 mg,静脉注射或肌内注射,2～4 次/天。脱水治疗期间,应准确记录 24 h 出入液量,观察尿量、尿的颜色,监测尿素氮和肌酐含量,注意有无水电解质紊乱和肝、肾功能损害。应严格按医嘱使用脱水药物,并根据病情及时调整脱水药物的用量。

(6)激素治疗的护理:肾上腺皮质激素通过稳定血-脑屏障,预防和缓解脑水肿,改善患者的症状。常用地塞米松 5～10 mg,静脉注射;或氢化可的松 100 mg,静脉注射,1～2 次/天;由于激素有引起消化道应激性溃疡出血、增加感染机会等不良反应,故用药的同时应加强观察,预防感染,避免发生并发症。

(7)颅内压监护。①监护方法:颅内压监护有植入法和导管法两种。植入法:将微型传感器植入颅内,传感器直接与颅内组织接触而测压。导管法:以引流出的脑脊液或生理盐水填充导管,将传感器(体外传感器)与导管相连,通过导管内的液体与传感器接触而测压。两种方法的测压原理均是利用压力传感器将压力转换为与颅内压力大小成正比的电信号,再经信号处理装置将信号放大并记录下来。植入法中的硬脑膜外法及导管法中的脑室法优点较多,使用较广泛。②颅内压监护的注意事项:监护的零点参照点一般位于外耳道的位置,患者需平卧或把头抬高 10°～15°;监护前注意记录仪与传感器的零点校正,并注意大气压改变而引起的"零点飘移";用脑室法时在脑脊液引流期间 4～6 h 关闭引流管测压,了解颅内压真实情况;避免非颅内情况而引起的颅内压增高,如出现呼吸不畅、躁动、高热、体位不舒适、尿潴留时应及时对症处理;监护过程严格无菌操作,监护时间以 72～96 h 为宜,防止颅内感染。③颅内压监护的优点:颅内压增高早期,由于颅内容积代偿作用,患者无明显颅内压增高的临床表现,而颅内压监护时可发现颅内压增高和基线不平稳;有些患者的临床症状好转,但颅内压逐渐上升,预示迟发性(继发性)颅内血肿的形成;根据颅内压监护使用脱水剂,可以避免盲目使用脱水剂及减少脱水剂的用量,减少急性肾衰竭及电解质紊乱等并发症的发生。

(8)降低耗氧量:对严重脑挫裂伤、轴索损伤、脑干损伤的患者进行头部降温,降低脑耗氧量。有条件者行冬眠低温治疗。①冬眠低温治疗的目的:降低脑耗氧量,维持脑血流和脑细胞能量代谢,减轻乳酸堆积,降低颅内压;保护血-脑屏障功能,抑制白三烯 B_4 的生成及内源性有害因子的生成,减轻脑水肿反应;调节脑损伤后钙调蛋白酶 Ⅱ 活性和蛋白激酶活力,保护脑功能;当体温降至 30℃,脑的耗氧量约为正常的 55%,颅内压力较降温前低 56%。②降温方法:根据医嘱首先给予足量冬眠药物,如冬眠 Ⅰ 号合剂(包括氯丙嗪、异丙嗪及哌替啶)或冬眠 Ⅱ 号合剂(包括哌替啶、异丙嗪、双氢麦角碱),待自主神经充分阻滞,御寒反应消失,进入昏睡状态后,方可用物理降温措施。物理降温方法可采用头部戴冰帽,在颈动脉、腋动脉、肱动脉、股动脉等主干动脉表浅部放置冰袋,此外还可采用降低室温、在体表覆盖冰毯等方法。降温速度以每小时下降 1℃ 为宜,体温降至肛温 33 ℃～34 ℃,腋温 31 ℃～33℃ 较为理想。体温过低易诱发心律失常、低血压、凝血障碍等并发症;体温>35℃,则疗效不佳。③缓慢复温:冬眠低温治疗一般为 3～5 d,复温应先停物理降温,再逐步减少药物剂量或延长相同剂量的药物维持时间直至停用;加盖被毯,必要时用热水袋复温,严防烫伤;复温不可过快,以免出现颅内压"反跳"、体温过高或中毒等。④预防并发症:定时为患者翻身、拍背、吸痰、雾化吸入,防止肺部感染。低温使心排血量减少,冬眠药物使外周血管阻力降低。在搬动患者或为其翻身时,动作应轻、稳,以防发生直立性低血压。观察皮肤及肢体末端,在冰袋外加布套,并定时更换冰敷部位,定时局部按摩,以防冻伤。

(9)防止颅内压骤然升高:对烦躁不安的患者查明原因,对症处理,必要时给予镇静剂。嘱患者避免剧烈咳嗽和用力排便。控制液体摄入量,成人每天补液量<2 000 mL,输液速度应控制在每分钟 30~40 滴。保持病室安静,避免患者情绪紧张,以免血压骤升而使颅内压升高。

(王　仙)

第三节　脑　膜　瘤

一、疾病概述

脑膜瘤占颅内肿瘤的 19.2%。脑膜瘤一般为单发,多发脑膜瘤偶尔可见。其好发部位为矢状窦旁、大脑镰、大脑凸面,还可长于蝶骨嵴、鞍结节、嗅沟、小脑脑桥角与小脑幕等部位,生长在脑室内者很少,也可见于硬膜外。其他部位偶见。依肿瘤组织学特征,将脑膜瘤分为五种类型,即内皮细胞型、成纤维细胞型、血管瘤型、化生型和恶性型。

(一)临床表现

1.慢性颅压增高症状

肿瘤生长较慢,当肿瘤达到一定体积时才引起头痛、呕吐及视力减退等。少数患者呈急性发病。

2.局灶性体征

肿瘤呈膨胀性生长,患者往往以头疼和癫痫为首发症状。根据肿瘤位置不同,还可以出现视力、嗅觉或听觉障碍及肢体运动障碍等。老年患者多以癫痫发作为首发症状,颅压增高症状多不明显。

(二)辅助检查

辅助检查包括头颅 CT 扫描、MRI、脑血管造影。进行 CT 和 MRI 对比分析,可得到较正确的定性诊断。脑血管造影可为减少术中出血提供帮助。

1.头颅 CT 扫描

典型的脑膜瘤影显示脑实质外圆形或类圆形高密度影,或等密度肿块,边界清楚,含类脂细胞者呈低密度影,周围水肿带有明显对比增强效应。瘤内可见钙化、出血或囊变,瘤基多较宽,并多与大脑镰、小脑幕或颅骨内板相连,其基底较宽,密度均匀一致,边缘清晰,瘤内可见钙化。增强后可见肿瘤明显增强,可见脑膜尾征。

2.MRI 扫描

同时进行 CT 和 MRI 的对比分析,方可得到较正确的定性诊断。

3.脑血管造影

脑血管造影可显示瘤周呈抱球状供应血管和肿瘤染色。

(三)鉴别诊断

幕上脑膜瘤应与胶质瘤、转移瘤区别,鞍区脑膜瘤应与垂体瘤区别,桥小脑角脑膜瘤应与听神经瘤区别。

（四）治疗

1.手术治疗

手术切除脑膜瘤是最有效的治疗手段,应力争全切除,对受肿瘤侵犯的脑膜和颅骨,亦应切除,以求达到根治的目的。

(1)手术原则:控制出血,保护脑功能,争取全切除。对无法全切除的患者,则可行肿瘤次全切除或分次手术,以免造成严重残疾或死亡。

(2)术前准备:①对肿瘤血运极丰富者可术前行肿瘤供应血管栓塞以减少术中出血。②充分备血,手术开始时做好快速输血的准备。③对有鞍区肿瘤和颅压增高明显者,术前数天酌情用肾上腺皮质激素和进行脱水治疗。④对有癫痫发作史者,术前需应用抗癫痫药物,预防癫痫发作。

(3)术后并发症。①术后再出血:术后密切观察神志、瞳孔的变化,定期复查头部 CT。②术后脑水肿加重:对于影响静脉窦和粗大引流静脉的肿瘤,切除后应用脱水药物和激素以预防脑水肿加重。③术后肿瘤残余和复发:需定期复查并辅以立体定向放射外科治疗等,防止肿瘤复发。

2.立体定向放射外科治疗

因其生长位置,对 17%～50% 的脑膜瘤做不到全切,对少数恶性脑膜瘤也无法全切。对位于脑深部重要结构(如斜坡、海绵窦区、视丘下部或小脑幕裂孔区)和难以全切除的脑膜瘤,应同时行减压性手术,以缓冲颅内压力,对剩余的瘤体可采用 γ 刀或 X 刀来治疗,亦可达到很好的效果。

3.放疗或化疗

对恶性脑膜瘤在手术切除后,需辅以化疗或放疗,防止复发。

4.其他治疗

其他治疗包括激素治疗、分子生物学治疗、中医治疗等。

二、护理

（一）入院护理

(1)进行入院常规护理。进行常规安全防护教育、常规健康指导。

(2)指导患者合理饮食,保持大便通畅。

(3)指导患者肢体功能锻炼。指导患者语言功能锻炼。

(4)结合患者的个体情况,1～2 h 协助患者翻身,保护受压部位的皮肤。如局部皮肤有压红,可缩短翻身的间隔时间,对受压部位应垫软枕来减压。

（二）术前护理

(1)1～2 h 巡视患者,观察患者的生命体征、意识、瞳孔、肢体活动,如有异常,及时通知医师。

(2)了解患者的心理状态,向患者讲解疾病的相关知识,介绍同种疾病手术成功的例子,增强患者治疗的信心,减轻焦虑、恐惧。

(3)根据医嘱正确采集标本,进行相关检查。

(4)术前落实相关化验、检查报告的情况,如有异常,立即通知医师。

(5)根据医嘱进行治疗、处置,注意观察用药后反应。

(6)注意并发症的观察和处理。

(7)指导患者练习深呼吸及有效咳嗽。指导患者练习在床上大小便。

(8)指导患者修剪指(趾)甲、剃胡须,女性患者勿化妆及涂染指(趾)甲。

(9)指导患者戒烟、戒酒。

(10)根据医嘱正确备血(复查血型),做药物过敏试验。

(11)指导患者术前12 h禁食,8 h禁饮水,防止术中呕吐导致窒息;术前晚上进半流质饮食,如米粥、面条。

(12)指导患者保证良好的睡眠,必要时遵医嘱使用镇静催眠药。

(三)手术当日护理

1.送手术前

(1)手术日早晨为患者测量体温、脉搏、血压;如有发热、血压过高、女性月经来潮等情况均应及时报告医师,以确定是否延期手术。

(2)协助患者取下义齿、项链、耳钉、手链、发夹等物品,并交给家属妥善保管。

(3)皮肤准备(剃除全部头发及颈部毛发、保留眉毛)后,患者更换清洁的病员服。

(4)遵医嘱术前用药,携带术中用物,用平车护送患者入手术室。

2.术后回病房

(1)15~30 min巡视患者,注意观察患者的生命体征、意识、瞳孔、肢体活动等,如有异常,及时通知医师。

(2)注意观察切口处敷料有无渗血。

(3)密切观察引流液的颜色、性状、量等情况并记录。妥善固定引流管,把引流袋置于患者的头旁枕上或枕边,高度与头部创腔保持一致。保持引流管引流通畅,活动时注意引流管不要扭曲、受压,防止脱管。

(4)观察留置导尿管的患者尿液的颜色、性状、量。会阴护理每天2次。

(5)术后6 h内给予去枕平卧位,6 h后可抬高床头。对麻醉清醒的患者可以协助床上活动,保证患者舒适。

(6)保持患者的呼吸道通畅。

(7)若患者出现不能耐受的头痛,及时通知医师,遵医嘱给予止痛药物,并密切观察患者的生命体征、意识、瞳孔等的变化。

(8)精神症状患者的护理:加强患者的安全防护,使用床护栏。如果患者需使用约束带,应告知家属并取得同意,定时松解约束带,按摩受约束的部位,保证患者24 h有家属陪护,预防自杀,同时做好记录。

(9)术后24 h内禁食、水,可行口腔护理,每天2次。对清醒患者可在口唇上覆盖湿纱布,保持口腔湿润。

(10)结合患者的个体情况,1~2 h协助患者翻身,保护受压部位的皮肤;如局部皮肤有压红,可缩短翻身的间隔时间,对受压部位应垫高软枕以减压。

(四)术后护理

1.术后第1天至第3天

(1)1~2 h巡视患者,注意观察患者的生命体征、意识、瞳孔、肢体活动等,如发现有头痛、恶心、呕吐等颅内压增高症状,及时通知医师。

(2)注意观察切口敷料有无渗血。

(3)密切观察引流液的颜色、性状、量等情况并记录,妥善固定引流管,并保持引流管引流通

207

畅,不可随意放低引流袋,以保证创腔内有一定的液体压力。若引流袋放低,会导致创腔内液体引出过多,创腔内压力下降,脑组织迅速移位,撕破大脑上静脉,从而引发颅内血肿。医师根据每天引流液的量调节引流袋的高度。

(4)观察留置导尿管的患者尿液的颜色、性状、量。会阴护理每天2次。

(5)术后引流管放置3~4 d,引流液由血性脑脊液转为澄清脑脊液时,即可拔管,避免长时间带管形成脑脊液漏。拔除引流管后,注意观察患者的生命体征、意识、瞳孔等变化,切口处敷料有无渗血、渗液及皮下积液等,如有异常,及时通知医师。

(6)加强呼吸道的管理,鼓励深呼吸及有效咳嗽、咳痰。如痰液黏稠不易咳出,可遵医嘱给予雾化吸入,必要时吸痰。

(7)术后24 h患者如无恶心、呕吐等麻醉后反应,可遵医嘱进食,由流质饮食逐步过渡到普通饮食。积极预防便秘的发生。

(8)指导患者床上活动,摇高床头。患者逐渐坐起,逐渐过渡到床边活动,由家属陪同。活动时以不疲劳为宜。

(9)指导患者进行肢体功能锻炼,进行语言功能锻炼。

(10)做好生活护理,如喂饭,定时协助患者翻身,保护受压部位的皮肤,预防压疮的发生。

2.术后第4天至出院日

(1)1~2 h巡视患者,注意观察患者的生命体征、意识、瞳孔、肢体活动等,如发现有头痛、恶心、呕吐等颅内压增高症状,及时通知医师;注意观察切口处敷料有无渗血。

(2)指导患者注意休息,在病室内活动,活动时以不疲劳为宜。对高龄、活动不便、体质虚弱等可能发生跌倒的患者及时做好跌倒或坠床的风险评估。

(五)出院指导

1.饮食指导

指导患者进食高热量、高蛋白、富含纤维素、维生素丰富、低脂肪、低胆固醇的食物,如蛋、牛奶、瘦肉、新鲜鱼、蔬菜、水果。

2.用药指导

有癫痫病史者遵医嘱按时、定量口服抗癫痫药物。不可突然停药、改药及增减药量,以避免加重病情。

3.康复指导

对肢体活动障碍者,户外活动须有专人陪护,防止意外发生,鼓励患者经常做主动和被动运动,防止肌肉萎缩。

（王　仙）

第四节　垂　体　瘤

垂体瘤是一组在垂体前叶和后叶及颅咽管上皮残余细胞发生的肿瘤,占所有原发性颅脑肿瘤的10%~20%。据不完全统计,在垂体瘤中,泌乳素瘤最常见,占50%~55%,生长激素瘤占20%~23%,促肾上腺皮质激素瘤占5%~8%,促甲状腺激素瘤和促性腺激素瘤较少见,无功能腺瘤占 20%～25%。大部分垂体瘤为良性肿瘤,极少数为恶性肿瘤。

常规的 MRI 扫描中,10% 或者更多的垂体瘤具有轻微的信号改变,提示有微腺瘤。常见的发病年龄为 30～60 岁。

一、专科护理

（一）护理要点

密切观察患者的病情变化,尤其是尿量变化,保证患者安全,注意患者的心理护理。

（二）主要护理问题

(1)自我认同紊乱与功能垂体瘤分泌激素过多有关。

(2)头痛与颅内压增高或肿瘤压迫垂体周围组织有关。

(3)有体液不足的危险与呕吐、尿崩症和进食有关。

(4)感知觉紊乱与肿瘤压迫视神经、视交叉及视神经束有关。

(5)活动无耐力与营养摄入不足有关。

(6)潜在并发症有颅内出血、尿崩症、电解质紊乱、感染、垂体危象、癫痫等。

(7)焦虑与疾病致健康改变及不良预后有关。

（三）护理措施

1.一般护理

嘱患者卧床休息,保持病室内环境安静、室温适宜,尽量减少不良因素的刺激,保证患者的充足睡眠。

2.对症护理

(1)自我认同紊乱的护理:垂体瘤患者由于生长激素调节失衡,可出现巨人症、肢端肥大、相貌改变。泌乳素含量升高时,女性表现为闭经、不孕,男性表现为性功能障碍。肾上腺皮质分泌异常时,表现为水牛背、面部痤疮、尿频等。应鼓励患者树立战胜疾病的信心,耐心讲解疾病的相关知识,让患者正确认识疾病,积极配合治疗。针对女性出现的闭经及不孕,告知其勿过分紧张,经过治疗可以康复。对于男性出现的性功能障碍,要注意保护患者的隐私,鼓励其积极应对。

(2)舒适度改变的护理:因颅内压增高或肿瘤压迫垂体,患者出现头痛等不适症状,应密切观察病情变化,必要时遵医嘱给予激素等。

评估患者疼痛的性质,区分切口疼痛与颅内高压引起的疼痛。合理给予镇静药,注意观察药物疗效。注意运用一些方法(如放松疗法、音乐疗法、想象疗法)分散患者的注意力,减轻疼痛。

(3)有体液不足的危险的护理:垂体瘤患者术后易出现尿崩及呕吐等不适症状,应严密观察病情变化,必要时给予抗利尿剂和止吐药物。注意补充患者的液体量,避免出现体液不足,引起的休克症状。术后 6 h 后可鼓励患者进食流食、半流食、软质饮食,逐渐过渡到普通饮食,以补充患者所需能量及体液,防止体液不足。

(4)感知觉紊乱的护理:肿瘤压迫视神经、视交叉及视神经束后,患者会出现感知觉障碍,应鼓励患者进行功能锻炼,避免肌肉萎缩。

(5)活动无耐力的护理:患者长期受疾病困扰,食欲减退,导致营养缺乏,肢体活动无耐力,应在指导患者活动的过程中注意节力原则。鼓励患者多进食高热量、高蛋白质、高维生素的食物,避免刺激、干硬及油腻食物;注意保持患者进餐环境的清洁、舒适、安静,尽量减少患者进餐时的干扰因素;提供充足的进餐时间;为患者准备其喜爱的食物,利于增进食欲、恢复体力,以增强机体抵抗力,提高手术耐受力。告知患者应避免便秘,多进食易消化的食物,鼓励多饮水,必要时给予通便润肠的药物。

(6)潜在并发症的护理与观察。①颅内出血的护理:严密观察患者意识、瞳孔、生命体征、肢体活动的变化,如出现一侧瞳孔散大,对侧肢体瘫痪进行性加重,引流液呈鲜红色、量多,头痛,呕吐等颅内压增高症状时,应及时报告医师。②尿崩症的护理:严密观察尿量、尿色、尿比重。准确记录 24 h 出入量,如术后尿量＞300 mL/h 并且持续 2 h,或者 24 h 尿量＞5 000 mL 即发生尿崩,严密观察有无脱水指征并遵医嘱补液。不要摄入含糖量高的食物、药物,以免血糖升高,产生渗透性利尿,尿量增加。③电解质紊乱的护理:禁止长期使用含钠液体及甘露醇等高渗脱水剂。④感染的护理:对体温高于 38.5 ℃者,遵医嘱合理使用抗生素。⑤垂体危象的护理:遵医嘱静脉推注 50％葡萄糖注射液 40～60 mL,以抢救低血糖,继而补充 10％葡萄糖氯化钠注射液。必要时静脉滴注氢化可的松,以解除急性肾上腺功能减退危象,并注意保暖。⑥癫痫的护理:若发生癫痫,及时通知医师,遵医嘱给予镇静剂。保持呼吸道通畅并持续给氧,防止患者舌咬伤、窒息等。

(7)焦虑、恐惧的心理护理:向患者及其家属宣讲疾病的相关知识,解释手术的必要性、手术方式及注意事项等。教会患者自我放松的方法,例如,采用心理治疗中的发泄疗法,鼓励患者表达感受。注意保护患者的自尊,鼓励其家属和朋友给予关心和支持,消除其焦虑、恐惧。

3.围术期的护理

(1)术前练习与准备。①对开颅手术患者,术前进行头部皮肤准备,做好告知工作。②对经蝶窦入路手术者,手术前 3 d 使用氯霉素滴鼻,让患者漱口液漱口,并加强口腔及鼻腔的护理。指导患者练习做张口呼吸运动。在手术区备皮,清剪鼻毛,清洁鼻腔,预防感染。③指导患者练习在床上使用大小便器,避免术后便秘。手术当日测量生命体征,如有异常或者患者发生其他情况(如女患者月经来潮),及时与医师联系,停止手术。告知患者更换清洁衣服,取下饰品、活动义齿等。

(2)术后体位。①经颅手术患者:为全麻未清醒者取侧卧位或平卧位,把患者的头偏向一侧,以保持呼吸道通畅。麻醉清醒、血压较平稳后,将床头抬高 15°～30°,以利于颅内静脉的回流。②经蝶窦手术患者:麻醉清醒后取半卧位,以促进术后硬脑膜粘连愈合,防止脑脊液逆流感染。

(3)病情观察及护理:密切观察患者的生命体征、意识状态、瞳孔、肢体活动情况等。注意观察手术切口的敷料以及引流管的引流情况,保持手术区敷料完好、清洁、干燥,保持引流管通畅。注意观察有无颅内压增高症状。嘱患者避免情绪激动、用力咳嗽等。

二、健康指导

(一)疾病知识指导

向患者讲解垂体瘤的概念、主要症状、诊断、处理原则、预后等,让患者了解与垂体瘤有关的知识。

1.概念

垂体瘤是起源于垂体前叶各种细胞的一种良性肿瘤。根据查体及激发状态下血浆激素的水平将垂体瘤分为有功能性垂体瘤和无功能性垂体瘤。有功能性垂体瘤包括过度分泌泌乳素、生长激素、促肾上腺皮质激素、甲状腺刺激激素、黄体生成素和卵泡刺激素的肿瘤,无功能性垂体瘤可分为裸细胞瘤、大嗜酸细胞瘤、无症状性促肾上腺皮质激素腺瘤。根据影像学特征进行分类,垂体瘤包括瘤体小于 1 cm 的微腺瘤和直径大于 1 cm 的大腺瘤。

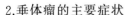

2.垂体瘤的主要症状

垂体瘤的大小、临床症状、影像学表现、内分泌功能、细胞组成、生长速度及形态学各不相同,以内分泌功能紊乱或占位效应引起的症状为主,可出现头痛。生长激素瘤患者在儿童时期和青春期由于骨骼尚未闭合,呈现巨人症,成人表现为肢端肥大综合征,即五官粗大、喉部增大、足底厚垫、有黑棘皮症、骨骼明显改变、牙距变宽及手脚骨骼变大等;泌乳素腺瘤女性患者表现为闭经、溢乳、性欲减退、无排卵性不孕,男性表现为乳房发育、溢乳及阳痿;促肾上腺皮质激素腺瘤患者表现为库欣综合征,如因糖皮质激素分泌过多而致向心性肥胖、满月脸、高血压、多毛、月经失调、低血钾、痤疮、瘀斑、紫纹及儿童发育迟缓等;无功能性垂体瘤常引起失明及垂体功能减退症状。

3.垂体瘤的诊断

通过垂体病变的影像学和测定血浆泌乳素、生长激素、促肾上腺皮质激素水平进行诊断。

4.垂体瘤的处理原则

(1)手术治疗:经颅手术适用于肿瘤体积巨大且广泛侵袭、生长,向鞍上、鞍旁、额下和斜坡等生长的肿瘤。经单鼻孔入路切除垂体瘤,适用于各种类型的垂体微腺瘤、大腺瘤及垂体巨大腺瘤(最大直径＞3 cm)。

(2)非手术治疗:放射治疗适用于肿瘤体积较小,易发生垂体功能低下等并发症者。伽马刀治疗适用于肿瘤与视神经的距离大于 3 mm 者、术后残余或术后多次复发者、肿瘤直径小于45 mm 者、合并其他器质性病变的老年患者、不能耐受手术者、拒绝手术或不具备手术条件者。

5.垂体瘤的预后

垂体瘤的预后主要取决于肿瘤的类型及肿瘤的大小。对于巨大腺瘤,尽管手术可以切除肿瘤,缓解其占位效应,但是很难达到全切除以及使内分泌功能恢复正常,需接受手术治疗、药物治疗及放射治疗的综合治疗。对于肢端肥大症患者须将血清激素水平降至正常后方可进行手术,以减轻全身损害。

(二)饮食指导

饮食规律,选用高蛋白、高热量、低脂肪、易消化的食物,增加粗纤维食物的摄入量。

(三)药物指导

患者服用激素类药品时应严格遵医嘱用药,切不可自行停药。

(四)日常生活指导

为患者提供一个安静、舒适的环境。嘱其保持乐观的心态,改变不良的生活方式,适当运动,多参与有意义的社会活动。

(王　仙)

第八章

手足外科护理

第一节 手 外 伤

手外伤大多是复合性损伤,可有手部皮肤、骨骼、肌腱、神经、血管损伤及其他部位的损伤。

做手部损伤的初步检查时可暂不消除敷料,以免疼痛、出血和污染伤口。可让患者露出手指,观察各指的循环情况,检查手指的感觉和屈伸活动,判断血管、神经和肌腱有无损伤。必要时照 X 线片,判断骨关节损伤及移位情况。

在局部麻醉后消毒,可一面清创,一面由浅入深地全面检查伤口。①皮肤:注意伤口的大小、方向与部位及有无缺损,肌腱与骨关节是否暴露。②肌腱:根据手指活动和伤口部位,可以判断肌腱有无断裂。③神经:根据手指感觉消失的范围和伤口部位,可判断损伤的神经支。正中神经支配掌部桡侧三个半手指的感觉及大鱼际肌;尺神经支配手掌尺侧一个半手指、手背尺侧二个半手指的感觉及大部分手部肌肉,损伤后手指不能内收、外展,不能同时屈曲掌指关节和伸直指间关节,拇指内收无力;桡神经分布于手背桡侧二个半手指。④骨骼:根据有无骨骼成角畸形、异常隆起或凹陷、局部肿胀和压痛、骨质外露等,结合 X 线片可明确骨关节损伤情况。

一、术前护理

对手外伤患者,应迅速做好各种药敏试验(如青霉素、普鲁卡因、破伤风抗毒素的药敏试验),做好手术准备,必须在受伤后 12 h 内肌内注射破伤风抗毒素。对出血较多的患者应及时输液,并测血型,以备输血。对于情绪过度紧张和疼痛的患者,可以适当给予镇静和止痛药物,尽量减少患者的痛苦。

二、术后护理

(1)手部血液循环的观察:手术包扎时应尽可能将指端及皮瓣的中心部分露出,以便于观察局部血液循环。主要观察手指末端皮肤的颜色、弹性等情况。

(2)观察伤手的固定位置:一般情况下术后应把伤手保持在功能位,特殊情况下可把伤手固定于保护位。包扎时把相邻的手指用纱布隔开,以免术后出汗而发生糜烂,尽量露出指尖,以便观察指端血运。最好将桡骨茎突部的敷料剪开,以便定期检查桡动脉搏动。抬高患肢以减轻肿胀,对肿胀明显者应随时放松绷带以减压。

（3）测量体温，观察敷料有无渗透、伤口疼痛有无加重等。

（4）若原有神经损伤，应观察失去神经支配的区域感觉是否有所恢复，麻木区的范围有无缩小，手指的肌力及活动功能有无改善，以确定神经损伤修复后的功能。

（5）手部创口术后 10～14 d 拆线，对带蒂皮瓣术后 3～4 周断蒂。创口愈合后应及早解除外固定。患者应早期练习手指活动。对于妨碍功能锻炼的内固定钢针，宜在骨折临床愈合后及早拔除。

三、康复护理

根据病情、病程的不同，指导患者科学地、有针对性地按计划进行功能锻炼，以促进手的功能恢复。例如，屈指肌腱缝合术后提倡早期开始主动伸指，依靠弹性橡胶条被动屈指；3 周后外固定解除，则可进行患指的主动、被动活动，以主动活动为主，直至患指的伸屈活动正常。

（狄媛媛）

第二节 断 指 再 植

肢体因外伤完全断离，没有任何组织相连或在清创时必须将残存相连的损伤组织切除，这种情况属于完全性断肢。肢体骨折或脱位，软组织离断超过总量的 2/3，并且主要是血管断裂，如不缝接血管将导致远侧肢体坏死，这种情况为不完全断肢。断肢再植是指用手术方法将断肢（指）重新接上，恢复其血液循环，使断肢恢复功能。断肢再植手术是一项综合性的创伤外科手术，对断肢再植的成功，手术前后的护理和功能锻炼起着重要作用。

一、术前护理

（1）断指对患者的打击非常大，患者首先想到能否致残，对将来的生活和工作是否造成影响。患者非常急躁。医务人员应向患者讲明通过医务人员的精心治疗和护理，能达到比较满意的疗效，使其看到希望并树立战胜疾病的信心，积极配合治疗。适当应用止痛药物，解除患者的痛苦。

（2）护理人员应了解患者受伤的情况，注意观察患者有无休克及其他合并伤；遵医嘱及时输血、输液，必要时给氧，预防休克的发生。

（3）护理人员将断指送到手术室的 4 ℃冰箱保存。

二、术后护理

（1）全身情况的观察：术前患者出血较多及长时间再植手术，容易导致血容量不足。应每隔 15 min 测 1 次血压与脉搏，并留置导尿管，观察每小时尿量与尿比重。如肢体有严重创伤、高平面断离，缺血时间长或严重感染，大量毒素被吸收，应高度警惕毒血症和肾衰竭的发生。每天尿量少于 500 mL 或每小时尿量不足 20 mL，是肾功能衰竭的早期表现，如果发现这种情况，应立即通知医师，及时处理。

（2）术后应抬高患肢，使其高于心脏水平，以利于静脉回流，减轻肢体肿胀。室温应保持在 25 ℃左右，可用 60～100 W 的红外线灯距肢体 30～40 cm 照射，给患者局部保暖，使末梢血管扩

213

张,这样有利于再植肢体的血液循环。再植肢体为失神经组织,无体温调节功能,用红外线灯时应严格控制温度和灯距,以防发生灼伤。

(3)再植肢体的皮肤温度为 33 ℃～35 ℃,与健侧相比温差波动在 2 ℃以内。测皮温的位置应固定,可用笔先标出记号。毛细血管回流好,则指(趾)腹饱满、颜色红润。

(4)抗凝治疗时按相应的规定处理。

(5)根据医嘱预防感染及破伤风的发生。

三、康复护理

(1)加强营养,改善饮食,增加机体的抵抗力。

(2)术后 3 周配合理疗,以减轻局部肿胀。未制动关节可做轻微的伸屈运动。术后 4～6 周以主动活动为主,防止关节僵直、肌肉萎缩。术后 6～8 周骨折已愈合,应加强运动和感觉训练,可用理疗、中药等促进神经功能恢复。

(3)若肌腱、神经需做二期手术,在术后 1～2 个月再进行手术。

(狄媛媛)

第三节　先天性马蹄内翻足

先天性马蹄内翻足是一种常见的足部先天畸形,男患儿多于女患儿。马蹄内翻足可单独存在,也可以伴有其他畸形。其发病原因可能与遗传因素、神经肌肉病变和原始骨基质发育异常等有关。其临床表现为出生后一足或双足呈现足尖低于足跟,足内缘高于足外缘,前足斜向内,呈内收状态,均合并胫骨内旋。根据畸形程度和临床治疗效果该病分为僵硬型和松软型。随年龄的增长、姿势异常的负重,畸形会逐渐加重,步行时后足外缘出现胼胝。

该病应与隐性脊柱裂所造成的马蹄内翻足、脑瘫痉挛性马蹄足及多关节挛缩症区别。马蹄内翻足的治疗越早越好,一般出生后 1 个月内可手术矫正,1 个月后可用石膏矫正,僵硬型可在 6 个月后手术治疗。

一、术前护理

要向需手术治疗的患儿的家长宣传治疗的必要性。对有皲裂及胼胝的患儿,每天用温水泡足 2 次,每次 20 min。术前为患儿泡足后洗净足部及小腿,修剪趾甲,按骨关节手术做术前常规备皮。

二、术后护理

(一)麻醉后护理

手术多在全身麻醉下进行,因此术后应密切观察患儿的意识、面色、麻醉清醒状态、瞳孔、尿量、呼吸频率和节律的变化。如果发现患儿烦躁不安、发绀及呼吸异常,应立即查明原因,及时处理。全麻易引起呼吸抑制、保护性反射消失、分泌物增加、支气管平滑肌松弛,容易发生舌根后坠而阻塞呼吸道,因此麻醉清醒前应为患儿取去枕平卧位,把患儿的头偏向一侧,给予氧气吸入,及

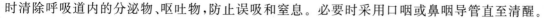

时清除呼吸道内的分泌物、呕吐物,防止误吸和窒息。必要时采用口咽或鼻咽导管直至清醒。

(二)石膏固定的护理

(1)抬高患肢,促进血液循环,减轻肿胀。

(2)观察患肢足趾的颜色和运动情况等,若发现皮肤苍白或发绀,皮温低,感觉麻木或剧烈疼痛,不能活动足趾等周围循环障碍的症状,应及时告知医师。

(3)观察伤口出血的情况。注意石膏表面及边缘的渗血情况,判断伤口是否继续出血。

(4)由于儿童下肢肥短,不易固定,容易造成石膏滑脱,应注意石膏的松紧和塑形。保持石膏清洁,避免大小便污染。

(5)促进石膏早干,可用烤灯烤石膏或使用电吹风,注意烤灯及电吹风的距离和使用时间,防止烫伤。

(6)石膏压迫可形成压疮。用石膏固定前,用棉纱衬垫保护骨骼突出部位。用石膏固定后,患儿哭闹不安时,可能是患肢术后肿胀造成石膏压迫,必要时在骨突部位开窗。

(7)若患儿叫嚷脚麻痛,足趾肿胀呈青紫色,并出现水疱,提示有静脉回流障碍;若患儿足趾苍白、冰凉,则提示动脉缺血,应及时处理,以防脚和肢体坏死。如果患儿的症状较轻,可以局部开窗减压。如果症状较重,可暂时拆掉石膏,待血运恢复后再次以石膏固定。

三、康复护理

患儿接受手法治疗后,应教会其家长有规律的手法操作及注意事项。畸形完全矫正,医师检查满意后改换足托,持续维持矫正位至1周岁左右。对手术治疗的患儿,要根据足部畸形的程度、年龄以及选择的手术方式,向家长讲明石膏固定的时间、护理方法、注意事项以及需要定期复查的必要性。使家长了解足内翻严重的患儿需要较长时间的石膏固定。出院后2~3个月更换1次石膏,直至足部畸形完全消失。拆去石膏后还要改用矫形足托,半年内持续使用,半年后改换矫形鞋。

(狄媛媛)

第四节 姆外翻畸形

姆向足的外侧过度倾斜称为姆外翻。

一、术前护理

向患者介绍手术治疗姆外翻的特点、手术优点与缺点及手术的成功率,多与患者交流,消除患者的紧张和恐惧。做好术前常规护理。

二、术后护理

(1)帮患者取仰卧位,垫气枕,抬高患肢,促进静脉回流,减轻肿胀。注意足趾末梢血运,特别注意用绷带卷固定姆的位置是否良好。如果发现异常,及时通知医师。

(2)术后伤口疼痛,48 h内疼痛剧烈,给予止痛泵自控镇痛,常规准备止痛药,必要时给患者口服。观察患者有无头痛、恶心、呕吐等不良反应。

(3)术后手术区渗出少量血性液,不需要处理,密切观察,如出血量多,通知医师,或适当应用止血剂。

三、康复护理

踇外翻术后功能锻炼对于踇外翻术后的恢复是极其重要的。一方面,它可以促进截骨端愈合,另一方面,它可以避免术后的粘连引起功能障碍。

(1)术后 24 h 内不宜活动,以免加重出血。24 h 后给伤口换药,除踇外的其余脚趾、踝关节及膝关节可进行主动及被动活动,每天 4～5 次,每次 2～3 min,逐渐增加活动量,避免术后粘连引起功能障碍。

(2)术后 2 d 内可在室内活动,行走时足跟负重,但尽量减少不必要的行走,避免触碰踇,2 周后可以适当增加活动量。术后要穿特制的前开口软鞋帮矫形鞋,进行负重功能锻炼。

(3)术后 1～3 周,增加行走的距离,不超过 50 m。行走时足跟负重。指导患者进行趾间关节的主动和被动屈伸锻炼。指导患者将踇向内侧搬压,轻度内偏 5～10°,每次 15 min,早、中、晚各 3 次。

(4)术后 14 d 拆线,开始跖趾关节的主动和被动活动,可练习用足趾夹取地上的纱布,每天 3 次。

(5)术后 3 个月正常活动,3～6 个月内穿宽松平底鞋,半年后可穿正常鞋。

四、健康宣教

(一)引起踇外翻的原因

1.先天因素

踇外翻主要与遗传有关。父母有踇外翻,子女患踇外翻的概率明显增大。

2.后天因素

(1)踇外翻主要是穿不合脚的鞋子所造成的。穿鞋跟太高、过尖及过窄的鞋,使脚跟不易固定,对脚趾造成挤压、摩擦及压迫,影响脚趾的伸展与活动,破坏了原本三个立足点的功能,而行走时全身重量落在足部前端,脚趾会逐渐变形,造成踇外翻。

(2)女性的足部韧带较男性弱,在同等遗传条件下,更易发生踇外翻。青少年期是骨骼结构形成的关键时期,此时软组织相对松弛,骨骼迅速发育。如此时穿高跟鞋,则高跟鞋将前足紧紧地包裹着,使脚趾处于一种病理状态,并触发一系列的踇外翻发生机制,最终形成踇外翻。

(二)预防踇外翻

(1)选择一双合适的鞋,鞋跟不要过高(1～3 cm),鞋头要宽松,一定要注意不要穿尖头鞋。

(2)每天可以用手指将踇向内搬动,这样重复多次,可以有效地防止踇外翻症状加剧。

(3)可以借助一些矫形的器材,长期使用可以对踇外翻有治疗作用。

(4)可以做一些赤足运动(在沙滩上行走),这样有效地锻炼足部肌肉,延缓踇外翻的恶化程度。

(5)如果非手术方法没有效果,采取手术治疗踇外翻是最有效的。

五、出院指导

(1)告知患者应减少行走或站立时间,尽量不要穿高跟鞋,鞋要宽松、舒适,且避免负重。每天用温水泡脚,促进血液循环。

　　(2)定期门诊随诊,术后 4 周,拍摄足正侧位 X 线片,如果截骨处愈合,拔出克氏针,可屈伸拇指。术后 5～6 周,可穿正常鞋。在恢复期,患足可能还有一些肿胀,可让患者穿舒适、较软的鞋。

　　(3)指导患者功能训练的方法,鼓励患者出院后继续坚持康复训练,一旦发现症状,应及时就诊。

(狄媛媛)

第 九 章

妇科肿瘤护理

第一节　侵蚀性葡萄胎与绒毛膜癌

　　侵蚀性葡萄胎是指葡萄胎组织侵入子宫肌层,引起组织破坏或转移至子宫以外,继发于葡萄胎之后,具有恶性肿瘤行为,但恶性程度不高,多发生在葡萄胎清除后 6 个月内。绒毛膜癌(choriocarcinoma,CC)是一种高度恶性肿瘤,可继发于正常或异常妊娠之后,早期即可通过血行转移至全身,破坏组织及器官,引起出血坏死。

　　侵蚀性葡萄胎的病理特点为大体可见子宫肌层内有大小不等、深浅不一的水泡状组织。病灶接近子宫浆膜层时,表面可见紫蓝色结节。显微镜下可见侵入子宫肌层的水泡状组织的形态和葡萄胎相似,绒毛结构及滋养细胞增生和分化不良。绒毛膜癌原发于子宫,肿瘤常位于子宫肌层内,也可突向子子宫腔或穿破浆膜。病灶为单个或多个,与周围组织分界清楚,质地软而脆,呈暗红色,伴出血坏死。显微镜下表现为滋养细胞极度不规则增生,肿瘤中不含间质和自身血管,无绒毛或水泡状组织。

一、护理评估

　　(一)健康史

　　详细询问患者的月经史、生育史及避孕情况,有无妊娠史。如果患者做过葡萄胎清宫手术,应详细了解第一次刮宫情况,包括刮宫时间、刮宫量及病理检查结果;了解葡萄胎排空后的随访情况,流产、足月产、异位妊娠后的恢复情况。

　　(二)身体状况

　　1.症状

　　(1)不规则阴道流血:在葡萄胎清宫术、流产或分娩后,出现持续不规则的阴道流血,量多少不定,可继发贫血。

　　(2)假孕症状:由于肿瘤分泌的人绒毛膜促性腺激素(human chorionic gonadotropin,HCG)及雌激素、孕激素的作用,患者的乳房增大,乳头及乳晕着色,甚至有初乳样分泌,外阴、阴道、子宫颈着色,生殖道质地变软。

　　(3)腹痛:一般无腹痛。若病灶穿破子宫浆膜层,可引起急性腹痛。

　　(4)转移灶症状:侵蚀性葡萄胎与绒毛膜癌的主要转移途径是血行播散,出现肺转移、阴道转

218

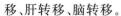

移、肝转移、脑转移。

2.体征

子宫增大，质地软，形态不规则，有时可触及两侧或一侧卵巢黄素化囊肿。如果肿瘤穿破子宫导致腹腔内出血，可有腹部压痛及反跳痛。

（三）心理-社会状况

患者对疾病的预后产生无助感，害怕化疗和手术。患者常因子宫切除而绝望，迫切希望得到其亲人的理解和帮助。

（四）辅助检查

1.血 β-HCG 测定

在葡萄胎排空后 9 周或流产、足月产、异位妊娠后 4 周，该项检测结果持续呈阳性。

2.B 超检查

子宫肌层内可见无包膜的强回声团块等。

3.胸部 X 线检查

最初 X 线征象为肺纹理增粗，典型表现为棉絮状或团块状阴影。

4.MRI 检查

MRI 检查可发现肺、脑、肝等部位的转移病灶。

5.组织病理学检查

观察侵犯范围、有无绒毛结构等，可区别葡萄胎、侵蚀性葡萄胎及绒毛膜癌（表 9-1）。

表 9-1　葡萄胎、侵蚀性葡萄胎、绒毛膜癌的区别

项目	葡萄胎	侵蚀性葡萄胎	绒毛膜癌
病史	无	多发生在葡萄胎清宫术后 6 个月以内	常发生在各种妊娠后 12 个月以上
绒毛结构	有	有	无
浸润深度	蜕膜层	肌层	肌层
组织坏死	无	有	有
肺转移	无	有	有
肝转移、脑转移	无	少	较易
HCG 测定	＋	＋	＋

（五）处理要点

以化疗为主，以手术和放疗为辅。对年轻未生育者尽可能不切除子宫，以保留生育能力。

如不得已切除子宫，仍可保留正常的卵巢。对需手术治疗者一般主张先化疗，待病情基本控制后再手术。对肝、脑有转移病灶的重症患者，除以上治疗外，可加放疗。

二、护理问题

（一）有感染的危险

其与阴道流血、化疗导致机体抵抗力降低、晚期患者长期卧床有关。

（二）预感性悲哀

其与担心疾病预后有关。

（三）潜在并发症

潜在并发症有阴道转移、肺转移、脑转移。

三、护理措施

（一）一般护理

保持病室空气清新，温度适宜，定期消毒。嘱患者卧床休息，鼓励患者进食高蛋白质、高维生素、易消化的饮食。

（二）病情观察

除观察患者阴道流血及腹痛情况外，还应注意有无咯血、呼吸困难等肺转移症状，有无头痛、呕吐、视力障碍、偏瘫等脑转移征象。发现异常情况，立即通知医师并配合抢救工作。

（三）对症护理

1.预防感染

（1）监测体温、血常规的变化，对全血细胞减少或白细胞减少的患者遵医嘱少量多次输新鲜血或行成分输血，并进行保护性隔离。

（2）限制探视、陪护人员，嘱患者少去公共场所，以防感染。

（3）遵医嘱应用抗生素。

2.有转移病灶患者的护理

（1）阴道转移患者的护理：①禁止做不必要的阴道检查，密切观察阴道出血的情况；②备血并准备好各种抢救器械和物品；③如果破溃大出血，应立即通知医师并配合抢救。

（2）肺转移患者的护理：①让患者卧床休息，对有呼吸困难者给予半卧位，并给氧；②对大咯血患者，应严密观察有无窒息及休克，如果发现异常，应立即通知医师，给予头低侧卧位，轻叩患者的背部，排出积血，保持呼吸道通畅。

（3）脑转移患者的护理：①采取相应的护理措施，预防跌倒、吸入性肺炎、压疮等情况；②积极配合医师治疗，按医嘱补液，给予止血剂、脱水剂、吸氧、化疗等；③配合医师做好 HCG 测定、腰椎穿刺、CT 等检查。

（四）心理护理

主动与患者交谈，鼓励其宣泄内心的痛苦。耐心讲解疾病有关知识、治疗方法与治疗效果，列举治疗成功的病例，帮助患者树立战胜疾病的信心。

（五）健康指导

指导患者严密随访。第 1 年每月随访 1 次，1 年后每 3 个月随访 1 次，共 3 年；之后每年随诊 1 次，共 5 年。

（林　丽）

第二节　子宫肉瘤

子宫肉瘤是来源于子宫肌层或肌层内结缔组织和子宫内膜间质的恶性程度较高的女性生殖器官肿瘤。

一、护理评估

（一）临床表现
早期症状不明显，随着病情发展，可出现下列表现。
(1)阴道不规则出血。
(2)阴道分泌物增多或排液。
(3)原有子宫肌瘤短期内增大，腹痛，有腹部包块。
(4)可有膀胱或直肠压迫症状。
(5)体征:子宫增大，外形不规则，可见脱出子宫颈口及阴道内赘生物。晚期可呈冰冻骨盆，有腹水、贫血及恶病质。
（二）治疗
治疗以手术为主，术后加放疗或化疗。
（三）康复
(1)做好心理护理，鼓励患者表达自己的感受。
(2)遵医嘱用药。
(3)定期随访，及时发现异常。

二、护理诊断

（一）绝望
其与疾病的诊断有关。
（二）疼痛
其与疾病及手术有关。
（三）睡眠形态紊乱
其与疾病的诊断及环境改变有关。
（四）知识缺乏
患者对疾病知识及术前、术后注意事项不了解。

三、护理目标

(1)患者提高对该病的认识，消除绝望心理，增强治疗信心。
(2)减轻疼痛。
(3)睡眠质量改善，患者适应术前、术后环境。
(4)患者了解疾病知识及术前、术后注意事项。

四、护理措施

（一）术前护理
(1)向患者介绍有关子宫肉瘤的医学常识，介绍诊治过程中出现的各种情况及应对措施。
(2)遵医嘱做好术前护理。患者的饮食以高蛋白、易消化的饮食为主。
（二）协助术后康复
(1)连续心电监护，每小时观察并记录一次生命体征及血氧饱和度。

（2）注意输液速度，记录出入量。

（3）保持尿管、盆腔引流管通畅，认真观察引流物的性状及量。

（4）观察伤口有无渗出，腹带松紧适宜，减轻伤口张力。

（5）遵医嘱给予止痛剂。

（6）指导患者进行床上肢体活动，防止静脉血栓及压疮发生。

（三）健康指导

（1）保持外阴清洁干燥。

（2）术后禁止性生活 3 个月。

（3）遵医嘱每个月入院化疗。

（4）应定期进行肺部检查。

五、评价

（1）患者能列举常用的缓解心理应激的措施，心情平稳，积极配合治疗。

（2）患者术后疼痛逐渐缓解或消失。

（3）患者能叙述影响睡眠的因素及应对技巧。

（4）患者出院时，能列举康复期随访事宜。

（林　丽）

第三节　子宫肌瘤

子宫肌瘤是女性生殖器官中最常见的一种良性肿瘤。其主要由子宫平滑肌组织增生而成，其间还有少量的纤维结缔组织。该病多见于 30～50 岁女性。由于子宫肌瘤生长速度慢，对机体影响不大。子宫肌瘤的临床报道发病率远比真实的要低。

一、病因

确切病因仍不清楚。该病好发于生育年龄女性。绝经后肌瘤停止生长，甚至萎缩、消失。发生子宫肌瘤的女性常伴发子宫内膜增生。绝大多数的人认为子宫肌瘤的发生与女性激素有关，特别是雌激素。雌激素可以使子宫内膜增生，使子宫肌纤维增生、肥大，肌层变厚，子宫增大。肌瘤组织中的雌激素受体和雌二醇的含量比正常子宫肌组织高。目前认为子宫肌瘤与长期和大量的雌激素刺激有关。

二、病理

（一）巨检

肌瘤为实质性球形结节，表面光滑，与周围肌组织有明显界限。外无包膜，但是肌瘤周围的肌层受压可形成假包膜。肌瘤被切除后，切面呈漩涡状结构，颜色和质地与肌瘤成分有关，若含平滑肌较多，则肌瘤质地较软，颜色略红；若纤维结缔组织多，则质地较硬，颜色发白。

（二）镜检

肌瘤由皱纹状排列的平滑肌纤维相互交叉组成,切面呈漩涡状,其间掺有不等量的纤维结缔组织。细胞大小均匀,呈卵圆形或杆状,核染色质较深。

三、分类

（一）按肌瘤的生长部位分类

按肌瘤的生长部位子宫肌瘤分为子宫体肌瘤（90％）与子宫颈肌瘤（10％）。

（二）按肌瘤的生长方向与子宫肌壁的关系分类

1.肌壁间肌瘤

肌壁间肌瘤最多见,占总数的60％～70％。肌瘤全部位于肌层内,四周均被肌层包围。

2.浆膜下肌瘤

浆膜下肌瘤占总数的20％。肌瘤向子宫浆膜面生长,突起于子宫表面,外面仅有一层浆膜包裹。这种肌瘤还可以继续向浆膜面生长,仅留一个细蒂与子宫相连,成为带蒂的浆膜下肌瘤,活动度大。蒂内有供应肌瘤生长的血管,若供血不足,肌瘤易变性、坏死;若发生蒂扭转,可出现急腹痛。若蒂扭转而造成断裂,肌瘤脱落至腹腔或盆腔,可形成游离性肌瘤。有些浆膜下肌瘤生长在宫体侧壁,突入阔韧带,形成阔韧带肌瘤。

3.黏膜下肌瘤

黏膜下肌瘤占总数的10％～15％。肌瘤向子宫腔内生长,并突出于子宫腔,仅由黏膜层覆盖,称黏膜下肌瘤。黏膜下肌瘤使子宫腔变形、增大,易形成蒂。在子宫腔内就好像长了异物一样,可刺激子宫收缩,在宫缩的作用下,黏膜下肌瘤可被挤压出子宫颈口,或堵于子宫颈口处,或脱垂于阴道。

各种类型的肌瘤（图9-1）可发生在同一子宫内,称为多发性子宫肌瘤。

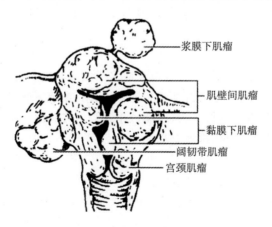

图 9-1 各型子宫肌瘤示意图

四、临床表现

（一）症状

多数患者无明显症状,偶尔在进行盆腔检查时发现子宫肌瘤。临床表现与肌瘤的部位、生长速度及是否发生变性有关,而与肌瘤的数量及大小关系不大。

1.月经改变

月经改变为最常见的症状。主要表现为月经周期缩短,经期延长,经量过多,有不规则阴道出血。其次是肌壁间肌瘤。浆膜下肌瘤及小的肌壁间肌瘤对月经的影响不明显。若肌瘤坏死,发生溃疡、感染,则可出现持续或不规则阴道流血或脓血性白带。

2.腹部包块

腹部包块常为患者就诊的主诉。当肌瘤增大,超过妊娠3个月子宫的大小时,可在下腹部扪及肿块,质硬,无压痛。

3.白带增多

子宫肌瘤使子宫腔面积增大,内膜腺体分泌增多,加之盆腔充血,所以患者的白带增多。若黏膜下肌瘤脱垂于阴道,则表面易感染、坏死,产生大量脓血性排液及腐肉样组织,伴臭味。

4.腰酸、腹痛、下腹坠胀

患者常有腰酸或下腹坠胀,在经期症状加重。通常无腹痛,只是在发生一些意外情况时才会腹痛。例如,浆膜下肌瘤蒂扭转时,可出现急性腹痛;妊娠期肌瘤发生红色变性时,可出现剧烈腹痛伴发热、恶心;黏膜下肌瘤被挤出子宫腔时,可由宫缩引起痉挛性疼痛。

5.压迫症状

大的子宫肌瘤使子宫体积增大,可对周围的组织、器官产生一定的压迫症状。例如,前壁肌瘤压迫膀胱,可出现尿频、尿急;宫颈肌瘤可引起排尿困难、尿潴留;后壁肌瘤可压迫直肠,引起便秘、里急后重;较大的阔韧带肌瘤压迫输尿管可导致肾盂积水。

6.不孕或流产

肌瘤压迫输卵管,使其扭曲,管腔不通,或使子宫腔变形,影响受精或受精卵着床,导致不孕、流产。

7.继发性贫血

长期月经过多,不规则出血,部分患者可出现继发性贫血,严重时全身乏力,面色苍白,气短,心悸。

(二)体征

妇科检查时,肌壁间肌瘤表面不规则,有单个或多个结节状突起。浆膜下肌瘤外面仅包裹一层浆膜,所以质地坚硬,呈球形,与子宫有细蒂相连,可活动;黏膜下肌瘤突出于子宫腔,像孕卵一样,所以整个子宫均匀增大,有时宫口扩张,肌瘤位于宫口内或脱出于阴道,呈红色,表面光滑,若感染则表面覆盖渗出液或形成溃疡,排液有臭味。

五、治疗原则

根据患者的年龄、症状、有无生育要求及肌瘤的大小等情况综合考虑治疗方法。

(一)随访观察

若肌瘤小(小于妊娠2个月子宫大小),并且无症状,通常不需要治疗,尤其是近绝经年龄患者,雌激素水平低落,肌瘤可自然萎缩或消失,每3~6个月随访1次。随访期间若发现肌瘤增大或症状明显,再考虑进一步治疗。

(二)药物治疗(保守治疗)

肌瘤小于妊娠2个月子宫大小,症状不明显或较轻,患者近绝经年龄,不能手术,可给予药物对症治疗。

1.雄性激素

常用雄性激素有丙酸睾酮。该类药可对抗雌激素,使子宫内膜萎缩,直接作用于平滑肌,使其收缩而减少出血,并使近绝经期的患者提早绝经。

2.促性腺激素释放激素类似物

促性腺激素释放激素类似物中常用药物有亮丙瑞林或戈舍瑞林。该类药可抑制垂体及卵巢的功能,降低雌激素水平,使肌瘤缩小或消失。该类药适用于肌瘤较小、经量增多或周期缩短、围绝经期患者。该类药不宜长期使用,以免雌激素缺乏导致骨质疏松。

3.其他药物

常用药物有米非司酮,作为术前用药或用于提前绝经。但该药不宜长期使用,以防其拮抗糖皮质激素的不良反应。

(三)手术治疗

手术治疗为子宫肌瘤的主要治疗方法。若肌瘤不小于妊娠 2.5 个月子宫大小或症状明显,出现贫血,应手术治疗。

1.肌瘤切除术

肌瘤切除术适用于年轻、要求保留生育功能的患者。可经腹或在腹腔镜下切除肌瘤。突出于宫内或脱出于阴道内的带蒂的黏膜下肌瘤也可经阴道或在宫腔镜下摘除。

2.子宫切除术

对肌瘤较大,多发,症状明显,年龄较大,无生育要求或已有恶变者可行子宫全切。对 50 岁以下,卵巢外观正常者,可保留卵巢。

六、护理评估

(一)健康史

了解患者的一般情况,评估月经史、婚育史,了解是否有不孕、流产史;询问是否长期使用雌激素类药物。如果患者接受过治疗,还应了解治疗的方法及所用药物的名称、剂量、用法及用药后的反应等。

(二)身体状况

1.症状

了解有无月经异常、腹部肿块、白带增多或贫血、腹痛等临床表现,了解出现症状的时间及具体表现。

2.体征

了解妇科检查的结果,子宫是否均匀或不规则增大、变硬,阴道有无子宫肌瘤脱出等情况。了解 B 超检查所示结果中肌瘤的大小、个数及部位等。

(三)心理社会状况

患者对子宫肌瘤缺乏认识,担心肿瘤为恶性,对治疗方案的选择犹豫不决,对需要手术治疗而焦虑不安,担心手术切除子宫可能会影响其女性特征,影响夫妻生活。

七、护理诊断

(1)营养低于机体需要量与月经改变、长期出血导致贫血有关。
(2)患者缺乏关于子宫肌瘤的发生、发展、治疗及护理的知识。

(3)焦虑与月经异常,影响正常生活有关。

(4)自我形象紊乱与手术切除子宫有关。

八、护理目标

(1)患者获得关于子宫肌瘤及其健康保健的知识。

(2)患者的贫血得到纠正,营养状况改善。

(3)患者出院时,不适症状缓解。

九、护理措施

(一)心理护理

评估患者对疾病的认知程度,尊重患者,耐心解答患者提出的问题,告知患者及其家属子宫肌瘤是妇科最常见的良性肿瘤,手术或药物治疗都不会影响今后日常生活和工作,让患者消除顾虑,纠正错误认识,配合治疗。

(二)缓解症状

对出血多需住院的患者,护理人员应严密观察并记录其生命体征的变化,协助医师完成血常规及凝血功能检查、备血、核对血型、交叉配血等。注意收集会阴垫,评估出血量。按医嘱给予止血药和子宫收缩剂,必要时输血、补液、抗感染治疗或刮宫止血。巨大子宫肌瘤患者常出现局部压迫症状,如排尿不畅,应予以导尿。对便秘者可用缓泻剂缓解不适症状。带蒂的浆膜下肌瘤发生扭转或肌瘤红色变性时应评估腹痛的程度、部位、性质,有无恶心、呕吐、体温升高征象。需剖腹探查时,护理人员应迅速做好急诊手术前准备和术中、术后护理。保持患者的外阴清洁、干燥。对黏膜下肌瘤脱出子宫颈口者,应保持其局部清洁,预防感染。为经阴道摘取肌瘤者做好术前准备。

(三)手术护理

对经腹或在腹腔镜下行肌瘤切除或子宫切除术的患者按腹部手术患者进行护理,并要特别注意观察术后阴道流血情况。经阴道黏膜下肌瘤摘除术常在蒂部留置止血钳24~48 h,取出止血钳后需继续观察阴道流血情况,按阴道手术患者进行护理。

(四)健康教育

1.保守治疗的患者

该类患者需定期随访。护理人员要告知患者随访的目的、意义和随访时间。患者应3~6个月定期复查,监测肌瘤生长状况,了解症状的变化,如有异常,及时和医师联系,修正治疗方案。对应用激素治疗的患者,护理人员要向患者讲解用药的相关知识,使患者了解药物的治疗作用、使用剂量、服用时间、服用方法、不良反应及应对措施,嘱患者避免擅自停药和服药过量引起撤退性出血和男性化。

2.手术后的患者

嘱患者出院后1个月去门诊复查。了解患者术后康复情况,并给予术后性生活、自我保健、日常工作等的健康指导。患者在任何时候出现不适或异常症状,需及时就诊。

十、结果评价

(1)患者能叙述子宫肌瘤保守治疗的注意事项或术后自我护理措施。

（2）患者面色红润，无疲倦感。

（3）患者出院时，能列举康复期随访时间及注意问题。

（林　丽）

第四节　子宫颈癌

子宫颈癌又称宫颈浸润癌，是常见的妇科恶性肿瘤。虽然该病的发病率很高，但是该病有较长的癌前病变阶段，加上近 40 年来国内外已经普遍开展宫颈细胞防癌普查，使该病和癌前病变得以早期诊断和早期治疗，该病的发病率和死亡率也随之不断下降。

一、分类及病理

该病的好发部位是子宫颈外口处的鳞状上皮、柱状上皮交界区。根据发生癌变的组织不同，宫颈癌可分为以下几种：鳞状细胞浸润癌，占宫颈癌的 80％～85％；腺癌，占宫颈癌的 15％～20％；鳞腺癌，由鳞癌和腺癌混合而成，占宫颈癌的 3％～5％，少见，但恶性度最高，预后最差。

本节原位癌、浸润癌指的都是鳞癌。鳞癌与腺癌在外观上并无特殊差别，因为鳞状细胞与柱状细胞都可侵入对方领域，所以，两者均可发生在宫颈阴道部或宫颈管内。

（一）巨检

在发展为浸润癌以前，肉眼观察鳞癌无异常，类似一般的宫颈柱状上皮异位（主要是环绕子宫颈外口有较粗糙的颗粒状糜烂区，或有不规则的溃破面，触之易出血），随着浸润癌的出现，子宫颈可以表现为以下 4 种不同类型（图 9-2）。

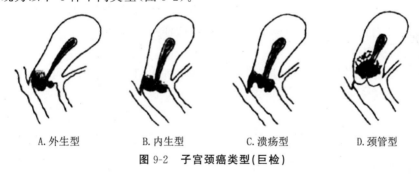

| A. 外生型 | B. 内生型 | C. 溃疡型 | D. 颈管型 |

图 9-2　子宫颈癌类型（巨检）

1.外生型

外生型又称增生型或菜花型。癌组织向外生长，最初呈息肉样或乳头状隆起，继而又发展为向阴道内突出的大小不等的菜花状赘生物，质地脆，易出血。

2.内生型

内生型又称浸润型。癌组织向宫颈深部组织浸润，宫颈变得肥大而硬，甚至整个宫颈段膨大像直筒一样。但宫颈表面还比较光滑或仅有浅表溃疡。

3.溃疡型

不论外生型还是内生型，当癌进一步发展时，肿瘤组织发生坏死脱落，可形成凹陷性溃疡，有时整个子宫颈都为空洞所代替，形如火山口样。

4.颈管型

癌灶发生在子宫颈外口内,隐蔽在子宫颈管,侵入子宫颈及子宫峡部供血层以及转移到盆壁的淋巴结。

(二)显微镜检查

1.子宫颈上皮内瘤样病变

在移行带区形成过程中,未分化的化生鳞状上皮代谢活跃,在一些物质(精子、人乳头瘤病毒等)的刺激下,可发生细胞分化不良、排列紊乱,细胞核异常、有丝分裂增加,形成子宫颈上皮内瘤样病变,包括子宫颈不典型增生和子宫颈原位癌。这两种病变是宫颈浸润癌的癌前病变。

通过显微镜下的观察,子宫颈癌的进展可分为以下几个阶段(图9-3)。

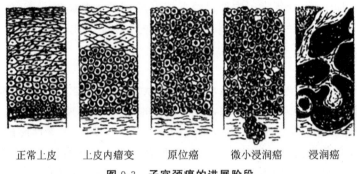

正常上皮　　上皮内瘤变　　原位癌　　微小浸润癌　　浸润癌

图9-3　子宫颈癌的进展阶段

(1)子宫颈不典型增生:指上皮底层细胞增生活跃、分化不良,从正常的1~2层增生至多层,甚至占据了大部分上皮组织,而且细胞排列紊乱,细胞核增大、染色加深、染色质分布不均,出现很多核异质改变,称为不典型增生。它可分为轻度、中度、重度。重度时不易与原位癌区别。

(2)子宫颈原位癌:鳞状上皮全层发生癌变,但是基底膜仍然保持完整,为原位癌。不典型增生和原位癌均局限于上皮内,所以合称子宫颈上皮内瘤样病变。

2.子宫颈早期浸润癌

原位癌继续发展,已有癌细胞穿过鳞状上皮基底层进入间质,但浸润不深,小于 5 mm,并未侵犯血管及淋巴管,癌灶孤立存,在未出现融合。

3.宫颈浸润癌

癌继续发展,浸润深度超过 5 mm,并且侵犯血管及淋巴管,癌灶之间呈网状或团块状融合。

二、转移途径

子宫颈癌以直接蔓延和淋巴转移为主,血行转移极少见。

(一)直接蔓延

直接蔓延最常见。癌组织直接侵犯邻近组织和器官,向下蔓延至阴道壁,向上累及子宫腔,向两侧扩散至主韧带、阴道旁组织直至骨盆壁;向前、后可侵犯膀胱、直肠、盆壁等。

(二)淋巴转移

癌组织局部浸润后侵入淋巴管,形成瘤栓,随淋巴液引流进入局部淋巴结,在淋巴管内扩散。淋巴转移一级组包括子宫旁、子宫颈旁、闭孔、髂内淋巴结、髂外淋巴结、髂总淋巴结、骶前淋巴结;二级组包括腹股沟深淋巴结、腹股沟浅淋巴结、腹主动脉旁淋巴结。

（三）血行转移

子宫颈癌的血行转移极少见,晚期可转移至肺、肝或骨骼等。

三、临床分期

采用国际妇产科联盟(FIGO,2000 年)修订的子宫颈癌临床分期,大体分为 5 期(表 9-2)。

表 9-2　子宫颈癌的临床分期(FIGO,2000 年)

期别	肿瘤累及范围
0 期	原位癌(浸润前癌)
Ⅰ 期	癌灶局限于子宫颈(包括累及子宫体)
Ⅱ 期	癌灶已超出子宫颈,但未达盆壁。癌累及阴道,但未达阴道下 1/3
Ⅲ 期	癌肿扩散至盆壁和/或累及阴道下 1/3,导致肾盂积水或无功能肾
Ⅳ 期	癌播散超出真骨盆或癌浸润膀胱黏膜及直肠黏膜

Ⅰ期分为Ⅰ$_a$期和Ⅰ$_b$期。Ⅰ$_a$期肉眼未见癌灶,仅在显微镜下可见浸润癌。Ⅰ$_a$期可分为Ⅰ$_{a1}$期(间质浸润深度≤3 mm,宽度≤7 mm)和Ⅰ$_{a2}$期(3 mm＜间质浸润深度≤5 mm,宽度≤7 mm)。Ⅰ$_b$期肉眼可见癌灶局限于子宫颈,但未达盆壁,癌累及阴道,但未达阴道下 1/3。Ⅰ$_b$期可分为Ⅰ$_{b1}$期(肉眼可见癌灶最大直径≤4 cm)和Ⅰ$_{b2}$期(肉眼可见癌灶最大直径＞4 cm)。Ⅱ期可分为Ⅱ$_a$(无子宫旁浸润)和Ⅱ$_b$期(有子宫旁浸润)。Ⅲ期可分为Ⅲ$_a$期(癌累及阴道下 1/3,但未达盆壁)和Ⅲ$_b$期(癌已达盆壁,或有肾盂积水或无功能肾)。Ⅳ期可分为Ⅳ$_a$期(癌播散超出真骨盆或癌浸润膀胱黏膜或直肠黏膜)和Ⅳ$_b$期(远处转移)。图 9-4 为子宫颈癌临床分期示意。

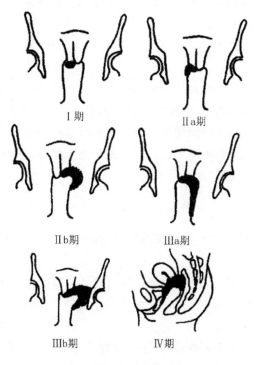

图 9-4　子宫颈癌临床分期示意图

四、临床表现

(一)症状

早期可无症状。随着癌细胞的进展，可出现以下表现。

1.阴道流血

阴道流血由癌灶浸润间质内血管所致，出血量与病灶大小、受累间质内血管的情况有关。年轻患者常表现为接触性出血，即性生活后或妇科检查后少量出血。有的患者表现为经期延长、周期缩短、经血量增多等。年老患者常表现为绝经后不规则阴道流血。

一般外生型癌出血较早，量多；内生型癌出血较晚，量少。一旦侵犯较大血管，可引起致命大出血。

2.阴道排液

阴道排液一般发生在阴道出血之后，呈白色或血性，稀薄如水样或米泔样。初期量不多，有腥臭。晚期，癌组织坏死、破溃，继发感染则出现大量脓性或米汤样恶臭白带。

3.疼痛

疼痛为癌晚期症状。当子宫旁组织明显浸润，并累及盆壁、神经时，可引起严重的腰骶部疼痛或坐骨神经痛。盆腔病变严重可以导致下肢静脉回流受阻，引起下肢肿胀和疼痛。

4.其他

(1)邻近器官受累症状。①压迫或侵犯膀胱、尿道及输尿管：出现排尿困难、尿痛、尿频、血尿、尿闭、膀胱阴道瘘、肾盂积水、尿毒症等。②累及直肠：出现里急后重、便血、排便困难、便秘或肠梗阻、直肠阴道瘘。③子宫旁组织受侵：组织增厚、变硬、弹性消失，可直达盆壁，子宫固定不动，可形成"冰冻骨盆"。

(2)恶病质：晚期癌症，长期消耗，出现身心交瘁、贫血、低热、消瘦、虚弱等全身衰竭表现。

(二)体征

早期子宫颈癌局部无明显病灶，宫颈光滑或轻度糜烂，肉眼难以区别其与一般宫颈炎。随着病变的发展，类型不同，体征也不同。外生型宫颈上有赘生物，呈菜花状、乳头状，质脆，易出血。内生型宫颈肥大、质硬、如桶状，表面可光滑。晚期癌组织坏死脱落，可形成溃疡或空洞。阴道受累时，阴道壁变硬；弹性减退，有赘生物生长。若侵犯子宫旁组织，三合诊检查可扪及子宫颈旁组织增厚、变硬、呈结节状，甚至形成"冰冻骨盆"。

五、治疗原则

治疗以手术治疗为主，配合放射治疗(简称放疗)和化学治疗(简称化疗)。

(一)手术治疗

手术治疗适用于Ⅰa期～Ⅱa期无手术禁忌证患者。根据临床分期不同，可选择全子宫切除术、子宫根治术和盆腔淋巴结清扫术。对年轻患者可保留卵巢及阴道。

(二)放疗

放疗适用于各期患者，主要是年老、有严重并发症或Ⅲ期以上不能手术的患者。放疗分为腔内放射和体外照射两种方法。早期以腔内放射为主、体外照射为辅；晚期则以体外照射为主、腔内放射为辅。

（三）手术加放疗

手术加放疗适用于癌灶较大的患者。先行放疗局限病灶，再行手术治疗；或手术后疑有淋巴或子宫旁组织转移，把放疗作为手术的补充治疗。

（四）化疗

化疗用于晚期或有复发转移的患者，也可用于手术或放疗的辅助治疗，目前多主张联合化疗方案。

六、护理评估

（一）健康史

详细了解年轻患者有无接触性出血，年老患者绝经后阴道不规则流血情况。评估患者有无患病的高危因素，如慢性宫颈炎的病史，人乳瘤头病毒、巨细胞病毒的感染。了解患者的婚育史、性生活史等。

（二）身体状况

1.症状

详细了解患者阴道流血的时间、量、颜色等，有无妇科检查或性生活后的接触性出血，阴道排液的性状、气味，有无邻近器官受累的症状，有无疼痛，疼痛的部位、性质、持续时间等。全身有无贫血、消瘦、乏力等恶病质的表现。

2.体征

评估妇科检查的结果，如子宫颈有无异常，有无糜烂和赘生物，子宫颈是否出血、肥大、质硬，子宫颈管外形是否呈桶状。

（三）心理-社会状况

子宫颈癌确诊早期，患者常因无症状或症状轻微，往往对诊断表示怀疑和震惊而四处求医，希望否定癌症诊断；当诊断明确，患者会感到恐惧和绝望，害怕疼痛和死亡，迫切要求治疗，以减轻痛苦、延长寿命。另外，恶性肿瘤对患者身体的折磨会给患者带来巨大的心理应激，而且手术范围大，留置导尿管的时间长，疾病和手术对身体的损伤大，恢复时间长，患者很长时间不能正常地生活、工作。

（四）辅助检查

子宫颈癌发展过程长，所以应该积极开展防癌普查，提倡"早发现、早诊断，早治疗"。早期宫颈癌无明显症状和体征，需采用以下辅助检查。

1.宫颈刮片检查

这是普查子宫颈癌的主要方法，也是早期发现子宫颈癌的主要方法之一。注意在子宫颈外口鳞状上皮、柱状上皮交界处取材，涂片，用巴氏染色。结果分5级：Ⅰ级正常、Ⅱ级炎症、Ⅲ级可疑癌、Ⅳ级高度可疑癌、Ⅴ级癌。结果达到Ⅲ级及以上，需行活组织检查。

2.碘试验

将碘溶液涂于子宫颈和阴道壁，观察其着色情况。正常子宫颈阴道部和阴道的鳞状上皮所含糖原丰富，被碘溶液染成棕色或深赤褐色。若不染色为阳性，说明鳞状上皮不含糖原。有瘢痕、囊肿、宫颈炎或宫颈癌，鳞状上皮不含糖原或缺乏糖原，均不染色，所以本试验对癌无特异性。碘试验主要识别宫颈病变危险区，以便确定活检取材部位，提高诊断率。

3.阴道镜检查

宫颈刮片检查Ⅲ级或以上者,应行阴道镜检查,观察子宫颈表面上皮及血管变化,发现病变部位,指导活检取材,提高诊断率。

4.子宫颈和子宫颈管活组织检查

可在子宫颈外口鳞状上皮、柱状上皮交界处3、6、9、12点取材或在碘试验不着色区、阴道镜检查发现的病变可疑区取材,做病理检查。子宫颈活检结果为阴性时,可用小刮匙刮取子宫颈管组织,送病理检查。

七、护理诊断

(1)排尿异常与子宫颈癌根治术影响膀胱功能有关。

(2)营养失调与长期的阴道流血造成的贫血及癌症的消耗有关。

(3)焦虑与子宫颈癌确诊带来的心理应激有关。

(4)恐惧与子宫颈癌的不良预后有关。

(5)自我形象紊乱与阴道流恶臭液体及较长时间留置导尿管有关。

八、护理目标

(1)患者能接受诊断,配合各种检查、治疗。

(2)出院时,患者的排尿功能恢复良好。

(3)患者能接受现实,适应术后生活方式。

九、护理措施

(一)心理护理

多陪伴患者,经常与患者沟通,了解其心理特点,与患者、家属一起寻找引起不良心理反应的原因。教会患者缓解心理应激的措施,让患者学会用积极的应对方法,如寻求别人的支持和帮助、向别人倾诉感受,使患者能以最佳的心态接受并积极配合治疗。

(二)饮食与营养

根据患者的营养状况、饮食习惯协助制定营养食谱。鼓励患者进食高能量、高维生素及营养全面的饮食,以满足机体的需要。

(三)阴道、肠道准备

术前3 d需每天行阴道冲洗2次,冲洗时动作应轻柔,以免损伤子宫颈脆性癌组织,引起阴道大出血。对肠道按清洁灌肠来做准备。另外,术前教患者进行肛门、阴道肌肉的缩紧与舒张练习,使其掌握锻炼盆底肌肉的方法。

(四)术后帮助膀胱功能恢复

因为手术范围大,可能损伤支配膀胱的神经,膀胱功能恢复缓慢,所以,一般留置导尿管7～14 d,甚至21 d。

1.盆底肌肉的锻炼

术前教患者进行盆底肌肉的缩紧与舒张练习,术后第2 d开始锻炼,术后第4 d开始锻炼腹部肌肉,如抬腿、仰卧起坐。有报道称改变体位的肌肉锻炼有利于排尿功能的恢复,锻炼的强度应逐渐增加。

2.膀胱肌肉的锻炼

在拔除导尿管前 3 d 开始定时开放导尿管,2~3 h 放尿 1 次,锻炼膀胱功能,促进排尿功能的恢复。

3.导残余尿

在膀胱充盈的情况下拔除导尿管,让患者立即排尿,排尿后,导残余尿,每天 1 次。如残余尿连续 3 次在 100 mL 以下,证明膀胱功能恢复尚可,不需再留置导尿管;如残余尿超过 100 mL,应及时给患者再留置导尿管,保留 3~5 d,再行拔管,导残余尿,直至残余尿低于 100 mL。

(五)保持负压引流管的通畅

手术创面大,渗出多,同时淋巴回流受阻,术后常在盆腔放置引流管。应密切注意引流管是否通畅,引流液的量、颜色、性质。一般引流管于术后 48~72 h 拔除。

(六)出院指导

(1)定期随访:护理人员应向出院患者及其家属说明随访的重要性及随访要求。第 1 年内,出院后 1 个月首次随访,以后 2~3 个月随访 1 次;第 2 年每 3~6 个月随访 1 次;第 3~5 年,每半年随访 1 次;第 6 年开始每年随访 1 次。如有不适,随时就诊。

(2)少数患者出院时未拔导尿管,应教会患者留置导尿管的护理。强调多饮水、外阴清洁的重要性。嘱患者勿使尿袋高于膀胱口,避免尿液倒流;继续锻炼盆底肌肉;及时到医院拔导尿管、导残余尿。

(3)康复后应逐步增加活动强度,适当参加社交活动及正常的工作等。

十、结果评价

(1)患者住院期间能以积极的态度配合诊治。

(2)出院时,患者无尿路感染症状,拔管后恢复正常排尿功能。

(3)患者能与人正常交往,正确树立自我形象。

(林　丽)

第五节　子宫内膜癌

子宫内膜癌发生于子宫体的内膜层,又称子宫体癌,因其绝大多数为腺癌,故亦称子宫内膜腺癌。子宫内膜癌多见于老年妇女,是女性生殖器三大恶性肿瘤之一,仅次于子宫颈癌,居第 2 位。近年来我国该病的发病率有上升趋势。腺癌是一种生长缓慢,发生转移也较晚的恶性肿瘤。但是,一旦蔓延至子宫颈,侵犯子宫肌层或子宫外,其预后极差。

一、病因

确切病因尚不清楚,可能与下列因素相关。

(一)体质因素

该病易发生于肥胖、有高血压、有糖尿病、绝经延迟、未孕或不育的妇女。这些因素是子宫内膜癌的高危因素。

（二）长期持续的雌激素刺激

在长期持续雌激素刺激而又无孕激素拮抗的情况下,可发生子宫内膜增生症(单纯型或复杂型,伴有或不伴不典型增生),子宫内膜癌发病的危险性增大。

（三）遗传因素

约 20% 的癌症患者有家族史。

二、病理

（一）巨检

病变多发生于子宫底部内膜,尤其是子宫角。根据病变形态及范围该病分为两种类型。

1.局限型

癌局限于部分子宫内膜,常发生在子宫底部或子宫角,呈息肉状或菜花状,表面有溃疡,容易出血,易侵犯肌层。

2.弥漫型

癌累及大部分或全部子宫内膜,呈菜花状,可充满子宫腔或脱出子宫颈口。癌组织表面为灰白色或淡黄色。质脆,易出血、坏死或有溃疡形成,侵入肌层少。晚期癌灶可侵入深肌层或子宫颈,若阻塞子宫颈管引起子宫腔积脓。

（二）镜检

1.内膜样腺癌

内膜样腺癌最常见,占子宫内膜癌的 80%～90%。腺体异常增生,癌细胞大而不规则,核大深染。分裂活跃。

2.腺癌伴鳞状上皮分化

腺癌中含成团的分化良好的良性鳞状上皮称为腺角化癌,恶性的为鳞腺癌,介于两者之间的为腺癌伴鳞状上皮不典型增生。

3.浆液性腺癌

浆液性腺癌占 10%。有复杂乳头样结构、裂隙样腺体、明显的细胞复层、芽状结构。恶性程度很高,常见于年老的晚期患者。

4.透明细胞癌

癌呈管状结构,显微镜下见大小不等、背靠背排列的小管,内衬透明的鞋钉状细胞。

三、转移途径

多数生长缓慢,局限于子宫内膜或子宫腔内时间较长,也有极少数发展较快,短期内出现转移。

（一）直接蔓延

癌灶沿子宫内膜向上蔓延生长,经子宫角达输卵管;向下蔓延累及子宫颈、阴道;向肌层浸润,可穿透浆膜而延及输卵管、卵巢,并广泛种植于盆腔腹膜、子宫直肠陷凹及大网膜。

（二）淋巴转移

淋巴转移为子宫内膜癌的主要转移途径。其转移途径与肿瘤生长的部位有关。子宫底部的癌灶可沿阔韧带上部的淋巴管网转移到卵巢,再向上到腹主动脉旁淋巴结。子宫角及前壁的病灶可经圆韧带转移到腹股沟淋巴结。子宫后壁的病灶可沿骶韧带至直肠淋巴结。子宫下段及子

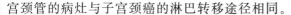

宫颈管的病灶与子宫颈癌的淋巴转移途径相同。

（三）血行转移

血行转移少见，出现较晚，主要转移到肺、肝、骨等处。

四、临床分期

现在广泛采用国际妇产科联盟（FIGO，2000）规定的子宫内膜癌临床分期（表 9-3）。

表 9-3　子宫内膜癌临床分期（FIGO，2000）

期别	肿瘤累及范围
0 期	原位癌（浸润前癌）
I 期	癌局限于子宫体
II 期	癌累及子宫颈，无子宫外病变
III 期	癌扩散于子宫外的盆腔内，但未累及膀胱、直肠
IV 期	癌累及膀胱及直肠（黏膜明显受累），或有盆腔外远处转移

I 期可分为 I_a 期（癌局限于子宫内膜）、I_b 期（癌侵犯肌层≤1/2）和 I_c 期（癌侵犯肌层＞1/2）；II 期可分为 II_a 期（仅宫颈黏膜腺体受累）和 II_b 期（宫颈间质受累）；III 期可分为 III_a 期（癌累及浆膜和/或附件和/或腹腔细胞学检查呈阳性）、III_b 期（阴道转移）和 III_c 期（盆腔淋巴结和/或腹主动脉淋巴结转移）；IV 期可分为 IV_a 期（癌累及膀胱和/或直肠黏膜）和 IV_b 期（远处转移，包括腹腔内转移和/或腹股沟淋巴结转移）。

五、临床表现

（一）症状

极早期的患者无明显症状，随着病程进展出现下列症状。

1.阴道流血

不规则阴道流血为最常见的症状，量一般不多。绝经者主要表现为间歇性或持续性出血，量不多；未绝经者则表现为月经紊乱，如经量增多、经期延长、经间期出血。

2.阴道排液

少数患者自述阴道排液增多，为癌的渗出液等所致。早期阴道排液多为浆液性或浆液血性白带，晚期合并感染则为脓性或脓血性，有恶臭。

3.疼痛

该病通常不引起疼痛。晚期癌侵犯盆腔或压迫神经，可引起下腹部及腰骶部疼痛，并向下肢放射。若癌累及子宫颈，堵塞子宫颈管导致宫腔积脓，可出现下腹胀痛或痉挛样疼痛。

4.全身症状

晚期可出现贫血、消瘦、乏力、发热、恶病质、全身衰竭等。

（二）体征

早期妇科检查无明显异常。随着病情发展，可有子宫增大、质地变软。有时可见癌组织自子宫颈口脱出，质脆，易出血。若并发子宫腔积脓，子宫明显增大、有压痛。若周围有浸润，子宫常固定，宫旁、盆腔内可触及不规则结节状物。

六、治疗原则

主要治疗方法为手术、放疗及药物治疗。早期以手术为主,晚期则采用放疗、药物治疗等综合治疗。

七、护理评估

(一)健康史

了解患者的一般情况,评估高危因素,如老年、肥胖、有高血压、有糖尿病、不孕不育、绝经期推迟及用雌激素替代治疗。了解有无家族肿瘤史。了解患者疾病诊疗过程及用药情况。

(二)身体状况

1.症状

评估阴道流血、阴道排液、疼痛及有无肿瘤转移的临床表现。

2.体征

了解妇科检查的结果,子宫是否增大、变软,是否可以触及转移性结节或肿块,有无明显触痛。

(三)心理-社会状况

子宫内膜癌多发生于绝经妇女。子女工作忙,疏于关心患者,使患者在精神上有较强的失落感。一些患者未婚或婚后不孕,易产生孤独感;加上恶性肿瘤发生,患者的恐惧心理更强。

(四)辅助检查

根据病史、临床表现及辅助检查做出诊断。

1.分段诊刮

确诊子宫内膜癌最可靠的方法是分段诊刮。先刮子宫颈管,再刮子宫腔,把刮出物分装并标记,送病理检查。刮宫时操作要轻柔,特别是刮出豆渣样组织时,应立即停止操作,以免子宫穿孔或癌肿扩散。

2.B超

子宫增大,子宫腔内可见实质不均的回声区,形态不规则,子宫腔线消失。若肌层中有不规则回声紊乱区,则提示肌层有浸润。

3.子宫腔镜检查

子宫腔镜检查可直接观察病变的大小、形态,并取活组织。

4.细胞学检查

用子宫腔吸管或子宫腔刷取子宫腔分泌物,找癌细胞,阳性率可达 90%。

5.其他

其他检查有 CT、MRI、淋巴造影检查及血清癌抗原 12-5 检查等。

八、护理诊断

(一)焦虑

焦虑与住院及手术有关。

(二)知识缺乏

患者缺乏与子宫内膜癌相关的治疗、护理知识。

九、护理目标

(1)患者获得有关子宫内膜癌的治疗、护理知识。

(2)患者的焦虑减轻。患者主动参与诊治过程。

十、护理措施

(一)心理护理

帮助患者熟悉医院环境,为患者提供安静、舒适的休息环境。告知患者子宫内膜癌的病程发展慢,是女性生殖系统恶性肿瘤中预后较好的一种,以缓解或消除其心理压力,增强其治病的信心。

(二)生活护理

(1)患者要卧床休息,注意保暖。鼓励患者进食高蛋白、高热量、高维生素、易消化的饮食。对进食不足或营养状况极差者,遵医嘱静脉补充营养。

(2)严密观察生命体征、腹痛、手术切口、血象的变化。保持患者的会阴清洁,每天用0.1%苯扎溴铵溶液冲洗会阴,正确使用消毒会阴垫,发现感染征象,及时报告医师,并遵医嘱及时使用抗生素和其他药物。

(三)治疗配合

对于采用不同治疗方法的患者,实施相应的护理措施。对手术患者注意观察病情,记录阴道残端出血的情况,指导患者适度地活动。在用孕激素治疗过程中注意药物的不良反应,指导患者坚持用药。对化疗患者要注意骨髓抑制现象,做好支持护理。

(四)健康教育

1.普及防癌知识

大力宣传定期进行防癌检查的重要性,鼓励女性定期进行防癌检查。

2.定期随访

手术、放疗、化疗患者应定期随访。随访时间:术后2年内,每3～6个月1次;术后3～5年内,每6～12个月1次。随访中注意有无复发病灶,并根据患者的康复情况调整随访时间。随访内容:盆腔检查、阴道脱落细胞学检查、胸部X线检查(6个月至1年1次)。

十一、结果评价

(1)患者能叙述子宫内膜癌治疗和护理的有关知识。

(2)患者睡眠良好,焦虑缓解。

(林　丽)

第十章

产科护理

第一节 正常分娩

一、第一产程的临床经过及护理

（一）临床经过

1.规律宫缩

分娩开始时,子宫收缩力较弱,持续时间较短(约 30 s),间歇时间较长(5～6 min)。随着产程进展,宫缩持续时间逐渐延长,间歇时间逐渐缩短。子宫口接近开全时,宫缩持续时间可达 60 s 及以上,间歇时间 1～2 min,且强度不断增加。

2.子宫颈口扩张

临产后宫缩规律并逐渐增强,使子宫颈口逐渐扩张,胎先露逐渐下降。子宫颈口扩张规律是先慢后快,分为潜伏期和活跃期。

(1)潜伏期:从规律宫缩开始至子宫颈口扩张 3 cm。此期子宫颈口扩张速度较为缓慢,约需 8 h,最大时限为 16 h。

(2)活跃期:从子宫颈口扩张 3 cm 至子宫颈口开全。此期子宫颈口扩张速度较快,约需 4 h,最大时限为 8 h。

3.胎先露下降

胎先露下降程度作为判断分娩难易的指标之一。潜伏期胎头下降不明显,进入活跃期胎头下降速度加快。判断胎头下降程度是以坐骨棘平面为标志,胎头颅骨最低点到达坐骨棘时,记为"0",在坐骨棘平面上 1 cm 时记为"−1",在坐骨棘平面下 1 cm 时记为"+1",依此类推。图 10-1 为胎头高低判断示意图。把每次检查的结果绘制成产程图。产程图是连续描记子宫口扩张和胎先露下降情况的坐标图。它以临产时间(h)为横坐标,以子宫口扩张程度(cm)和胎先露下降程度(cm)为纵坐标,画出子宫口扩张曲线和胎先露下降曲线,便于直观地了解产程进展情况(图 10-2)。

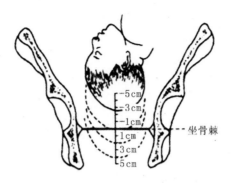

图 10-1 胎头高低判断示意图

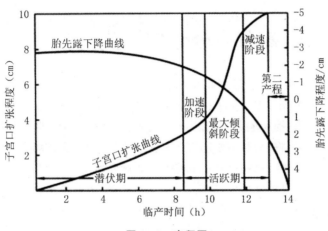

图 10-2 产程图

4.胎膜破裂

胎膜破裂(简称破膜)。随着子宫口逐渐开大,胎先露逐渐下降,将羊水阻隔为前、后两部分,形成前羊膜囊。胎先露进一步下降使前羊膜囊压力逐渐升高,当压力升高至一定程度时,胎膜自然破裂,多发生在第一产程末期子宫口接近开全或开全时。

(二)护理评估

1.健康史

根据产前检查记录了解待产妇的一般情况,包括年龄、体质量、身高、营养情况、既往史、过敏史、月经史、婚育史、分娩史等。了解本次妊娠的经过,孕期有无阴道流血、流液及有无内外科合并症等。了解宫缩出现的时间、强度及频率,了解胎位、胎先露、胎心情况及骨盆测量值。

2.身体状况

观察生命体征,了解胎心、宫缩、子宫口扩张和胎头下降情况,是否破膜,羊水的颜色、性状及流出量。

3.心理-社会状况

由于第一产程时间较长,产妇对分娩的认知及对疼痛的耐受性不同,担心胎儿及自身的健康状况,产妇容易产生紧张、焦虑和急躁情绪。

4.辅助检查

胎心监护仪可记录胎心变化情况和宫缩的情况。

(三)护理问题

1.知识缺乏

产妇缺乏分娩相关知识。

2.焦虑

其与疼痛及担心分娩结局有关。

3.急性疼痛

其与宫缩、子宫口扩张有关。

(四)护理措施

1.心理护理

主动、热情地接待产妇,耐心回答产妇提出的有关问题,适当讲解分娩相关知识。鼓励产妇积极配合分娩,减轻产妇及其家属的焦虑情绪。

2.观察产程进展

(1)监测胎心:用胎心听诊器、多普勒诊断仪于宫缩间歇时听胎心。在潜伏期 1～2 h 听 1 次,在活跃期 15～30 min 听 1 次,并注意心率、心律、心音强弱。若胎心率超过 160 次/分钟或低于 120 次/分钟或不规律,提示胎儿宫内窘迫,应立即给产妇吸氧并报告医师。

(2)观察宫缩:护理人员将一只手放于产妇腹壁近子宫底处,宫缩时子宫体部隆起、变硬,宫缩间歇时松弛、变软,一般需连续观察 3 次,每隔 1～2 h 观察 1 次。观察并记录宫缩间歇时间、持续时间及强度。

(3)观察破膜及羊水情况:一旦破膜,应立即监测胎心,记录破膜时间和羊水的性状、颜色及量。若破膜后胎头未入盆或胎位异常,应嘱产妇卧床并抬高臀部,并注意观察有无脐带脱垂征象。对破膜超过 12 h 尚未分娩者,遵医嘱给予抗生素以预防感染。

(4)观察生命体征:每隔 4～6 h 测量生命体征 1 次,如果发现异常,应酌情增加测量次数,给予相应处理。

3.生活护理

(1)补充能量和水分:鼓励产妇进食易消化、高热量的清淡食物,摄入足量水分,维持水、电解质平衡,保证充足的体力。

(2)活动与休息:临产后胎膜未破、宫缩不强时,鼓励产妇在室内适当活动,以促进宫缩,利于子宫口扩张和胎先露下降。初产妇子宫口近开全或经产妇子宫口扩张 4 cm 时,应取左侧卧位休息。

(3)清洁卫生:协助产妇擦汗、更衣,保持外阴部清洁、干燥。

(4)排便、排尿:鼓励产妇 2～4 h 排尿 1 次,及时排便,以免影响宫缩及产程进展。

(五)护理评价

(1)产妇是否了解分娩过程的相关知识。

(2)在产程中产妇的焦虑是否缓解,产妇是否主动配合医务人员。

(3)疼痛不适感是否减轻。

二、第二产程的临床经过及护理

（一）临床经过

1.宫缩增强

此期宫缩强度进一步增强,频率进一步加快,宫缩持续时间可达 1 min 甚至更长,间歇时间仅 1～2 min。

2.胎儿下降及娩出

子宫口开全后,胎头下降至骨盆出口,压迫盆底组织时,产妇出现排便感,不自主地向下屏气用力。会阴部逐渐膨隆变薄,阴唇张开,肛门松弛。宫缩时胎头显露于阴道口,间歇时又缩回,称胎头拨露(图 10-3)。经过几次胎头拨露以后,胎头双顶径已超过骨盆出口,宫缩间歇不再回缩,称胎头着冠(图 10-4)。此时,会阴极度扩张,胎头继续下降,当胎头枕骨抵达耻骨弓下方后,以此为支点进行仰伸、复位及外旋转,胎儿的前肩、后肩、胎体相继娩出,羊水随即涌出。经产妇的第二产程较短,有时仅仅几次宫缩即可完成上述过程。

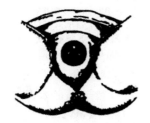

图 10-3　胎头拨露

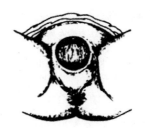

图 10-4　胎头着冠

（二）护理评估

1.健康史

详细了解第一产程经过及处理情况,并注意了解产妇及胎儿情况。

2.身体状况

了解宫缩及胎心情况、产妇用力方法,观察胎头拨露及胎头着冠情况,评估有无会阴切开指征。

3.心理-社会状况

产妇因剧烈疼痛及对分娩缺乏信心,同时担心胎儿安危而焦虑不安。

4.辅助检查

用胎儿监护仪监测胎心率基线与宫缩的变化。

（三）护理问题

1.焦虑

其与担心分娩是否顺利及胎儿健康有关。

2.疼痛

其与宫缩及会阴伤口有关。

3.有受伤的危险

其与可能的会阴裂伤、新生儿产伤有关。

（四）护理措施

1.观察产程

严密观察宫缩的强度和频率。了解胎先露下降情况。每 5～10 min 听胎心 1 次,仔细观察胎儿有无急性缺氧,发现异常、及时通知医师并给予相应处理。

2.缓解焦虑

医务人员应给予产妇安慰和鼓励,并及时告之产程进展情况,同时协助产妇擦汗、饮水等,缓解产妇紧张、焦虑情绪。

3.正确指导产妇使用腹压

子宫口开全后指导产妇蹬在产床上,双手握住产床把手,宫缩时深吸气并屏住,随后如排大便样向下屏气用力,宫缩间歇时放松休息,宫缩再现时重复上述动作。胎头着冠后,指导产妇宫缩时张口哈气,宫缩间歇时稍向下用力,使胎儿缓慢娩出。

4.接生准备

初产妇子宫口开全或经产妇子宫口扩张至 3～4 cm 时,将产妇送至产房,做好消毒、接生准备。产妇取膀胱截石位,双腿屈曲分开。在产妇臀下置便盆或橡胶单,分 3 步进行外阴擦洗及消毒(图 10-5):①先用沾有消毒肥皂水的棉球擦洗外阴,顺序为阴阜-大腿内上 1/3-大小阴唇-会阴-肛门周围;擦洗顺序为由上向下、由外向内。②然后,将消毒干棉球盖于阴道口(防止擦洗液进入阴道),再用温开水冲去肥皂水。③最后,用 0.5%聚维酮碘棉球消毒,顺序为大小阴唇-阴阜-大腿内上 1/3-会阴-肛门周围。消毒后移去产妇阴道口的棉球及臀下的便盆或橡胶,在产妇臀下铺消毒巾。检查好接生及新生儿抢救所需的所有用品后,接生者按无菌操作规程外科洗手、穿手术衣、戴无菌手套、打开产包、铺消毒巾,准备接生。

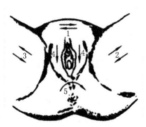
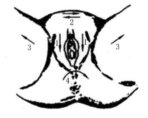

A.外阴擦洗顺序　　　　　　B.消毒顺序

图 10-5　外阴擦洗及消毒顺序

5.接生前评估

行阴道检查,了解胎位是否异常,了解会阴条件及胎头大小,必要时行会阴切开术。

6.接生步骤

接生者站在产妇的右侧,当胎头拨露使阴唇后联合紧张时开始保护会阴。接生者把右肘支在产床上,右手拇指与其余四指分开,利用手掌大鱼际肌压住产妇的会阴部,当宫缩时应向上内方托压,左手适度下压胎头枕部,协助胎头俯屈和缓慢下降。宫缩间歇时右手放松但不离开会阴部,以免压迫过久致会阴水肿。当胎头枕骨在耻骨弓下露出时,嘱产妇宫缩时张口哈气,在宫缩间歇时稍用力,待胎头双顶径娩出时,左手协助胎头仰伸,使胎头缓慢娩出。胎头完全娩出后,右手继续保护会阴,左手拇指自胎儿鼻根向下颏挤压,其余四指自喉部向下颌挤压,挤出口鼻内的黏液和羊水,然后协助胎头复位及外旋转,左手将胎儿颈部向下轻压,使前肩自耻骨弓下完全娩出,再轻托胎颈,使之向上,协助娩出后肩(图10-6)。胎儿的双肩娩出后松开右手,然后用双手协助胎体及下肢以侧位娩出。

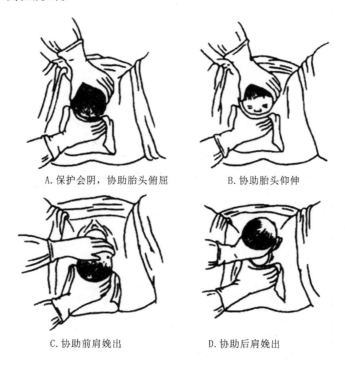

A. 保护会阴,协助胎头俯屈   B. 协助胎头仰伸

C. 协助前肩娩出   D. 协助后肩娩出

图 10-6 接生步骤

7.脐带绕颈的处理

胎头娩出后若有脐带绕颈1周且较松,应将脐带顺肩向上推或从胎头滑下;若脐带缠绕过紧或绕颈2周以上,则用两把止血钳夹住脐带后从中间剪断,注意勿使胎儿受伤。

(五)护理评价

(1)产妇情绪是否稳定。

(2)疼痛是否缓解。

(3)产妇是否有严重会阴裂伤,新生儿是否发生产伤。

三、第三产程的临床经过及护理

(一)临床经过

1.宫缩再现

子宫底下降至平脐部,宫缩暂停,产妇顿感轻松,几分钟后宫缩再现。

2.胎盘娩出

由于宫缩,附着于子宫壁的胎盘不能相应缩小而与子宫壁发生错位剥离,剥离面出血形成胎盘后血肿。子宫继续收缩,胎盘剥离面越来越大,最终完全剥离而排出。

(二)护理评估

1.健康史

内容与第一、第二产程的相关内容相同,并了解第二产程的临床经过及处理方法。

2.新生儿身体状况

(1)阿普加(Apgar)评分:用于判断新生儿有无窒息及窒息的严重程度。以出生后 1 min 的心率、呼吸、肌张力、喉反射及皮肤颜色为依据,每项为 0～2 分(表 10-1)。

表 10-1　阿普加评分法

体征	0分	1分	2分
每分钟心率	0	<100 次	≥100 次
呼吸	0	浅、慢而不规则	佳
肌张力	松弛	四肢稍屈曲	四肢活动好
喉反射	无反射	有少量动作	咳嗽、恶心
皮肤颜色	全身苍白	躯干红,四肢青紫	全身红润

(2)一般情况评估:测量身长、体质量及头径,判断是否与孕周相符。有无胎头水肿及头颅血肿,体表有无畸形,如唇裂、多指(趾)、脊柱裂。

3.母亲身体状况

(1)胎盘娩出评估。

胎盘剥离征象包括以下几种:①子宫底上升至脐上,子宫体变硬。胎盘剥离时子宫位置、形状如图 10-7 所示。②阴道少量流血。③阴道口外露的脐带自行下移延长。④用手掌尺侧按压产妇耻骨联合上方,子宫体上升而外露的脐带不回缩。

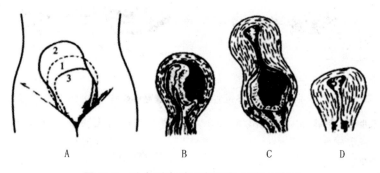

图 10-7　胎盘剥离时子宫位置、形状示意图

胎盘娩出的方式有以下 2 种。①胎儿面娩出式:胎盘从中央开始剥离,而后向周边剥离,其特点是先胎盘娩出,后有少量阴道流血,较多见。②母体面娩出式:胎盘从边缘开始剥离,血液沿剥离面流出,其特点是先有较多阴道流血,之后胎盘娩出,较少见。

(2)宫缩及阴道流血量评估:正常情况下,胎儿娩出后宫缩迅速,经短暂间歇后,再次宫缩导致胎盘剥离。胎盘排出后,宫缩良好,子宫底下降至脐下两横指,子宫壁坚硬,轮廓清楚,呈球形。子宫轮廓不清、子宫底位置高为宫缩乏力的表现。阴道出血量多大多由宫缩乏力、软产道损伤或胎盘残留等因素引起。

(3)软产道检查:胎盘娩出后,应仔细检查会阴、小阴唇内侧、尿道口周围、阴道和宫颈有无裂伤。

(三)护理问题

1.潜在并发症

潜在并发症有新生儿窒息、产后出血等。

2.有母儿依恋关系改变的危险

其与产后疲惫及对新生儿性别不满意有关。

（四）护理措施

1.新生儿处理

（1）清理呼吸道：新生儿娩出后,应立即将其置于辐射台保暖,用吸痰管清除口腔、鼻腔内的黏液和羊水,保持呼吸道通畅。若新生儿仍不啼哭,可轻抚背部或轻弹足底使其啼哭。

（2）进行阿普加评分：婴儿出生后1 min进行评分,8～10分为正常;4～7分为轻度窒息,缺氧较严重,除一般处理外需采用人工呼吸、吸氧、用药等措施;0～3分为重度窒息,又称苍白窒息,为严重缺氧,需紧急抢救。对缺氧新生儿于5 min、10 min后应再次评分并进行相应处理,直至连续2次大于或等于8分为止。

（3）脐带处理：用75%乙醇或0.5%聚维酮碘给脐根及其周围直径约为5 cm的皮肤消毒,在距脐根0.5 cm处用粗棉线结扎第一道,在距脐根1 cm处结扎第二道(注意必须扎紧脐带以防出血,但要避免过度用力致脐带断裂),在距脐根1.5 cm处剪断脐带,挤出残余血,用饱和高锰酸钾溶液给断面消毒(勿使药液触及新生儿的皮肤,以免灼伤),待干后以无菌纱布覆盖,再用脐带卷包裹。目前还可以用气门芯、脐带夹、血管钳等结扎脐带。处理脐带时注意为新生儿保暖。

（4）一般护理：评估新生儿一般情况后,擦净足底胎脂,盖新生儿的足印及产妇拇指印于新生儿记录单上,给新生儿系上标明母亲姓名、住院号、床号、新生儿性别、体质量和出生时间的手圈。用抗生素眼药水滴眼以预防结膜炎。如无禁忌证,产后半小时内进行母婴皮肤早接触、早吸吮。注意给新生儿保暖,维护其安全。

2.协助胎盘娩出

胎盘未完全剥离前,切忌牵拉脐带或按摩子宫。当出现胎盘剥离征象时,接生者用左手轻压子宫底,用右手轻拉脐带使其向外牵引。当胎盘下降至阴道口时,用双手捧住胎盘,向一个方向旋转并缓慢向外牵拉,协助胎盘、胎膜完整娩出(图10-8)。若在这期间发现胎膜部分断裂,用血管钳夹住断裂上端的胎膜,继续沿原方向旋转直至胎膜完全娩出。

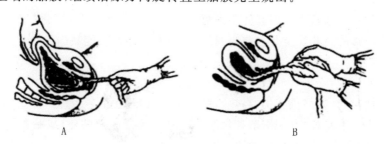

A　　　　　　　　　　　　　　　B

图 10-8　协助胎盘、胎膜完整娩出

3.检查胎盘、胎膜

胎盘娩出后应立即检查胎盘小叶有无缺损,胎膜是否完整。若疑有副胎盘、胎盘小叶或大部分胎膜残留,应及时行子宫腔探查术并取出。

4.检查软产道

胎盘娩出后,应仔细检查软产道,如有裂伤,立即缝合。

5.预防产后出血

胎儿前肩娩出后立即静脉注射缩宫素10～20 U,加强宫缩,促进胎盘迅速娩出。胎盘娩出后,按摩子宫,刺激宫缩,必要时遵医嘱使用缩宫素或肌内注射麦角新碱。

6.心理护理

及时告知产妇分娩情况及新生儿情况,给予安慰和鼓励。协助母婴接触,建立母子感情。

7.产后2 h护理

胎盘娩出后将产妇继续留在产房内,观察2 h。严密观察血压、脉搏、宫缩、子宫底高度、膀胱充盈及会阴切口情况。如果发现宫缩乏力,阴道流血量多,会阴血肿等,立即报告医师并给予相应处理。观察2 h无异常后,方可送产妇回休养室。

（五）护理评价

(1)是否发生了产后出血或新生儿窒息等并发症。

(2)产妇是否接受新生儿,是否进行皮肤接触和早吸吮。

（檀东方）

第二节 自 然 流 产

妊娠不足28周、胎儿体质量不足1 000 g而终止者,称为流产。妊娠12周前终止者,称为早期流产,妊娠12周至不足28周终止者,称为晚期流产。流产分为自然流产和人工流产。自然流产占妊娠总数的10%～15%,其中,早期流产占80%以上。

一、病因

自然流产的病因包括胚胎因素、母体因素、免疫功能异常和环境因素。

（一）胚胎因素

染色体异常是早期流产最常见的原因。染色体异常包括染色体数目异常和结构异常。除遗传因素外,感染、药物等因素也可引起胚胎染色体异常。若发生流产,孕囊多为空孕囊或胚胎退化。少数染色体异常的胎儿长至足月成为畸形儿,或有代谢及功能缺陷。

（二）母体因素

1.全身性疾病

孕妇患全身性疾病(如严重感染、高热),刺激子宫强烈收缩,导致流产。引发胎儿缺氧(如严重贫血或心力衰竭)、胎儿死亡(如细菌毒素经胎盘进入胎儿血液循环)或胎盘梗死(如孕妇患慢性肾炎或高血压)的全身性疾病均可导致流产。

2.生殖器官异常

子宫畸形(如子宫发育不良、双子宫、子宫纵隔),子宫肿瘤(如黏膜下肌瘤)可影响胚胎着床发育而导致流产。宫颈重度裂伤、宫颈内口松弛引发胎膜早破而发生晚期自然流产。

3.内分泌异常

黄体功能不足、甲状腺功能减退、严重糖尿病等均可导致流产。

4.强烈应激与不良习惯

在妊娠期严重的躯体或心理的不良刺激均可导致流产。孕妇酗酒、过量吸烟、过量饮咖啡可导致流产。

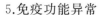

5.免疫功能异常

胚胎及胎儿属于同种异体移植物。母体对胚胎及胎儿的免疫耐受是胎儿在母体内得以生存的基础。孕妇于妊娠期间对胎儿的免疫耐受降低可导致流产。

6.环境因素

孕妇过多地接触放射线和砷、铅、甲醛、苯、氯丁二烯、氧化乙烯等化学物质,都有可能引起流产。

二、病理

(1)孕8周前早期流产,胚胎多先死亡。随后底蜕膜出血并与胚胎绒毛分离,已分离的胚胎组织作为异物可引起子宫收缩,妊娠物多能完全排出。因为这时胎盘绒毛发育不成熟,与子宫蜕膜的联系尚不牢固,胚胎绒毛易与底蜕膜分离,出血不多。早期流产时胚胎发育异常,一类是全胚发育异常,即有生长结构障碍,包括无胚胎、结节状胚、圆柱状胚和发育阻滞胚;另一类是特殊发育缺陷,以神经管畸形、肢体发育缺陷常见。

(2)孕8~12周时胎盘绒毛发育茂盛,与底蜕膜的联系较牢固,流产的妊娠物往往不易完整排出,部分妊娠物滞留在子宫腔内,影响子宫收缩,导致出血量较多。

(3)孕12周以后晚期流产,胎盘已完全形成。流产时先出现腹痛,然后排出胎儿、胎盘。胎儿在子宫腔内死亡过久,被血块包围,形成血样胎块而引起出血不止。也可因血红蛋白长久被吸收而形成肉样胎块,或胎儿钙化后形成石胎。还可见压缩胎儿、浸软胎儿、脐带异常等病理表现。

三、临床表现

主要临床表现为停经后阴道流血和腹痛。

(一)孕12周前的早期流产

开始时绒毛与底蜕膜剥离,血窦开放,出现阴道流血,剥离的胚胎和血液刺激子宫收缩,排出胚胎或胎儿,产生阵发性下腹部疼痛。胚胎或胎儿及其附属物完全排出后,子宫收缩,血窦闭合,出血停止。

(二)孕12周后的晚期流产

晚期流产的临床过程与早产和足月产相似,胎儿娩出后胎盘娩出,出血量不多。

由此可见,早期流产的临床全过程表现为先出现阴道流血,而后出现腹痛。晚期流产的临床全过程表现为先出现腹痛(阵发性子宫收缩),而后出现阴道流血。

四、临床类型

按自然流产发展的不同阶段,分为以下临床类型。

(一)先兆流产

先兆流产是指妊娠28周前先出现少量阴道流血,常为暗红色或血性白带,无妊娠物排出,随后出现阵发性下腹痛或腰背痛。妇科检查子宫颈口未开,胎膜未破,子宫大小与停经周数相符。休息及治疗后症状消失,可继续妊娠;若阴道流血量增多或下腹痛加剧,可发展为难免流产。

(二)难免流产

难免流产是指流产不可避免。在先兆流产的基础上,阴道流血量增多,阵发性下腹痛加剧,或出现阴道流液(胎膜破裂)。产科检查子宫颈口已扩张,有时可见胚胎组织或胎囊堵塞于子宫颈口内,子宫大小与停经周数基本相符或子宫略小。

（三）不全流产

不全流产是指难免流产继续发展,部分妊娠物排出子宫腔,部分残留于子宫腔内或嵌顿于子宫颈口处,或胎儿排出后胎盘滞留于子宫腔或嵌顿于子宫颈口,影响子宫收缩,导致大量出血,甚至发生休克。产科检查见子宫颈口已扩张,子宫颈口有妊娠物堵塞,持续流出血液,子宫大小小于与停经周数相应的子宫大小。

（四）完全流产

完全流产是指妊娠物已全部排出,阴道流血逐渐停止,腹痛逐渐消失。产科检查子宫颈口已关闭,子宫接近正常大小。

（五）其他特殊情况

流产有以下3种特殊情况。

1.稽留流产

稽留流产又称过期流产,指胚胎或胎儿已死亡,滞留在子宫腔内未能及时自然排出。典型表现为早孕反应消失,有先兆流产症状或无任何症状,子宫不再增大,反而缩小。若已到中期妊娠,孕妇的腹部不见增大,胎动消失。产科检查子宫颈口未开,子宫大小较与停经周数相应的子宫大小更小,质地不软,未闻及胎心。

2.复发性流产

复发性流产是指连续自然流产3次及3次以上。每次流产多发生于同一妊娠月份,其临床经过与一般流产相同。早期流产的常见原因为胚胎染色体异常、免疫功能异常、黄体功能不足、甲状腺功能减退症等。晚期流产的常见原因为子宫畸形或发育不良、子宫颈内口松弛、子宫肌瘤等。子宫颈内口松弛常发生于妊娠中期,胎儿长大,羊水增多,子宫腔内压力增加,羊膜囊经子宫颈内口突出,子宫颈管逐渐缩短、扩张。患者常无自觉症状,一旦胎膜破裂,胎儿迅速娩出。

3.流产合并感染

在流产过程中,若阴道流血时间长,有组织残留于子宫腔内或非法堕胎,有可能引起子宫腔感染。子宫腔感染常为厌氧菌及需氧菌混合感染,严重感染可扩展至盆腔、腹腔甚至全身,并发盆腔炎、腹膜炎、败血症及感染性休克。

五、处理

确诊流产后,应根据自然流产的不同类型进行相应处理。

（一）先兆流产

卧床休息,禁性生活,必要时给予对胎儿危害小的镇静剂。对黄体功能不足者可肌内注射黄体酮注射液10～20 mg,每天或隔天一次,这类孕妇也可口服维生素 E;甲状腺功能减退者可口服小剂量甲状腺片。经治疗2周,若阴道流血停止,B型超声检查提示胚胎存活,可继续妊娠。若临床症状加重,B型超声检查发现胚胎发育不良(β-HCG 持续不升或下降),表明流产不可避免,应终止妊娠。此外,应重视心理治疗,使孕妇情绪安定,增强信心。

（二）难免流产

一旦确诊,应尽早使胚胎及胎盘组织完全排出。对早期流产应及时行刮宫术,对妊娠物应仔细检查,并送病理检查。晚期流产时,子宫较大,出血量较多,可用缩宫素 10～20 U,加于500 mL 5%的葡萄糖注射液中,静脉滴注,促进子宫收缩。胎儿及胎盘排出后,检查是否完全,

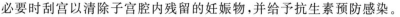

必要时刮宫以清除子宫腔内残留的妊娠物,并给予抗生素预防感染。

（三）不全流产

一经确诊,应尽快行刮宫术或钳刮术,清除子宫腔内残留组织。对阴道大量出血伴休克者,应同时输血、输液,并给予抗生素预防感染。

（四）完全流产

流产症状消失,B型超声检查证实子宫腔内无残留物,若无感染征象,不需要特殊处理。

（五）稽留流产

处理较困难。胎盘组织机化,与子宫壁紧密粘连,使刮宫困难。稽留时间过长,可能发生凝血功能障碍,导致弥散性血管内凝血,造成严重出血。处理前应检查血常规、出血时间、凝血时间、血小板计数、血浆纤维蛋白原、凝血酶原时间等,做血块收缩试验及血浆鱼精蛋白副凝试验（3P试验）,并做好输血准备。对子宫<12孕周子宫者,可行刮宫术,术中肌内注射缩宫素。手术应特别小心,避免子宫穿孔,一次不能刮净,于术后5~7 d再次刮宫。对子宫>12孕周子宫者,应静脉滴注缩宫素,促使胎儿、胎盘排出。若出现凝血功能障碍,应尽早使用肝素、纤维蛋白原及输新鲜血、新鲜冷冻血浆等,待凝血功能好转后,再刮宫。

（六）复发性流产

染色体异常的夫妇应于孕前进行遗传咨询,确定是否可以妊娠。女方通过产科检查、子宫造影输卵管造影及子宫腔镜检查明确子宫有无畸形与病变,有无子宫颈内口松弛等。子宫颈内口松弛者应在妊娠前行子宫颈内口修补术,或于孕14~18周行子宫颈内口环扎术,术后定期随诊,提前住院,待分娩发动前拆除缝线。若环扎术后有流产征象,治疗失败,应及时拆除缝线,以免造成子宫颈撕裂。当原因不明的习惯性流产妇女出现妊娠征兆时,应及时补充维生素E,肌内注射黄体酮注射液10~20 mg,每天1次,或肌内注射HCG 3 000 U,隔天1次,用药至孕12周时即可停药。应安定患者的情绪并嘱其卧床休息、禁性生活。有学者对不明原因的复发流产患者行主动免疫治疗,将患者丈夫的淋巴细胞在患者前臂内侧或臀部多点皮内注射,妊娠前注射2~4次,妊娠早期加强免1~3次,妊娠成功率达86%以上。

（七）流产合并感染

治疗原则为在控制感染的同时尽快清除宫内残留物。若阴道流血不多,先选用广谱抗生素,用2~3 d,待感染控制后再刮宫。若阴道流血量多,静脉滴注抗生素及输血的同时,先用卵圆钳将子宫腔内残留的大块组织夹出,使出血减少,切不可用刮匙全面搔刮子宫腔,以免造成感染扩散。术后应继续用广谱抗生素,待感染控制后再彻底刮宫。若已合并感染性休克,应积极进行抗休克治疗,病情稳定后再彻底刮宫。若感染严重或形成盆腔脓肿,应行手术引流,必要时切除子宫。

六、护理

（一）护理评估

1.病史

停经、阴道流血和腹痛是流产孕妇的主要症状。应详细询问患者的停经史、早孕反应、阴道流血的持续时间与阴道流血量,询问有无腹痛,腹痛的部位、性质及程度。此外,还应了解阴道有无水样排液,排液的颜色、量,排液有无臭味,有无妊娠产物排出等。对于既往病史,应全面了解孕妇在妊娠期间有无全身性疾病、生殖器官疾病、内分泌功能失调及有无接触有害物质等,以识别发生流产的诱因。

2.身心诊断

流产孕妇可因出血过多而出现休克,或因出血时间过长、子宫腔内有残留组织而发生感染。因此,护理人员应全面评估孕妇的各项生命体征。判断流产类型(表 10-2),尤其注意与贫血及感染相关的征象。

表 10-2　各型流产的临床表现

类型	病史			妇科检查	
	出血量	下腹痛	组织排出	子宫颈口	子宫大小
先兆流产	少	无或轻	无	闭	与妊娠周数相符
难免流产	中一多	加剧	无	扩张	与妊娠周数相符或略小
不全流产	少一多	减轻	部分排出	扩张或有物堵塞或闭	小于妊娠周数
完全流产	无一少	无	全部排出	闭	正常或略大

流产孕妇的心理状况以焦虑和恐惧为特征。孕妇面对阴道流血往往会不知所措,对胎儿健康的担忧也会直接影响孕妇的情绪反应,孕妇可能会表现出伤心、郁闷、烦躁不安等。

3.诊断检查

(1)产科检查:在消毒条件下进行妇科检查,进一步了解子宫颈口是否扩张,羊膜是否破裂,有无妊娠物堵塞于子宫颈口内,子宫大小与停经周数是否相符,有无压痛等,并应检查双侧附件有无肿块、增厚及压痛等。

(2)实验室检查:多采用放射免疫方法对 HCG、人胎盘催乳素、雌激素和孕激素等进行定量测定,如测定的结果低于正常值,提示有流产的可能。

(3)B 型超声显像:超声显像可显示有无胎囊、胎动、胎心等,从而可诊断流产及鉴别其类型。

(二)可能的护理诊断

1.有感染的危险

有感染的危险与阴道出血时间过长、子宫腔内有残留组织等因素有关。

2.焦虑

焦虑与担心胎儿健康等因素有关。

(三)预期目标

(1)出院时护理对象无感染征象。

(2)先兆流产孕妇能积极配合保胎治疗,继续妊娠。

(四)护理措施

对于不同类型的流产孕妇,处理原则不同,其护理措施亦有差异。护理人员应在全面评估孕妇身心状况的基础上,综合病史及诊断检查,明确基本处理原则,认真执行医嘱,积极配合医师为流产孕妇进行诊断,并为之提供相应的护理措施。

1.先兆流产孕妇的护理

先兆流产孕妇需卧床休息,禁止性生活,禁用肥皂水灌肠,以减少各种刺激。护理人员除了为其提供生活护理外,通常遵医嘱给其适量镇静剂、孕激素等。随时评估孕妇的病情变化,如腹痛是否加重、阴道流血量是否增多。此外,孕妇的情绪状态也会影响其保胎效果,因此护理人员还应注意观察孕妇的情绪反应,加强心理护理,从而稳定孕妇的情绪,增强其保胎信心。护理人员须向孕妇及其家属讲明以上保胎措施的必要性,以取得孕妇及其家属的理解和配合。

2.妊娠不能再继续者的护理

护理人员应积极采取措施,及时采取终止妊娠的措施,协助医师完成手术,使妊娠物完全排出,同时开放静脉,做好输液、输血准备。严密监测孕妇的体温、血压及脉搏。观察其面色、腹痛、阴道流血及与休克有关的征象。对有凝血功能障碍者应予以纠正,然后再行引产或手术。

3.预防感染

护理人员应测量患者的体温、观察并记录分泌物的性质、颜色、气味等,并严格执行无菌操作规程,加强会阴部的护理。指导患者使用消毒会阴垫,保持会阴部清洁,维持良好的卫生习惯。护理人员发现感染征象后,应及时报告医师,并按医嘱进行抗感染处理。此外,护理人员还应嘱患者流产后1个月返院复查,确定无禁忌证后,方可开始性生活。

4.协助患者顺利渡过悲伤期

患者往往会出现伤心、悲哀等情绪反应。护理人员应给予同情和理解,帮助患者接受现实,顺利渡过悲伤期。此外,护理人员还应与患者及其家属讨论此次流产的原因,并向他们讲解有关流产的相关知识,帮助他们为再次妊娠做好准备。有习惯性流产史的患者在下一次妊娠确诊后应卧床休息,加强营养,禁止性生活,补充B族维生素、维生素E、维生素C等,治疗期必须超过以往发生流产的妊娠月份。病因明确者应积极接受对因治疗。黄体功能不足者按医嘱正确使用黄体酮,以预防流产。子宫畸形者须在妊娠前先进行矫正手术。宫颈内口松弛者应在妊娠前做宫颈内口松弛修补术;如已妊娠,则可在妊娠14～16周行子宫内口缝扎术。

(五)护理评价

(1)护理对象体温正常,血红蛋白及白细胞数正常,无出血、感染征象。

(2)先兆流产孕妇配合保胎治疗,继续妊娠。

(檀东方)

第三节 过 期 妊 娠

平时月经周期规则,妊娠达到或超过42周尚未分娩,称为过期妊娠。其发生率占妊娠总数的3％～15％。过期妊娠使胎儿窘迫、胎粪吸入综合征、胎儿过熟综合征、新生儿窒息、围生儿死亡、巨大儿以及难产等不良结局的发生率增大。

一、病因

过期妊娠可能与下列因素有关。

(一)雌激素、孕激素比例失调

内源性前列腺素和雌二醇分泌不足而黄体酮水平升高,导致孕激素优势,抑制前列腺素和缩宫素的作用,延迟分娩发动,导致过期妊娠。

(二)头盆不称

部分过期妊娠的胎儿较大,导致头盆不称和胎位异常,使胎先露部不能紧贴子宫下段及子宫颈内口,反射性子宫收缩减少。

（三）胎儿畸形

无脑儿由于无下丘脑,垂体-肾上腺轴发育不良或缺如,促肾上腺皮质激素产生不足,胎儿肾上腺皮质萎缩,使雌激素的前身物质16α-羟基硫酸脱氢表雄酮不足,从而雌激素分泌减少;小而不规则的胎儿不能紧贴子宫下段及子宫颈内口而诱发宫缩,导致过期妊娠。

（四）遗传因素

某家族、某个体常反复发生过期妊娠,提示过期妊娠可能与遗传因素有关。胎盘硫酸酯酶缺乏症是一种罕见的伴性隐性遗传病,可导致过期妊娠。其发生机制是胎盘缺乏硫酸酯酶,胎儿的肾上腺与肝脏产生的16α-羟基硫酸脱氢表雄酮不能脱去硫酸根而转变为雌二醇及雌三醇,从而使血雌二醇及雌三醇明显减少,降低子宫对缩宫素的敏感性,使分娩难以启动。

二、临床表现

（一）胎盘

过期妊娠的胎盘病理有两种类型:一种是胎盘功能正常,重量略有增加。胎盘的外观和镜检均与妊娠足月胎盘相似;另一种是胎盘功能减退,肉眼观察胎盘母体面呈片状或多灶性梗死及钙化,胎儿面及胎膜常被胎粪污染,呈黄绿色。

（二）羊水

正常妊娠38周后,羊水量随妊娠推延逐渐减少。妊娠42周后羊水减少迅速,约30%孕妇的羊水量减至300 mL以下;羊水粪染率明显升高,是足月妊娠羊水粪染率的2～3倍。

（三）胎儿

过期妊娠胎儿的生长模式与胎盘功能有关,可分以下3种。

1.正常生长及巨大儿

胎盘功能正常者能维持胎儿继续生长,约25%的胎儿成为巨大儿,其中,1.4%胎儿的出生体质量>4 500 g。

2.胎儿成熟障碍

10%～20%的过期妊娠并发胎儿成熟障碍。胎盘功能减退与胎盘血流灌注不足、胎儿缺氧及营养缺乏等有关。由于胎盘合成、代谢、运输及交换等功能发生障碍,胎儿不易再继续生长发育。临床分为3期:第Ⅰ期为过度成熟期,表现为胎脂消失,皮下脂肪减少,皮肤干燥、松弛、多皱褶,头发浓密,指(趾)甲长,身体瘦长,容貌似“小老人”。第Ⅱ期为胎儿缺氧期,肛门括约肌松弛,有胎粪排出,羊水及胎儿皮肤黄染,羊膜和脐带绿染,胎儿的患病率及围生儿死亡率最高。第Ⅲ期为胎儿全身因粪染历时较长广泛黄染,指(趾)甲和皮肤呈黄色,脐带和胎膜呈黄绿色,此期胎儿已渡过第Ⅱ期危险阶段,其预后反较第Ⅱ期好。

3.胎儿生长受限

小样儿可与过期妊娠共存,后者更增加胎儿的危险性,约1/3过期妊娠死产儿为生长受限小样儿。

三、处理原则

应根据胎盘功能、胎儿大小、宫颈成熟度综合分析,以确诊过期妊娠,并选择恰当的分娩方式终止妊娠,在产程中密切观察羊水情况、胎心监护。若出现胎儿窘迫征象,行剖宫产尽快结束分娩。

四、护理

(一)护理评估

1.病史

准确核实孕周、确定胎盘功能是否正常是关键。诊断过期妊娠之前必须准确核实孕周。

2.身心诊断

平时月经周期规则,妊娠达到或超过 42 周未分娩,可诊断为过期妊娠。由于孕妇结果的不可预知,恐惧、焦虑、猜测是过期妊娠孕妇常见的情绪反应。

3.诊断检查

实验室检查:①根据 B 型超声检查确定孕周,妊娠 20 周内,B 型超声检查对确定孕周有重要意义。妊娠 5~12 周以胎儿的顶臀径推算孕周较准确,妊娠 12~20 周以胎儿的双顶径、股骨长度推算预产期较好。②根据妊娠初期血、尿 HCG 升高的时间推算孕周。

(二)可能的护理诊断

1.有新生儿受伤的危险

有新生儿受伤的危险与过期胎儿生长受限有关。

2.焦虑

焦虑与担心分娩方式、过期胎儿预后有关。

(三)预期目标

(1)新生儿不存在因护理不当而产生的并发症。

(2)患者能平静地面对事实,接受治疗和护理。

(四)护理措施

1.预防过期妊娠

(1)加强孕期宣教,使孕妇及其家属认识过期妊娠的危害性。

(2)孕妇要定期进行产前检查,适时结束妊娠。

2.加强监测,判断胎儿在宫内情况

(1)教会孕妇进行胎动计数:妊娠超过 40 周的孕妇通过计数胎动进行自我监测尤为重要。12 h 胎动计数大于 30 次为正常,小于 10 次或逐日下降,超过 50%,应视为胎盘功能减退,提示胎儿宫内缺氧。

(2)胎儿电子监护仪检测:无应激试验每周 2 次,胎动减少时应增加检测次数。孕妇住院后需每天1 次监测胎心变化。对无应激试验无反应型需进一步做缩宫素激惹试验,若多次反复出现胎心晚期减速,提示胎盘功能减退、胎儿明显缺氧。因无应激试验存在较高假阳性率,需结合 B 型超声检查来估计胎儿的安危。

3.终止妊娠应选择恰当的分娩方式

(1)终止妊娠的指征:已确诊过期妊娠,严格掌握终止妊娠的指征如下。①宫颈条件成熟;②胎儿体质量>4 000 g 或胎儿生长受限;③12 h 内胎动<10 次或无应激试验为无反应型,缩宫素激惹试验可疑;④尿雌激素与肌酐含量的比值持续为低值;⑤羊水过少(羊水暗区<3 cm)和/或羊水粪染;⑥并发重度子痫前期或子痫。应酌情而定终止妊娠的方法。

(2)引产:对宫颈条件成熟、Bishop 评分>7 分者,应予引产;对胎头已衔接者,通常采用人工破膜,对破膜时羊水多而清者,可静脉滴注缩宫素,在严密监视下经阴道分娩。对阴道分娩的羊水Ⅱ度污染者,要在胎肩娩出前用负压吸管或吸痰管吸净胎儿鼻咽部的黏液。

(3)剖宫产:出现胎盘功能减退或胎儿窘迫征象,不论宫颈条件成熟与否,均应行剖宫产尽快结束分娩。过期妊娠时,胎儿虽有足够储备力,但临产后宫缩应激力的显著增加超过其储备力,会出现隐性胎儿窘迫。最好应用胎儿监护仪,及时发现问题,采取应急措施,适时选择剖宫产挽救胎儿。进入产程后,应鼓励产妇取左侧卧位、吸氧。产程中最好连续监测胎心,注意羊水的性状,必要时取胎儿头皮血测 pH,及早发现胎儿窘迫,并及时处理。过期妊娠常伴有胎儿窘迫、羊水粪染,分娩时应做相应准备。胎儿娩出后立即在直接喉镜指引下行气管插管,吸出气管内容物,以减少胎粪吸入综合征的发生。过期儿的患病率和死亡率均升高,应及时发现和处理新生儿窒息、脱水、低血容量及代谢性酸中毒等并发症。

(五)护理评价

(1)患者能积极配合医护措施。

(2)新生儿未发生窒息。

(檀东方)

第四节　胎　儿　窘　迫

胎儿窘迫是指孕妇、胎儿、胎盘等多种原因引起的胎儿宫内缺氧,影响胎儿的健康甚至危及生命。胎儿窘迫是一种综合征,主要发生在临产过程中,也可发生在妊娠后期。

一、病因

胎儿窘迫的病因涉及多方面,可归纳为三大类。

(一)母体因素

母体因素有孕妇患有高血压疾病、慢性肾炎、妊娠高血压综合征、重度贫血、心脏病等,出现高热,有产前出血性疾病,有创伤,急产或子宫不协调性收缩,缩宫素使用不当,产程延长,子宫过度膨胀,胎膜早破等。

(二)胎儿因素

胎儿因素有胎儿心血管系统功能障碍、胎儿畸形,如严重的先天性心血管疾病、母婴血型不合引起的胎儿溶血、胎儿贫血、胎儿宫内感染。

(三)脐带、胎盘因素

脐带因素有长度异常、缠绕、打结、扭转、狭窄、血肿、帆状附着。胎盘因素有植入异常、形状异常、发育障碍、循环障碍等。

二、病理生理

胎儿窘迫的基该病理、生理变化是缺血、缺氧引起的一系列变化。缺氧早期或一过性缺氧时,机体主要通过减少胎盘和自身耗氧量代偿,胎儿则通过减少对肾与下肢血供等方式来保证心脑血流量,不产生严重的代偿障碍及器官损害。缺氧严重可引起严重的并发症。缺氧初期通过自主神经反射兴奋交感神经,使肾上腺儿茶酚胺及皮质醇分泌增多,引起血压上升及心率加快。

此时胎儿的大脑、肾上腺、心脏及胎盘血流增加,而肾、肺、消化系统等血流减少,出现羊水减少、胎儿发育迟缓等。若缺氧继续加重,则转为兴奋迷走神经,血管扩张,有效循环血量减少,主要器官的功能由于血流不能保证而受损,于是胎心率减慢。缺氧继续发展下去可引起严重的器官功能损害,可以引起缺血缺氧性脑病甚至胎死宫内。此过程基本是低氧血症至缺氧,然后至代谢性酸中毒,主要表现为胎动减少、羊水少、胎心监护基线变异差、出现呼吸抑制。由于缺氧时肠蠕动加快,肛门括约肌松弛而引起胎粪排出。此过程可以形成恶性循环,更加重母体及胎儿的危险。不同原因引起的胎儿窘迫的表现过程可以不完全一致,所以应加强监护、积极评价、及时发现高危征象并积极处理。

三、临床表现

胎儿窘迫的主要表现为胎心音改变、胎动异常及羊水胎粪污染或羊水过少,严重者胎动消失。根据其临床表现,胎儿窘迫可以分为急性胎儿窘迫和慢性胎儿窘迫。急性胎儿窘迫多发生在分娩期,主要表现为胎心率加快或减慢;宫缩应激试验或缩宫素激惹试验等出现频繁的晚期减速或变异减速;羊水胎粪污染和胎儿头皮血 pH 下降,出现酸中毒。羊水胎粪污染可以分为三度:Ⅰ度羊水呈浅绿色;Ⅱ度羊水呈黄绿色,浑浊;Ⅲ度羊水呈棕黄色,稠厚。慢性胎儿窘迫发生在妊娠末期,常延续至临产并加重,主要表现为胎动减少或消失、无应激试验基线平直、胎儿发育受限、胎盘功能减退、羊水胎粪污染等。

四、处理原则

对急性胎儿窘迫,应积极寻找原因并给予及时纠正。若宫颈未完全扩张,胎儿窘迫情况不严重,给予吸氧,嘱产妇取左侧卧位,若胎心率变为正常,可继续观察;若宫口开全,胎先露部已达坐骨棘平面以下 3 cm,应尽快助产,使产妇经阴道娩出胎儿;若缩宫素使宫缩过强,造成胎心率减慢,应立即停止使用缩宫素,继续观察,对病情紧迫或经上述处理无效者立即剖宫产结束分娩。对慢性胎儿窘迫,应根据妊娠周数、胎儿成熟度和窘迫程度决定处理方案。首先应指导产妇采取左侧卧位,间断吸氧,积极治疗各种并发症,密切监护病情变化。若无法改善,则应在促使胎儿成熟后迅速终止妊娠。

五、护理评估

(一)健康史

了解孕产妇的年龄、生育史、内科疾病史、本次妊娠经过、分娩经过。了解有无胎儿畸形、胎盘功能的情况。

(二)身心状况

胎儿窘迫时,孕妇自感胎动增加或停止。在窘迫的早期可表现为胎动过频(24 h 多于 20 次)。若缺氧未纠正或加重,则胎动转弱且次数减少,进而消失。胎儿轻微或慢性缺氧时,胎心率加快(每分钟多于 160 次)。若长时间或严重缺氧,则胎心率减慢。若胎心率每分钟少于 100 次,则提示胎儿危险。胎儿窘迫时主要评估羊水的量和性状。

孕产妇因为胎儿的生命遭遇危险而产生焦虑,对需要手术结束分娩产生犹豫、无助感。胎儿不幸死亡的孕产妇在感情上受到强烈的创伤,通常会经历否认、愤怒、抑郁、接受的过程。

（三）辅助检查

1.胎盘功能检查

出现胎儿窘迫的孕妇一般 24 h 尿雌三醇值急骤减少 30％～40％,或于妊娠末期连续多次测定在 24 h10 mg 以下。

2.胎心监测

胎动时胎心率加速不明显,基线变异率<3 次/分钟,出现晚期减速、变异减速等。

3.胎儿头皮血的血气分析

胎儿头皮血 pH<7.20。

六、护理诊断/诊断问题

（一）气体交换受损（胎儿）

气体交换受损（胎儿）与胎盘子宫的血流改变、血流中断（脐带受压）或血流速度减慢（子宫-胎盘功能不良）有关。

（二）焦虑

焦虑与胎儿宫内窘迫有关。

（三）预期性悲哀

预期性悲哀与胎儿可能死亡有关。

七、预期目标

（1）胎儿情况改善,胎心率在每分钟 120～160 次。

（2）孕妇能运用有效的应对机制控制焦虑。

（3）产妇能够接受胎儿死亡的事实。

八、护理措施

（1）产妇取左侧卧位,间断吸氧。严密监测胎心变化,一般 15 min 听 1 次胎心或进行胎心监护,注意胎心变化。

（2）为手术者做好术前准备。如宫口开全,胎先露部已达坐骨棘平面以下 3 cm,应尽快阴道助产娩出胎儿。

（3）做好新生儿抢救和复苏的准备。

（4）心理护理。①向孕产妇提供相关信息,包括医疗措施的目的、操作过程、预期结果及孕产妇需做的配合;将真实情况告知孕产妇,有助于其减轻焦虑,也可帮助其面对现实。必要时陪伴产妇,对产妇的疑虑给予适当的解释。②对于胎儿不幸死亡的父母亲,护理人员可安排一个远离其他婴儿和产妇的单人房间,陪伴他们或安排家人陪伴他们,勿让其独处;鼓励其诉说悲伤,接纳其哭泣及抑郁的情绪,陪伴在旁,提供支持及关怀;若他们愿意,护理人员可让他们看看死婴并同意他们为死婴做一些事情,包括沐浴、更衣、命名、拍照或举行丧礼,但事先应向他们描述死婴的情况,使之有心理准备。提供足印卡、床头卡等作为纪念,帮助他们使用适合自己的压力应对技巧和方法。

九、结果评价

（1）胎儿情况改善,胎心率为每分钟 120～160 次。

（2）孕妇能运用有效的应对机制来控制焦虑，叙述心理和生理上的感受。

（3）产妇能够接受胎儿死亡的事实。

（檀东方）

第五节 产力异常

产力包括子宫收缩力、腹壁肌收缩力、膈肌收缩力及肛提肌收缩力，以子宫收缩力为主。在分娩过程中，子宫收缩的节律性、对称性及极性不正常或强度、频率有所改变，称为子宫收缩力异常。临床上分为子宫收缩乏力和子宫收缩过强两类，每类又分为协调性和不协调性。

一、子宫收缩乏力

（一）原因

1.精神因素

精神过度紧张使大脑皮质功能紊乱，睡眠少、临产后进食少以及体力消耗过多，均可导致子宫收缩乏力。子宫收缩乏力多见于初产妇，尤其是高龄初产妇。

2.头盆不称或胎位异常

胎先露部下降受阻，不能紧贴子宫下段及宫颈，因而不能引起反射性子宫收缩，导致继发性子宫收缩乏力。

3.子宫因素

子宫发育不良、子宫畸形、子宫过度膨胀、子宫肌纤维变性或子宫肌瘤等，均可引起子宫收缩乏力。

4.内分泌失调

临产后，产妇体内的雌激素、缩宫素、前列腺素、乙酰胆碱等分泌不足，孕激素下降缓慢，子宫对乙酰胆碱的敏感性降低等均可导致子宫收缩乏力。

5.对产妇的处理不当

过早地过量使用镇静止痛药物，对产妇的饮食、休息护理不当，对膀胱充盈未处理等，也可导致子宫收缩乏力。

（二）临床分类及表现

子宫收缩乏力按发生时间分为原发性和继发性两种。原发性子宫收缩乏力是指产程开始子宫收缩乏力，子宫口不能如期扩张，胎先露不能如期下降，以致产程不能进展或进展极慢。继发性子宫收缩乏力是指产程开始收缩正常，只是在产程进展到某阶段时子宫收缩转弱，产程由正常进展变为停滞不前或进展缓慢。

子宫收缩乏力按生理机制分为协调性和不协调性两种。

1.协调性子宫收缩乏力（低张性子宫收缩乏力）

子宫收缩具有正常的节律性、对称性和极性，但收缩力弱，子宫腔压力低于 2.0 kPa（15 mmHg），持续时间短，间歇时间长而不规律，子宫收缩少于每 10 分钟 2 次。子宫收缩达高峰时，子宫体不隆起和变硬，用手指压子宫底部肌壁仍可出现凹陷，导致产程延长或停滞。产妇多无不适感。产程延长或滞产使产妇休息差,进食少,而出现脱水、电解质紊乱、尿潴留等表现。由于子宫腔内压力低,对胎儿的影响不大。

2.不协调性子宫收缩乏力(高张性子宫收缩乏力)

子宫收缩的极性倒置,子宫收缩不起自两侧子宫角部,子宫收缩的兴奋点来自子宫的一处或多处,节律不协调。子宫收缩时下段强、上段弱,在子宫收缩间歇期子宫壁不能完全放松,收缩不协调,影响子宫有效地收缩和缩复,致使子宫口不能扩张,胎先露不能下降,属于无效子宫收缩。产妇自觉下腹部持续疼痛,拒按,烦躁不安,可出现脱水、电解质紊乱、肠胀气、尿潴留等表现。胎心音听诊不清或不规律。

3.产程曲线异常

(1)第一产程。①潜伏期延长:从临床开始至子宫口开大 3 cm 为潜伏期。初产妇正常约需 8 h,超过 16 h 为潜伏期延长。②活跃期延长:从子宫口开大 3 cm 至子宫口开全为活跃期。初产妇正常约需 4 h,超过 8 h 为活跃期延长。③活跃期停滞:进入活跃期后,子宫颈口不再扩张超过 2 h,为活跃期停滞。④胎头下降延缓或阻滞:活跃晚期至子宫口开大 9~10 cm,正常情况下初产妇平均每小时胎头下降约 1.2 cm。若胎头下降速度小于每小时 1 cm 为胎头下降延缓;胎头停留在原处不下降超过 1 h,称胎头下降停滞。

(2)第二产程。①第二产程延长:初产妇的第二产程超过 2 h,经产妇的第二产程超过 1 h 尚未分娩,称第二产程延长。②第二产程停滞:第二产程胎头下降无进展达 1 h 或以上,称第二产程停滞。

(3)第三产程:从胎儿娩出后至胎盘娩出为第三产程,正常需 5~15 min。若胎儿娩出 30 min 后胎盘仍未娩出为胎盘滞留。

(4)滞产:总产程超过 24 h 为滞产。

(三)对母儿的影响

1.对产妇的影响

因产程延长,产妇休息不好,进食少,精神疲惫与体力消耗,可出现疲乏无力、肠胀气、尿潴留等,重者可引起脱水、酸中毒、低血钾,加重子宫收缩乏力。第二产程延长、胎头持续压迫膀胱或直肠,可导致组织缺血、水肿、坏死而形成生殖道瘘。子宫收缩乏力不利于胎盘剥离娩出,子宫血窦关闭易发生产后出血。产程进展慢或滞产、多次肛门检查或阴道检查、胎膜早破、产后出血等均可增加感染的机会。

2.对胎儿、新生儿的影响

产程延长、子宫收缩不协调导致胎盘血液循环受阻、供氧不足,胎膜早破、脐带受压或脱垂,易发生胎儿窘迫,造成新生儿窒息或死亡。产程延长,手术机会增多,易引起新生儿产伤、新生儿窒息及颅内出血等。

(四)处理原则

(1)对协调性子宫收缩乏力,首先应寻找原因并针对原因给予相应处理。若发现头盆不称,胎位异常,估计胎儿不能从阴道分娩,应及时行剖宫产。估计能从阴道分娩,则为产妇提供休息的条件,为其补充营养、水及电解质,纠正酸中毒,加强子宫收缩。根据产程进展和胎先露的下降情况,做出恰当的处理。

(2)对不协调性子宫收缩乏力的处理原则是调整子宫收缩,恢复子宫收缩的极性。肌内注射 100 mg 哌替啶,使产妇充分休息,多数不协调性子宫收缩能恢复为协调性子宫收缩。若经过上

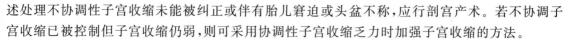

述处理不协调性子宫收缩未能被纠正或伴有胎儿窘迫或头盆不称,应行剖宫产术。若不协调子宫收缩已被控制但子宫收缩仍弱,则可采用协调性子宫收缩乏力时加强子宫收缩的方法。

（五）护理评估

1.病史

通过询问或查阅产前检查记录评估胎儿大小、头盆关系、羊水多少等。临产后重点评估产妇的休息、睡眠、进食、排泄情况、精神状态,是否高度紧张和恐惧,评估子宫收缩开始的时间、频率、强度及产妇对子宫收缩的耐受程度,评估产妇及其家属对分娩方式和新生儿的期望情况。

2.身心状况

通过一般体格检查,评估产妇的体质量、血压、脉搏、呼吸、神志、精神状态、皮肤弹性等。通过手法触摸或用胎儿电子监护仪监测评估子宫收缩的节律性、持续时间、间歇时间及子宫收缩的强度。评估产妇的自觉症状及行为表现,注意产妇有无烦躁不安、呼痛不已、疲乏无力、肠胀气、尿潴留、焦虑、恐惧等表现。评估胎儿宫内状况,注意观察胎心音的变化情况,评估产程的进展情况。

（1）协调性子宫收缩乏力者在产程刚开始时无特殊不适,精神好,进食正常,睡眠可,当产程延长或产程进展缓慢,则出现焦虑情绪,睡眠差,进食少,甚至出现肠胀、排尿困难等。其对阴道分娩失去信心,通常要求剖宫产以及早结束分娩。

（2）不协调性子宫收缩乏力者于产程开始就因腹痛而呼叫不已,烦躁不安,不肯进食,休息差,显得疲乏无力,拒绝触摸子宫收缩。胎心音过快或偏慢或不规则,子宫收缩应激试验检查出现重度变异减速或出现晚减速。检查发现产程进展缓慢甚至停滞,产妇及其家属显得紧张、焦虑和恐惧。

3.辅助检查

（1）尿液检查:尿酮可呈阳性。

（2）生化检查:可出现钾离子、钠离子、钙离子、氯离子浓度的改变,二氧化碳结合力降低。

（六）护理诊断

1.疼痛

其与子宫收缩不协调、子宫肌纤维间歇期不完全放松有关。

2.疲乏

其与产程延长、产妇进食和休息差、产妇体力消耗及水和电解质紊乱等有关。

3.有胎儿受伤的危险

其与产程延长及不协调性子宫收缩导致胎盘血液循环受阻有关。

4.有体液不足的危险

其与进食少、产程延长导致脱水有关。

5.有感染的危险

其与产程延长或停滞、多次肛门检查或阴道检查、破水时间长等有关。

6.焦虑、恐惧

其与产程延长或停滞导致分娩压力增大有关。

7.潜在并发症——产后出血

其与子宫收缩乏力不利于胎盘剥离娩出及子宫血窦关闭有关。

（七）护理目标

（1）促进待产妇的身心舒适。

（2）维持水、电解质平衡。

（3）增进母体与胎儿的健康。

（4）不发生感染及产后出血。

（八）护理措施

1.预防子宫收缩乏力的发生

（1）加强孕期保健：对孕妇进行产前教育，使其了解妊娠、分娩的生理过程，使其掌握临产的征象，避免过早住院待产。定期产前检查，发现异常及时处理。

（2）加强分娩期护理：为待产妇提供舒适、安静的待产环境，允许家属陪伴，以减轻待产妇的焦虑和恐惧心理。护理人员应多陪伴待产妇，并多与其交谈，鼓励她们说出感受，及时回答她们所提出的问题，随时将产程进展的情况及胎儿宫内状况告知待产妇及其家属，使待产妇心中有数，对分娩充满信心，并鼓励家属为待产妇提供心理支持。注意观察待产妇的进食、休息、大小便情况。嘱其进食易消化、富含营养、高热量的半流质食物，并多饮水；督促待产妇 2～4 h 解一次小便，并观察尿量，以免膀胱充盈影响子宫收缩；指导待产妇子宫收缩时使用腹部按摩法、放松以及深呼吸等以减轻子宫收缩痛。定时听诊胎心音，肛门检查以了解子宫口扩张、胎先露下降的情况。及时、正确地描绘产程图，发现异常，及时报告医师。

2.配合治疗，积极处理

若有协调性子宫收缩乏力，应协助医师寻找病因，再针对病因进行恰当处理。对有明显头盆不称者，应做好剖宫产的术前准备。对无头盆不称拟定经阴道分娩者，应积极改善其全身状况，遵医嘱给予哌替啶（潜伏期）或地西泮（活跃期）；对进食少者可遵医嘱静脉滴注葡萄糖注射液、维生素 C，伴酸中毒时应补充碳酸氢钠溶液。对排尿困难者先行诱导法，无效则采用导尿术以排空膀胱，促进子宫收缩。经镇静、纠酸补液 2～4 h，子宫收缩未加强，初产妇宫颈开大小于 4 cm 且胎膜未破，可给予肥皂水灌肠，促进肠蠕动，使其排出粪便及积气，刺激子宫收缩。如经过上述处理子宫收缩仍弱，可选用下列方法加强子宫收缩。

（1）人工破膜：对宫口开大 3 cm 或以上、无头盆不称、胎头已衔接者，可行人工破膜。破膜后，胎头直接紧贴子宫下段及子宫颈，引起反射性子宫收缩，从而加速产程进展。注意破膜时需检查有无脐带先露，而且应在子宫收缩间歇期进行，并观察羊水的性状及羊水量，同时做好记录。破膜后立即听胎心音。有学者主张对胎头未衔接者也可行人工破膜，认为破膜可促进胎头下降入盆，对此种情况，行人工破膜术者应把手指应停留在待产妇的阴道内，经过 1～2 次子宫收缩，待胎头入盆后再将手指取出，并可参考 Bishop 提出的宫颈成熟度评分法（表 10-3）估计加强子宫收缩措施的效果。若得分为 3 分及 3 分以下，人工破膜的效果不好，应采用其他方法；得分为 4～6 分，成功率约为 50%；得分为 7～9 分，成功率约为 80%；得分 9 分以上表示成功。

表 10-3　Bishop 宫颈成熟度评分法

指标	分数			
	0	1	2	3
子宫口开大（cm）	0	1～2	3～4	5～6
子宫颈管消退（%）	0～30	40～50	60～70	80～100

指标	分数			
	0	1	2	3
胎先露位置(cm) (坐骨棘水平＝0)	−3	−2	−1～0	＋1～＋2
子宫颈硬度	硬	中	软	
子宫口位置	后	中	前	

(2)遵医嘱静脉推注地西泮 10 mg。地西泮能使子宫颈平滑肌松弛,软化子宫颈,促进子宫颈扩张。静脉推注时应注意速度要慢,一般是 3～5 min 推完。

(3)静脉滴注缩宫素。应注意其禁忌证:①头盆不称。②不协调性子宫收缩乏力。③胎位异常。④骨盆狭窄。⑤子宫有手术瘢痕。⑥胎儿宫内窘迫。

静脉滴注缩宫素时需专人守护,随时调节浓度;宜从小剂量开始使用,即把缩宫素 1～2 U 加入 500 mL 液体中,从 8 滴/分钟开始,根据子宫收缩进行调整,通常不超过 30 滴/分钟;对不敏感者可逐渐增加缩宫素的剂量,但通常不超过 5 U/500 mL 液体,维持子宫收缩间隔 2～3 min,持续时间 40～60 s。密切观察子宫收缩、胎心音、待产妇的血压及一般情况,若出现不协调性子宫收缩或胎心音异常、水中毒等表现时则应停药。经过上述处理后,一般子宫收缩加强,产程进展顺利,若在观察处理的过程中出现胎儿宫内窘迫,虽经上述处理子宫收缩已转为正常,但产程进展不佳,应做好剖宫产的术前准备。若第三产程出现继发性子宫收缩乏力,无头盆不称,应静脉滴注缩宫素以加强子宫收缩,等待自然分娩或行阴道助产术。第二产程中预防产后出血,当胎儿前肩娩出时,即肌内注射或静脉滴注缩宫素 10～20 U,胎盘娩出后可加大子宫收缩剂的剂量,以预防产后出血。在产程观察中应尽量减少肛门检查次数或避免不必要的阴道检查,需做阴道检查时应严格无菌操作。对破膜时间＞12 h、总产程＞24 h、肛门检查或阴道操作多者,应按医嘱给予抗生素预防感染。

对不协调性子宫收缩乏力者,遵医嘱肌内注射哌替啶 100 mg 或吗啡 10～15 mg,使其充分休息。耐心细致地向待产妇解释疼痛的原因,指导待产妇采用放松技巧、深呼吸、按摩下腹部等方法减轻疼痛,增加舒适感。将处理方法及时告诉待产妇,并做好解释工作,争取待产妇及其家属的配合。多数待产妇经镇静处理,均能恢复正常子宫收缩。若子宫收缩仍不协调或伴胎儿窘迫、头盆不称等情况,应及时通知医师,并做好剖宫产手术和抢救新生儿的准备工作。若子宫收缩已恢复协调性但不强,则采用协调性子宫收缩乏力时加强子宫收缩的方法。

(4)帮助待产妇及其家属了解引起子宫收缩乏力的原因及子宫收缩乏力对母亲与胎儿的影响,以缓解其焦虑;解释目前发生的状况和有关的治疗护理计划,给予精神上的支持。提供减轻疼痛的方法,有利于待产妇身心放松、焦虑减轻、节省体力,以应付分娩过程。

(九)评价

(1)待产妇能重新获得有效的子宫收缩形态。

(2)待产妇自觉疼痛、焦虑、恐惧感减轻,舒适度增加。

(3)待产妇的水、电解质平衡,母婴平安度过分娩期。

(4)产妇的体温、脉搏、呼吸、血压及血象正常,未发生感染及产后出血。

二、子宫收缩过强

（一）分类

1.协调性子宫收缩过强

子宫收缩的节律性、对称性和极性正常，仅子宫收缩力过强，子宫收缩过频。若产道无梗阻，子宫颈在短时间内迅速开全，分娩在短时间内结束，总产程不足 3 h，称为急产。急产多见于经产妇。

2.不协调性子宫收缩过强

（1）强直性子宫收缩：并非子宫肌组织功能异常，子宫颈内口以上部分的子宫肌层出现强直性痉挛性收缩几乎均是由外界因素引起的。

（2）子宫痉挛性狭窄环：指子宫壁某部分肌肉痉挛性不协调性收缩所形成的环状狭窄，持续不放松。多在子宫上下段交界处，也可在胎体某一狭窄部，常见于胎颈、胎腰处（图 10-9）。

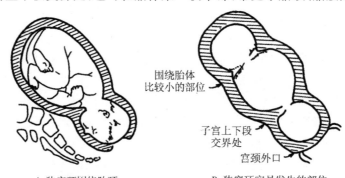

A.狭窄环围绕胎颈　　　　　　B.狭窄环容易发生的部位

图 10-9　子宫痉挛性狭窄环的多发部位

（二）临床表现

1.协调性子宫收缩过强

产妇往往有痛苦面容，大声叫喊。宫缩 1～2 min 一次，持续时间达 60 s 或更长。听诊胎心音，可出现加快、减慢或不规则等胎儿缺氧的表现。

2.强直性子宫收缩

产妇出现持续性腹痛、烦躁不安、拒按。胎方位触诊不清，胎心音听不清。有时可在脐下或平脐处见一处环状凹陷，即病理性缩复环，有压痛，可随子宫收缩而上升，还可出现血尿。

3.子宫痉挛性狭窄环

产妇出现持续性腹痛、烦躁不安、宫颈扩张缓慢，胎先露部下降停滞，胎心音时快时慢。阴道检查可触及狭窄环，特点是此环不随子宫收缩上升。

（三）对母儿的影响

1.对母体的影响

子宫收缩过强、过频、产程过快，易引起软产道损伤，若有梗阻，则可发生子宫破裂，危及母体生命。接产时来不及消毒易发生产褥感染。产后子宫肌纤维缩复不良可导致产后出血、胎盘滞留。子宫痉挛性狭窄环虽不是病理性缩复环，但产程延长、产妇疲乏无力也容易导致产妇衰竭，手术产的机会增多。

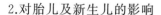

2.对胎儿及新生儿的影响

强烈而过频的子宫收缩影响胎盘血液循环，易发生胎儿窘迫、新生儿窒息甚至胎死宫内。胎儿娩出过快或产程停滞可引起新生儿颅内出血，如来不及消毒即分娩易发生新生儿感染。分娩时若新生儿坠地可导致骨折、外伤。

（四）处理原则

1.急产

凡有急产史的孕妇在预产期前1～2周不宜外出，可提前住院待产。产程发动时即应做好接生准备，并积极预防母儿并发症。

2.强直性子宫收缩

一旦确诊，立即给予宫缩抑制剂，若属梗阻性应立即行剖宫产术。

3.子宫痉挛性狭窄环

仔细寻找原因，及时给予纠正，解除痉挛，根据母儿情况决定分娩方式。

（五）护理评估

1.病史

认真查阅产前检查记录，了解骨盆及胎儿的大小，注意有无头盆不称及妊娠并发症等情况。仔细询问分娩发动的时间、宫缩频率、强度及孕妇的感受，注意评估孕妇的精神状态、产程中有无阴道操作及应用缩宫素等病史，如有缩宫素的使用史，应评估其所用的剂量、每分钟滴数、有无应用禁忌证等。

2.身心状态

急产时，因孕妇毫无思想准备，突感腹部阵痛难忍，束手无策，大声叫喊；尤其是在周围没有医务人员及家属的情况下，孕妇极感恐惧、无助，担心胎儿及自身的安危。不协调性子宫收缩过强使孕妇持续性腹痛，疼痛难忍，显得烦躁不安。子宫颈扩张缓慢、产程长、大声叫喊、躁动等导致体力消耗，往往使产妇出现衰竭的表现。如产道梗阻或不恰当地使用缩宫素，下腹部可出现病理性收缩环，孕妇出现自解小便困难或血尿等先兆子宫破裂的征象。

3.诊断检查

（1）一般检查：测体温、脉搏、血压，检查孕妇的一般情况。

（2）产科检查：发现子宫收缩持续时间长，间歇时间短，松弛不良，子宫收缩时宫内压力高，宫体硬。胎方位不清，胎心音时快时慢或听不清。如产道有梗阻，可在腹部见到一处环状凹陷，可随子宫收缩而上升，膀胱充盈，子宫下段有压痛。

（3）肛查或阴道检查：协调性子宫收缩过强，产程进展快，胎头下降迅速；不协调性子宫收缩过强，子宫颈口扩张缓慢，胎头不下降，产程停滞。痉挛性子宫收缩过强，经阴道检查可触及狭窄环，此环不随子宫收缩而上升。

（4）实验室检查：尿常规检查可出现肉眼或镜下血尿，生化检查可出现电解质紊乱。

（六）护理诊断

1.疼痛

其与子宫收缩过强有关。

2.焦虑

其与担心胎儿及自身的安危有关。

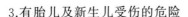

3.有胎儿及新生儿受伤的危险

其与子宫收缩过强、胎盘血液循环受阻、胎儿缺氧、胎儿娩出过快或产程停滞导致新生儿颅内出血、急产时来不及接生使新生儿坠地等有关。

4.有组织损伤的危险

其与产程过快导致软产道裂伤、强直性子宫收缩致子宫破裂有关。

5.有感染的危险

其与产程过快,来不及消毒有关。

6.潜在并发症——出血性休克

其与强直性子宫收缩导致子宫破裂有关。

（七）护理目标

(1)待产妇能应用减轻疼痛的常用技巧来减轻疼痛。

(2)待产妇及其家属的焦虑程度减轻或缓解。

(3)不因护理不当而出现胎儿及新生儿损伤。

(4)不因护理不当而出现母体并发症。

（八）护理措施

1.预防子宫收缩过强所致的母儿损伤

(1)有急产史的孕妇提前2周住院待产,嘱其不要外出,以防院外分娩造成损伤和意外。加强巡视,一旦孕妇出现产兆应立即将其转入待产室,并嘱其卧床休息。产妇需解大小便时,护理人员先查宫口开大及胎先露下降的情况,产妇不可随意去厕所,以防在厕所分娩,造成意外伤害。

(2)持续评估子宫收缩情况,密切观察产程进展。常规监测子宫收缩的强度和频率、胎心率及母体生命体征的变化,若发现异常,及时通知医师,并协助医师做好恰当处理。如属急产,教会产妇在子宫收缩时做深呼吸动作,可减缓分娩,提早做好接生及抢救新生儿的准备。分娩时尽可能做会阴侧切,以防会阴扩张不充分而发生撕裂,产后仔细检查产道,有损伤时及时缝合。对新生儿按医嘱肌内注射维生素 K_1,预防颅内出血。发现不协调性子宫收缩时,应立即停止滴注催产素或停止阴道检查等一切刺激;按医嘱给予子宫收缩抑制剂或镇静剂,以抑制子宫收缩或缓解痉挛;根据子宫收缩恢复的情况、胎儿宫内的情况、宫口开大的情况等选择适当的分娩方式。对可经阴道分娩者做好阴道助产及新生儿抢救的准备,对需剖宫产者应尽快完善术前准备。

2.缓解疼痛,减轻焦虑

采取支持性措施,促进孕妇舒适,为孕妇提供舒适的待产环境。嘱其取左侧卧位并给予吸氧,以提高血氧含量,减轻胎儿缺氧。多陪伴孕妇并多与其交谈,以分散其注意力,随时向孕妇及其家属解释目前的产程进展、胎儿宫内状况及治疗护理计划,以减轻其焦虑的程度。指导孕妇深呼吸或采用放松技巧、按摩下腹部及腰骶部以减轻疼痛。帮助孕妇及时拭干身上的汗液,换上干净衣服,以增加其舒适感。

3.预防感染

对来不及消毒即分娩的产妇,产后常规给予抗生素以预防感染,对新生儿应尽早肌内注射破伤风抗毒素。产后密切观察子宫复旧、生命体征及伤口的情况,发现异常,及时处理。

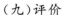

（九）评价

（1）待产妇及时恢复正常的子宫收缩形态。

（2）待产妇能正确应用减轻疼痛的技巧，其疼痛、焦虑的程度减轻，自诉舒适感增加。

（3）产妇的生命体征正常，未出现感染及产后出血征象。

（4）产妇的分娩过程顺利，母婴平安。

（檀东方）

第六节　催产、引产

一、概述

（一）定义

1.催产

催产是指正式临产后子宫收缩乏力，需用人工方法及药物等，加强子宫收缩，促进产程进展，以减少由产程延长而导致的母儿并发症。催产的常用方法包括人工破膜、应用缩宫素、刺激乳头、自然催产（如活动和变换体位）。

2.引产

引产是指在自然临产之前通过药物等使产程发动，达到分娩的目的，是产科处理高危妊娠常用的手段之一。引产是否成功主要取决于宫颈成熟度。但如果应用不得当，将危害母儿健康，因此，应严格掌握引产的指征，规范操作，以减少并发症的发生。促子宫颈成熟的目的是促进子宫颈变软、变薄并扩张，降低引产的失败率，缩短从引产到分娩的时间。若引产指征明确，但子宫颈条件不成熟，应采取促进宫颈成熟的方法。

（二）主要作用机制

1.催产

通过输入人工合成缩宫素和/或刺激内源性缩宫素的分泌，增加缩宫素与体内缩宫素受体的结合，达到诱发和增强子宫收缩的目的。

2.引产

通过在子宫颈口放置前列腺素制剂，改变子宫颈状态，使子宫颈变软、变薄并扩张；或通过人工破膜、机械性扩张等，刺激内源性前列腺素释放，诱发子宫收缩，从而促使产程发动，达到分娩的目的。

（三）原则

严格掌握催产、引产的指征，规范操作，以减少并发症的发生。

二、护理评估

（一）健康史

了解既往病史、孕产史、分娩史、月经周期及末次月经、本次妊娠经过，查看历次产前检查记录，核对孕周。

（二）生理状况

1.评价宫颈成熟度

目前公认的评估成熟度常用的方法是 Bishop 评分法,包括子宫口开大、子宫颈管消退、胎先露位置、子宫颈硬度、子宫口位置五项指标,满分 13 分,评分≥6 分提示宫颈成熟。评分越高,引产成功率越高。评分<6 分提示宫颈不成熟,需要促进宫颈成熟。

2.产科检查

判断是否临产及产程进展(子宫收缩有规律,每小时子宫口开大 1 cm),判断母儿头盆关系。

3.辅助检查

行胎心监护,了解胎儿宫内状况;行超声检查,了解胎盘功能及胎儿成熟度。

（三）适应证和禁忌证

1.引产的主要指征

(1)延期妊娠(妊娠已达 41 周仍未临产)或过期妊娠。

(2)达到一定孕周并具有阴道分娩条件。

(3)母体合并严重疾病(如严重的糖尿病、高血压、肾病),需提前终止妊娠。

(4)足月妊娠,胎膜早破,2 h 以上未临产。

(5)有胎儿及其附属物因素,如严重胎儿生长受限、死胎及胎儿严重畸形;有附属物因素,如羊水过少、生化或生物物理监测指标提示胎盘功能不良,但胎儿尚能耐受子宫收缩。

2.引产绝对禁忌证

(1)孕妇严重合并症及并发症,不能耐受阴道分娩或不能阴道分娩(如有心功能衰竭、重型肝肾疾病、重度子痫前期并发器官功能损害)。

(2)有子宫手术史,主要是指古典式剖宫产术、未知子宫切口的剖宫产术、穿透子宫内膜的肌瘤剔除术。

(3)有完全性及部分性前置胎盘和前置血管。

(4)明显头盆不称,不能经阴道分娩。

(5)胎位异常,估计经阴道分娩困难。

(6)有宫颈浸润癌。

(7)有某些生殖道感染性疾病,如疱疹感染活动期。

(8)有未经治疗的人类免疫缺陷病毒感染。

(9)对引产药物过敏。

(10)其他引产绝对禁忌证包括生殖道畸形或有手术史,软产道异常,产道阻塞,估计经阴道分娩困难;严重胎盘功能不良,胎儿不能耐受阴道分娩;脐带先露或脐带隐性脱垂。

3.引产相对禁忌证

(1)胎位为臀位(符合阴道分娩条件)。

(2)羊水过多。

(3)双胎或多胎妊娠。

(4)分娩次数≥5 次。

4.催产主要适应证

催产的主要适应证有宫颈成熟的引产;协调性子宫收缩乏力;死胎,无明显头盆不称。

5.缩宫素应用禁忌证

(1)胎位异常或子宫张力过大时避免使用缩宫素。

(2)有多次分娩史(6次以上)者避免使用缩宫素。

(3)有瘢痕子宫(既往有古典式剖宫产术史)且胎儿存活者禁用缩宫素。

6.前列腺素制剂应用禁忌证

(1)待产妇有下列疾病,包括哮喘,青光眼,严重肝、肾功能不全,急性盆腔炎,前置胎盘或不明原因阴道流血等。

(2)待产妇有急产史或有3次以上足月产史。

(3)瘢痕子宫妊娠。

(4)待产妇有宫颈手术史或宫颈裂伤史。

(5)待产妇已临产。

(6)Bishop评分≥6分。

(7)胎先露异常。

(8)可疑胎儿窘迫。

(9)正在使用缩宫素。

(10)待产妇对地诺前列酮或任何赋形剂成分过敏。

(四)心理-社会因素

(1)产妇渴望完成分娩,难以忍受缓慢的产程进展。

(2)产妇担心孩子在子宫内的情况,又担心催产、引产方法及药物对孩子不好。

(3)产妇害怕疼痛,自感无力应对,担心强烈的子宫收缩会导致子宫破裂。

(4)产妇担心引产不成功,要行剖宫产。

三、护理措施

(一)引产的护理

(1)核对预产期,确定孕周。

(2)查看医师查房记录和辅助检查结果,了解宫颈成熟度、胎儿成熟度、头盆关系、妊娠合并症及并发症的防治方案。

(3)协助完成胎心监护和超声检查,了解胎儿宫内状况。

(4)若胎肺未成熟,遵医嘱,先完成促进胎肺成熟治疗。

(5)根据医嘱准备药物。①可控释地诺前列酮栓:是可控制释放的前列腺素 E_2 栓剂,含有10 mg 地诺前列酮,以 0.3 mg/h 的速度缓慢释放,需低温保存。②米索前列醇:是人工合成的前列腺素 E_1 制剂,有 100 μg 和 200 μg 两种片剂。

(6)做好预防并发症的准备,包括阴道助产及剖宫产的人员和设备准备。

(二)用药护理

协助医师完成药物置入,并记录上药时间。

1.用可控释地诺前列酮栓促进宫颈成熟

(1)方法:给外阴消毒后将可控释地诺前列酮栓置于阴道后穹隆深处,并旋转90°角,使栓剂横置于阴道后穹隆,在阴道口外保留 2～3 cm 终止带以便于取出。

(2)护理:置入地诺前列酮栓后,嘱待产妇平卧 20～30 min 以利于栓剂吸水膨胀;2 h 后经复查,栓剂仍在原位,待产妇可下地活动。

2.用米索前列醇促进宫颈成熟

(1)方法:给外阴消毒后将米索前列醇置于阴道后穹隆深处,每次在阴道内放药剂量为25 μg,放药时不要将药压成碎片。

(2)护理:用药后,密切监测子宫收缩、胎心率及母儿状况。

3.药物取出指征

出现下列情况,应通知医师评估后取出药物。①子宫收缩规律,Bishop 评分≥6 分。②自然破膜或行人工破膜术。③子宫收缩过频(10 min 5 次及以上)。④置药 24 h。⑤有胎儿出现不良状况的证据:胎动减少或消失,胎动过频,电子胎心监护结果分级为Ⅱ类或Ⅲ类。⑥出现不能用其他原因解释的母体不良反应,如恶心、呕吐、腹泻、发热、低血压、心动过速或阴道流血增多。

(三)催产护理

根据产程评估情况,选择催产方法,并准备相应设备、用具和药品。

(1)对选择人工破膜者,按人工破膜操作准备。

(2)对选择自然催产法者,提供活动、变换体位、进食和饮水的支持和指导。

(3)对选择应用缩宫素者,遵医嘱准备药物及溶酶、胎心监护仪,安排专人守护。

(四)用药护理

应用缩宫素。

(1)开放静脉通道。先接入乳酸钠林格注射液 500 mL(不加缩宫素),行静脉穿刺,按8 滴/分钟调节好滴速。

(2)遵医嘱,配置缩宫素。将 2.5 U 缩宫素加入 500 mL 乳酸钠林格液,充分摇匀,配成0.5‰的缩宫素溶液,相当于每毫升液体含 5 mU 缩宫素,以每毫升 15 滴计算相当于每滴含 0.33 mU 缩宫素。从每分钟 8 滴开始。若使用输液泵,起始剂量为 0.5 mL/min。

(3)根据子宫收缩、胎心情况调整滴速,一般每隔 20 min 调整 1 次。应用等差法,即从每分钟 8 滴调整至 16 滴,再增至 24 滴;为安全起见也可从每分钟 8 滴开始,每次增加 4 滴,直至出现有效子宫收缩(10 min 内出现 3 次子宫收缩,每次子宫收缩持续 30~60 s)。最大滴速不得超过每分钟 40 滴。如达到最大滴速仍不出现有效子宫收缩,可增加缩宫素的浓度,但缩宫素的应用量不变。增加浓度的方法是向 500 mL 乳酸钠林格注射液中加 5 U 缩宫素,先将滴速减半,再根据子宫收缩情况进行调整,增加浓度后,最大滴速为每分钟 40 滴,原则上不再增加滴数和缩宫素浓度。

(4)专人守护,密切监测子宫收缩情况、产程进展及胎心率变化。建议有条件者使用胎儿电子监护仪来连续监护。

(五)心理护理

(1)关注待产妇焦虑、紧张的程度;营造安全、舒适的环境,缓解其紧张情绪,降低焦虑水平。

(2)向待产妇及其家属讲解催产、引产相关知识。

(3)专人守护,增加待产妇的安全感,降低发生风险的可能。

(4)允许家属陪伴,可降低待产妇的焦虑水平。

(六)危急状况处理

若出现子宫收缩过强/过频(连续两个 10 min 内都有 6 次或以上子宫收缩,或者子宫收缩持续时间超过 120 s),胎心率变化(多于每分钟 160 次或少于每分钟 110 次,子宫收缩过后不恢复),子宫病理性缩复环,待产妇呼吸困难等,应进行下述处理。

（1）立即停止使用催产、引产药物。

（2）立即改变待产妇的体位，呈左侧卧位或右侧卧位；面罩吸氧，10 L/min；静脉输液（不含缩宫素）。

（3）报告责任医师，遵医嘱静脉注射子宫松弛剂，如利托君或25％硫酸镁。

（4）立即行阴道检查，了解产程进展，对未破膜者给予人工破膜，观察羊水有无胎粪污染，若有，评估其程度。

（5）如果胎心率不能恢复正常，进行剖宫产的准备。

（6）如母儿情况、时间及条件允许，可考虑转诊。

四、健康指导

（1）向待产妇及其家属讲解催产、引产的目的、药物和方法。

（2）讲解催产、引产的注意事项。①不得自行调整缩宫素的滴注速度。②未征得护理人员的允许，不得自行改变体位及下床活动。

（3）指导待产妇利用呼吸的方法来放松及减轻子宫收缩痛。

五、注意事项

（1）严格掌握适应证及禁忌证，杜绝无指征的引产。

（2）催产、引产前，一定要认真阅读病历资料，仔细核对预产期，尽量避免被动、单纯地执行医嘱，防止人为的早产和不必要的引产。

（3）严格遵循操作规范，正确选择催产方法，尽量应用自然催产法。

（4）遵医嘱准备和使用药物时，认真核对药物的名称、用量、给药途径及方法，确保操作准确无误，不能随意更改药物剂量、浓度及给药速度。

（5）密切观察母儿情况，包括子宫收缩强度、频率、持续时间，产程进展及胎心率变化。有条件的医院，应常规进行胎心监护并随时分析监护结果，及时记录。

（6）对于促进宫颈成熟引产者，如需加用缩宫素，应该在最后一次放置米索前列醇后4 h以上，阴道检查证实药物已经吸收；取出地诺前列酮栓至少30 min后方可加缩宫素。

（7）应在产房观察应用米索前列醇者，监测子宫收缩和胎心率，如放置后6 h仍无子宫收缩，在重复使用米索前列醇前应行阴道检查，重新评估宫颈成熟度，了解原来放置的药物是否溶化、吸收，如药物未溶化和吸收，则不宜再放。每天放置药物的总量不得超过50 μg，以免药物吸收过多。一旦出现子宫收缩过频，应立即进行阴道检查，并取出残留药物。

（8）因个体对缩宫素的敏感度差异极大，应用时应特别注意：①要有专人观察子宫收缩强度、频率、持续时间及胎心率变化并及时记录，调好子宫收缩后行胎心监护。破膜后要观察羊水量及有无胎粪污染，若有，判断胎粪污染的程度。②应从小剂量开始，循序增量。③禁止肌内、皮下、穴位注射及鼻黏膜用药。④输液量不宜过大，以防止发生水中毒。⑤警惕变态反应。⑥子宫收缩过强，应及时停用缩宫素，必要时使用子宫收缩抑制剂。

（9）因缩宫素的应用可能会影响体内激素的平衡和产后子宫收缩，而愉悦的心情会增加内源性缩宫素的分泌，故应创造条件，改变分娩环境，允许产妇的家属陪伴，让产妇愉快、舒适、充满自信，保持内源性缩宫素的分泌，尽量少用或不用缩宫素。

（檀东方）

第十一章

儿科护理

第一节 小儿气胸

胸膜腔内积气称为气胸。创伤性气胸的发生率在钝性伤中占 15％～50％，在穿透性伤中占 30％～87.6％。锐器伤或火器伤穿通胸壁，伤及肺、支气管和气管或食管，亦可引起气胸，且多为血气胸或脓气胸。偶尔在闭合性或穿透性膈肌破裂时伴有胃破裂而引起脓气胸。

一、分类

根据空气通道的状态以及胸膜腔压力的改变，气胸分为闭合性、张力性和开放性气胸。

（一）闭合性气胸

气胸多来源于钝性伤所致肺破裂，也可来源于细小胸腔穿透伤引起的肺破裂。空气经胸壁小创口进入后随即创口闭合，胸膜腔仍与外界隔绝，胸膜腔内压力仍低于大气压，也可引起气胸。

（二）张力性气胸

胸壁、肺、支气管或食管上的创口呈单向活瓣，与胸膜腔相交通，吸气时活瓣开放，空气进入胸膜腔，呼气时活瓣关闭，空气不能从胸膜腔排出，因此随着呼吸，伤侧胸膜腔内压力不断升高，以致超过大气压，形成张力性气胸，又称压力性气胸或活瓣性气胸。伤侧肺组织高度受压缩，并将纵隔推向健侧，使健侧肺亦受压缩，从而使通气面积减少和产生肺内分流，引起严重呼吸功能不全和低氧血症。同时，纵隔移位使心脏大血管扭曲，再加上胸腔压力升高，常伴有的纵隔气肿压迫心脏、大静脉和肺血管，造成回心静脉血流受阻，心排血量减少，引起严重的循环功能障碍甚至休克。

（三）开放性气胸

火器伤或锐器伤造成胸壁缺损创口，胸膜腔与外界大气直接相交通，空气可随呼吸自由进入胸膜腔，形成开放性气胸。伤侧胸腔压力等于大气压，肺受压而萎陷，萎陷的程度取决于肺的顺应性和胸膜有无粘连。健侧胸膜腔内仍为负压，使纵隔向健侧移位，健侧肺亦有一定程度的萎陷。健侧胸腔压力仍可随呼吸周期而增减，从而引起纵隔摆动（或扑动）和残气对流（或摆动气），导致严重的通气、换气功能障碍。纵隔摆动引起心脏大血管来回扭曲以及胸腔负压受损，使静脉血回流受阻，心排血量减少。

二、诊断

（一）闭合性气胸

闭合性气胸根据胸膜腔积气量及肺的萎陷程度可分为小量、中量和大量气胸。小量气胸指肺萎陷为 30% 以下，患儿可无明显呼吸与循环功能紊乱。中量气胸的肺萎陷为 30%～50%，而大量气胸的肺萎陷为 50% 以上，均可出现胸闷、气急等低氧血症的表现。查体可见气管向健侧偏移，伤侧胸部叩诊呈鼓音，呼吸音明显减弱或消失，少部分患儿可出现皮下气肿，而且皮下气肿常在肋骨骨折部位。X 线胸片是诊断闭合性气胸的重要手段，但小量气胸易被漏诊。胸腔穿刺可有助于诊断，也是治疗手段。

（二）张力性气胸

患儿常表现有严重呼吸困难、发绀，伤侧胸部叩诊为高度鼓音，听诊呼吸音消失。若用注射器在第 2 肋间或第 3 肋间穿刺，针栓可被空气顶出。这些均具有确诊价值。另外，检查时可发现脉搏细弱，血压下降，气管显著向健侧偏移，伤侧胸壁饱满，肋间隙变平，呼吸动度明显减弱。可发现胸部、颈部和上腹部有皮下气肿，扣之有捻发音，严重时皮下气肿可扩展至面部、腹部、阴囊及四肢。X 线胸片虽可直观显示胸腔大量积气，肺萎缩成小团，纵隔明显向健侧移位，纵隔内、胸大肌内和皮下有气肿表现，但千万不可依赖和等待 X 线检查而耽误时间，引起不良后果。

（三）开放性气胸

开放性气胸患儿常在伤后迅速出现严重呼吸困难、惶恐不安、脉搏细弱、发绀和休克。检查时可见胸壁有明显创口，并可听到空气随呼吸进出的"嘶嘶"声音。伤侧叩诊鼓音，呼吸音消失，有时可听到纵隔摆动声。

三、治疗

（一）闭合性气胸

小量闭合性气胸可自行吸收，不需要特别处理，但应注意观察其发展变化。对中量、大量气胸可先行胸腔穿刺，若一直抽不尽气，抽气不久又达抽气前的积气量，另一侧亦有气胸、合并血胸，需行全身麻醉或需用机械通气等，应胸腔闭式引流。治疗中警惕闭合性气胸发展为张力性气胸。单纯闭合性气胸并不危及生命。

（二）张力性气胸

张力性气胸的急救在于迅速行胸腔排气减压。可用大号针头在锁骨中线第 2 肋间或第 3 肋间刺入胸膜腔，即刻排气减压。将针头用止血钳固定后，在其尾端接上乳胶管，连于水封瓶，若未备有水封瓶，可将乳胶管末端置入留有 100～200 mL 生理盐水的输液瓶底部，并用胶布固定于瓶口以防滑出，做成临时胸腔闭式引流装置。如需转送患儿，可在穿刺针尾端缚一个橡皮指套，在其顶端剪一个裂口，制成活瓣排气针。若张力性气胸系胸壁上较小的穿透性伤口引起，应立即予以封闭、包扎及固定。

患儿经急救处理后，一般需送入医院进行检查和治疗。若气胸仍未能消除，应在局麻下经锁骨中线第 2 或第 3 肋间隙插入口径为 0.5～1.0 cm 的胶管做闭式引流，然后行 X 线检查。若肺已充分复张，可于漏气停止后 24～48 h 拔除胸腔引流管。若肺不能充分复张，应追查原因。疑有严重的肺裂伤或支气管断裂，或诊断出食管破裂，应进行开胸探查手术。纵隔气肿和皮下气肿一般不需处理，在胸腔排气减压后多可停止发展，之后自行吸收。对极少数严重的纵隔气肿，尤其是偶尔因胸膜腔粘连而不伴明显气胸者,可在胸骨上窝做2~3 cm长的横切口,逐层切开皮肤、颈浅筋膜和颈阔肌,钝性分离颈部肌肉,直至气管前筋膜,在切口内以纱布条做引流,气体即可从切口排出。

(三)开放性气胸

根据患儿当时所处现场的条件,尽快封闭胸壁创口,变开放性气胸为闭合性气胸。可用大型急救包、多层清洁布块或厚纱布垫敷盖创口并包扎固定。如有大块凡士林纱布或无菌塑料布,则更为合适。要求封闭敷料够厚以避免漏气,但不能往创口内填塞;范围应超过创缘5 cm;包扎固定牢靠。在转送患儿的途中要密切注意敷料有无松动及滑脱,不能随便更换,并时刻警惕张力性气胸的发生。患儿到达医院后首先给予输血、补液和吸氧等治疗,纠正呼吸和循环功能紊乱,同时进一步检查和弄清伤情。待全身情况改善后,尽早在气管插管麻醉下进行清创术并安放胸腔闭式引流管。清创既要彻底,又要尽量保留健康组织,胸膜腔闭合要严密。若胸壁缺损过大,可用转移肌瓣和转移皮瓣来修补。如果有肺、支气管、心脏和血管等胸内脏器的严重损伤,应尽早剖胸探查并处理。

四、护理措施

(一)术前护理

1.休息与卧位

急性自发性气胸患儿应绝对卧床休息,避免用力、屏气等增加胸腔内压力的活动。卧床期间协助患儿2 h翻身一次。对胸腔引流者,为其翻身时应注意防止引流管脱落,让其取半卧位。

2.吸氧

根据患儿的缺氧严重程度选择适当的吸氧方法和氧流量,保证患儿血氧饱和度＞90％,对于无低氧血症者也可考虑给予吸氧以促进气胸的吸收。

3.维护呼吸功能

教会患儿正确的咳嗽排痰方法。痰液黏稠不易咳出时根据医嘱应用祛痰药及雾化吸入,保持气道湿化和做好拍背咳痰的护理,必要时行负压吸痰。鼓励患儿做深而慢的呼吸,进行周期性的深呼吸,可防止呼吸道闭塞和吸入分泌物,还可充分扩张肺泡以防止肺泡萎陷。

4.预防感染

遵医嘱合理应用抗生素。

5.心理支持

缓解患儿的紧张情绪。

6.术前准备

向患儿简要说明排气疗法的目的、意义、过程及注意事项以取得患儿的配合。严格检查引流管是否通畅。为确保患儿胸腔和引流装置之间是密闭系统,并使胸腔内压力保持在正常范围内,须将水封瓶内引流管的一端置于水面下2~3 cm。

(二)术后护理

(1)术后帮患儿取半卧位,这样有利于引流,还可以减少肺淤血。

(2)胸腔引流管的护理:①保证有效、安全地引流,应把引流瓶放置在低于患儿胸部之处,任何时候液平面应低于引流管胸腔出口平面60 cm。②密切观察引流管的内水柱是否随呼吸上下波动及有无气体自水封瓶液面溢出。③防止胸腔积液或渗出物堵塞引流管,防止引流管扭曲、折叠、脱落。

（3）肺功能锻炼：应鼓励无多发性肺大疱患儿多进行深呼吸、轻咳和吹气球练习，以促进受压萎陷的肺泡扩张，加速胸腔内气体排出，促进肺尽早复张。但应避免持续剧烈的咳嗽。

（4）拔管护理：观察引流管拔除指征，如引流管无气体逸出 1～2 d，患儿的气促症状消失，夹管 24 h 后，胸片显示肺已全部复张，可拔除引流管。

（5）患儿要定期到医院复查胸片。出现突发性胸痛，感到胸闷、气促，可能为气胸复发，应立即就诊。

（潘蕊燚）

第二节　小儿胸膜炎

胸膜炎根据胸膜病变性质分为干性胸膜炎和湿性胸膜炎。前者又称纤维素性胸膜炎，大多由肺部感染侵及胸膜所致，细菌性肺炎或肺结核均可并发此症。此症为炎症早期，胸膜充血、水肿，纤维蛋白渗出，无胸腔积液，所以称为干性胸膜炎。随病情进展，浆液和纤维蛋白渗出增加，积聚于胸膜腔内，形成湿性胸膜炎，又称为渗出性胸膜炎或浆液纤维素性胸膜炎。渗出性胸膜炎大多为结核性，亦可发生于病毒性肺炎（如腺病毒肺炎）、真菌性肺炎和支原体肺炎的过程中，少数与肿瘤、风湿病、结缔组织疾病、血管栓塞等有关。

一、渗出性胸膜炎

（一）临床表现

临床表现为发热、咳嗽、呼吸困难、胸痛，随呼吸疼痛加剧；如积液量较大，咳嗽和胸痛减轻，而呼吸困难加重。

（二）查体

患侧肋间隙饱满，呼吸运动减弱；气管、纵隔及心脏向对侧移位；语音震颤减弱或消失；叩诊呈实音或浊音；听诊呼吸音减弱或消失。

（三）胸腔渗出液的特点

胸腔渗出液为淡黄、黄绿或粉红色，略混浊，较黏稠，易凝固，比重多大于 1.016，蛋白定量常高于 30 g/L。胸腔积液蛋白含量与血清蛋白含量之比多大于 0.5，胸腔积液乳酸脱氢酶含量与血清乳酸脱氢酶含量之比不小于 0.6 或胸腔积液乳酸脱氢酶大于 200 U。糖定量常低于血糖，胸腔积液黏蛋白定性试验呈阳性。

（四）辅助检查

1.胸片检查

胸片检查可见密度均匀的阴影，在正位摄片上其上界呈弧形曲线。大量积液时见一侧肺呈致密暗影，患侧肋间隙增大，气管、心脏向健侧移位，膈肌下降。同时摄取正位、侧位胸片可确定积液的位置和包裹性积液的存在，与肺炎区别。

2.超声检查

超声检查可帮助确诊。

（五）鉴别诊断

1.漏出液

漏出液颜色淡黄,清、稀薄、不凝,比重多低于 1.016,白细胞数少于 $0.1×10^6/L$,蛋白质定量常低于 25 g/L(2.5 g/dL)。胸腔积液蛋白含量与血清蛋白含量之比常小于 0.5,胸腔积液乳酸脱氢酶含量与血清乳酸脱氢酶含量之比常小于 0.6。糖定量约与血糖相等。胸腔积液黏蛋白定性试验呈阴性。

2.血性胸腔积液

血性胸腔积液可见于结核病或脓胸,由血管溃破所致,也可见于肺和胸膜恶性肿瘤及结缔组织病。

3.乳糜胸腔积液

乳糜胸腔积液在小儿时期少见,一般限于一侧,与胸导管的先天性畸形及胸部淋巴结或肿瘤压迫胸导管有关。

（六）治疗

(1)治疗原发病。

(2)根据胸腔积液的病原学检查结果选用抗生素。

(3)必要时用温盐水反复冲洗及向胸腔内注药,疗程一般为 4 周左右。积液量多时,可行胸腔引流。

(4)如果为结核性胸膜炎中等量以上的积液,可每周抽液 2～3 次。每次 10～15 mL/kg,每次不超过 20 mL。

（七）护理措施

1.一般护理

患儿卧床休息。给易消化、高热量、高蛋白饮食。按医嘱及时用药,对症治疗,预防感染。

2.对症护理

对胸部疼痛者,可以局部热敷,或在呼气时用宽胶带环绕患侧前后胸粘贴固定,以减少胸壁运动而减轻疼痛。疼痛剧烈时可用 1‰～2‰普鲁卡因肋间神经封闭。大量胸腔积液导致呼吸困难,帮患儿采用半卧位,给氧,行胸腔穿刺,抽取胸腔积液以助于诊断,并可解除呼吸困难。胸腔穿刺抽液时、应随时注意观察患儿的神志与感觉,对机体弱、精神紧张者,给予精神安慰。

二、化脓性胸膜炎

化脓性胸膜炎又称为脓胸,常见于婴幼儿,多继发于肺部感染和败血症。金黄色葡萄球菌所致脓胸占主要地位,链球菌或肺炎球菌并发脓胸在我国少见,革兰氏阴性杆菌混合感染所致脓胸也可见到。

（一）临床表现

(1)经治疗体温持续不降或体温退而复升,呈高热或弛张热,咳嗽频繁,胸痛,呼吸困难,有时发绀。

(2)全身中毒症状加重,面色灰白,食欲缺乏,精神萎靡。

（二）查体

有单侧脓胸时,患侧呼吸运动减弱,肋间隙饱满,叩诊浊音或实音,语颤减弱,呼吸音减弱或消失。若有脓气胸则叩诊上方鼓音、下方浊音。积液多时,纵隔、心脏及支气管向健侧移位。病

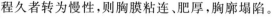

程久者转为慢性,则胸膜粘连、肥厚,胸廓塌陷。

(三)辅助检查

(1)末梢血白细胞和中性粒细胞计数增多,伴有核左移和中毒颗粒。血清C反应蛋白含量升高。

(2)胸部B超检查有助于积液部位及积液量的判定。

(3)胸部立位片:显示患侧肋间隙增宽,有大片密度增大的阴影,肋膈角消失。积液量多时,纵隔及心脏移位。如为脓气胸,在密度增大阴影的上方可见液气面。

(4)胸腔穿刺:可确定诊断。葡萄球菌引起该病者的脓液为黄绿色极黏稠;肺炎球菌引起该病者的脓液较黏稠,呈黄色;链球菌引起该病者的脓液为淡黄色,稀薄;厌氧菌引起该病者的脓汁有臭味。常规生化检查结果符合渗出性胸腔积液的特点。

(四)治疗

治疗原则是控制全身和局部感染,充分排除脓液,尽早促进肺的膨胀以恢复其正常功能。

1.一般疗法

一般疗法包括保持病室通风,温度和湿度适宜,吸氧,纠正水电解质紊乱,镇静止咳等。

2.抗生素疗法

抗生素应用的原则为早期应用、足量、广谱、联合应用。根据药敏结果选用敏感抗生素。在体温正常、临床症状消失后2~3周减少抗生素剂量或停药。在病原菌未明时,可选青霉素类、头孢类抗生素,如阿莫西林克拉维酸钾片、注射用头孢曲松钠。

3.胸腔穿刺及闭式引流

经胸腔穿刺抽脓,中毒症状仍未减轻或脓液黏稠、不易抽出或有包裹,应采取胸腔闭式引流。

4.支持疗法

加强营养,给予高蛋白、高热量饮食;保证液体入量及维生素供应。酌情少量输血、血浆、清蛋白等以增强机体免疫功能。

(五)护理措施

1.一般护理

给予舒适体位,抬高床头。在病情允许的情况下,鼓励患儿下床活动,增加肺活量。

2.饮食护理

给予高蛋白、高热量、高维生素、清淡易消化的饮食,少食多餐。

3.对症护理

鼓励患儿积极排痰,保持呼吸道通畅。必要时给予吸氧,保持鼻导管的通畅。对高热患儿按高热护理常规护理。协助医师抽胸腔积液,做好抽水后的护理。遵医嘱给予抗结核和抗感染治疗。

(潘蕊燚)

第三节 小儿癫痫

癫痫是一组由不同病因所引起,脑部神经元过度放电所导致的、突然、短暂、反复的中枢神经系统功能失常的综合征,是小儿神经系统的常见病之一。我国癫痫的年发病率为79~182/10万人,多数癫痫在儿童期发病,很多癫痫仅见于小儿。在癫痫中,由特定的症状和体征组成的特定的癫痫现象称为癫痫综合征。

一、病因

癫痫的病因可分为特发性、症状性和隐源性 3 类。

(一)特发性癫痫

特发性癫痫可能与遗传有关。这种遗传可能是多因素性遗传、多基因遗传或单基因遗传,也可为几个相邻基因的微缺失。

(二)症状性癫痫

症状性癫痫由已知的脑病变引起,包括脑的器质性、结构性病变或生化代谢紊乱等原因。

(三)隐源性癫痫

隐源性癫痫疑为症状性,但根据当前的技术找不到结构或生化方面的原因。

二、诊断

首先确定是否为癫痫发作,然后判断是哪一种类型的癫痫发作,发作的病因或诱因是什么。

(一)发作类型

发作类型主要根据发作时的临床表现和相应的脑电图特点,分为部分性和全身性发作。

1.部分性发作

在发作开始时表现为限于一侧半球内的神经元活动异常,发作时意识不丧失。部分性发作可分为以下 3 类。

(1)简单部分性发作:发作时无意识障碍,脑电图可以在对侧相应区域记录到局灶性异常放电。简单部分性发作又可分为以下 4 种。①运动症状发作:可为局灶性运动性发作、杰克逊发作、旋转性发作、失语性发作、抑制性运动性发作、眼阵挛性癫痫发作、眼球转动性癫痫发作。②感觉症状发作:发作时可表现感觉异常,分为躯体感觉或特殊感觉(视觉、听觉、嗅觉、味觉)。③自主神经症状发作:多种多样,可表现为胃肠道症状、心血管症状等。④精神症状发作:常表现为发作性情感障碍、发作性记忆障碍、发作性错觉、发作性认知障碍。

(2)复杂部分性发作:发作时有意识障碍(但不是意识丧失),同时有多种简单部分性发作的内容,常有精神症状性发作。自动症常出现于复杂部分性发作。自动症是在癫痫发作中(或发作后)意识模糊状态下的一些不自主的运动,发作后常有遗忘。表现可以是一些进食动作或一些简单重复动作。

(3)部分性发作转化为全身性发作:由简单部分性发作或复杂部分性发作泛化为全面性发作,也可由简单部分性发作发展为复杂部分性发作,然后继发全面性发作。

2.全身性发作

全身性发作又称全面性发作,可以是惊厥性或非惊厥性发作。发作开始即为双侧性,均有意识障碍(常表现为意识丧失),常见有以下几种。

(1)强直-阵挛发作:发作时意识突然丧失,全身强直收缩,眼睁大,眼球上翻,呼吸暂停,面部青紫,瞳孔散大,对光反射消失,持续数秒或数十秒后转入阵挛期。阵挛期表现为肢体有节律地抽动,一般发作持续1~5 min。阵挛停止后有数秒钟的肌无力期。发作后有一段时间意识混沌或嗜睡,然后转入清醒状态,发作后常感到疲倦、头痛,有时呕吐或全身肌肉疼痛。

(2)失神发作:可分为典型失神及非典型失神。①典型失神:表现为突然发生的意识丧失,但不摔倒,中断正在进行的活动。两眼茫然凝视或上翻,持续 5～15 s,很少超过 1 min。发作停止,继续原来的活动,对刚才的发作不能回忆。其脑电图一般为规则的、对称的 3 Hz(有时为 2～4 Hz)棘慢波,也可为多棘慢波。发作间期脑电图背景活动正常。②非典型失神发作:发作开始和结束的过程相对较慢。肌张力改变较明显,有时可跌倒。脑电图在发作期多为不整齐、不规则的棘慢波,频率为 2～4 Hz,对称性和同步性较差。发作间期脑电图背景活动不正常。

(3)强直性发作:表现为全身或部分肌肉持续、强烈地收缩,使患儿的躯干或肢体固定于某种姿势,持续5～20 s 或更长时间。发作时脑电图为低波幅 9～10 Hz 的快活动或快节律多棘波。发作间期背景活动异常。

(4)阵挛性发作:发作时意识突然丧失,面部或肢体出现有节律的抽动,肢体呈屈-伸的动作。阵挛性发作在小儿中常见。发作时脑电图表现为快活动及慢波,有时为棘慢波。发作间期脑电图有棘慢波或多棘慢波。

(5)肌阵挛发作:表现为突然、快速有力的肌肉收缩,可对称累及大范围的肌群,也可累及面部、躯干或某个肢体,甚至个别肌肉或肌群。整个肌肉收缩活动大约为 0.2 s。临床表现为突然点头、弯腰或后仰、两臂快速抬起或单臂突然挥动。发作可以呈单个动作或呈连续成簇的动作。发作期脑电图为多棘慢波,也可为棘慢波或尖波。

(6)失张力发作:表现为肌肉张力突然降低而引起的姿势改变,一般在站立或坐位时才能被发现,表现为突然意识丧失(时间极短),头前垂,下颌松弛,两臂下垂,手半张开,屈髋,屈膝,缓慢跌倒。摔倒后(通常持续1～2 s)意识及肌张力迅速恢复正常,随即站起。有时未等摔倒在地时意识已恢复,患儿能立即站起,有时发作为连续数次。发作期脑电图为棘慢波或多棘慢波、尖慢波。

(二)脑电图检查

脑电图检查是诊断癫痫的重要手段,可以确定发作的性质和部位,也有助于明确癫痫的分类。脑电图异常波形(棘波、尖波、棘慢复合波、尖慢复合波等)的存在有助于排除非癫痫性发作性疾病。为明确诊断,有时需做睡眠和 24 h 脑电图或录像脑电图监测。

(三)神经影像学检查

神经影像学检查有助于发现病灶和病因。MRI 检查比 CT 检查敏感,对发现颞叶癫痫的海马硬化、神经系统变性和发育畸形有较大的价值。正电子发射断层扫描和单光子发射断层扫描检查可了解病灶的代谢和血流灌注情况。

(四)血、尿生化检查及脑脊液检查

血、尿生化检查及脑脊液检查可发现代谢异常、感染、中毒、免疫紊乱等病因。

(五)小儿时期常见的癫痫综合征

小儿时期常见的癫痫综合征有婴儿早期癫痫性脑病、婴儿痉挛症、伦诺克斯-加斯托综合征、儿童良性癫痫伴中央颞区棘波、全面性癫痫伴热性惊厥附加症、获得性癫痫性失语。

(六)癫痫持续状态(status epilepticus,SE)

SE 指一次癫痫发作持续 30 min 以上,或者反复发作超过 30 min,其间意识不能恢复。SE 分两类。

1.全面性 SE

(1)全面性惊厥性 SE。①全面强直-阵挛性 SE:以全面性强直-阵挛发作开始,惊厥持续超过

30 min,或反复强直-阵挛发作,发作之间意识不能恢复超过 30 min。②强直性 SE。③阵性 SE。
④肌阵挛性 SE。

(2)全面性非惊厥性 SE:①典型失神 SE。②不典型失神 SE。③失张力性 SE。

2.部分性 SE

(1)部分性惊厥性 SE。

(2)部分性非惊厥性 SE。

3.不易确定类型的 SE

(1)轻微发作型:癫痫性昏迷。

(2)新生儿惊厥持续状态:游走性发作。

三、鉴别诊断

(一)屏气发作

屏气发作又称呼吸暂停症,多于 6～18 个月起病,1～2 岁发作最频繁,5 岁前多停止发作。
屏气发作常以恐惧、疼痛、发怒或要求未得到满足为诱因。开始为大声啼哭,随即呼吸停止于呼
气时相,并出现青紫。严重者有短暂的意识障碍,全身强直或肌肉抽动。1～3 min 呼吸恢复,青
紫消失,肌肉放松,意识恢复。脑电图正常。

(二)晕厥

晕厥是暂时性的脑血流灌注不足和缺氧引起的一过性意识障碍,多见于青春期。发作期脑
电图正常或有非特异性慢波。

(三)癔症性发作

癔症性发作与精神因素有关,表现为发作性晕厥和四肢抽动,但意识常存在。无神经系统阳
性体征,脑电图正常。暗示疗法可终止发作。

(四)睡眠障碍

睡眠障碍如夜惊、梦游、梦魇、发作性睡病。

四、治疗

应努力控制发作,提高患儿的生活质量。

(一)抗癫痫药物的治疗原则

(1)早期治疗:一旦明确诊断,就应用药物治疗,以免严重发作引起永久性脑损伤。

(2)根据发作类型选药,见表 11-1。

表 11-1　小儿癫痫发作类型与适用药物

发作类型	传统药	新药
简单部分性发作	苯巴比妥、卡马西平、苯妥英钠、扑米酮、丙戊酸	托吡酯片、氨己烯酸、加巴喷丁、夏加平、奥卡西平、唑尼沙胺
复杂部分性发作	卡马西平、苯巴比妥、苯妥英钠、扑米酮	托吡酯、氨己烯酸、加巴喷丁、夏加平、奥卡西平、唑尼沙胺
强直-阵挛发作	苯巴比妥、卡马西平、苯妥英钠、丙戊酸、扑米酮	托吡酯、氨己烯酸、奥卡西平、加巴喷丁、夏加平
失神发作	丙戊酸、氯硝西泮	拉莫三嗪、托吡酯

续表

发作类型	传统药	新药
肌阵挛、失张力发作	丙戊酸、氯硝西泮、硝西泮	拉莫三嗪、托吡酯
强直发作	卡马西平、苯巴比妥、硝西泮	拉莫三嗪、托吡酯
婴儿痉挛症	促肾上腺皮质激素、泼尼松、硝西泮、丙戊酸	托吡酯、拉莫三嗪
伦诺克斯-加斯托综合征	丙戊酸、氯硝西泮、硝西泮	拉莫三嗪、托吡酯、氨己烯酸

(3)单药治疗与联合用药:为避免多药联合的不良反应或增加毒性,尽量采用单药治疗。大部分患儿仅用一种药物即可控制发作。对难治性癫痫患儿或多种类型发作者需联合用药。

(4)用药个体化:每一种药物的吸收、代谢、排泄等药代动力学规律都有明显的年龄差异和个体差异,因此用药应先从小剂量开始,逐渐增加,直到达到有效血浓度或临床佳效为止。

(5)服药疗程要长。每天给药次数视药物的半衰期和临床发作情况而定。一般在控制发作后还要继续服药2~4年。

(6)停药前要有缓慢的减量过程,一般要3~6个月,甚至1年,突然停药易引起癫痫持续状态。

(7)定期复查,注意观察疗效及毒副作用,有条件时应做血药浓度监测。

(二)常用抗癫痫药物

1.传统抗癫痫药物

儿科常用的抗癫痫药有丙戊酸钠、苯巴比妥、卡马西平、苯妥英钠、氯硝西泮等,见表11-2。

表11-2 儿科常用的抗癫痫药物

药名	每天剂量(mg/kg)	半衰期(h)	有效血浓度(μg/mL)	主要不良作用
丙戊酸钠	15~40	8~15	50~100	食欲增加,肥胖,肝损害
苯巴比妥	3~5	50~160	20~40	嗜睡,多动,兴奋,出皮疹
卡马西平	10~30	8~20	4~12	出皮疹,白细胞计数减少
苯妥英钠	3~6	12~30	10~20	牙龈增生,毛发增多,共济失调,出皮疹,白细胞计数减少,肝损害
氯硝西泮	0.02~0.2	20~40	20~80	嗜睡,呼吸道分泌物增多,肌肉松弛

2.新型抗癫痫药物

(1)托吡酯片:为广谱抗癫痫药,每天维持剂量是3~6 mg/kg。从每天0.5~1 mg/kg开始服用,3~4周增加到有效剂量。主要不良反应是少汗、食欲缺乏、体质量不增或降低、思维慢、找词困难等。

(2)拉莫三嗪:为广谱抗癫痫药,每天剂量是5~15 mg/kg,若与丙戊酸钠合用,则减至每天1~5 mg/kg。主要不良反应是出皮疹、困倦、共济失调、胃肠道反应等。

(3)奥卡西平:主要用于难治性癫痫,对局灶性发作效果较好。用量是每天10~30 mg/kg。不良反应与卡马西平相似,但皮疹发生率比卡马西平低。

3.癫痫持续状态的治疗

(1)原则:①尽快控制发作。②保持呼吸道通畅。③保护脑和其他重要脏器的功能,防止并发症。④病因治疗。⑤发作停止后，给予抗癫痫药物以防复发。

（2）控制发作：①首选苯二氮䓬类快速止惊。多用地西泮 0.25～0.5 mg/kg，静脉注射（速度约1 mg/min），必要时 20 min 可再用。氯硝西泮的剂量约为地西泮的 1/10，为每次 0.01～0.1 mg/kg，可使约 80% 的惊厥性持续状态停止而无明显不良反应。②对少数无效病例可选用苯妥英钠、苯巴比妥钠。③对顽固性发作而上述药物均无效者，可使用基础麻醉剂。

（三）手术治疗

规范的药物治疗无效或效果不佳，癫痫频繁发作影响患儿的日常生活并且患儿适于手术，可以采用手术治疗。主要手术方法有癫痫灶切除、胼胝体部分切开、病变半球切除术等。

五、护理措施

（一）休息与运动

患儿在发作期要绝对卧床休息，避免跌倒与撞伤，在缓解期保持规律的生活作息，适当活动与休息。

（二）饮食护理

患儿在发作期禁饮食，缓解期进食清淡、易消化的饮食，避免过饱和刺激性食物。

（三）用药护理

发作期应用地西泮等控制癫痫药物时，注意准确用量、观察有无呼吸抑制。缓解期指导患儿准确、按时服药，观察用药效果及不良反应。

（四）心理护理

加强沟通，解除患儿及其家长焦虑、恐惧的心理，增强患儿及其家长对治疗与护理的依从性。

（五）病情观察与护理

观察发作时的伴随症状，持续时间，患儿的生命体征、瞳孔大小、对光反射及神志改变。观察有无呼吸急促、发绀，监测动脉血气分析，及时发现酸中毒表现并给予纠正，给予合理的氧疗措施。观察循环衰竭的征象，备好抢救物品、药物。

（六）基础护理

1.防窒息

对有舌后坠者可用舌钳将舌拉出。

2.防咬伤

在患儿上、下臼齿之间放置牙垫或厚纱布包裹的压舌板。

3.防撞伤及坠床

创造安全的病室环境，保护患儿的肢体，防止抽搐时碰撞而造成皮肤破损、骨折或脱臼。

4.保持呼吸道通畅

必要时用吸引器吸出痰液，准备好开口容器和气管插管物品。

（七）消除和避免诱发因素护理

患儿应积极治疗原发病，控制急性发作；在缓解期避免诱发因素和各种危险活动，如过饱、情绪紧张、受凉、感染。

（张俊丽）

第十二章

风湿免疫科护理

第一节 类风湿关节炎

一、概述

类风湿关节炎是以对称性、慢性、进行性多关节炎为主要临床表现的自身免疫性疾病。该病多见于中年女性。

二、病因与发病机制

病因不清,可能与遗传因素、激素水平、环境因素(如潮湿及寒冷)、EB病毒感染有关,发病机制不同。骨关节的滑膜在病程中异常增生,形成血管翳,对骨关节造成侵蚀性破坏,导致关节强直、畸形、功能丧失而致残。

三、临床表现

(一)全身症状

全身症状有低热、全身不适、乏力,偶有全身肌肉酸痛。体质量下降和食欲减退也是常见症状,伴有贫血。

(二)关节表现

类风湿关节炎以周围关节的对称性多关节炎为主要特征,双手近端指间关节,掌指关节,腕、膝、肘、踝、肩、趾等关节受累多见,颞颌关节亦可受累。张口、咀嚼食物时疼痛,第一、二颈椎受累时可导致颈前区疼痛,影响吞咽及呼吸。手腕屈肌腱鞘炎压迫手的正中神经时可造成患者拇指、示指、中指的一般感觉减退,患者感到麻木、刺痛,临床上称为腕管综合征。关节炎表现为对称性、持续性肿胀和压痛,可伴有晨僵。20%～30%的患者有类风湿结节。最常见的关节畸形是掌指关节的半脱位和手指向尺侧偏斜,呈天鹅颈样及纽扣花样表现。重症患者的关节呈纤维性或骨性强直,关节活动受限,关节畸形直至完全丧失功能,生活不能自理,影响生活质量。

(三)关节外表现

除关节症状外,还可出现多脏器受累的全身症状。

1.血液学改变

血液学改变有小细胞低色素性贫血、缺铁性贫血、溶血性贫血等。

2.类风湿结节

浅表结节的好发部位在肘部、鹰嘴突、骶部,可为一个或多个。深部结节也称为内脏结节,易发生在胸膜和心包膜的表面以及肺或心脏的实质组织。

3.心脏

20％的该病患者有心包炎,还可有心肌炎、心内膜炎。患者可有胸闷、心悸。

4.肺脏

肺间质病变多见,肺功能检查异常,晚期 X 线胸片提示肺间质纤维化,胸膜受,出现胸腔积液。

5.肾脏

患者多在使用非甾体抗炎药、金制剂后出现肾小球肾炎、肾病综合征的表现。

6.神经系统

神经系统受损可涉及中枢神经、周围神经、自主神经和肌肉。神经受压迫引起神经痛,知觉异常。观察四肢的触觉、温度觉、痛觉等感觉的变化及四肢各关节的活动度有无改变。

四、辅助检查

(一)实验室检查

检查血常规、尿常规、血清免疫球蛋白。多数活动期患者有轻度至中度的正细胞性贫血,血沉增快,C 反应蛋白水平升高。类风湿因子呈阳性对诊断具有一定价值,但没有特异性。类风湿因子呈阴性,也不能就此判断该病不是类风湿关节炎。血清免疫球蛋白 G、M、A 含量可升高,血清补体水平多数正常或轻度升高。抗角质蛋白抗体、抗核周因子抗体和抗环瓜氨酸肽抗体等自身抗体对类风湿关节炎有较高的诊断特异性,敏感性为 30％～40％。

(二)关节液检查

检查关节腔内积液的性质,抽液后进行关节腔内给药。类风湿关节炎的滑液呈半透明或不透明的黄色或黄绿色液体,内含白细胞和中性粒细胞,细菌培养呈阴性。

(三)X 线检查

为明确该病的诊断、病期和发展情况,在病初应拍摄双腕关节、双手和/或双足,以及其他受累关节的 X 线片。类风湿关节炎的 X 线片早期表现为关节周围软组织肿胀,关节附近轻度骨质疏松,关节间隙狭窄,关节破坏,关节脱位或融合。

(四)关节镜检查

关节镜检查可直接观察到关节内部的结构,滑膜、软骨的变化,既明确诊断,也可进行治疗。

(五)病理检查

通过活检组织病理检查进行诊断及检查。

(六)CT 检查和磁共振成像检查

做这两项检查以求早期诊断。

五、治疗原则

（一）药物治疗方案

1.非甾体抗炎药

该类药物可以缓解疼痛、减轻症状。

2.糖皮质激素

该类药物可以控制炎症。

3.抗风湿药

该类药物可以改善和延缓病情。

（二）物理治疗

常用的物理治疗有红外线治疗、热水疗、石蜡疗法、热敷及关节按摩等。

（三）外科治疗

1.滑膜切除术

滑膜切除术可以剥离血管翳，减轻肿痛，防止软骨破坏。

2.人工关节成形术或人工关节置换

人工关节成形术或人工关节置换矫正畸形，改善关节功能。

（四）其他治疗

生物制剂——肿瘤坏死因子-α抑制剂的疗效肯定，可阻止骨侵蚀进展。

六、护理问题

（一）疼痛

其与疾病引起的炎性反应有关。

（二）生活自理能力缺陷

生活自理能力缺陷与关节活动受限，关节僵直、畸形有关。

（三）有废用综合征的危险

其与关节骨质被破坏有关。

（四）有感染的危险

其与肺间质病变有关。

（五）有受伤的危险

其与骨质疏松有关。

（六）焦虑

其与疾病有关。

（七）知识缺乏

患者缺乏疾病及保健的相关知识。

七、护理措施

（一）一般护理

（1）对于关节活动受限，生活不能完全自理者，护理人员应经常巡视，做好生活护理，增加患者的舒适感，满足患者的生理需要。急性期关节肿痛明显且全身症状较重的患者应卧床休息。

不宜睡软床垫,枕头不宜过高。避免突然的移动和负重,肢体勿突然用力和过度用力,防止骨折发生。

(2)类风湿关节炎患者的关节及其周围血管、神经受侵犯,血管收缩缓慢且不充分,使皮温升降迟缓,应注意关节的保暖,避免潮湿、寒冷加重关节症状。

(3)饮食营养丰富,纠正贫血。患者以富含优质蛋白质、维生素和矿物质的食物为主,多吃蔬菜、水果等富含纤维素的食物以防止便秘,避免食用辛、辣、酸、硬、刺激性强的食物,以避免诱发或加重消化道症状。饮用药酒可起到活血化瘀、祛风散寒、疏通经络的作用。

(二)专科护理

(1)对于急性期关节肿痛明显的患者,嘱其卧床休息,不宜睡软床,要选硬板床,床垫薄厚适宜,多翻身,预防压疮的发生。枕头不宜过高。急性期患者卧床,可要选短期内(2~3周)使用夹板制动,保持关节功能位。手掌心向上,可用夹板或辅助物为患者支持和固定关节,减轻疼痛。患者的双手掌可握小卷轴,维持指关节伸展。患者的肩关节不能处于外旋位,在患者的双肩下置枕头以维持肩关节外展位。在患者的髋关节两侧放置靠垫,预防髋关节外旋。不要在患者的膝下长期放置枕头,防止膝关节固定于屈曲位。在平躺者的小腿处垫枕头,防止足下垂。

(2)鼓励缓解期患者进行功能锻炼,加强活动,主动或被动地进行肢体活动,但已有强直的关节禁止剧烈运动。培养患者的自理意识,让患者逐步锻炼生活自理能力,参加更多的日常活动。在病情许可的情况下应注意关节的活动,如手指的抓捏练习。活动关节的方法如织毛衣、下棋、玩魔方、摸高、伸腰、踢腿。作业疗法包括职业技能训练、工艺品制作、日常生活活动训练。

(3)为减轻疼痛的症状,可给予肿痛关节按摩、热水疗。向理疗科和康复科的医师咨询,针对性地选择疗法。另外可以进行泉水浴、选择石蜡疗法。评估患者关节疼痛的时间、部位、程度。指导患者服药的同时,可进行关节周围皮肤和肌肉的按摩,增进血液循环,防止肌肉萎缩。患者要加强保暖,用分散注意力等方法减轻疼痛。

(4)肺部护理:嘱患者预防肺部感染,适时增减衣服,少去公共场所,避免感冒;适当运动(如扩胸运动),增加肺活量。帮患者拍背咯痰,给病室通风。

(5)关节处皮损及溃疡护理:加强换药,预防感染。平时给患者涂润肤霜保护皮肤。

(6)外科手术治疗时护士要做好术前和术后的护理。

(7)注意药物的不良反应,如胃肠道反应、肝肾功能的异常、白细胞及血小板计数的减少、药物的变态反应。非甾体抗炎药可缓解关节症状,要控制病情发展应尽早应用。中药也有效果,如雷公藤苷片。必要时可联合应用。

(8)可用外用药控制局部症状,涂扶他林乳剂和优迈霜。

(9)个体化方案治疗:使用糖皮质激素及免疫抑制剂,对于长时间使用激素的患者注意补钙。

(10)应用生物制剂可改善关节症状,注意有无变态反应,如皮肤瘙痒、出皮疹、打寒战、呼吸困难。

(三)心理护理

关节疼痛、害怕残废或已经面对残废、生活不能自理、经济损失、家庭等关系改变、社交和娱乐活动停止等因素不可避免地给类风湿关节炎患者带来精神压力。他们渴望治疗,却又担心药物不良反应或对药物的实际作用效果信心不足,这又加重了患者的心理负担。抑郁是类风湿关节炎患者中最常见的精神症状,严重的抑郁有碍患者的康复。因此,早诊断、早治疗对疗效及转归有重要影响。在积极进行药物治疗的同时,还应注重类风湿关节炎患者的心理护理,使患者树立信心,积极配合治疗。

（四）健康教育

类风湿关节炎是一种慢性、对称性、多发性的自身免疫性疾病。目前此病的病因不清,尚不能完全治愈,有缓解与发作的特点。现在已有一些有效的治疗方法,约50%的患者可以自我照顾及从事工作。

(1)指导患者了解该病的特点、治疗、服药注意事项、预防保健知识等。使患者坚定信心,坚持治疗。

(2)鼓励患者要有信心,配合治疗,达到最佳疗效。

(3)鼓励患者自强,消除自卑、依赖感,在允许的体能范围内继续工作。

(4)嘱患者对于各种感染要积极预防和治疗。

(5)嘱患者避免各种诱因,如寒冷、潮湿、过度劳累及精神刺激;要做到饮食有节,起居有常。选择衣服的标准应该是舒适、轻巧、容易穿和脱,冬季衣服要暖、轻,鞋要轻便、柔软,有硬底、软帮。关节疼痛时除服药外,可热敷,局部按摩。但在热敷时避免与皮肤直接接触而造成损伤。

(6)患者要坚持服药,不可擅自停药、改药、加药、减药;了解药物的不良反应。

(7)患者要定期复查。

(8)活动与休息:运动和锻炼目的在于减轻疼痛,减少畸形的发生。原则为活动后2 h体力恢复。运动要循序渐进。在急性期,炎症比较明显的时候,患者应卧床休息,轻度、适当的关节活动可以防止关节僵硬。炎症消退后,应积极进行锻炼,以不产生疲劳为度,可以避免关节强直和肌肉萎缩。对大多数患者而言,游泳、散步是比较适合的运动方式。鼓励患者生活自理,适当做家务和锻炼身体,劳逸结合。少数患者应拄棍行走,需要轮椅的患者应自己推动轮椅。若工作和居住的地方潮湿,患者应积极创造条件加以改善。夏季用电风扇和空调要适度、适时。在工作中,患者应向领导和同事讲清疾病,以求理解,安排适当的工作。

(9)饮食与食疗:以富含优质蛋白质、维生素和矿物质的食物为主,出现便秘的患者应多吃蔬菜、水果等富含纤维素的食物。避免食用辛、辣、酸、硬等刺激性强的食物,以免诱发或加重消化道症状。饮用药酒可起到活血化瘀、祛风散寒、疏通经络的作用。

（余廷丽）

第二节　多发性肌炎和皮肌炎

一、概述

多发性肌炎(polymyositis,PM)和皮肌炎(dermatomyositis,DM)是横纹肌非化脓性炎性肌病。其临床特点是肢带肌、颈肌及咽肌等肌组织出现炎症、变性改变,导致对称性肌无力和一定程度的肌萎缩,并可累及多个系统和器官,亦可伴发肿瘤。PM指无皮肤损害的肌炎,伴皮疹的肌炎为DM。

二、病因与发病机制

PM和DM属于自身免疫性疾病,发病与病毒感染、免疫异常、遗传及肿瘤等因素有关,多见于女性,患者中男女比例为1∶2。

三、临床表现

成人的PM和DM发病隐匿,儿童的PM和DM发病较急。急性感染可为前驱表现或病因。早期症状为近端肌无力、出现皮疹、全身不适、发热、乏力、体质量下降等。

（一）肌肉

PM和DM累及横纹肌,以肢体近端肌群无力为临床特点,常呈对称性损害,早期可有肌肉肿胀、压痛,晚期出现肌萎缩。多数患者无远端肌受累。

1.肌无力

几乎所有患者出现不同程度的肌无力。肌无力可突然发生,并持续进展数周或数月。受累肌肉的部位不同,出现不同的临床表现。

2.肌痛

在疾病早期可有肌肉肿胀,约25％的患者出现近端肌肉疼痛或压痛。

（二）皮肤

DM除有肌肉症状外还有皮肤损害,多为微暗的红斑,皮损稍高出皮面,表面光滑或有鳞屑。皮损常可完全消退,但可残留带褐色的色素沉着、萎缩、瘢痕或白斑。皮肤病变往往是PM患者首先注意到的症状。

1.向阳性紫红斑

眶周水肿伴暗紫红斑,见于60％～80％的DM患者,它是DM的特异性体征。

2.格特隆征

此征由格特隆首先描述,被认为是DM的特异性皮疹。皮疹位于关节伸面,多见于肘、掌指、近端指间关节处,也可出现在膝与内踝皮肤,表现为伴有鳞屑的红斑,皮肤萎缩,色素减退。

3.暴露部位皮疹

在颈前、上胸部（V形区）、颈后背上部（披肩状）、前额、颊部、耳前、上臂伸面和背部等可出现弥漫性红疹,之后局部皮肤萎缩,毛细血管扩张,色素沉着或减退。

4."技工手"

部分患者双手外侧掌面皮肤出现角化、裂纹,皮肤粗糙脱屑,同技术工人的手相似,故称"技工手"。"技工手"尤其在抗Jo-1抗体呈阳性的PM和DM患者中多见。

5.其他病变

其他一些皮肤病变虽非特有,但时而出现,包括指甲两侧呈暗紫色充血皮疹,指端溃疡、坏死,有甲缘梗死灶、雷诺现象、网状青斑、多形性红斑等。慢性患者有时出现多发角化性小丘疹、斑点状色素沉着、毛细血管扩张、轻度皮肤萎缩和色素脱失,称为血管萎缩性异色病性DM。

皮损程度与肌肉病变程度可不平行,少数患者的皮疹出现在肌无力之前。约7％患者有典型皮疹,但始终没有肌无力、肌病,肌酶谱正常,称为无肌病的DM。

（三）关节

关节痛和关节炎见于约15％的患者,为非对称性,常波及手指关节,手的肌肉萎缩可引起手

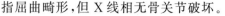

指屈曲畸形,但X线相无骨关节破坏。

（四）消化道

10%～30%的患者出现吞咽困难、食物反流,为食管上部及咽部肌肉受累所致,造成胃反流性食管炎。X线钡剂造影检查可见食管梨状窝钡剂潴留,甚至胃的蠕动减慢,胃排空时间延长。

（五）肺

约30%的患者有肺间质改变。急性间质性肺炎、急性肺间质纤维化的临床表现有发热、干咳、呼吸困难、发绀、可闻及肺部细湿啰音,X线检查在急性期可见毛玻璃状、颗粒状、结节状及网状阴影。在晚期X线检查可见蜂窝状或轮状阴影,表现为弥漫性肺纤维化。肺纤维化发展迅速是PM和DM患者死亡的重要原因之一。

（六）心脏

仅1/3的患者病程中有心肌受累,心肌内有炎性细胞浸润,间质水肿和变性,局灶性坏死,心室肥厚,出现心律失常、充血性心力衰竭,亦可出现心包炎。

（七）肾脏

肾脏病变很少见,极少数暴发性起病者因横纹肌溶解,可出现肌红蛋白尿、急性肾衰竭。少数PM和DM患者可有局灶性增殖性肾小球肾炎,但大多数患者的肾功能正常。

（八）钙质沉着

钙质沉着多见于慢性DM患者,尤其是儿童。沿深筋膜钙化多见,钙化使局部软组织出现发木或发硬的浸润感,严重者影响该肢体的活动。钙质在软组织内沉积,X线片显示钙化点或钙化块。若钙质沉积在皮下,则在沉着处溃烂,可有石灰样物流出,并可继发感染。

四、辅助检查

（一）血清肌酶

绝大多数患者在病程某一阶段可出现肌酶活性升高,这是诊断PM和DM的重要血清指标之一。以肌酸激酶最敏感。肌酶的活性升高常早于临床表现数周,晚期肌萎缩,肌酶不再释放,肌酶可正常。一些慢性肌炎和广泛肌肉萎缩的患者即使处于活动期,其肌酶水平也可正常。

（二）肌红蛋白测定

肌红蛋白仅存在于心肌与横纹肌,当肌肉出现损伤、有炎症、剧烈运动时肌红蛋白含量均可升高。多数肌炎患者的血清中肌红蛋白水平升高,且与病情呈平行关系,有时先于肌酸激酶含量升高。

（三）自身抗体

1.抗核抗体

PM和DM中抗核抗体阳性率为20%～30%,对肌炎诊断不具特异性。

2.抗Jo-1抗体

抗Jo-1抗体是诊断PM和DM的标记性抗体。抗Jo-1抗体呈阳性的PM和DM患者,临床上常表现为抗合成酶抗体综合征:肌无力、发热、间质性肺炎、关节炎、雷诺病和"技工手"。

（四）肌电图

几乎所有PM和DM患者的肌电图异常,表现为肌源性损害,即在肌肉松弛时出现纤颤波、正锐波、插入激惹及高频放电;在肌肉轻微收缩时出现短时限低电压多相运动电位;最大收缩时出现干扰相。

（五）肌活检

取受损肢体近端肌肉（如三角肌、股四头肌及有压痛和中等无力的肌肉）送检，应避免在肌电图插入处取材。因肌炎常呈灶性分布，必要时需多部位取材，提高阳性率。

肌肉病理改变：①肌纤维间质、血管周围有炎性细胞浸润。②肌纤维破坏变性、坏死、萎缩，肌横纹不清。③肌束间有纤维化现象，肌细胞可有再生，再生肌纤维为嗜碱性，核大、呈空泡，核仁明显。④血管内膜增生。皮肤病理改变无特异性。

五、治疗原则

（1）糖皮质激素是 PM 和 DM 的首选药物。待肌力明显恢复，肌酶趋于正常时开始减量，减量应缓慢（一般 1 年左右），在减量过程中如病情反复，应及时加用免疫抑制剂。对病情发展迅速或有呼吸肌无力、呼吸困难、吞咽困难者，可用甲泼尼龙 0.5～1 g，静脉冲击治疗每天一次，连用3 d，之后再根据症状及肌酶水平逐渐减量。

（2）免疫抑制剂对病情反复及重症患者应及时加用免疫抑制剂。激素与免疫抑制剂联合应用可提高疗效、减少激素用量，及时避免不良反应。常用免疫抑制剂有甲氨蝶呤、硫唑嘌呤、环磷酰胺。

（3）合并恶性肿瘤的患者在切除肿瘤后，肌炎症状可自然缓解。

六、护理问题

（一）肌痛、肌无力
其与原发病有关。

（二）自理能力缺陷
其与肌无力有关。

（三）皮肤完整性受损
其与皮疹有关。

（四）营养失调
其与消化道受累有关。

（五）有感染的危险
其与吸入性肺炎及使用激素等有关。

（六）废用综合征
其与肌无力有关。

（七）限制性通气功能障碍
其与呼吸肌受累有关。

（八）低氧血症
其与呼吸肌受累有关。

七、护理措施

（一）一般护理
患者在急性期卧床休息，并适当进行肢体被动运动，以防肌肉萎缩，症状控制后适当锻炼。患者应选择高热量、高蛋白饮食，保持大便通畅，避免感染。

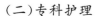

（二）专科护理

（1）患者肌痛明显时安慰患者,认真听取患者的主诉,使用分散注意力的方法,必要时遵医嘱给予止痛药物,缓解疼痛。

（2）加强巡视,及时满足患者的生活需要。

（3）肌炎患者会出现皮疹,伴有发红、瘙痒、疼痛等症状。合并皮损的患者后期会脱屑,应保持皮肤清洁,用粉剂处理好皮肤,保持干燥,表面不要包裹,尽量暴露,可以涂中性护肤品。如果出现皮损,切勿抓挠,以免造成感染。用清水清洁皮肤,不涂化妆品,必要时外涂凡士林以防止破损加重。勤换内衣,注意保暖,避免日晒。

（4）肌活检术后护理:观察伤口渗血、感染情况,保持敷料清洁,协助医师定时消毒、换药。两周后拆线,可根据伤口情况延长拆线时间,拆线后观察伤口的愈合状况。

（5）对于进食咳呛的患者,嘱其进餐时尽量采取坐位或半卧位,细嚼慢咽,进餐后 30～60 min尽量避免卧位。对进食咳呛严重或吞咽困难的患者必要时遵医嘱给予肠内或肠外营养以满足机体需要量,防止吸入性肺炎。

（6）保持病室清洁,温度、湿度适宜,并嘱患者保持好个人卫生。对生活不能自理的患者,加强基础护理,给予口腔护理和会阴冲洗,监测体温变化,监测血常规变化,预防交叉感染。

（7）对于肺部受累患者,保持病室内温度、湿度适宜,遵医嘱给予吸氧和雾化,同时加强雾化后的拍背咳痰,预防及治疗肺部感染。

（8）严密观察生命体征的变化,特别是监测血氧及心律变化,及时发现病情变化,准备好抢救物品。

（三）心理护理

多与患者交流,使患者了解 PM 和 DM 的治疗原则,告知患者 PM 和 DM 为慢性病,可迁延多年,若早期诊断,合理治疗,在治疗、护理下可控制病情发展,使其趋于稳定。PM 和 DM 可获得长时间缓解,患者可同正常人一样工作和学习。因此要向患者宣教正确认识疾病,消除恐惧心理,了解规律用药的意义,嘱患者遵医嘱治疗。

（四）健康教育

1.树立信心

指导患者以乐观的情绪、良好的精神状态去面对疾病,配合长期治疗。

2.劳逸结合

患者在疾病的缓解期注意休息,做适当的活动,避免过度劳累,活动以 2 h 后体力恢复为度。在生活上尽量自理,消除依赖感。锻炼肌力,防止肌肉萎缩。功能锻炼应在服药后 30 min 开始,运动之前应做充分的准备活动。

3.合理膳食

PM 和 DM 可累及消化道肌肉,会出现吞咽困难,食管蠕动减慢,易引起反流性食管炎。肠蠕动减弱,肛门括约肌、膀胱括约肌松弛导致大小便失禁,所以应选择高蛋白(优质蛋白)、高维生素、易消化的饮食(软食),少食干、硬、油炸食品。餐前可用一些增加胃动力的药物,进餐时尽量采取坐位或半卧位,进餐后 30～60 min 尽量避免卧位。

4.按时服药

不可随意增减药物,不可擅自停药或改药。用药期间应定期复查血常规和肝、肾功能。

5.了解药物不良反应

了解激素、免疫抑制剂等药物的不良反应。

6.自我监测

要自我监测心、肺的病变,如出现呼吸困难、发绀、心慌或心前区疼痛,要立即就诊。注意定期复查。

7.保持皮肤清洁

肌炎患者会出现皮疹,伴有发红、瘙痒、疼痛等症状,后期会脱屑,应保持皮肤清洁,用粉剂处理好皮肤,保持干燥,表面不要包裹,尽量暴露,可以涂中性护肤品。如果出现皮损,切勿抓挠,以免造成感染。勤换内衣,注意保暖,避免日晒。

(余廷丽)

第三节　系统性硬化症

一、概述

系统性硬化症是一种原因不明的临床上以局限性或弥漫性皮肤增厚和纤维化为特征的结缔组织病。除皮肤受累外,该病也可影响内脏(心、肺和消化道器官等)。该病的严重程度和发展情况变化较大,有多种亚型,它们的临床表现和预后各不相同。一般以皮肤受累范围为主要指标将系统性硬化症分为多种亚型。本文主要讨论弥漫性硬皮病。

二、病因与发病机制

该病的病因不明。该病在儿童中少见,多见于女性,女性的发病率大约为男性的4倍。

三、临床表现

(一)早期症状

系统性硬化症最多见的初期表现是雷诺现象、隐袭性肢端和面部肿胀,并有手指皮肤逐渐增厚。多关节病也是突出的早期症状。胃肠道功能紊乱或呼吸系统症状偶尔也是该病的首发表现。患者起病前可有不规则发热、胃纳减退、体质量下降等。

(二)皮肤

皮肤病变可局限在手指(趾)和面部或向心性扩展,累及上臂、肩、前胸、背、腹和腿。有的可在几个月内累及全身皮肤,有的在数年内逐渐进展,有的呈间歇性进展。通常皮肤受累范围和严重程度在三年内达高峰。

(三)骨和关节

多关节痛和肌肉疼痛常为早期症状,也可出现明显的关节炎。约29%的患者有侵蚀性关节病。

(1)皮肤增厚并且与其下关节紧贴,致使关节挛缩和功能受限。

(2)由于腱鞘纤维化,当受累关节主动或被动运动时,特别是在腕、踝、膝处,可觉察到皮革样摩擦感。

（3）长期慢性指（趾）缺血，可发生指端骨溶解。

（4）X线片表现关节间隙狭窄和关节面骨硬化。

（5）由于肠道吸收不良及血流灌注减少，患者常有骨质疏松。

（四）消化系统

消化道受累为该病的常见表现。消化道的任何部位均可受累，其中，食管受累最为常见，肛门、直肠次之，小肠和结肠较少受累。

1.口腔

张口受限，舌系带变短，牙周间隙增宽，齿龈退缩，牙齿脱落，牙槽骨萎缩。

2.食管

食管下部括约肌功能受损可导致胸骨后灼热感，反酸，长期受损可引起糜烂性食管炎、出血、下食管狭窄等并发症。

3.小肠

小肠受累常可引起轻度腹痛、腹泻、体质量下降和营养不良。

4.大肠

钡灌肠可发现 $10\%\sim50\%$ 的患者有大肠受累，但临床症状往往较轻。累及后可发生便秘，下腹胀满，偶有腹泻。

5.CREST 综合征

患者可发生胆汁性肝硬化。

（五）肺部

肺脏受累普遍存在。病初最常见的症状为运动时气短，活动耐受量减小；后期出现干咳。随病程增长，肺部受累的机会增多，并且一旦累及，呈进行性发展，对治疗反应不佳。肺间质纤维化和肺动脉血管病变常同时存在。在弥漫性硬皮病伴抗 Scl-70 抗体呈阳性的患者中，肺间质纤维化常常较重；在 CREST 综合征中，肺动脉高压常较明显。肺动脉高压常为棘手问题，它是肺间质与支气管周围长期纤维化或肺间小动脉内膜增生的结果。

（六）心脏

经病理检查，80% 的患者有片状心肌纤维化。临床表现为气短、胸闷、心悸、水肿。

（七）肾脏

该病的肾脏病变的临床表现不一，部分患者有多年皮肤及其他内脏受累而无肾损害的临床现象；有些患者在病程中出现肾危象，即突然发生严重高血压、急进性肾衰竭，如不及时处理，患者常于数周内死于心力衰竭及尿毒症。虽然肾危象初期可无症状，但大部分患者感到疲乏加重，出现气促、严重头痛、视力模糊、抽搐、神志不清等症状。

四、辅助检查

（一）一般化验

一般化验无特殊异常。血沉可正常或轻度增快。

（二）免疫学检测

（1）血清抗核抗体阳性率达 90% 以上。

（2）抗着丝点抗体：80% 的 CREST 综合征患者呈阳性。

(3)20％～40％的系统性硬化症患者血清抗 Scl-70 抗体呈阳性。

(4)约 30％的患者类风湿因子呈阳性。

(5)约 50％的患者有低滴度的冷球蛋白血症。

（三）病理检查及甲褶检查

硬变皮肤活检见表皮变薄,表皮突消失,皮肤附属器萎缩。甲褶毛细血管显微镜检查显示毛细血管襻扩张与正常血管消失。

（四）食管组织病理

食管组织病理显示平滑肌萎缩,黏膜下层和固有层纤维化,黏膜呈不同程度变薄和糜烂。

（五）食管功能

食管功能可用食管测压、钡餐造影、食管镜等方法检查。

（六）高分辨 CT

高分辨 CT 可显示肺部呈毛玻璃样改变,肺间质纤维化常以嗜酸性肺泡炎为先导。

（七）支气管肺泡灌洗

支气管肺泡灌洗可发现灌洗液中细胞增多。

（八）胸部 X 线片

胸部 X 线片显示肺间质纹理增粗,严重时呈网状结节样改变,在基底部最为显著。

（九）肺功能检查

肺功能检查显示限制性通气障碍,肺活量减小,肺的顺应性降低,气体弥散量减小。

（十）心导管检查

心导管检查可发现肺动脉高压。

（十一）超声心动检查

超声心动检查可发现肺动脉高压或心包肥厚或心包积液。

（十二）肾活检

该病的肾病变以叶间动脉、弓形动脉及小动脉病变显著,其中最主要的是小叶间动脉。血管平滑肌细胞发生透明变性。血管外膜及周围间质均有纤维化。

五、治疗原则

该病尚无特效药物。皮肤受累范围和病变程度为诊断和评估预后的重要依据,而重要脏器累及的广泛性和严重程度决定预后。早期治疗的目的在于阻止新的皮肤和脏器受累,而晚期治疗的目的在于改善已有的症状。

(1)糖皮质激素对该病效果不显著,通常对炎性肌病、间质性肺部疾病的炎症期有一定疗效;在早期水肿期,对关节痛、肌痛亦有疗效。免疫抑制剂的疗效不肯定,常用的有环孢素、环磷酰胺、硫唑嘌呤、甲氨蝶呤等;有报道称其对皮肤关节和肾脏病变有一定疗效,与糖皮质激素合并应用,常可提高疗效和减少糖皮质激素的用量。

(2)青霉胺能抑制新胶原成熟,并激活胶原酶,使已形成的胶原纤维降解。

(3)钙通道阻滞剂、丹参注射液、双嘧达莫、小剂量阿司匹林、血管紧张素受体拮抗剂可缓解雷诺现象,治疗指端溃疡,阻止红细胞及血小板的聚集,降低血液的黏滞性,改善微循环。

(4)组胺受体拮抗剂(西咪替丁或雷尼替丁等)或质子泵抑制剂(奥美拉唑等)减少胃酸,缓解反流性食管炎的症状。

(5)血管紧张素转换酶抑制剂,如卡托普利、依那普利、贝那普利,可以控制血压升高,预防肾危象出现。

(6)近年来国外采用口服内皮素拮抗剂和抗转移生长因子 $β_1$ 治疗硬皮病所致的肺动脉高压,已取得一定疗效。

六、护理问题

(一)皮肤黏膜完整性受损
其与皮肤黏膜失去弹性有关。

(二)感染
其与长期服用激素有关。

(三)焦虑
其与患慢性疾病有关。

(四)知识缺乏
患者不了解疾病相关知识。

七、护理措施

(一)一般护理

(1)密切监测患者的生命体征,听取患者的主诉。嘱其保持情绪稳定,尽量减少活动,进食易消化的食物,保持大便通畅,必要时给予通便处理。

(2)巡视患者,及时满足其生活需要。

(3)与患者多交流,多安慰患者,使其接受现实,勇敢面对,积极配合治疗。

(4)监测体温,监测血常规。对已发生的感染,遵医嘱给予抗菌药物。

(二)专科护理

1.皮肤自我护理

(1)皮肤硬化,失去弹性,应在患处涂油以预防干裂。避免接触刺激性较强的洗涤剂。口唇、鼻腔干裂时可涂油。注意保暖,冷天外出时多加衣服,戴棉手套,穿厚袜,衣着宽松。

(2)患者皮肤调节体温的功能减退,夏季应多饮水,多吃一些利尿解暑的蔬菜、水果,如西瓜、冬瓜、黄瓜、丝瓜、苦瓜,通过尿液带走体内热量而起到降温的作用。应避免高温时外出,避免曝晒,外出时应戴遮阳帽或打伞,避免中暑。室内温度过高时可使用空调或电扇。

(3)经常按摩肢端、关节或骨骼隆起处,避免磕碰、外伤而导致营养性溃疡。

2.饮食自我护理

患者注意多吃蛋白质、钙含量丰富的食物,如蛋类、肉、牛奶。多吃新鲜的蔬菜、水果以保证维生素和食物纤维的供给。注意少食多餐、细嚼慢咽。避免吃辛辣、过冷的食物,选择细软、易消化的食物。若进食后有胸骨后不适等症状,应注意不能一次大量进食,进食后稍走动后再躺下,取头高足低位以减少食物反流。

3.环境及健康

患者要避免感冒而引起继发肺部感染,加重肺脏负担。保持居室内一定的温度和湿度,定时通风换气,保持空气新鲜。不去人多拥挤的公共场所,在感冒流行季节减少外出。

4.做好防御

护理人员要经常监测患者的血压,发现血压升高,应及时处理。当患者出现气短、胸闷、心悸、水肿时,护理人员要积极协助医师处理,密切观察病情变化,准备好抢救物品。

(三)心理护理

护理人员要多与患者交流,告知患者此病为慢性病,主要是采取措施改善症状,控制病情,使其稳定,减缓病情进展,因此要遵医嘱规律治疗。通过交流消除其焦虑心理,使其配合治疗。

(四)健康教育

(1)让患者正确认识疾病,保持乐观的精神、稳定的情绪,避免激动、紧张、焦虑等不良情绪。

(2)让患者适当锻炼身体,增加机体的抗病能力;劳逸结合,要避免过度劳累而加重病情。

(3)让患者了解皮肤保护的方法,特别是给手、足保暖。

(4)有心脏受累,患者应长期服药,随身携带硝酸甘油等药物。

(5)患者应了解药物的作用和不良反应,明白规律用药的意义,配合治疗,遵从医嘱;定期监测血常规、肝功能、肾功能。

(6)患者应严格遵医嘱服药,不可随意加量、减量、停药和改药。禁用血管收缩剂如麻黄素、肾上腺素。

(7)患者应学会自我认识疾病活动的征象,定期复查;懂得长期随访的必要性。

(8)告知患者要少食多餐,餐后取立位或半卧位。嘱患者戒烟、酒,不喝咖啡,不吃刺激性食物。

(余廷丽)

第十三章

眼科护理

第一节 睑缘炎

睑缘炎是睑缘皮肤、睫毛毛囊及其腺体的亚急性或慢性炎症,常由细菌感染所致。

一、护理评估

了解患者全身的健康状况,如营养、睡眠、有无文眼线,注意有无屈光不正和慢性结膜炎病史。临床上将睑缘炎分为鳞屑性睑缘炎、溃疡性睑缘炎和眦部睑缘炎。该病的主要表现为眼睑红、肿、热、痛、痒等症状。

(一)鳞屑性睑缘炎

睑缘、睫毛根部覆盖着头皮屑样的鳞屑,鳞屑脱落后,露出充血的睑缘,但无溃疡。睫毛脱落后能再生。眼睛有干痒、刺痛及烧灼感等症状。

(二)溃疡性睑缘炎

睑缘皮脂腺分泌较多,睫毛因皮脂腺结痂而凝成束状,睑缘有许多脓痂,清除痂皮后,可见到小脓疱和出血性小溃疡。睫毛易脱落而不易再生,严重者可形成睫毛秃。有时睑缘溃疡结疤后,睑缘收缩,形成倒睫。睫毛刺激角膜,常导致角膜溃疡而影响视力。

(三)眦部睑缘炎

眦部睑缘炎主要发生于外眦部,外眦部睑缘和外眦部有痒及刺激症状,局部皮肤充血、肿胀,并有浸渍糜烂,邻近结膜常伴有慢性炎症。

二、治疗要点

保持局部清洁,消除诱因,使用抗生素眼药水和眼药膏。对眦部睑缘炎可选用 $0.25\% \sim 0.5\%$ 的硫酸锌滴眼液,并适当服用维生素 B_2。

三、护理诊断和问题

(一)舒适改变

眼部干痒、刺痛与睑缘炎病变有关。

(二)潜在并发症

潜在并发症包括角膜溃疡、慢性结膜炎、泪小点外翻。

四、护理目标

(1)患儿的不适症状得到缓解。

(2)炎症被及时控制,没有发生并发症。

五、护理措施

(1)首先应消除病因,增强营养,增强抵抗力,纠正用不洁手揉眼的不良习惯。如有屈光不正,应配戴眼镜矫正。

(2)观察患儿眼部分泌物的情况,告知患儿家长清洁睑缘的方法。可用生理盐水棉签清洁,拭去鳞屑或脓痂脓液。

(3)指导眼部用药方法。先清洁睑缘,再涂抗生素药膏,可用涂有抗生素药膏的棉签在睑缘按摩,增强药效。炎症消退后,应持续治疗至少2周,以免复发。

(4)外出配戴眼镜,避免烟尘、风沙的刺激。

(5)注意饮食调理,避免辛辣食物。

(邓俊莹)

第二节 睑 腺 炎

睑腺炎又称麦粒肿,是眼睑腺体的急性化脓性炎症。临床上睑腺炎分为内睑腺炎、外睑腺炎。睑板腺感染为内睑腺炎,睫毛毛囊或其附属皮脂腺、汗腺感染为外睑腺炎。

一、护理评估

患侧眼睑可出现红、肿、热、痛等急性炎症表现,常伴同侧耳前淋巴结肿大。外睑腺炎的炎症反应集中于睫毛根部的睑缘处,红肿范围较弥散,脓点常破溃于皮肤面。内睑腺炎的炎症浸润常局限于睑板腺内,有硬结,疼痛和压痛程度均较外睑腺炎剧烈,病程较长,脓点常破溃于睑结膜面。

二、治疗要点

早期行局部热敷,用抗生素眼药水或眼药膏。脓肿形成后行切开引流。

三、护理诊断和问题

(一)眼痛

眼痛与睑腺炎症有关。

(二)知识缺乏

患儿及其家长缺乏与睑腺炎相关的知识。

四、护理目标

(1)患儿的疼痛减轻。

(2)患儿家长获取睑腺炎相关的预防与护理知识。

五、护理措施

(一)疼痛护理

仔细观察患儿对疼痛的反应,耐心听取患儿对疼痛的主诉,解释疼痛的原因,给予其支持与安慰,指导其放松技巧。

(二)热敷指导

对早期睑腺炎行局部热敷,每次 10～15 min,每天 3～4 次。热敷可以促进血液循环,有助于炎症消散和疼痛减轻。热敷时需注意温度,以防烫伤。常用方法有汽热敷法、干热敷法、湿热敷法等。

(三)药物护理

指导患儿及其家长使用抗生素眼药水或涂眼药膏的方法。

(四)脓肿护理

脓肿未形成时不宜切开,更不能挤压排脓。因为眼睑和面部的静脉无瓣膜,挤压脓肿可使感染扩散,导致眼睑蜂窝织炎,甚至产生海绵窦脓毒栓或败血症,危及生命。

脓肿形成后,如未破溃或引流排脓不畅,应切开引流。对外睑腺炎应在皮肤面切开,切口与睑缘平行;对内睑腺炎则应在结膜面切开,切口与睑缘垂直。

(五)健康教育

指导家庭护理,让患儿养成良好的卫生习惯,不用脏手或不洁手帕揉眼。告知患儿及其家属治疗原发病的重要性,患儿如果有慢性结膜炎、睑缘炎或屈光不正,应及时治疗或矫正。

(严 卉)

第三节 视神经炎

一、概述

视神经炎泛指视神经的炎性脱髓鞘、感染、非特异性炎症等疾病,能够阻碍视神经传导功能,引起视功能发生一系列改变。

临床该病上常分为视盘炎和球后视神经炎。球后视神经炎一般可分为急性和慢性,后者为多见。

(1)病因:①有局部炎症。②病毒感染。③全身感染。④有营养和代谢性疾病。⑤中毒。⑥多发性硬化症、糖尿病、甲状腺功能障碍与该病关系密切。

(2)病理:早期白细胞渗出,慢性期以淋巴细胞和浆细胞为主。中等程度损伤会形成少量瘢痕,而严重损伤则会发生神经纤维被神经胶质细胞增生代替的现象,引起视神经萎缩。

二、诊断思路

（一）病史要点

视盘炎常突然发病，视力障碍严重，多累及双眼，多见于儿童或青壮年，经治疗一般预后较好。临床表现：视力急剧下降（<0.1），眼痛，早期前额部疼痛，眼球转动痛。

球后视神经炎突然发病，视力突然减退，甚至无光感。多单眼发病，眶深部痛或眼球转动痛。根据球后视神经受累部位不同，有以下几种类型：①轴性球后视神经炎，病变主要侵犯乳头黄斑束纤维，表现为视力下降严重，视野改变为中心暗点。②球后视神经周围炎，病变主要侵犯球后视神经鞘膜，表现为视野向心性缩小。③横断性视神经炎，病变累及整个视神经横断面，表现为无光感。

（二）查体要点

1.视盘炎

瞳孔不同程度地散大，对光的直接反射迟钝或消失，间接反射存在，单眼患者出现相对性传入性瞳孔障碍，称马库斯-冈恩（Marcus-Gunn）瞳孔。眼底可见视盘潮红，视神经乳头表面毛细血管扩张，边缘不清，轻度隆起，筛板模糊，生理凹陷消失，可出现少量出血点。视盘周围视网膜水肿，呈放射状条纹，视神经乳头表面或边缘有小出血点，静脉怒张、弯曲。

2.球后视神经炎

瞳孔中等大或极度散大。对光的直接反射消失，对光的间接反射存在。眼底早期无变化，3～4周时视神经色泽改变，颜色变淡。

"两不见"症状：患者看不见，医师早期检查无异常。

（三）辅助检查

1.必做检查

（1）视野检查：视盘炎表现为巨大而浓密的中心暗点，重者有周边视野缩小、色觉改变（红绿色觉异常）。球后视神经炎表现为中心暗点、旁中心暗点或哑铃状暗点。

（2）头颅眼眶 CT：排除颅内病变。

（3）荧光素眼底血管造影：动脉期见视盘表层辐射状毛细血管扩张，同时见很多微动脉瘤。早期荧光素渗漏，视盘呈强荧光染色。

2.选做检查

视觉电生理检查可以了解视神经功能。视觉诱发电位可表现为不同程度的振幅降低，潜伏期延长。病变侵犯视盘黄斑束纤维，主要表现为振幅降低；病变侵犯球后视神经鞘膜，主要表现为潜伏期延长。

（四）诊断步骤

诊断步骤如图 13-1 所示。

（五）鉴别诊断

视盘炎需与以下疾病相区分。

1.视盘水肿

常累及双眼，视盘肿胀明显，但视功能多正常，或有阵发性黑矇史。视野早期生理盲点扩大而周边视野正常。常伴有其他全身症状，如头痛、呕吐。

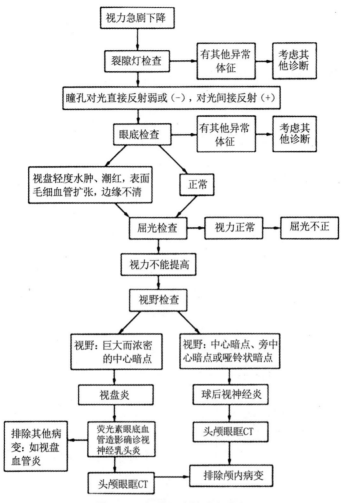

图 13-1 视神经炎的诊断流程

2.缺血性视神经病变

发病年龄多在 50 岁以上,突然发生无痛性、非进行性视力减退。早期视盘轻度肿胀,后期局限性苍白。视野检查可见弓形暗点或扇形暗点与生理盲点相连。荧光素眼底血管造影显示视盘早期弱荧光或充盈缺损,晚期视盘强荧光。

3.视盘血管炎

该病多见于年轻女性,视力轻度减退,视盘充血潮红,轻度隆起,视神经乳头表面或边缘有小出血点。视野可为生理盲点扩大。荧光素眼底血管造影显示视神经乳头表面毛细血管扩张渗漏明显。激素治疗效果好。

4.假性视盘炎

常为双侧,视神经乳头边界不清,颜色稍红,隆起轻,多为 1～2 屈光度,无出血。视力正常,视野正常。荧光素眼底血管造影正常。

球后视神经炎需与头颅或邻近组织肿瘤相区别。头颅或邻近组织肿瘤的症状与体征均与球后视神经炎相似,头颅 CT 或 MRI 提示颅内占位。

三、治疗与护理措施

（一）经典治疗

（1）积极寻找病因,针对病因治疗。

（2）大剂量糖皮质激素冲击治疗。视神经炎本身是一种自限性疾病,糖皮质激素治疗在短期内能促进视力恢复,并延缓多发性硬化症的发生,采用大剂量、静脉注射、短期疗程。但长期来看没有明显的疗效,对最终的视力没有帮助,因此只适用于重型病例。

（3）配合抗生素。

（4）局部及全身应用血管扩张药。

（5）改善微循环及神经营养药有 B 族维生素、三磷酸腺苷、辅酶 A、肌苷等。

（6）使用中药。

（二）新型治疗

对于球后视神经炎,由于长时间视神经肿胀可导致神经变性、坏死,应考虑开放视神经管治疗。如为蝶窦、筛窦炎症导致的球后视神经炎,视力下降严重时可考虑做蝶窦、筛窦手术。

（三）治疗流程

视神经炎的治疗流程如图 13-2 所示。

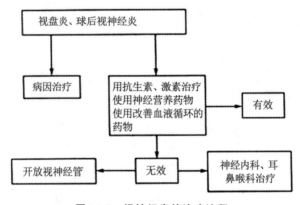

图 13-2　视神经炎的治疗流程

四、预后评价

经过积极治疗,大多数视盘炎病例都可恢复正常,而且病程较短,预后良好,视盘颜色变淡或苍白。少数重症患者的治疗过程缓慢或治疗无效,病程较久,炎症消退后视盘苍白、萎缩,有视力障碍,预后欠佳。

家族性球后视神经炎病例预后较差。该病多发生于青春期男性,女性则多为遗传基因携带者。

五、最新进展和展望

关于视神经炎的基础研究取得了很大的成就,研究表明 $HLA-DRB1*15$ 基因可能是部分视神经炎患者的遗传易感基因。

很多家族性视神经炎都有特异性基因位点改变,因此基因治疗是目前研究的热点,基因治疗技术已被应用到视神经炎的动物实验模型中。基因治疗可能会为那些严重的进行性视神经脱髓鞘患者带来益处。

随着脂肪抑制和弥散张量成像等磁共振成像新技术的应用以及钆喷酸葡胺等增强造影剂的应用,活体组织内的细微结构可以被更好地显示出来,这为视神经炎的检查提供了较好的技术。功能性成像已用于评价视神经炎累及的视神经功能及追踪视神经恢复的情况。

(严 卉)

第四节 视 盘 水 肿

一、概述

视盘水肿指视盘被动水肿,无原发性炎症,早期无视功能障碍,多是其他全身病的眼部表现。

(一)病因

引起视盘水肿的疾病很多。①颅内原因有颅内肿瘤、炎症、外伤、先天畸形等。②全身原因有恶性高血压、肾炎、肺心病等。③眶内原因有眼眶占位、眶内肿瘤、血肿、眶蜂窝织炎等。④眼球疾病有眼球外伤或手术使眼压急剧下降等。

(二)发病机制

视神经的轴质流的运输受到阻滞。

二、诊断思路

(一)病史要点

1.症状

常累及双眼,视力多不受影响,视功能可长期保持正常是视盘水肿的一个最大特征。少数患者有阵发性黑矇,晚期视神经继发性萎缩,引起视力下降。可伴有头痛、复视、恶心、呕吐等颅内高压症状或其他全身症状。

2.病史

可有高血压、肾炎、肺心病等其他全身病病史。

(二)查体要点

1.早期型

视盘充血,上、下方边界不清,生理凹陷消失,视网膜中央静脉变粗,视网膜中央静脉搏动消失,视盘周围视网膜呈青灰色,视盘旁存在线状小出血点。

2.中期进展型

视盘肿胀明显,隆起3～4 D,呈绒毛状或蘑菇形,外观松散,边界模糊,视网膜静脉怒张、迂曲,水肿的视神经乳头表面及其周围可见火焰状出血和渗出,视盘周围视网膜呈同心性弧形线。

3.晚期萎缩型

继发性视神经萎缩,视盘为灰白色,边界模糊,视网膜血管变细。

（三）辅助检查

1.必做检查

（1）视野：①早期生理盲点扩大（图 13-3）。②视神经萎缩时中心视力丧失，周边视野缩窄。

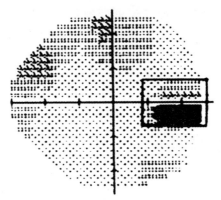

图 13-3　视盘水肿的视野表现为生理盲点扩大

（2）头颅眼眶 CT：排除颅内病变。

2.选做检查

（1）视觉电生理：了解视神经功能，视觉诱发电位表现为大致正常。

（2）荧光素眼底血管造影：动脉期见视盘表层毛细血管辐射状扩张，很快荧光素渗漏，视盘呈强荧光染色。

（四）诊断步骤

视盘水肿的诊断步骤如图 13-4 所示。

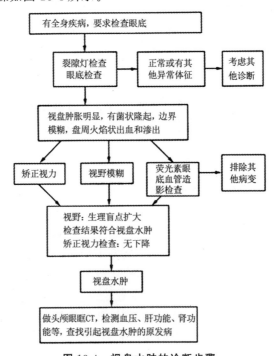

图 13-4　视盘水肿的诊断步骤

（五）鉴别诊断

1.视盘炎

突然发病,视力障碍严重,多累及双眼,多见于儿童或青壮年,经激素治疗预后较好。该病伴眼痛。眼底检查可见视盘充血、潮红,边缘不清,轻度隆起,表面或边缘有小出血点,静脉怒张、迂曲或有白鞘。视野检查为中心暗点,色觉改变(红绿色觉异常)。

2.缺血性视神经病变

发病年龄多在 50 岁以上,突然发生无痛性、非进行性视力减退。早期视盘轻度肿胀,后期有局限性苍白。视野检查可见弓形暗点或扇形暗点与生理盲点相连。荧光素眼底血管造影显示视盘早期弱荧光或充盈缺损,晚期视盘强荧光。

3.视盘血管炎

该病多见于年轻女性。视力轻度减退,视盘充血、潮红,轻度隆起,视神经乳头表面或边缘有小出血点。视野可为生理盲点扩大。荧光素眼底血管造影显示视神经乳头表面毛细血管扩张、渗漏明显。激素治疗的效果好。

4.假性视盘炎

该病常发生于双侧。视盘边界不清,颜色稍红,隆起轻,多不超过 1 屈光度,无出血。视力正常,视野正常。荧光素眼底血管造影正常。

5.高血压性视网膜病变

视力下降,视盘水肿稍轻,隆起度不太高,眼底出血及棉绒斑较多,遍布眼底各处,有动脉硬化征象,血压较高,无神经系统体征。

6.视网膜中央静脉阻塞

视力下降严重,发病年龄较大。视盘轻微水肿,静脉充盈、怒张、迂曲严重,出血多,多单侧发生。

三、治疗与护理措施

（一）经典治疗

1.寻找病因,及时治疗

在早期和中期进展时治疗能提高视力。

2.药物治疗

应用高渗脱水剂降低颅内压,如口服甘油、静脉注射甘露醇。辅助用能量合剂(三磷酸腺苷、辅酶 A、肌苷等)、B 族维生素类药物。

3.长期视盘水肿患者

该类患者应经常检查视力及视野。

（二）视神经鞘减压术

不能消除病因,药物无效,在观察过程中发现视力开始减退,有频繁的阵发性黑蒙,必须及时行视神经鞘减压术。

（三）治疗流程

视盘水肿的治疗流程如图 13-5 所示。

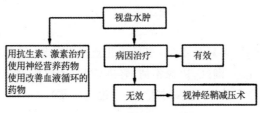

图 13-5 视盘水肿的治疗流程

四、预后评价

视盘水肿可逐渐加重,视力障碍发生得较晚。若及早消除病因,视盘水肿可于 1～2 月消失,预后良好。然而,长期患有严重的视盘水肿,预后很差。视盘水肿长期高于 5 屈光度对视功能威胁很大。视网膜静脉明显怒张、迂曲,视网膜上大片出血及棉绒斑的早期出现常提示视功能下降,视网膜动脉明显狭窄、变细表明视神经已经发生严重变化。视盘颜色变白表明视神经已经萎缩。

（邓俊莹）

第十四章

康复科护理

第一节 脑 卒 中

脑卒中是一种突然起病的脑血液循环障碍性疾病,又叫脑血管意外。缺血性脑卒中又称为脑梗死,包括脑血栓形成、脑栓塞和腔隙性脑梗死等。出血性脑卒中包括脑出血和蛛网膜下腔出血。

由于脑损害的部位、范围和性质不同,脑卒中发病后的表现不尽相同,多见一侧上肢、下肢瘫痪、无力,肌肤不仁,口眼㖞斜,流口水,面色萎黄,舌强语謇。久之,则肢体逐渐僵硬,拘急不张,甚则肢体出现失用性强直、挛缩,进而导致肢体畸形和功能丧失等。患者可出现运动功能障碍、感觉功能障碍、言语功能障碍、认知障碍、心理障碍等。运动功能障碍以偏瘫最为常见。

传统医学认为该病的发生主要因为患者平素气血亏虚,心、肝、肾三脏阴阳失调,还有忧思恼怒,或饮酒饱食,或房室劳累,或外邪侵袭等因素,于是气血运行受阻,经脉痹阻,失于濡养;或阴亏于下,肝阳暴涨,阳化风动,血随气逆,夹痰夹火,横窜经络,蒙蔽清窍而猝然仆倒,半身不遂。

传统康复疗法主要有针灸、推拿、使用中药和传统运动疗法等为手段,从而减轻结构功能缺损(残损)程度,在促进患者的整体康复方面发挥重要作用。

一、康复评定

(一)整体评定内容

(1)全身状态的评定:包括评定患者的全身状态、年龄、并发症、主要脏器的功能状态和既往史等。

(2)功能状态的评定:包括评定意识、智能、言语障碍、神经损害程度及肢体伤残程度等。

(3)心理状态的评定:包括评定抑郁症、焦虑状态和患者个性等。

(4)患者本身素质及所处环境条件的评定:包括评定患者的爱好、职业、所受教育、经济条件、家庭环境、患者与家属的关系等。

(5)其他:对其丧失功能的自然恢复情况进行预测。

(二)具体康复评定

脑卒中康复评定是脑卒中康复的重要内容和前提,它对康复治疗效果起着决定作用,并且有利于评估其预后。原则上,在脑卒中早期就应进行评定,之后应定期评定。康复评定涉及的内容包括脑损害严重程度、脑卒中的功能障碍、言语功能、认知障碍、感觉、心理、步态分析、日常生活活动能力等。

二、康复策略

（一）目标

脑卒中的康复目标是采用一切有效的措施预防脑卒中后可能发生的残疾和并发症（如压疮、泌尿道感染、深静脉血栓形成），改善受损的功能（如运动、语言、感觉、认知功能），提高患者的日常活动能力和适应社会生活的能力。

（二）治疗原则

（1）只要患者神志清楚，生命体征平稳，病情不再发展，48 h后即可进行康复治疗。

（2）康复治疗要循序渐进，需要脑卒中患者的主动参与及家属的配合，并与日常生活和健康教育相结合。

（3）采用综合康复治疗方法，包括物理因子治疗、运动治疗、作业治疗、言语治疗、心理治疗、传统康复治疗和康复工程等。

（4）康复与治疗并进。脑卒中的特点是障碍与疾病共存，故康复应与治疗同时进行，并给予全面的监护。

（5）重建正常运动模式。在急性期，康复运动首先要抑制异常的原始反射活动，重建正常运动模式；其次是加强肌力的训练。脑卒中康复是一种改变"质"的训练，旨在建立患者的主动运动，保护患者，防止并发症的发生。

（6）重视心理因素。严密观察脑卒中患者有无抑郁、焦虑情绪，它们会严重影响康复治疗的进程和效果。

（7）预防复发，即做好二级预防工作，控制危险因素。

（8）根据患者功能障碍的具体情况，采取合理的药物治疗和必要的手术治疗。

（9）康复是一个持续的过程，必须坚持不懈，重视社区及家庭康复。

在偏瘫恢复的不同阶段治疗方法不同。软瘫时以提高患侧肌张力、促进随意运动产生为主要治疗原则；痉挛时要注意降低肌张力，在本阶段不恰当的针刺治疗易引起肌张力增大，故应特别注意。

三、康复疗法

脑卒中的传统康复疗法包括针灸、推拿、中药内服、中药熏洗和气功疗法等，既可单独使用，也可联合应用。多种康复疗法的综合应用可以提高疗效。药物与针灸结合是最常用的康复疗法，体针法和头皮针法结合也得到了普遍认可。推拿疗法在改善痉挛状态方面有独特的优势。在康复过程中应特别重视针灸对肌张力的影响。传统康复技术与现代康复技术的配合应用可提高脑卒中康复治疗的有效率。

（一）推拿治疗

以舒筋通络、行气活血为原则，对病程长者须辅以补益气血、扶正固本。重点选取手、足阳明经脉及腧穴。推拿对于抑制痉挛、缓解疼痛、防止关节挛缩、促进随意运动恢复都有良好作用。

在偏瘫的不同阶段，应采用不同的推拿手法。如在偏瘫弛缓期，多采用兴奋性手法提高患肢的肌张力，促使随意运动恢复。可在肢体上进行揉、捏、拿、搓、点、拍等手法。痉挛期，则多采用抑制性手法来控制痉挛,一般用较缓和的手法,如揉、摩、捏、拿、擦的手法,治疗时间宜长,使痉挛肌群松弛。但不恰当的手法可能会增强肌张力,进一步限制肢体功能的恢复,须特别注意。操作方法如下。

(1)患者取俯卧位(若不能俯卧或较久俯卧,可改为侧卧位,患侧在上),医师立于患侧。从肩部起施以掌根按揉法,自肩后、上背、经竖脊肌而下至腰骶部,上下往返多次,按腰背部肌肉。在按压背俞穴的基础上,重点按压膈俞穴、肝俞穴、三焦俞穴、肾俞穴、大椎、筋缩穴、腰阳关穴,约5 min。

(2)患者采用以上体位。医师在患侧臀部施掌根按揉法,按压环跳穴、八髎穴等,并让患者配合做髋关节内、外旋转的被动运动。按压承扶穴、殷门穴、委中穴、承山穴。用掌根按揉股后部、腘窝、小腿后屈肌群,重点是拿、捻跟腱并配合踝关节背伸的被动运动,总共5~6 min。

(3)患者取仰卧位,医师立于患侧。先用掌根按揉三角肌,指揉肩三穴,拿三角肌、肱二头肌、肱三头肌,以肱三头肌为主,并配合肩关节外展、外旋、内旋、内收、前屈等被动运动。继而指揉曲池穴、手三里穴,拿前臂桡侧肌群和前臂尺侧肌群,配合肘关节屈伸的被动运动;再指揉外关穴、阳池穴,拿合谷穴,按揉大鱼际肌、小鱼际肌,指揉掌侧骨间肌和背侧骨间肌,配合腕关节屈伸的被动运动;捻、摇诸掌指、指间关节,总共约5 min。

(4)患者采用以上体位,医师在股前侧、股外侧、股内侧分别施掌根按揉法,按压髀关穴、伏兔穴、风市穴、血海穴,拿股四头肌、股后肌群、股内收肌群,并配合髋关节屈伸和环转的被动运动。以掌根按揉髌骨,指揉内膝眼、外膝眼、阳陵泉穴、足三里穴、绝骨穴、太溪穴、昆仑穴,拿小腿腓肠肌,配合膝关节屈伸的被动运动。再指揉解溪穴、涌泉穴及诸骨间肌,抹、捻诸足趾,并配合踝关节及诸足趾的摇法,共5~6 min。

(5)患者采用以上体位,医师为患者抹前额,扫散两侧颞部,按揉百会穴、四神聪穴,拿风池穴,结束治疗。

(二)针灸治疗

以疏通经络、调畅气血、醒脑开窍为原则,可选用体针或头皮针法。

1.体针法

(1)对中风脑出血闭证,以取督脉、十二井穴为主,用毫针泻法及三棱针点刺井穴放血。对口眼㖞斜者,初起单取患侧,久病时取双侧,先针后灸,选地仓穴、颊车穴、合谷穴、内庭穴、承泣穴、阳白穴、攒竹穴等。对半身不遂者初病时可单刺患侧,久病时则刺灸双侧,初病宜泻,久病宜补,选肩髃穴、曲池穴、合谷穴、外关穴、环跳穴、阳陵泉穴、足三里穴。

(2)对阳闭痰热盛者选水沟穴、十二井穴、风池穴、劳宫穴、太冲穴、丰隆穴,在十二井穴点刺放血,对其他穴针用泻法,不留针。

(3)对阴闭、痰涎壅盛者选丰隆穴、内关穴、三阴交穴、水沟穴,针用泻法,每天一次,留针10 min。

(4)对中风并发高热、血压较高者选十宣穴、大椎穴、曲池穴。在十宣穴点刺放血,对其他穴针用泻法,每天一次,不留针。

(5)对血压较高者选曲池穴、三阴交穴、太冲穴、风池穴、足三里穴、百会穴,针用泻法,每天一次,留针10~20 min。

(6)对语言不利者选哑门穴、廉泉穴、通里穴、照海穴,强刺激,每天一次,不留针。

(7)对口眼㖞斜者选翳风穴、地仓穴、颊车穴、合谷穴、牵正穴、攒竹穴、太冲穴、颧髎穴,强刺激,每天一次,留针20~30 min。

(8)石氏醒脑开窍法。主穴选双侧内关穴、人中穴,患侧三阴交穴;副穴选患肢极泉穴、尺泽穴、委中穴;根据并发症的不同,配以不同的穴位:有吞咽障碍,配双侧风池穴、翳风穴、完骨穴;患者眩晕,配天柱穴等。

操作如下。①主穴:先针刺内关穴,直刺0.5~1寸(1寸≈3.33 cm),采用提、插、捻、转结合的手法,施手法1 min,刺水沟穴,向鼻中隔方向斜刺0.3~0.5寸,采用雀啄手法,以流泪或眼球湿润为度,再刺三阴交穴,沿胫前内侧缘与皮肤呈45°斜刺,进针0.5~1寸,采用提插针法。针感传到足趾,下肢出现不能自控的运动,以患肢抽动3次为度。②副穴:从极泉穴原穴沿经下移2寸的心经上取穴,避开腋毛,医师用手固定患侧肘关节,使其外展,直刺0.5~0.8寸,用提插泻法,让患者有麻胀并抽动的感觉,以患肢抽动3次为度。医师用手托住患侧腕关节,直刺尺泽穴0.5~0.8寸,行提插泻法,让针感从肘关节传到手指,以手动3次为度。患者取仰卧位,医师抬起患侧下肢取穴。医师用左手握住患者的踝关节,用肘部顶住患肢膝关节,刺入委中穴后,针尖向外15°,进针1.0~1.5寸,用提插泻法,以下肢抽动3次为度。刺印堂穴,向鼻根方向进针0.5寸,用雀啄泻法,最好能达到两眼流泪或湿润,但不强求;后用3寸毫针刺上星穴透百会穴,高频率(>120转/分钟)捻针,在患者有明显酸胀感时留针;对双内关穴同时用捻转泻法行针1 min。每周3次。

治疗时可结合偏瘫不同时期的特点采用不同的治疗方法。例如,偏瘫的布伦斯特伦运动功能恢复分期,在出现联合反应之前,采用巨刺法,即针刺健侧;出现联合反应但尚无自主运动时,采用针刺双侧的方法;当患肢出现自主运动之后,则针刺患侧。巨刺法可促进联合反应和自主运动的出现。但有些脑卒中患者的病变范围较广,巨刺法虽可诱发出联合反应,但促使患肢出现明显的自主运动仍然比较困难。

2.头皮针法

选择焦氏头皮针,按临床体征选瘫痪对侧的刺激区。有运动功能障碍,选运动区;有感觉障碍,选感觉区;有下肢感觉运动功能障碍,选足运感区;有肌张力障碍,选舞蹈震颤控制区;有运动性失语,选言语一区;有命名性失语,选言语二区;有感觉性失语,选言语三区;有完全性失语,取言语一到三区;有失用症,选运用区;有小脑性平衡障碍,选平衡区。

操作方法:消毒,将针与头皮呈30°,斜刺,快速刺入头皮下,推进至帽状腱膜下层,待指下感到不松不紧而有吸针感时,可行持续快速捻转2~3 min,留针30 min或数小时,期间捻转2~3次。行针及留针时嘱患者活动患侧肢体(重症患者可做被动活动),这样有助于提高疗效。急性期每天1次,10次为1个疗程,恢复期和后遗症期每天或隔天1次,5~7次为1个疗程,中间休息5~7 d,再进行下1个疗程。

不管是体针还是头皮针治疗,均可用电针以提高疗效,但须注意选择电针参数。一般对软瘫可选断续波,电流刺激后可见肌肉出现规律性收缩。痉挛期选密波,电流强度以患者耐受且肢体有细微颤动为度。通电时间:面部10~20 min,其他部位20~30 min。灸法、皮肤针法、拔罐疗法等也可用于偏瘫治疗,但临床上应用相对较少。

(三)传统运动疗法

有中风先兆或症状较轻者,可选择练习八段锦、易筋经、五禽戏等功法。通过躯体活动促进气血的运行,调畅气机,舒缓病后抑郁情绪。运动量可根据各人具体情况而定,一般每次练习20~30 min,每天1~2次,30 d为1个疗程。

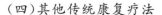

（四）其他传统康复疗法

传统康复疗法包括中药疗法、刮痧疗法等。

1.中药疗法

中药疗法包括中药内服、中药外治和中药保健等。

（1）中药内服。①络脉空虚，风邪入中：选用大秦艽汤加减。②肝肾阴虚，风阳上扰：选用镇肝熄风汤加减。③气虚血瘀，脉络瘀阻：可选补阳还五汤加减。④肝阳上亢，痰火阻络：选用天麻钩藤饮加减。⑤邪壅经络：选用羌活胜湿汤加减。⑥痰火阻络：选用涤痰汤加减。⑦肝风内动：选用四物汤合芍药甘草汤加减。⑧气血两虚：选用八珍汤加减。⑨风痰阻络：选用解语汤，也可选用大活络丸、人参再造丸、消栓再造丸、华佗再造丸、脑络通胶囊和银杏叶片等。

（2）中药外治。①中药熏洗经验方：制川乌、制草乌、麻黄、桂枝、海桐皮各15 g，泽兰、伸筋草、艾叶、透骨草、牛膝、鸡血藤、千年健各30 g，大黄粉（后下）20 g，生姜60 g，芒硝90 g，肉桂6 g。将上方约加水3 000 mL煎成500 mL药液，兑入浴缸中，进行药浴，或放入熏蒸床，局部熏蒸，水温应保持在42 ℃左右。②中药热敷法：取温经散寒洗剂（1 000 mL药液中含千年健、川芎、红花、当归、桂枝各100 g，乳香、没药、苏木各60 g）适量，用清水稀释3倍后，放入毛巾煮沸。待湿毛巾温度下降到41 ℃～43 ℃时，将其敷于患侧肢体，外面包裹塑料薄膜以保温，10 min后更换1次毛巾（治疗后配合被动运动疗效更佳）。每天1次，20次为1个疗程。

（3）中药保健。可选服一些有助于降压、降脂及提高机体免疫功能的中药和中成药，如山楂、枸杞子、冬虫夏草。中成药有杞菊地黄丸、六味地黄丸、华佗再造丸等。

2.刮痧疗法

患者取坐位或侧卧位。治疗师以中等力度刮头部整个区域，即从前发际刮至后发际，从中间至两侧，5～10 min；在项背部、上肢部、下肢部涂上刮痧介质，在项背部刮风池穴至肩井穴区域，在上肢部刮肩髃穴、曲池穴、手三里穴、外关穴至合谷穴，在下肢部刮环跳穴至阳陵泉穴、足三里穴、解溪穴、太冲穴。刮痧力度适中，以刮至局部潮红为度。每天刮治1次，20次为1个疗程。

四、注意事项

（1）推拿时力量应由轻到重，强度过大或时间过长有加重肌肉萎缩的危险。在软瘫期，做肩关节活动时，活动幅度不宜过大，手法应柔和，以免发生肩关节半脱位。对于肌张力高的肢体切忌强拉硬扳，以免引起损伤、骨折或骨化性肌炎。

（2）针刺治疗时，应注意观察患者肌张力的变化。如果发现肌痉挛加重，应调整治疗方法或停止针刺。对于体质瘦弱者，针刺手法不宜过强。针刺眼区、项部的风府穴等及脊柱部的腧穴，要掌握一定的角度，不宜大幅度提插、捻转和长时间留针，以免伤及重要组织、器官；对胸胁、腰背部腧穴，不宜深刺、直刺。用电针时电流调节应逐渐从小到大，不可突然增强，以免造成弯针、折针、晕针等情况。应避免电针的电流回路经过心脏。对安装心脏起搏器者禁用电针。

（3）灸法操作时应防止感觉障碍造成皮肤的烧伤、烫伤。

（刘　梅）

第二节　周围神经病

一、概述

周围神经病是指周围神经的结构和功能障碍。周围神经病的表现多种多样,其分类依赖于解剖结构、病理和临床特征。常见的周围神经病有很多,常见的有特发性面神经麻痹、三叉神经痛、吉兰-巴雷综合征等。对周围神经病损进行康复护理时,首先要明确诊断,了解病因,然后根据症状的不同有针对性地进行护理干预。康复是周围神经病恢复期中的重要措施,有助于预防肌肉挛缩和关节畸形。

（一）病因

1.特发性

如急性和慢性炎症性脱髓鞘性多发神经病,可能为自身免疫性。

2.营养性及代谢性

包括慢性酒精中毒、慢性胃肠道疾病、妊娠或手术等引起营养缺乏;代谢障碍性疾病,如糖尿病、尿毒症、血卟啉病、肝病、黏液性水肿、肢端肥大症、淀粉样变性继发营养障碍、B族维生素缺乏以及恶病质。

3.药物及中毒

（1）药物（如氯霉素、顺铂、乙胺丁醇、甲硝唑）可诱发感觉性神经病。胺碘酮、氯喹、戒酒硫、吲哚美辛、异烟肼、苯妥英、青霉胺、长春新碱可诱发运动性神经病。

（2）酒精中毒。

（3）有机农药和有机氯杀虫剂可诱发该病。

（4）化学品:如二硫化碳、三氯乙烯、丙烯酰胺。

（5）重金属（铅、铊、汞、金和铂）可诱发该病。

（6）白喉毒素等可诱发该病。

4.传染性

该类病因如获得性免疫缺陷综合征、麻风病、莱姆病、白喉。

5.血管炎性

该类病因如结节性多动脉炎、系统性红斑狼疮、类风湿关节炎、硬皮病等。

6.肿瘤性及副蛋白血症性

该类病因如淋巴瘤、肺癌和多发性骨髓瘤等引起的癌性远端轴索病、癌性感觉神经元病,副肿瘤综合征、副蛋白血症（如克罗-深濑综合征）和淀粉样变性。

7.遗传性

该类病因包括以下两方面。①特发性:如遗传性运动感觉神经病、遗传性感觉神经病、弗里德赖希共济失调。②代谢性:如卟啉病、异染性脑白质营养不良、克拉伯病、无β脂蛋白血症和遗传性共济失调性多发性神经病。

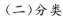

（二）分类

有学者将周围神经病分为3类。

1.神经失用

神经失用为暂时的神经功能传导阻滞，通常多见于机械压迫、牵拉伤等，一般在6周内神经功能可以恢复。

2.轴索断裂

轴突在鞘内发生断裂，神经鞘膜保存完好，多见于严重的闭合性神经挤压伤，如肱骨干骨折所导致的桡神经损伤。轴索断伤时，损伤部位远端神经的感觉、运动和自主神经功能全部丧失，并发生沃勒变性。由于神经膜保存完好，轴突再生时一般不会发生迷路，其神经功能恢复接近正常，但在神经被牵拉的部位，尤其是臂丛，可能由于扭转力的关系，被扭转的神经出现结构瓦解，再生时出现轴索迷途，因而交叉支配会不可避免地发生。

3.神经断裂

神经断裂是指神经束或神经干的断裂，必须经过神经缝合和/或神经移植，否则功能不能恢复。

二、临床表现

（一）活动能力障碍

周围神经病表现为弛缓性瘫痪、肌张力降低、肌肉萎缩、抽搐。臂丛神经损伤者的上肢运动障碍可不同程度地影响进食、保持个人卫生、做家务以及写字等。坐骨神经损伤者可出现异常步态或行走困难。

（二）感觉异常

1.主观感觉异常

主观感觉异常是在没有任何外界刺激的情况下出现的感觉异常。①出现局部麻木、冷热感、潮湿感、震动感，以麻木感多见。②出现自发疼痛，有刺痛、跳痛、刀割痛、牵拉痛、灼痛、胀痛、触痛、撕裂痛、酸痛、钝痛等，同时伴有一些情感症状。③周围神经损伤伴有肢体缺损或截肢者有时出现幻肢痛。

2.客观感觉丧失

客观感觉丧失主要有以下几方面。①感觉丧失，深浅感觉、复合觉、实体觉丧失。②感觉减退。③感觉过敏，即感觉阈值降低，小刺激出现强反应，以痛觉过敏最多见，其次是温度觉过敏。④感觉过度，少见。⑤感觉倒错，如将热的误认为是冷的，也较少见。

（三）反射减弱或消失

周围神经病损后，其所支配区域的深反射、浅反射均减弱或消失。

（四）自主神经功能表现

（1）皮肤发红，皮温升高，皮肤潮湿，皮肤角化过度及脱皮等。

（2）有破坏性病损时皮肤发绀、冰凉、干燥、无汗或少汗、菲薄，皮下组织轻度肿胀，指甲（趾甲）粗糙、变脆，毛发脱落，甚至发生营养性溃疡。

三、主要功能障碍

主要功能障碍包括运动障碍、感觉障碍、反射障碍、自主神经功能障碍。

四、康复评定

(一)运动功能的评定

1.肌力评定

对耐力、速度、肌张力予以评价。

2.患肢周径的测量

观察畸形、肌肉萎缩、肿胀的程度及范围,必要时用尺或容积仪测量患肢周径。

3.运动功能恢复等级评定

英国医学研究会提出,将神经损伤后的运动功能恢复情况分为六级,简单易行,这是评定运动功能恢复最常用的方法。

(二)感觉功能评定

由于传入纤维受损,表现为痛觉、温度觉及本体感觉减退、过敏或异常。感觉功能的测定,除了常见的用棉花或大头针测定触觉、痛觉外,还可做温度觉试验、VonFrey 单丝压觉试验、Weber 两点辨别觉试验、皮肤定位觉检查、实体觉检查、运动觉检查、位置觉检查、蒂内尔征检查等。

对周围神经病损后感觉功能的恢复评定可参考英国医学研究会的分级评定表(表 14-1)。

表 14-1　周围神经病损后感觉功能恢复评定表

恢复级别	评定标准
0 级(S_0)	感觉无恢复
1 级(S_1)	支配区皮肤深感觉恢复
2 级(S_2)	支配区浅感觉和触觉部分恢复
3 级(S_3)	皮肤痛觉和触觉恢复,感觉过敏消失
4 级(S_3+)	感觉达到 S_3 水平外,两点辨别觉部分恢复
5 级(S_4)	完全恢复

(三)反射检查

患者常表现为反射改变,深反射、浅反射减弱或消失,早起偶有深反射亢进。反射检查时患者要充分合作,并进行双侧对比检查。常用反射有肱二头肌反射、肱三头肌反射、桡骨骨膜反射、膝反射、踝反射等。

(四)自主神经检查

有自主神经功能障碍,血管扩张,汗腺分泌减少或停止分泌,表现为皮肤潮红、皮温升高或降低、皮肤苍白、指甲脆裂等。常用发汗试验包括碘淀粉试验、茚三酮试验。

(五)日常生活能力评定

周围神经病损后,会不同程度地出现日常生活能力降低。日常生活能力评定对了解患者的能力、制定康复计划、评价治疗效果、安排重返家庭或工作岗位都十分重要。

(六)电生理学评定

进行电生理学评定,对周围神经病损做出客观、准确判断,指导康复并估计预后。常用方法如下。

1.直流-感应电检查

应用间断直流电和感应电刺激神经、肌肉,根据阈值的变化和肌肉收缩状况来判断神经、肌

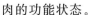

肉的功能状态。

2.强度-时间曲线

强度-时间曲线是一种神经、肌肉兴奋性的电诊断方法。通过时值测定和曲线描记判断肌肉为完全失神经支配还是正常神经支配,并可反映神经有无再生。它可对神经损伤程度、恢复程度、损伤的部位、病因进行判断,对康复治疗有指导意义。

3.肌电图检查

它对周围神经病损有重要的评定价值,可判断失神经的范围与程度以及神经再生的情况。由于神经损伤后的变性、坏死需要经过一定时间,失神经表现于伤后 3 周左右才出现,故最好在伤后 3 周进行肌电图检查。

4.神经传导速度的测定

它对周围神经病损是最为有用的,可以确定传导速度、动作电位幅度。它既可用于感觉神经的功能评定,也可用于运动神经的功能评定,可以确定受损部位。

5.体感诱发电位检查

体感诱发电位是刺激从周围神经上行至脊髓、脑干和大脑皮质感觉区时在头皮记录的电位,具有灵敏度高、对病变进行定量估计、对传导通路进行定位测定、重复性好等优点。对常规肌电图难以查出的病变,体感诱发电位可做出诊断,如周围神经靠近中枢部位的损伤。

五、康复治疗

(一)康复治疗的目标

早期防治各种并发症(炎症、水肿等);晚期促进受损神经再生,以促进运动功能和感觉功能的恢复,防止肢体发生挛缩而畸形,最终改善患者的日常生活和工作能力,提高生活质量。康复治疗应早期介入,介入越早,效果越好。治疗时根据病情的不同时期进行有针对性的处理,包括理疗、肌力训练、运动疗法、日常生活能力训练、作业治疗、感觉训练、手术治疗等。

(二)康复治疗的原则

(1)闭合性神经损伤常为挫伤所致的神经震荡或轴突中断,多能自愈。应做短期观察,若 3 个月后经肌电图检查仍无再生迹象,方可手术探查。

(2)开放性神经断裂一般需手术治疗。手术时机及种类需由外科医师决定。

(3)神经功能恢复慢,应及早康复治疗,以促进周围神经修复,减缓肌肉萎缩和关节僵硬。

(三)康复治疗

1.早期康复

早期一般为发病后 5～10 d。首先要针对致病因素消除病因,减少对神经的损害,预防关节挛缩的发生,为神经再生做好准备。

(1)受损肢体的主动、被动运动:由于肿胀、疼痛等,周围神经损伤后常出现关节挛缩和畸形。受损肢体各关节早期应做各方向的被动运动,每天至少 1 次,保证受损各关节的活动范围。若受损范围较小,要进行主动运动。

(2)受损肢体肿痛的护理:水肿与病损后发生血液循环障碍,组织液渗出增多有关。可抬高患肢,用弹力绷带包扎,轻柔地向心方向按摩,被动运动,冷敷等。

(3)受损部位的保护:由于受损肢体的感觉缺失,易继发外伤,应注意对受损部位的保护,如戴手套、穿袜子。若出现外伤,可选择适当的物理方法,如温热疗法。

(4)矫形器的应用:周围神经损伤早期使用夹板,可以防止挛缩、畸形发生。例如,可使用夹板固定腕、手指。对足部肌力不平衡所致的足内翻、足外翻、足下垂,可用下肢短矫形器;对大腿肌群无力导致的膝关节支撑不稳、小腿外翻,可用下肢长矫形器矫正。

2.恢复期康复

急性期为5～10 d,炎症、水肿消退后,进入恢复期。可选择使用早期的治疗、护理措施。此期的重点是促进神经再生、保证肌肉的质量、增强肌力、促进感觉功能恢复。

(1)神经肌肉点刺激疗法:周围神经受损后,肌肉瘫痪,可采用神经肌肉点刺激疗法保护肌肉质量。应注意对治疗的局部皮肤的观察和护理,防治感染或烫伤。

(2)肌力训练:受损肌肉肌力为0～1级时辅助患者进行被动运动,应注意循序渐进。受损肌肉肌力为2～3级时,进行助力运动、主动运动及器械性运动,但应注意运动量不宜过大,以免肌肉疲劳。随肌力逐渐增强,助力逐渐减小。受损肌肉肌力为3～4级时,可协助患者进行抗阻力练习,以争取肌力的最大恢复。同时进行速度、耐力、灵敏度、协调性与平衡性的专门练习。

(3)作业疗法:根据功能障碍的部位及程度、肌力及耐力情况进行相关的作业治疗,如编织、打字、雕刻、缝纫、修理仪器。注意逐渐增加作业的难度和时间,在肌力未充分恢复之前,用不加阻力的方法,要防止由感觉障碍引起机械摩擦性损伤。

(4)感觉功能训练:如果患者存在浅感觉障碍,可选择不同质地的旧毛巾、丝绸、石子,不同温度的物品分别刺激健侧及患侧皮肤,增加感觉输入。开始训练时让患者睁眼观察、体会,逐渐过渡到让患者闭眼体会、辨别。如存在深感觉障碍,在关节被动运动或肌力训练过程中,应加强局部的位置觉及运动觉训练,让患者在反复比较中逐渐体会。

(5)促进神经再生:可选用神经生长因子、维生素 B_1、维生素 B_6 等药物,以及超短波、微波、红外线等,这样有利于损伤神经的再生。

(6)手术治疗:对保守治疗无效而又有手术指征的周围神经病患者应及时进行手术治疗。如神经探查术、神经松解术、神经移植术、神经缝合术。

六、康复护理

(一)康复护理目标

1.早期目标

早期目标为止痛、消肿、减少并发症、预防伤肢肌肉和关节的挛缩。

2.恢复期目标

恢复期目标为促进神经再生,恢复肌力,增加关节活动度,促进感觉功能的恢复,对于不能完全恢复的肢体,使用支具,促进代偿。

(二)康复护理

1.早期康复护理

应用矫形器、石膏托等,将受损肢体的关节保持在功能位。例如,垂腕时,将腕关节固定于背伸 20°～30°,垂足时,将踝关节固定于 90°。

2.指导日常生活能力训练

在进行肌力训练时,结合日常生活活动训练,如上肢练习洗脸、梳头、穿衣,下肢练习踏自行车、踢球动作。应逐渐增加训练强度和时间,以增强身体的灵活性和耐力。

3.心理康复护理

周围神经病患者往往伴有急躁、焦虑、抑郁、躁狂等心理问题,担心病损后不能恢复、就诊的经济负担、病损产生的家庭和工作等方面的问题。可采用医学教育、心理咨询、集体治疗、其他患者示范等方式来消除或减轻患者的心理障碍,使其发挥主观能动性,积极地进行康复治疗。

4.康复健康教育

对周围神经病患者应做如下的康复健康教育。

(1)使患者及其家属了解疾病的概况、病因、主要临床表现以及各种功能障碍的状态和预后情况等。

(2)向患者及其家属介绍康复治疗措施,包括正确的肢体功能位置、如何保持关节活动度、主要的物理治疗以及感觉功能是如何促进和恢复的。

(3)对于有感觉障碍的患者要关注夹板内皮肤的完整情况以及关节活动的范围等。

(4)教会患者在日常生活活动中保护肢体,防止再损伤。例如,用患手接触热水壶、热锅时,应带厚手套,避免烫伤;外出或日常生活活动时,应避免他人碰撞患肢,必要时佩戴支具,使患肢保持功能位。

(5)指导患者生活自理。对肢体功能障碍较重者,应指导其改变生活方式,单手穿衣、进食等。

(6)向患者及其家属讲解健康饮食的重要性,要多吃含高蛋白、高热量、高维生素的食物。嘱患者注意原发性疾病(如高血压、糖尿病)的控制情况。

(7)指导患者减轻或解除损伤带来的焦虑、忧虑、躁狂等。

七、社区家庭康复指导

(1)指导并鼓励患者在工作、生活中尽可能多用患肢,将康复训练贯穿于日常生活活动中,寻求更多的家庭及社会支持以促进患者的功能早日康复。

(2)指导患者在日常生活、工作中注意保护无感觉区。注意对手、脚的保护和坐的姿势。皮肤有自主神经功能障碍者,可用温水浸泡皮肤 20 min,然后涂上油膏,每天 1 次,可防止皮肤干燥和皲裂。如果已有伤口,要尽快去医院诊治。

(3)鼓励患者积极地参与家务活动、作业活动,缝纫、木工等作业活动均可在家里进行。

(4)定期随访。

(刘　梅)

第三节　痉　挛

一、概述

痉挛是中枢神经系统损害后出现的肌肉张力异常增大的综合征,是牵张反射亢进的一种临床表现,是一种以速度依赖的紧张性牵张反射亢进为特征的运动功能障碍。痉挛的速度依赖是指伴随肌肉牵伸速度的增加,肌肉痉挛的程度也增大。痉挛可以影响患者的日常生活和康复训练,严重痉挛是患者功能恢复的主要障碍,给患者的身心带来很大的痛苦,不利于其身心健康的恢复。

痉挛是一种病理生理状态,由于肌肉的张力增大,随意运动失去了良好的活动背景,运动变得笨拙、吃力,肌肉容易疲劳。痉挛使肢体长期处于某种体位而导致软组织挛缩,形成畸形。对患者的影响:①增加运动的阻力,使随意运动难以完成;②由于阻力增加,运动迟缓,难以控制,难以完成精巧的动作;③由于反应迟钝,动作协调困难,容易摔倒;④强直痉挛,不便护理,容易发生压疮等并发症;⑤影响步态和日常生活活动。

二、分类

痉挛的发生为脑损伤后上运动神经控制系统对下位神经元的抑制作用下降或中断,使得周围的β、γ神经元兴奋性升高,从而增加了肌梭对刺激的敏感性,降低反射的阈值,从而出现牵张反射亢进,肌肉痉挛。

(一)脑源性痉挛

该型一般在发病后3~4周出现。脑干、基底节、皮质及其下行运动径路受损,皆可表现出瘫痪肢体的肌张力持续性增大,痉挛,肢体的协调性下降,精细活动困难,呈现典型的"画圈"行走步态。脑瘫儿双下肢痉挛呈现剪刀步态。

(二)脊髓源性痉挛

该型一般在发病后4~6个月出现,晚于脑源性痉挛出现的时间。颈、胸、腰段的高位脊髓完全损伤临床表现为痉挛,骶段的脊髓完全性损伤临床表现为迟缓性瘫痪。

(三)混合性痉挛

多发性硬化损伤脑白质和脊髓的轴突而出现痉挛。

三、康复护理评定

(一)病因评估

确定是脑源性痉挛、脊髓源性痉挛还是混合性痉挛。评估内容包括体检、痉挛的质和量的评价、痉挛的功能评价等。

(二)痉挛程度评定

改良阿什沃思量表是临床上评定痉挛的主要量表。手法检查是检查者根据受试者关节被动运动时所感受的阻力来进行分级评定。生物力学评定方法包括钟摆试验和等速装置评定方法。

(三)对痉挛产生的影响进行评估

(1)有无肌肉的挛缩、异常的姿势及关节畸形。

(2)有无功能的下降和活动困难。

(3)有无运动速度下降、协调性运动困难和活动容易疲劳。

(4)有无日常生活活动和社会功能下降。

四、康复治疗

痉挛的表现个体差异较大,制定治疗方案时应因人而异,首先要分析每个患者的特殊问题。综合多种方法治疗痉挛才能收到较好成效。常用的治疗方案如下。

（一）解除诱因

痉挛与各种外界刺激有关，因此在治疗前应积极预防诱发肌痉挛的因素，如发热、结石、尿路感染、压疮、疼痛、便秘和加重肌痉挛的药物。通常消除诱因后，肌痉挛会明显减轻。

（二）姿势和体位

某些姿势和体位可以减轻肌痉挛。患者应该从急性期开始采取抗痉挛的良好体位，可使异常增大的肌张力得到抑制。脑血管意外、颅脑外伤的急性期采取卧位抗痉挛体位，可减轻肌痉挛；脊髓损伤患者利用斜板床站立，也可减轻下肢肌痉挛。

（三）物理治疗

（1）电疗：用波宽和频率相同，但出现的时间有先有后的两组方波分别刺激痉挛肌及其拮抗肌，使两者交替收缩，利用交互抑制和高尔基腱器兴奋引起的抑制来对抗痉挛。经皮神经电刺激疗法是一种使用广泛的低频电疗方法。对痉挛患者的治疗主要是通过刺激痉挛肌的拮抗肌，使其收缩，降低痉挛肌的张力。

（2）冷疗：用冰敷或冰水浸泡痉挛肢体 5～10 s，可使肌痉挛产生一过性放松。因为突然的冷刺激常常引起肌肉的紧张和张力的升高，但是持续的冷疗则可以降低神经肌肉的兴奋性，从而降低肌肉张力。

（3）水疗：水压对肌肉持久的压迫与按摩有利于肌痉挛的缓解。室温保持在 25 ℃，水温宜在 30 ℃左右。

（4）热疗：热疗可以降低神经张力，降低肌肉的张力。可用传导热（如蜡、砂、泥），辐射热（红外线）及内生热（超短波），等等。

（5）肌电生物反馈：可减少静止时肌痉挛及其相关反应，也可抑制被动牵伸时痉挛肌的不自主活动。利用肌电生物反馈再训练痉挛肌的拮抗肌，也能起到交替抑制的作用。

（四）运动疗法

运动疗法包括主动运动、被动运动和按摩等治疗手法。例如，肱二头肌痉挛，可练习肱三头肌的主动和抗阻收缩；被动屈曲足趾可降低肌张力；深而持久的肌肉按摩或温和地被动牵张痉挛肌可降低肌张力。

（五）康复工程技术

康复工程技术主要是运用矫形器材预防和治疗痉挛带来的肌肉和关节的挛缩、关节活动度下降，被动牵拉痉挛肌肉以降低张力。矫形器材如用于内收肌痉挛的外展矫形器，用于屈肘肌痉挛的充气压力矫形器，用于足下垂、足内翻、足外翻的踝足矫形器。

（六）药物治疗

可使用丹曲林、巴氯芬、A 型肉毒毒素等药物来治疗。

（七）手术治疗

手术治疗痉挛，不仅可通过对神经进行手术，切断某些神经通路而降低神经的兴奋性，还可通过手术矫正痉挛导致的肢体畸形，从而提高患者的功能和生活质量。

五、护理

（1）积极进行康复教育，预防伤害性刺激，减轻或消除增强和加重痉挛的因素，如压疮、骨折、感染、焦虑或精神过度紧张、不良体位、便秘。

（2）告知患者控制痉挛有利于预防畸形及挛缩，便于护理，增加耐受力和肢体运动能力。鼓励患者参加静止站立、踏车、散步等活动,以助于减轻肌肉强直。

(3)由于运动阻力增加,患者运动迟缓,难以控制,难以完成精巧的动作,护理人员应注意协助患者完成动作。由于躯干的伸肌群收缩会破坏坐位和站立平衡,要防止患者突然摔倒。

(4)不是所有的痉挛都需要治疗。部分患者的轻度痉挛对其功能有重要帮助,例如,下肢的伸肌一定程度的痉挛对下肢伸展的关节的扣锁有一定的辅助作用,但严重痉挛影响患者活动,应考虑治疗。需向患者解释清楚。

(5)被动运动及按摩时,嘱患者做痉挛肌等长收缩.然后主动放松,再做被动牵张,能显著减少牵张阻力。视患者的情况每天可多次进行被动运动及按摩。

(6)严密观察药物的疗效及不良反应。例如,丹曲林的不良反应有无力、头晕、胃肠道反应、肝脏损害;巴氯芬的不良反应有头昏、乏力、恶心和感觉异常。告知患者留陪护人员,防跌倒。

(刘　梅)

第四节　吞　咽　困　难

一、概述

吞咽功能障碍是由于下颌、双唇、舌、软腭、咽喉、食管括约肌或食管功能受损,不能安全、有效地把食物由口送到胃内的进食困难。很多疾病与吞咽有关。吞咽困难可造成多种并发症,如肺炎、脱水、营养不良,这些并发症可直接或间接地影响患者的远期预后和生活质量,因此,针对吞咽困难的训练十分重要。

正常的吞咽活动分为口腔准备期、口腔期、咽期、食管期。以上任何一个阶段发生障碍都会导致吞咽运动受阻,发生进食困难。与吞咽有关的脑神经主要是三叉神经、面神经、舌咽神经、迷走神经、副神经及舌下神经。所以,除了口、咽、食管病变外,脑神经、延髓病变、假性延髓性麻痹、锥体外系疾病等都可以引起吞咽困难。针对吞咽困难应采用系统化整体治疗模式来处理,治疗小组成员包括耳鼻喉科医师、康复医师、语言和作业治疗师、营养师、护士、放射科医师、消化科医师及家庭成员等。多学科协作治疗可提高吞咽安全性,改善患者的营养状态,提高康复治疗的效果。

二、吞咽困难的临床表现

吞咽困难的患者有流涎、食物从口角漏出、咀嚼不能、张口困难、吞咽延迟、咳嗽、哽噎、声音嘶哑、食物反流、食物滞留在口腔和咽部、误吸及喉结构上抬幅度不足等临床表现。

并发症有体质量减轻、反复肺部感染、营养不良等。

三、康复评定

患者入院后,经过专业培训的护士应初步筛查出可能有吞咽困难的患者,再由康复医师或语言治疗师等对这些患者进行诊断性的吞咽检查和全面评估。

（一）反复唾液吞咽试验

1.方法

患者取坐位或半卧位,检查者将手指放在患者的喉结和舌骨处,嘱患者尽量快速、反复做吞咽动作。喉结和舌骨随着吞咽运动,越过手指后复位,即判定完成一次吞咽反射。

2.结果

观察在30 s内患者吞咽的次数和喉上抬的幅度。吞咽困难者可能顺利完成第一次动作,但接下来会出现困难或者喉不能完全上抬就下降。高龄患者30 s内能完成3次即可。对口干患者,可在其舌面上蘸1～2 mL水后让其吞咽,如果喉上下移动小于2 cm,则可视为异常。患者因意识障碍或认知障碍不能听从指令,做反复唾液吞咽试验有一定的困难,这时可为其在口腔和咽部做冷按摩,观察吞咽的情况和吞咽启动所需要的时间。

（二）洼田饮水试验

1.方法

先让患者依次喝下1～3汤匙水,如无问题,再让患者像平常一样喝下30 mL水,然后观察和记录饮水时间、有无呛咳、饮水状况等。饮水状况的观察包括啜饮、含饮、水从嘴角流出、呛咳、饮后声音改变及听诊情况等。

2.分级

Ⅰ级:能一次喝完,无呛咳及停顿。

Ⅱ级:分两次以上喝完,但无呛咳及停顿。

Ⅲ级:能一次喝完,但有呛咳。

Ⅳ级:分两次以上喝完,但有呛咳。

Ⅴ级:常常呛咳,全部饮完有困难。

3.诊断标准

正常:在5 s内将水一次喝完,无呛咳。

可疑:饮水时间超过5 s或分2次喝完,均无呛咳。

异常:1次喝完或分2次喝完,或难以全部喝完,均出现呛咳。

（三）胸部、颈部听诊

胸部和颈部的听诊对可能有吞咽困难和误吸的患者来说都是非常重要的筛查和临床评估的方法,有助于筛查出需要进一步评估的高危人群。

1.颈部听诊

将听诊器放在喉的外侧缘,能听到正常呼吸、吞咽和讲话时的气流声,这种方法可给检查者提供关于渗透和误吸的信息。检查者可用听诊器听呼吸的声音,在吞咽前后听呼吸音,对比,分辨呼吸道是否有分泌物或残留物。吞咽困难的患者在进食期或吞咽后发生误吸时,产生的声音质量可能发生改变,就像气体和液体混合时的声音,即水泡声、咕噜声和湿啰音等。

2.胸部听诊

胸部听诊对于辨认误吸和误吸性肺炎非常有帮助。如果在听诊时怀疑有肺炎则可以通过X线胸片来确认。

（四）临床评估

1.一般临床检查法

(1)患者对吞咽异常的主诉:吞咽困难持续时间、频度、加重和缓解的因素、症状、继发症状。

(2)相关的既往史:一般情况,家族史,以前的吞咽检查,内科、外科、神经科和心理科病史,目前治疗和用药情况。

(3)临床观察:胃管和气管切开情况、营养情况、脱水情况、流涎、精神状态、体质量、言语功能、吞咽肌。

2.口、颜面功能的评估

(1)唇、颊部的运动:观察静止状态下唇的位置及有无流涎。让患者做唇角外展动作以观察抬高和收缩的运动。让患者闭唇、鼓腮,交替重复发"u"和"i"音,观察发音时唇的动作。

(2)颌的运动:观察静止状态下颌的位置、说话和咀嚼时颌的位置,是否能抗阻力运动。

(3)软腭运动:进食时是否有反流入鼻腔。让患者发"a"音5次,观察软腭的抬升。说话时是否有鼻腔漏气。

(4)舌的运动:评估静止状态下舌的位置、伸舌动作、舌抬高动作、舌向双侧的运动、舌的交替运动、说话时舌的运动、是否能抗阻力运动及舌的敏感程度。

3.咽功能评估

吞咽反射检查:咽反射、呕吐反射、咳嗽反射等检查。喉的运动:发音的时间、音高、音量、言语的协调性及喉上抬的幅度。

4.吞咽功能评估

常用的简单、实用的吞咽功能评估法有反复唾液吞咽试验和饮水试验。

(五)仪器检查

仪器检查能显示吞咽的解剖生理情况和过程,被应用于吞咽困难的评估,包括吞咽造影检查、吞咽电视内镜检查、超声检查、放射性核素扫描检查、测压检查、表面肌电图检查等。

1.吞咽造影检查

在食物中加入适量的造影剂,在X线透视下观察吞咽全过程。观察是否有吞咽困难及误吸发生。

2.吞咽电视内镜检查

将内镜经由一侧鼻孔抵达口咽部,直视舌、软腭、咽和喉的解剖结构和功能。

3.超声检查

通过放置在颏下的超声波探头,观察舌、软腭的运动、食物的运送、咽腔内食物的残留情况以及声带的内转运动等。

四、康复治疗

(一)管饲饮食

管饲饮食能保证意识不清和不能经口进食患者的营养、水分供给,避免误吸。2周内的管饲饮食采用鼻胃管和鼻肠管,2周以上的管饲饮食采用经皮内镜下胃造瘘术和经皮内镜下空肠造瘘术。对管饲饮食患者需同时进行康复吞咽训练。

经皮内镜下胃造瘘术是在内镜的协助下,经腹部放置胃造瘘管,以达到供给胃肠道营养的目的。手术只需在腹部切开约0.5 cm的小切口,然后经导丝通过胃镜送出约0.5 cm的造瘘管,固定于腹壁。

(二)经口进食

吞咽困难患者经口进食时,康复训练包括间接训练、直接训练、代偿性训练。

1.间接训练

(1)口唇运动:利用单音进行康复训练。例如,让患者张口发"a"音,并向两侧运动发"yi"音,然后再发"wu"音,也可让患者缩唇,然后发"f"音。其他练习方式如吹蜡烛、吹口哨动作,缩唇、微笑等动作也能促进唇的运动,加强唇的力量。此外,可以用指尖或冰块叩击唇周,做短暂的肌肉牵拉、抗阻运动、按摩等,通过张口、闭口动作促进口唇肌肉运动。

(2)颊肌、喉部运动:①颊肌运动:嘱患者轻张口后闭上,使双颊部充满气体,鼓起腮,将气轻轻吐出,也让患者把手洗净后做吮手指动作,或模仿吸吮动作,体验吸吮的感觉,借以收缩颊部及轮匝肌,每日2组,每组重复5次。②喉上提训练方法:患者把头前伸,使颌下肌伸展2~3 s,然后在颌下施加压力。嘱患者低头,抬高舌背(即舌向上抵硬腭)或做发辅音的训练。目的是改善喉入口的闭合能力,扩大咽部的空间,增加食管上括约肌的被动牵张力。

(3)舌部运动:患者将舌头向前伸出,然后左、右运动摆向口角,再用舌尖舔下唇后转舔上唇,按压硬腭部,重复运动20次。

(4)屏气-发声运动:患者坐在椅子上,双手支撑椅面做推压运动和屏气。此时胸廓固定、声门紧闭;然后,突然松手,声门大开,呼气发声。此运动不但可以训练声门的闭锁功能,强化软腭的肌力,而且有助于除去残留在咽部的食物。

(5)用冰刺激:用头端呈球状的不锈钢棒蘸冰水或用冰棉签棒接触以咽腭弓为中心的刺激部位,在左、右相同部位交替刺激,然后嘱患者做空吞咽动作。冷刺激可以提高软腭和咽部的敏感度,改善吞咽过程中必需的神经肌肉活动,增强吞咽反射,减少唾液腺的分泌。

(6)呼吸道保护手法。①声门上吞咽法:也叫自主气道保护法。吸气后,在屏气时(此时声带和气管关闭)做吞咽动作,然后立即做咳嗽动作;亦可在吸气后呼出少量气体,再做屏气和吞咽动作及吞咽后咳嗽。②声门上吞咽法:吸气后屏气,再做加强屏气动作,吞咽后咳出咽部残留物。③门德尔松手法:指示患者先进食少量食物,然后咀嚼、吞咽,在吞咽的瞬间,用拇指和示指顺势将喉结上推并使其处于最高位置,保持这种吞咽状2~3 s,然后完成吞咽,再放松呼气。此手法是吞咽时加强喉上举和前置运动来增强环咽肌打开程度的方法,可帮助提升咽喉,以帮助吞咽。

2.直接训练

(1)体位:进食的体位因人和病情而异。开始训练时应选择既有代偿作用又安全的体位。对于不能取坐位的患者,一般帮助其取躯干30°仰卧位,使其头部前屈,以枕垫起偏瘫侧肩部,喂食者位于患者的健侧。此时进行训练,食物不易从口中漏出,有利于将食团向舌根运送,还可以减少向鼻腔逆流及误咽的危险。颈部前屈是预防误咽的一种方法。仰卧时颈部易呈后屈位,使与吞咽活动有关的颈椎前部肌肉紧张、喉头上举困难,从而容易发生误咽。

(2)食物的形态:根据吞咽障碍的程度及阶段,本着先易后难的原则来选择。容易吞咽的食物特点是密度均匀、黏性适当、不易松散、通过咽和食管时易变形且很少在黏膜上残留。稠的食物比稀的安全,因为它能较好地刺激唾液分泌,使吞咽变得容易。此外,要兼顾食物的色、香、味及温度等。不同病变造成的吞咽障碍影响吞咽器官的部位有所不同,对食物的要求亦有所不同,口腔准备期的食物应质地很软,易咀嚼,如菜泥、水果泥和浓汤。必要时还需用长柄勺或长注射器喂饲。口腔期的食物应内聚,有黏性,如很软的食物和浓汤。在咽期应选稠厚的液体,如果蔬泥和湿润、光滑的软食。食管期的食物为软食、湿润的食物,避免高黏性和干燥的食物。

根据食物的性状,一般将食物分为五类,即稀流质、浓流质、糊状食物、半固体(如软饭)、固体(如饼干和坚果)。吞咽困难患者在康复训练中,应首选糊状食物。

(3)食物在口中位置：把食物放在健侧舌后部或健侧颊部,有利于食物的吞咽。

(4)一口量：包括调整进食的一口量和控制速度的一口量,即最适于吞咽的每次摄食入口量,正常人的一口量约为 20 mL。一般先以少量(3～4 mL)尝试,然后酌情增加,如 3 mL、5 mL、10 mL。为防止吞咽时食物被误吸入气管,可结合声门上吞咽训练方法。调整进食速度,前一口吞咽完成后再进食下一口,避免 2 次食物重叠入口的现象。还要注意餐具的选择,应采用边缘钝厚、匙柄较长、容量为 5～10 mL 的汤匙。

(5)培养良好的进食习惯也至关重要。最好定时、定量,能坐起来就不要躺着,能在餐桌旁就不要在床边进食。

3.代偿性训练

代偿性训练是进行吞咽时采用的姿势与方法,一般通过改变食物通过的路径和采用特定的吞咽方法使吞咽变得安全。

(1)侧方吞咽：让患者分别向左、右侧转头,做侧方吞咽动作,可除去梨状隐窝部的残留食物。

(2)空吞咽与交替吞咽：每次进食吞咽后,反复做几次空吞咽,使食团全部咽下,然后再进食。可除去残留食物,防止误咽。亦可每次进食吞咽后饮极少量的水(1～2 mL),这样既有利于刺激诱发吞咽反射,又能达到除去咽部残留食物的目的,称为交替吞咽。

(3)用力吞咽：让患者将舌用力向后移动,帮助食物通过咽腔,以增大口腔吞咽压,减少食物残留。

(4)点头样吞咽：颈部尽量前屈,似点头,同时做空吞咽动作,可消除会厌谷的残留食物。

(5)低头吞咽：颈部尽量前屈,吞咽,使会厌谷的空间扩大,并让会厌向后移位,避免食物溢漏入喉前庭,更有利于保护气道;收窄气管入口;咽后壁后移,使食物尽量离开气管入口处。

4.电刺激治疗

治疗技术包括神经肌肉低频电刺激和肌电反馈技术。

5.球囊导管扩张术

该方法用于脑卒中、放射性脑病等脑损伤所致环咽肌痉挛(失弛缓症)患者,用普通双腔导尿管中的球囊进行环咽肌痉挛(失弛缓症)分级多次扩张治疗。此方法操作简单,安全可靠,康复科医师、治疗师、护士均可操作。

(1)用物准备：准备 14 号双腔球囊导尿管或改良硅胶双腔球囊导管、生理盐水、10 mL 注射器、液状石蜡及纱布等。插入前先向导尿管内注水,使球囊充盈,检查球囊是否完好无损,然后抽出水后备用。

(2)操作步骤：操作者按插鼻饲管的操作常规将备用的 14 号导尿管经鼻孔插入食管中,确定导尿管进入食管并完全穿过环咽肌后,将抽满 10 mL 生理盐水的注射器与导尿管相连接,向导尿管内注水 0.5～10 mL,使球囊扩张,顶住针栓,防止水逆流回针筒。将导尿管缓慢向外拉出,直到有卡住的感觉或拉不动时,用记号笔在鼻孔处做出标记(长度为 18～23 cm),再次扩张时或扩张过程中判断环咽肌长度,作为参考点。抽出适量水(根据环咽肌紧张程度,球囊拉出时能通过为适度)后,操作者再次轻轻地反复向外提拉导尿管,一旦有落空感觉,或保持 2 min 后拉出,阻力锐减时,迅速抽出球囊中的水。再次将导尿管从咽腔插入食管中,重复操作 3～4 遍,自下而上地缓慢移动球囊,通过狭窄的食管入口,充分牵拉环咽肌,降低肌张力。

(3)操作后处理：按上述方法操作,1～2 次/天。环咽肌的球囊容积每天增加 0.5～1 mL 较为适合。扩张后,可给予地塞米松＋糜蛋白酶＋庆大霉素雾化吸入,防止黏膜水肿,减少黏液分泌。

五、吞咽困难康复护理

（一）急性期康复护理

（1）如果处于昏迷状态或尚未完全清醒，对外界的刺激反应迟钝，认知功能严重障碍，吞咽反射、咳嗽反射明显减弱或消失，处理口水的能力低下，不断流涎，口咽功能严重受损，应对其使用鼻饲或行经皮内镜下胃造瘘术。对其早期进行吞咽功能训练，尽快撤鼻饲或胃造瘘。

（2）吞咽障碍患者应注意口腔卫生及全身状况的改善。可按体质量计算出膳食供给量、每天需要的热量。对于脱水及营养状态极差的患者，应给予静脉补液、营养支持。糖尿病患者应注意流质食物的吸收问题，特别是应用胰岛素的患者，要注意瞬时低血糖或高血糖的发生，加强血糖监测。

（二）食物的选择

选择患者易接受的食物。磨烂的食物最容易吞咽，糊最不易被吸入气管。进食的顺序：磨烂的食物或糊→剁碎的食物或浓液→正常的食物和水。如用糊太久，则患者所得的水分过少，可能脱水，所以有时也给清水。

（三）进食规则

进食时应采用半坐位或坐位；选择最佳食物黏稠度；限制食团大小，每次进食后，吞咽数次使食物通过咽部；饮水时使用水杯或羹匙，不要用吸管；每次吞咽后轻咳数声；起初应以黏稠的食物为主。应给患者不同结构的食物和可咀嚼的食物。如果患者咀嚼困难，应将患者的下颌轻轻合上，有助于患者咀嚼。

（四）康复训练

康复训练可分为不用食物、针对功能障碍的间接训练（基础训练）和使用食物同时用体位、食物形态等补偿手段的直接训练（摄食训练）。

1.基础训练

（1）口腔周围肌肉训练：包括口唇闭锁训练（练习口唇闭拢的力量和对称性），下颌开合训练（通过牵伸疗法或振动刺激，使咬肌紧张度恢复正常），舌部运动训练（锻炼舌的上下运动、左右运动、伸缩功能，可借助外力），等等。

（2）颈部放松：向前、后、左、右放松颈部，或旋转颈部，提肩、沉肩。

（3）寒冷刺激法。①吞咽反射减弱或消失时，用冷冻的棉棒轻轻刺激软腭、腭弓、舌根及咽后壁，可提高软腭和咽部的敏感度，使吞咽反射容易发生。②用冰块按摩颈部及面部皮肤直至皮肤稍稍发红，可降低肌张力，减少流涎；1 d 3 次，每次 10 min。

（4）屏气-发声运动：患者坐在椅子上，双手支撑椅面做，推压运动，或两手用力推墙，吸气后屏气，然后，突然松手，声门大开，呼气发声。此运动可以训练声门闭锁功能、强化软腭肌力，有助于除去残留在咽部的食物。

（5）咳嗽训练：强化咳嗽，促进喉部闭锁的效果，可防止误咽。

（6）屏气吞咽：用鼻深吸一口气，然后完全屏住呼吸，空吞咽，吞咽后立即咳嗽。有利于使声门闭锁，食块难以进入气道，并有利于食块从气道排出。

（7）门德尔松手法：它是吞咽时自主延长喉部上抬的时间并加强喉的上举和前置运动，来增强环咽肌打开程度的方法。具体操作是于咽上升的时候用手托起喉头。

2.摄食训练

基础训练后开始摄食训练。

(1)体位:让患者取躯干屈曲 30°仰卧位,头部前屈,用枕垫起偏瘫侧肩部。采取这种体位,食物不易从口中漏出,有利于把食物运送到舌根,可以减少食物向鼻腔逆流及误咽的危险。确认能安全吞咽后,可抬高角度。

(2)食物形态:应本着先易后难的原则来选择食物形态。容易吞咽的食物特征为密度均一,有适当的黏性,不易松散,容易变形,不易在黏膜上残留。同时要兼顾食物的色、香、味及温度等。

(3)每次摄食一口量:正常人的一口量为 20 mL 左右。一口量过多,食物会从口中漏出或引起咽部食物残留,导致误咽;一口量过少,则会因刺激强度不够而难以诱发吞咽反射。一般先以少量(3～4 mL)尝试,然后酌情增加。指导患者以合适的速度摄食、咀嚼和吞咽。

(4)指导吞咽的意识化:引导患者有意识地进行过去习以为常的摄食、咀嚼、吞咽等一系列动作,防止噎呛和误咽。

(5)咽部残留食块消除训练:包括空吞咽、数次吞咽训练、交替吞咽训练等。

(6)其他:配合针灸、高压氧疗、吞咽障碍康复体操、心理康复护理等。

(五)注意事项

康复团队协作对于吞咽困难的患者来说是最好的治疗方法。护士作为团队成员之一,首诊时应实行初步筛查,除此之外,还需仔细地、持续地观察患者每次进食的情况,为患者提供直接训练和代偿性的技术,防止渗漏和误吸,使患者安全进食。

(1)重视初步筛查及每次进食期间的观察,防止误吸,特别是隐性误吸。

(2)运用吞咽功能训练,保证患者安全进食,避免渗漏和误吸。

(3)进食或摄食训练前后患者应认真清洁口腔。

(4)团队协作可给患者最好的照顾与护理。

(5)进行吞咽功能训练时,患者的体位尤为重要。

(6)对于有吞咽障碍的脑卒中患者,要尽早撤鼻饲,进行吞咽功能的训练。

(7)重视心理康复护理。

（刘　梅）

第五节　排尿功能障碍

排尿功能障碍是康复护理学中常见的问题,这里主要介绍神经源性膀胱功能失调的康复护理。神经源性膀胱是指控制膀胱的中枢神经或周围神经双侧损伤而导致的排尿功能障碍,有潴留型障碍和失禁型障碍。

一、功能评定

通过询问、观察患者的排尿情况,结合一些检查来评定排尿功能。功能评定主要有以下内容。

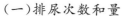

（一）排尿次数和量

排尿次数和量有无异常,能否自主支配,有无排尿困难、疼痛等。

（二）辅助排尿情况

有无间歇导尿、留置导尿管等辅助措施。

（三）排尿习惯

评估患者排尿的体位、姿势,如厕能否自理等。

（四）残余尿量的测定

残余尿量的测定是对膀胱功能的判断。一般在采取膀胱功能训练方法诱导自行排尿后,立即进行导尿,并记录尿量。残余尿量大于 150 mL,说明膀胱功能差;残余尿量小于 80 mL,视为膀胱功能满意;残余尿量为 80～150 mL,表明膀胱功能中等。

（五）其他检查

做常规尿液分析、尿培养。必要时做膀胱内压力容积测定、膀胱造影、尿流动力学检查、B超检查或 X 线联合检查,测定尿流率、尿道压力分布。

二、康复治疗与护理

排尿障碍的康复目标主要为控制或消除感染,保持或改善上尿路功能,使膀胱在贮尿期保持低压并适当排空,尽量不使用导尿管,不造瘘,让患者能更好地适应社会生活和职业需要。

（一）潴留型障碍

此类排尿障碍主要表现为膀胱内潴留尿液而不能自主排出。康复护理目标是促进膀胱排空功能。

1.增加膀胱内压与促进膀胱收缩

（1）增加膀胱内压训练。

挤压增压(克雷德法):患者取坐位,先用指腹对膀胱进行深部按摩,再握拳,置于脐下 3 cm 处用力向骶尾部方向滚动加压,同时身体前倾,直至尿流出。加压时须缓慢、轻柔,避免使用暴力和在耻骨上直接加压,以免损伤膀胱和尿液返流到肾。

屏气增压(瓦尔萨尔瓦法):患者取坐位,身体前倾,腹部放松,快速呼吸 3～4 次后深吸气,再屏住呼吸 10～12 s,用力向下做排尿动作,将腹压传到膀胱、直肠和骨盆底部,同时使大腿屈曲、贴近腹部,防止腹部膨出,增加腹部压力,促使尿液排出。增加膀胱内压训练只可用于逼尿肌活动功能下降伴有括约肌活动功能降低或括约肌功能不全者,括约肌反射亢进和逼尿肌-括约肌协调失调时禁止做膀胱按压。

（2）排尿反射训练。叩击下腹部的膀胱区,找到一个敏感的刺激点。训练到可以构成原始放射,周期性排尿。一般在导尿前 20 min 叩击 10～20 min。叩击频率为每分钟 50～100 次,叩击次数为 100～500 次。叩击时宜轻而快,避免重叩,以免引起膀胱、尿道功能失调。

其他方法:摩擦大腿内侧,牵拉阴毛,挤压阴茎、龟头或阴唇,以手指扩张肛门等。听流水声、热饮、温水浴等均有辅助性效果。

（3）使用药物:逼尿肌松弛者用胆碱酯酶抑制剂,膀胱痉挛者用抗胆碱能药物,括约肌松弛者可采用 α 肾上腺素能药物和 β 受体激动剂。

（4）电刺激:直接作用于膀胱及骶神经运动支,用于逼尿肌活动减弱者。

2.减低膀胱出口处阻力

通过手术解除尿道梗阻、降低尿道内括约肌张力、切开尿道外括约肌等以降低膀胱出口处阻力。

3.间歇性清洁导尿

这是指可由非医务人员(患者或家属)进行的不留置导尿管的导尿方法。这种方法能使膀胱周期性扩张与排空,促使膀胱功能恢复,还可以降低感染率,减少患者对医务人员的依赖性,提高患者的生活独立性。

(1)适应证:不能自主排尿或自主排尿不充分(残余尿为80~100 mL)的脊髓损伤或其他神经瘫痪,神志清楚并主动配合的患者。

(2)禁忌证:尿道严重损伤或感染,有尿道内压疮;患者神志不清或不配合;接受大量输液;全身感染或免疫力极度低下;有显著出血倾向;前列腺显著肥大或有肿瘤。

(3)用物:10号导尿管(浸泡在0.1%的苯扎溴铵溶液中)、香皂或沐浴露、液状石蜡或开塞露、生理盐水、便盆。

(4)具体方法:①把便盆置于患者的会阴下,用香皂或沐浴露清洗会阴部。操作者清洗双手。②用生理盐水溶液冲洗导尿管。③用液状石蜡或开塞露润滑导尿管前端,手持导尿管轻缓地插入尿道,直到尿液流出。对男性患者插管时注意尿道口朝腹部方向以避免造成尿道峡部的损伤。④导出尿液350~400 mL后将导尿管拔出,用清水清洗导尿管后,将其放入不刺激黏膜的医用消毒液或生理盐水内保存。

(5)注意事项:①准确记录每次导尿的时间和尿量。②每次导尿前,应先让患者试排尿。一旦开始自主排尿,则需测定残余尿量。两次导尿之间如能自动排尿100 mL以上,残余尿量300 mL以下,则6 h导尿一次,3~4次/日;如两次导尿之间能自动排尿200 mL以上,残余尿量200 mL以下,则每8小时导尿一次,1~2次/日;如残余尿量少于80 mL或小于膀胱容量的20%,则应停止清洁导尿。③患者建立定时、定量饮水和定时排尿的制度,以便合理选择导尿时机。每天摄入液体量应严格限制在2 000 mL以内,保持尿量800~1 000 mL/d。每次饮水量以400~450 mL为宜,饮水和排尿的时间间隔一般为1~2 h。④也可以使用一次性导尿管。对反复使用的导尿管虽不强调严格消毒,但仍要充分地清洗和合理保存。⑤插入导尿管的动作要轻柔,不可有暴力,以避免造成尿道损伤。

4.留置导尿管

对于无法进行间歇性清洁导尿的患者,需留置导尿管。要注意保持导尿管的正确方向,加强对留置导尿管的护理以防感染。

5.尿流改道

行耻骨上膀胱造瘘术或行回肠代膀胱术。

6.心理护理

向患者进行耐心、细致的心理护理,对于患者的问题给予鼓励性的回答,帮助患者建立信心,使其积极参加康复训练。

(二)失禁型障碍

此类排尿障碍主要表现为排尿失去控制,尿液不自主地流出。康复护理目标是促进膀胱贮尿功能。

1.抑制膀胱收缩、减少压力刺激感觉传入与增加膀胱容量

(1)使用药物:应用抗胆碱能药物以减小膀胱的收缩力。

(2)手术:通过手术阻断神经传导或选择性切断骶神经根。

(3)尿意习惯训练:规定每天的排尿时间,以建立规律性排尿的习惯。一般白天 3 h 排尿 1 次,夜间排尿 2 次,也可视具体情况适当调整。对有功能障碍或年老体弱无法如厕者,应尽量提供便器,对定向力差者应给予帮助。

2.增加膀胱出口的阻力

(1)使用药物:使用肾上腺素能药物和 β 受体激动剂增加尿道压力。

(2)手术治疗:植入人工括约肌。

(3)膀胱括约肌控制力训练:常用盆底肌练习法。指导患者收缩耻骨、尾骨周围的肌肉(会阴及肛门括约肌),但不收缩下肢、腹部及臀部肌肉。每次持续 10 s,重复 10 次,每天 5～10 次,这种训练方法可减少漏尿的发生。

3.设法接尿

可以使用外部集尿器。对男性患者可用长颈尿壶接尿或把一个阴茎套套在阴茎上,在另一端剪一个小口,用胶管连接,通过胶管将尿液排出。注意每天清洗阴茎及更换阴茎套,以防引起局部感染。对女性患者可用固定于阴唇周围的乳胶制品或尿垫,也可以用女式尿壶紧贴外阴接取尿液。

4.留置导尿管

采用定时开放导尿管,让膀胱适当地充盈和排空的方法,促进膀胱肌张力的恢复。日间视饮水量,4～6 h 开放导尿管一次,患者入睡后持续开放。待病情有一定恢复后,可嘱患者在开放导尿管时做排尿动作,每天训练几次,直至拔管后患者可自行排尿。注意加强对留置导尿管的护理以防感染。

5.皮肤护理

协助患者保持皮肤清洁、干燥,及时用温水清洗会阴部,勤换衣物,避免尿液刺激皮肤,除去异味,预防感染和压疮的发生。

6.心理护理

失禁型障碍患者因为尿液刺激和异味等问题,常常感到自卑和忧郁,心理压力大。护理人员应尊重、理解、关心患者,随时提供必要的帮助。

（刘　梅）

第六节　直肠控制障碍

一、概述

神经源性直肠是指控制直肠功能的中枢神经系统或周围神经受到损害而引起的直肠功能障碍,主要表现为便秘,大便失禁少见。

排便障碍的康复护理目的是帮助患者建立一个定期排便的模式,解除或减轻患者排便的痛

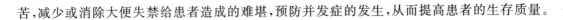

苦,减少或消除大便失禁给患者造成的难堪,预防并发症的发生,从而提高患者的生存质量。

二、分类

(一)反射性直肠

$S_{2\sim4}$以上的脊髓损伤,其排便反射存在,可通过反射自动排便,但不能控制,大便失禁较少。

(二)无反射性直肠或迟缓性直肠

$S_{2\sim4}$(含S_2、S_4)以下的脊髓损伤、马尾损伤无排便反射,常出现大便失禁。

三、康复护理评定

(一)排便规律评定

每次大便时间是否基本固定,两次排便间隔是否有大便失禁。

(二)排便耗时及粪便情况评定

大便的次数、量和形状如何,每次消耗时间有多久。正常情况下每次大便应该在半小时内完成,量及稠度适中。

(三)排便刺激评定

用局部刺激(如指间刺激、肛门栓剂)能否排出大便。

(四)排便习惯评定

排便的体位和姿势如何,患者是否能自理。

(五)物理检查评定

进行肛门指诊,确定肛门括约肌的张力是正常、痉挛还是松弛。通过肛门和会阴区感觉帮助确定神经损伤平面和程度。通过球海绵体-肛门反射检查帮助判断脊髓休克情况。

四、康复治疗

(一)肛门括约肌和盆底肌肌力训练

使用直肠电刺激或主动肛门收缩进行训练,从而增强括约肌的控制能力。

(二)肛门牵张训练

给中指戴上指套,表面涂液状石蜡,缓慢地插入患者的肛门,将直肠壁向肛门一侧缓慢、持续地牵拉扩张,或者采用环形牵拉的方式,以缓解肛门内外括约肌的痉挛,同时扩大直肠,诱发直肠肛门抑制性反射。

(三)药物治疗

让患者口服缓泻剂,常用的如麻仁丸、果导、通便灵,缓泻剂有利于抑制肠道水分吸收,从而改善粪团的硬度。肛门外用润滑剂(如液状石蜡)有利于降低排便阻力,治疗便秘。使用解痉药物有助于缓解痉挛,协助排便。

(四)神经阻滞技术

近年来在肛门括约肌肌内注射肉毒毒素,有较好的神经阻滞效果。

(五)物理治疗和传统康复治疗

运动疗法可加强肠道蠕动动力,对于长期卧床者尤为重要。可使用多种理疗方法。可利用按摩、针灸、中药等改善排便障碍。

（六）外科治疗

顽固性便秘或失禁患者,经过一般的康复治疗无效,可以选择外科治疗。常用的方法有功能性神经、肌肉移位或移植,选择性骶神经后根切断,肠造瘘,等等。

五、护理

（一）定时排便

患者应该养成定时排便的习惯,可以根据个人的生活习惯选择早餐后或晚餐后进行排便,因为在餐后胃肠反射最强。必须注意尽量保持在每天的同一时间排便,以便通过训练逐步建立排便反射。拟排便前15 min喝一杯热水以引起胃肠反射,同时按摩腹部以诱导便意。

（二）排便的体位

蹲位或坐位可以使肛门直肠角变大、伸直,形成有利的排便角度,还可以借助重力作用使大便容易通过。蹲位或坐位还可以方便用手增加腹压。

（三）排便的方法

餐后约半小时进行腹部按摩,用栓剂或用手指按摩肛周或肛管,刺激排便反射的产生。手指刺激的方法是戴指套,在指套上涂润滑剂,将戴指套的手指伸入直肠,轻柔地扩张外括约肌,同时紧贴肠壁做环形运动,每次持续1～2 min,10 min1次,直至排气、排便,或者出现内括约肌收缩。

（四）定时地刺激

收缩肛门括约肌可以促进低级排便中枢反射的形成。

（五）饮食管理

多纤维的食物可以软化大便。还需要保证每天摄入适量的液体,每天的饮水量以2 000 mL左右为宜。某些水果汁(如橘子汁、柠檬汁)可以刺激肠道蠕动,从而促进排便。

（六）灌肠

灌肠可以使肠蠕动较快地出现而引起排便,但是长期灌肠可增加痔的发生率.并可产生灌肠依赖、电解质紊乱等。一般灌肠在其他措施失败以后才使用。

六、知识拓展

预防便秘:因为粪便主要是由食物消化后构成的,所以通过饮食调节来防治便秘是简单易行的。首先要注意饮食的量,只有足够的量,才能刺激肠蠕动,使粪便正常通过和排出体外。特别是早饭要吃饱。其次要注意饮食的质,主食不要太精细,要注意吃些粗粮和杂粮,因为粗粮、杂粮消化后残渣多,可以增加对肠管的刺激,利于大便运行。要注意多食含纤维素多的蔬菜,以利于排便。可多食韭菜、芹菜等。要多喝水,特别是重体力劳动者,因出汗多,呼吸量大,水分消耗多,肠管内水分必然被大量吸收,所以要预防大便干燥就得多喝水。早饭前或起床后喝一杯水有轻度通便作用。足量饮水,使肠道得到充足的水分,可利于肠内容物的通过。另外,可有意多食含脂肪多的食品,如核桃仁、花生米、芝麻,它们都有良好的通便作用。

中药有效验方摘录如下。

(1)方1:黄芪建中汤。

功效:益气温阳,养血通便。

黄芪、女贞子各20 g,桔梗9 g,甘草、桂枝各6 g,白芍、当归各15 g,大枣12枚,生姜3片。饴糖适量。每天1剂,水煎服,连服10 d为1个疗程,一般服药1～2疗程。

（2）方 2：通便四物汤。

功效：滋阴润燥，增液生津。

生白术 40 g，肉苁蓉 20 g，生地黄 20 g，炒枳壳 10 g。水煎取液，早、晚分别服用，每天 1 剂。5 剂为 1 个疗程，大便正常后再服 1 个疗程以巩固疗效。

（3）方 3：滋脾更衣汤。

功效：滋养脾阴，润肠通便。

炙甘草 20 g，淮小麦 60 g，白术 30 g，黄精 20 g，大枣 15 g。水煎服，每天早、晚各服 150 mL。服药期间停用其他中药、西药。1 个月为 1 个疗程。

（4）方 4：枳实导滞丸。

功效：清热祛湿，导滞通便。

大黄 9 g，炒枳实 9 g，炒神曲 9 g，茯苓、黄芩、黄连、白术各 6 g，泽泻 6 g。将药研为细末，汤浸蒸饼为丸，每天 1～2 次，每次 3～6 g。

（刘　梅）

第七节　髋关节置换术后并发症

人工髋关节置换是解除髋关节疾病患者的病痛、纠正畸形、恢复功能的行之有效的方法。人工髋关节置换术是用生物相容性与机械性能良好的材料制成一种类似于人体骨关节的假体，来置换严重受损的髋关节的一种手术，是目前治疗髋关节疾病的有效手术方法之一，但也是一个较大的、技术要求较高的手术，置入的人工关节有使用寿命，术后容易发生一些并发症。因此，该手术并不适和所有髋关节疾病。

人工髋关节置换的类型有股骨头置换术、人工全髋关节置换术、全髋关节翻修术和髋关节表面置换术等。置换的材料包括金属材料（钛、钛合金等）、高分子材料[超高分子聚乙烯（臼杯）和甲基丙烯酸甲酯（骨水泥）]和陶瓷材料。固定方式有骨水泥型和非骨水泥型（生物型）。其目的是切除病灶、消除疼痛、恢复关节的活动功能。

适应证：适用于髋关节病变引起关节疼痛、强直、畸形、严重功能受损，影响日常生活和工作，经其他治疗无效、复发或不适于用其他方法治疗的患者。

禁忌证：患者有严重心、肝、肺、肾病和糖尿病，不能承受手术；髋关节化脓性感染，有活动性感染及合并窦道；儿童一般禁做此手术，年轻患者或 80 岁以上者要慎重考虑；因有其他疾病，估计做此手术后患者不可以下地行走。

人工髋关节置换术后患者的康复不仅与疾病本身有关，还与患者的全身状况、手术中的技术操作及患者的精神状态有密切的关系，术后的关节功能锻炼对功能恢复极为重要。术后功能锻炼指导及健康教育是保证手术治疗成功的重要因素。

一、临床表现

（一）全身性反应

由于关节置换手术损伤较大，可引起不同程度的全身性反应，影响人体各个系统。这些反应一般可通过"内环境调整"而逐步恢复。

（二）局部症状

（1）疼痛。

（2）长期制动会导致肌肉萎缩、骨质脱钙、关节僵硬、肌力减退,同时局部血流缓慢、静脉壁损伤和血液高凝状态易引起深静脉血栓形成。

（3）当患者开始下肢负重和行走时,会出现下肢水肿,少数因为手术后并发静脉血栓形成,多数因整个下肢肌肉的失用性及反应性萎缩,血管张力降低,下肢静脉回流缓慢,导致静脉压高,淋巴液淤滞。

（4）常见并发症:血栓形成及栓塞、术后感染、假体下沉、假体松动、柄断裂、异位骨化、假体脱位、术后髋关节疼痛等。

二、主要功能障碍

（一）肢体运动功能障碍

早期术后局部疼痛、肿胀,术后要求限制肢体活动,肢体对植入假体尚未适应,都使肢体的活动受到影响。中后期锻炼不当,并发症发生,也会影响肢体的运动功能。

（二）日常生活能力障碍

更衣、如厕、转移、行走等功能不同程度地受限。

（三）心理功能障碍

主要表现为心理承受力差,对假体有疑虑,不安,缺乏信心等。

三、康复评定

（一）一般情况

（1）了解原发疾病的情况,如原发疾病的病程、诊疗经过、诊疗效果。

（2）了解患者的精神心理状况、对疾病及生活的态度、经济能力及社会背景。

（3）全身状况:包括心、肺、肝、肾的功能,营养状况,水和电解质平衡状况,是否有其他系统疾病。

（二）影像学检查

常规 X 线平片检查与术后复查非常重要,可了解骨关节病变的性质、范围和程度,确定治疗方案,还可以判断疗效。MRI 用于早期诊断股骨头缺血坏死、膝关节病变等骨关节病。

（三）关节功能评定

关节置换术后关节功能评定的方法很多。对于髋关节置换术,普遍被接受的评定标准是 Charnley 髋关节疗效评分标准（表 14-2）。

表 14-2　Charnley 髋关节疗效评分标准

得分	疼痛	运动角度	行走
1	自发性严重疼痛	0°～30°	不能行走,需要双拐或手杖
2	起步即感到疼痛,一切活动受限	60°	用或不用手杖,行走的时间、距离有限
3	能耐受,可有限活动	100°	用单杖辅助,距离受限;无杖很难行走;能长时间站立

续表

得分	疼痛	运动角度	行走
4	某些活动时出现疼痛,休息能缓解	160°	用单杖能长距离行走,无杖时行走受限
5	轻微或间歇性,起步时明显,活动后缓解	210°	无须支具,但跛行
6	无疼痛	260°	正常

（四）其他方面

其他评定包括疼痛的评定、关节活动度评定、肌力及耐力评定、步态及步行能力的评定、日常生活活动能力的评定等。

四、康复治疗

康复治疗的目的:尽可能减少术后并发症的发生;训练关节周围的肌群,重建关节的稳定性,改善置换后关节活动范围,保证重建关节的良好功能;加强对置换关节的保护,延长关节的使用寿命;改善和纠正患者因长期疾病所造成的不正常步态和姿势,恢复日常生活自理能力,提高患者术后生活质量。

康复训练应遵循个性化、渐进性和全面性三大原则。

（一）术前准备

行人工关节手术的患者绝大多数为高龄患者,平时活动较少,常伴有高血压、糖尿病、冠心病及脑血管性疾病等,术前需要在内科医师的配合下,将患者的机体功能调节到最佳状态,这样有利于手术的顺利完成和术后关节功能的恢复。

1.功能训练

功能训练一方面能为患者接受手术做好体能上的指导,另一方面为术后康复训练做准备,包括以下内容。

（1）患者平卧或半卧,患肢外展中立,健侧下肢屈膝,支撑于床面,双手拉住吊环,使身体整个抬高,臀部离床,停顿 5～10 s 放下。

（2）肌力训练:由于多年的疼痛,患者活动减少,肌肉力量可能已经减弱,术前应进行简单的肌力训练,特别应加强髋外展肌、股四头肌等肌肉的力量,同时也应加强健侧下肢力量及双上肢力量,以便患者在术后使用拐杖及助行器行走。

下肢肌锻炼方法:①等长收缩训练。踝关节背屈,绷紧腿部肌肉 10 s 后放松,再绷紧、放松。②等张收缩训练。做直腿抬高、小范围的屈髋屈膝活动、小腿下垂在床边的踢腿练习。直腿抬高时要求足跟离床 20 cm,空中停顿 5～10 s 再放松。

（3）关节活动训练:健肢、患足的足趾及踝关节充分活动,患肢屈膝屈髋时,髋关节屈曲度<45°,并避免患髋内收、内旋。

2.指导正确使用拐杖

准备合适的双杖,使拐杖的高度及中部把手与患者的身高、臂长相适宜,在拐杖的底端配橡胶装置（防滑）,用软垫包裹拐杖的顶端（减少对腋窝的直接压力）。让术前能行走者练习使用拐杖,练习利用双拐和健腿支撑站立,在患肢不负重的状态下行走。

（二）术后康复训练

康复训练是髋关节置换术后的十分重要的环节和主要的治疗内容,它可以使治疗取得满意

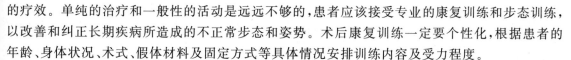

的疗效。单纯的治疗和一般性的活动是远远不够的,患者应该接受专业的康复训练和步态训练,以改善和纠正长期疾病所造成的不正常步态和姿势。术后康复训练一定要个性化,根据患者的年龄、身体状况、术式、假体材料及固定方式等具体情况安排训练内容及受力程度。

1.术后第1天

(1)在给予患者有效的止疼处理后,可帮助其患肢被动运动,如对腿部肌肉的按摩、踝关节和膝关节的被动伸屈训练。

(2)患者在治疗师帮助下在安全范围内(一般在45°范围内)做患髋的被动屈伸活动3～4次,以刺激手术区的新陈代谢。活动时治疗师应托住患肢以减轻髋部的压力负荷。

(3)进行健侧下肢各关节的主动活动和肌力练习,上身和臀部做引体向上运动。

(4)患侧腿部可进行少量的等长收缩练习。①腓肠肌训练:先让患者把足踝用力跖屈(脚趾向前伸直,脚跟向后拉),然后足踝呈背屈位(脚趾向后拉,把脚跟向前推),注意保持膝关节伸直。②股四头肌训练:让患者把股四头肌收紧,膝部下压,膝关节保持伸直5 s,再放松5 s。③股二头肌训练:患者下肢呈中立位,足后跟往下压,膝关节不能弯曲,保持5 s,放松5 s。④臀大肌练习:臀部收紧5 s,放松5 s。在治疗师的指导下,患者在平卧位独立完成这些训练,每组动作完成10次。训练时,治疗师可将手放在患肢运动收缩的肌肉上,以观察患者的运动效果,并向患者交代日常练习程序。

2.术后第2天

(1)加强患侧腿部的等长收缩练习,增加患侧踝关节主动屈伸活动或抗阻活动,增加健侧的主动活动量。注意活动量由小到大,活动时间由短到长,所有的床上活动均在患肢处于外展中立位状态下进行。

(2)关节持续被动活动练习:拔除负压引流管,将患肢置于膝关节练习器上,开始髋、膝关节的被动活动。根据患者的实际情况确定关节活动的范围,一般从膝关节的最大活动范围40°开始,此时髋关节的活动度为25°～45°,以后每天增加5°～10°,每天可训练3～4 h。术后1周左右,膝关节练习器的最大活动角度达90°,此时髋关节的被动活动范围已达到85°。一周后由于膝关节练习器已难以达到髋关节活动所要求的范围,可去掉膝关节练习器。

3.术后第3天

(1)患者保持患侧髋关节在伸直位,有护理人员协助下进行小范围的内收和外展练习。护理人员在股骨内侧和外侧给予阻力,让患者主动内收和外展患肢。

(2)治疗师扶住患肢,协助患者进行患侧髋关节的内旋、外旋活动练习。

(3)有条件的患者开始站立斜床练习,每天1～2次,每次20～30 min。逐渐增加斜床角度及站立时间。

4.术后第4天

术后第4天,患者可以在治疗师的协助下第一次在床边坐起。

5.术后第5、6天

用骨水泥固定患肢的患者可开始离床练习,用非骨水泥固定患肢的患者应延长离床时间。

(1)患者在护理人员协助下进行下床、上床练习。下床方法:患者先移至健侧床边,使健侧腿先离床,使脚着地,患肢外展,屈髋不超过45°,由护理人员协助抬起上身,使患腿离床并使脚着地,患者再拄双拐或扶助行器站起。上床方法:按下床相反方向进行,即患肢先上床。

(2)在平行杠内或使用助行器或拐杖练习站立和行走,须有护理人员在旁边监护。站立时间及行走距离逐渐延长,假体的固定方式不同,患肢的负重时间也不一样。①假体完全采用骨水泥固定的患者可以完全负重,使用助行器或拐杖行走,出院时可不借助任何器具,能够独立行走。②混合性固定(髋臼为非骨水泥固定而股骨假体为骨水泥固定)的患者,患肢从部分负重开始,最多为20 kg,在3周内逐渐增加负重量,最后过渡到使用拐杖行走。术后6周内患者需扶拐杖,之后可以不使用拐杖,完全负重行走。③完全非骨水泥固定的患者一般需在6周以后才开始部分负重,因为过早负重将造成假体与骨间的相对活动,影响骨组织长入假体表面,6个月以后达到完全负重。

(3)术后应测量下肢长度,对于两侧下肢绝对长度相等,术前有代偿性脊柱侧弯和骨盆倾斜的患者,应教会患者逐步学会正确的步态和姿势。对任何程度的下肢长度差异最好通过鞋底的高度来调整,避免影响患者的步态和姿势。

6.术后第7天

患者使用拐杖或在扶持下进行上、下楼梯练习和跑台慢速走练习(适用于骨水泥固定的患者)。上楼时,患者健腿先上,患腿后上,拐杖随后或同时上。下楼时拐杖先下,患腿随后,健腿最后。这样可以减少患髋负重屈曲。跑台步行可进一步改善步态、步速和步行距离,增大实用步行距离。

7.术后第2～4周

在强化第1周训练的基础上,着重对患侧髋关节活动度、患肢肌力、患肢负重、步行及日常生活活动能力的训练。

(1)在卧位、坐位、站位进行患侧髋关节的活动度训练,在保证安全角度的情况下,尽量加大关节的活动范围。

(2)在合理体位下进行患肢各大肌群的抗阻练习,逐渐增加阻力。

(3)进行踏车练习,开始时把坐垫调高些,能骑满圈后,再逐渐降低坐垫以增加髋关节的屈曲度。身体前倾,可增加髋关节的屈曲度,双腿并拢或分开可使髋关节内旋、外旋。应根据患者的情况调整阻力、速度、时间,每次以15 min为宜。

(4)进行其他训练,如平衡、协调训练。

(三)全髋翻修术后的康复训练

全髋翻修术后的康复训练除了治疗阶段要更长外与上述训练方法基本是一致的。需要注意的是卧床时间为7～10 d,术后3周开始取侧卧位,最初负重为20 kg,负重量的增加要根据翻修假体的固定方式和手术中的具体情况(如是否劈开股骨)来定。

五、康复护理

(一)术前指导

充分的术前准备可加速患者术后的恢复过程。术前准备包括心理上、全身状况和局部条件等多方面的准备。

(1)让患者了解自己的病情、手术的目的和方法、术中配合要点、术中和术后可能遇到的各种问题及康复训练程序等,帮助其减轻术前焦虑、紧张情绪,增强战胜疾病的信心。

(2)指导患者在卧位做深呼吸训练,并掌握床上咳嗽排痰技巧,以便术后能保持良好的呼吸功能,防止肺部感染。

(3)向患者说明术后为防假体脱位应采取平卧或半卧位,但患髋屈曲应小于45°,不可侧卧、患肢外展 20°～30°并保持中立。在两腿间放置外展架或厚枕,准备合适的丁字鞋或其他防旋支具。

(4)进行床上排便训练,目的是防止术后因不习惯体位而致尿潴留及便秘。在放置便盆、臀部抬高时注意避免患肢的外旋及内收动作。女性患者可使用特制的女式尿壶以避免过多使用便盆,增加髋部运动。

(5)肥胖是影响术后恢复的危险因素之一,减肥有利于术后关节功能的恢复,同时又可减少对人工关节的压力,减少松动等远期并发症的发生。但身体过于消瘦,也不利于术后伤口的愈合和体力的恢复。

(二)术后康复护理及训练

1.术后第 1～3 天

(1)术后第 1 天必须保持外展中立位,2 h 帮助患者抬臀一次,以防压疮。手术当天避免过多活动,避免患髋内收,防假体脱位及伤口出血。

(2)让患者定时进行深呼吸、有效咳嗽和排痰,必要时给予叩背。

2.术后第 4～5 天

协助患者在床边坐起,应避免髋关节屈曲超过 90°,这会增加脱位的危险。除非有心血管疾病的禁忌或髋关节活动受限,患者可以在护理人员的协助下坐在床边。患者第一次在床边坐起时,保持患肢外展是非常重要的。

3.术后第 6～7 天

(1)患者进行卧-坐-立转移训练,需坐高椅,保证髋关节高于膝关节。用加高的坐便器如厕,或在辅助下身体后倾、患腿前伸如厕。要保持座椅牢固,最好有扶手,可适当加垫以增加高度。患者不要交叉两腿及踝,不要向前弯身超过 90°,要学会坐起时身向后靠和腿向前伸;术后 2 周内不要弯身捡地上的东西;不要突然转身或伸手去取身后的东西。

(2)患者在护理人员的帮助下进行床上翻身练习。护理人员一手托臀部,一手托膝部,将患肢和身体同时转为侧卧位,并在两腿间垫上夹枕,严禁患肢内收、内旋。

4.术后第 2～4 周

鼓励患者在床上进行力所能及的自理活动,如梳头、更衣、进食,能拄拐行走后进行进一步的日常生活活动能力训练。指导患者进行正确日常生活活动,如更衣(穿裤时先患侧后健侧)、穿袜、穿鞋(穿无须系鞋带的鞋)。指导患者借助一些辅助设备独立完成日常的洗澡、移动、取物等活动,尽量减少患者髋关节的屈曲度。常用的辅助设备有助行器、拐杖、套袜器、穿鞋辅助器、持物器等。必要时进行适当的环境改造,如加高床、椅、坐便器。注意不可将患肢架在健侧下肢上或盘腿。

5.并发症的预防与护理

(1)深静脉血栓形成:①术后密切观察肢体的温度、颜色、肿胀程度,静脉充盈情况及感觉,可与健侧肢体对比。如果肢体远端有凹陷性水肿,皮肤发紫伴浅静脉充盈及活动受限,提示有深静脉血栓形成,应及时处理。②预防性用药:术后第 2 天开始用低分子量肝素、肠溶阿司匹林、华法林、双嘧达莫等,以促进血肿的吸收,减少异位骨化。低分子量肝素最好用到术后 3 周。③术后抬高患肢,加压包扎,穿弹力长袜、压力套,使用下肢和足底静脉气泵。④术后早期活动,包括股四头肌静态收缩、直腿抬高、踝关节主动背屈和跖屈运动、踝泵性运动。⑤早期关节持续被动运动。

（2）术后感染：①严格无菌操作。②术前和术后各用抗生素一次,术后根据情况一般用 3～5 d。③保持敷料清洁、干燥,若有污染,及时更换。严密检测体温,注意伤口疼痛情况。④保持伤口引流有效,妥善固定引流管,保持引流通畅。

（3）假体松动、脱位：①合理摆放体位,术后把患足放在抬高的泡沫橡胶夹板内,保持 20°～30°的外展、中立位,并且于术后 3 周内绝对避免患髋屈曲、内收和内旋的复合动作,应避免髋关节屈曲超过 90°。②科学训练,避免运动量过大或过早负重,合理使用辅助器。③控制体质量,预防骨质疏松,适当使用预防骨质疏松的药物。④严格限制禁忌动作。

（三）康复健康教育

（1）饮食：患者麻醉清醒后 6 h 即给予流食,术后第 1 天给予普食,宜选高蛋白、高钙、高维生素饮食,并补充足够水分。

（2）指导患者了解什么动作是可以做的,什么是不能做的,并尽量做到。

（3）患者避免搬重物、跳跃及其他剧烈运动或重体力劳动。

（4）患者控制体质量,防治骨质疏松,防止跌倒。

（5）患者避免长时间站立或行走,需长距离行走时最好使用手杖,中途适当休息,避免走崎岖或过于光滑的道路。

六、社区家庭康复指导

（一）继续进行康复锻炼

功能锻炼是长期性的,患者出院后要坚持在专业人员指导下继续进行康复锻炼。

（二）减少人工关节磨损和防止跌倒

患者最好终身使用单拐杖,尤其是外出旅行或长距离行走时；保持家里地面干爽；不在过道堆杂物以防跌倒；穿软胶底的鞋,不穿高跟鞋或鞋底过滑的拖鞋；座椅高度要适当,不宜坐矮椅或跪下和蹲下；还要注意适当控制体质量,减轻关节负重。

（三）出院后的康复训练

1.木阶梯训练

出院后让患者定做一个多级木阶梯,其高度为 120 cm,以 4～5 个台阶为宜,最低台阶高度为20 cm,台阶间距为 10 cm。嘱患者回家后将患足置于台阶上,于屈膝、屈髋位进行压腿练习,并根据自己的实际情况,逐渐升高台阶级数,直到髋关节屈曲活动范围接近或达到正常为止。

2.穿鞋、袜练习

术后 3 周让患者坐在椅子上,伸直正常侧下肢,屈膝、屈髋将患肢小腿置于正常肢体膝上前侧,一只手握住患肢足底,另一只手放于患膝内侧轻轻向下按压,并逐渐屈曲正常侧肢体膝关节。这个动作同时包含了髋关节的屈曲、内收和外旋,使患者能够自如地穿鞋、袜。

（四）指导、教会患者出院后注意事项

（1）教育患者 3 个月内采用仰卧位睡觉,可在两大腿之间安放枕头以保持两腿分开,禁止采用患侧卧位。防止髋关节屈曲超过 90°,禁止下蹲取物和坐在能使髋部弯曲超过 90°的低椅或低床上。需借助一些辅助设备完成日常活动,避免过分弯腰活动。

（2）术后 6 个月内禁止患侧髋关节内收内旋,不要把患肢架在另一条腿上。侧卧时在两腿之间放置枕头。不屈身向前,可以在站立位做患髋的外展、后伸练习。增强臀部肌力,增加髋关节稳定性。

（五）康复运动指导

在人工髋关节置换术后愈合阶段（如术后 3 个月），轻微的体育活动是允许的。体育活动可以改善情绪，也可以提高生活质量，有利于和其他患者进行交流，增强自信心。最适宜的运动：散步、游泳（仰泳）、做保健体操、骑固定的自行车；应避免进行的运动：打球、登山、跑、跳；应谨慎进行的运动：户外骑车、跳舞。

（六）复查时间及指征

出院后 1 个月、3 个月、半年、1 年必须复查，以后每年复查。如有以下情况，须及时回院复查。

（1）伤口有红、肿、热、痛，并发热。

（2）再次受外伤，因外伤可以引起假体脱位、松动或骨折。

（3）假体松动下陷，一般多在手术后 2 年内发生，常出现大腿部疼痛，旋转髋部时疼痛可加重。

（刘　梅）

第八节　儿童孤独症

儿童孤独症又称自闭症，是 1943 年被精神病学家肯纳发现的，他在论文中提出了"早期婴儿孤独症"的概念。他注意到了 11 个婴儿在出生后不久就表现出不能与人们进行沟通，极度地自闭、孤独，语言能力有限，坚持要把他们周围的东西放在固定的地方。英国精神病学家鲁特将孤独症的主要特征归纳如下：①缺乏社会兴趣和反应。②有言语障碍，从无言语到言语形式奇特。③有异乎寻常的动作、行为，游戏形式僵硬、局限，动作刻板、重复、仪式化，有强迫性行为。④起病于出生后 30 个月内。

鲁特提出的孤独症的特征为疾病和有关健康问题的国际统计分类（第 10 次修订本）和精神疾病诊断与统计手册第Ⅳ版（DSM-Ⅳ）的诊断标准的制定奠定了基础。

一、流行病学资料

孤独症并不常见，在每 10 000 名婴儿中有 2～5 例。有资料称该病的患病率为 0.02％～0.13％。该病的发病率有明显的性别差异，男、女发病比例为（4～5）∶1，我国报道男、女发病比例为（6.5～9）∶1。

1943 年肯纳曾提出孤独症在社会经济条件好的家庭多见，但现有研究表明该病与家庭经济条件和父母教养方式无关。在城乡差异上，研究结论不一致，有的报道称城市中该病的患病率与农村中该病的患病率无显著差异，但也有研究发现城市中该病的患病率较高。

二、病因与发病机制

自 1943 年肯纳提出孤独症后，很多学者对其病因进行了探讨。目前关于孤独症的病因假说有心理病因说、生物病因说和认知缺陷说。

（一）心理病因说

早期人们把孤独症的社会交往、言语发展和行为上的症状归因于婴儿缺乏父母的照顾而导致的情绪障碍。肯纳在最初报道时，注意到孤独症儿童与父母之间的交往存在缺陷。孤独症儿童模仿语言、行为刻板，被看作儿童对父母的敌对反应。因此在治疗中常帮助父母克服不良教养方式。一些研究发现，孤独症儿童的家庭没有特别的异常，很多父母爱孩子，并无忽视孩子的行为。亲子交往中的异常现象不是来源于父母，而是来源于儿童。父母在照料这样的婴儿时，难免会紧张、焦虑，从而影响交往。目前尽管缺乏足够的证据支持孤独症的心理病因说，但这种观点给孤独症儿童的父母造成了很大的压力。如果没有这种压力，他们也许能做得更好。

（二）生物病因说

目前有较多的研究结果提示生物学因素在孤独症的发病机制中起重要作用。

(1)遗传因素：鲁特1968年的研究发现孤独症儿童的同胞患病率为$2\%\sim3\%$，远高于一般人群。对双生子和家庭的研究表明，基因是导致孤独症的主要因素，基因表达模式非常复杂，可能涉及多个基因。

(2)出生缺陷和先天神经异常：孤独症儿童通常有身体发育异常及脑电图异常，而且发生癫痫的危险性较高。

(3)出生前后的不利因素：有学者报道出生前后的不利因素与脑损伤和孤独症有关。有些孤独症是产科并发症的结果，有些孤独症与产妇年龄过大、用药、早产、晚产和先兆流产有关。

（三）认知缺陷说

认知理论关注孤独症儿童在认知上的缺陷，认为认知缺陷可解释孤独症的部分或全部症状。

赫默林和欧康诺(1970)发现，孤独症儿童在编码、排序和抽象思维上有困难，这些困难主要是言语发展滞后所致。霍贝尔(1993)的研究表明，孤独症儿童对他人面部表情的信息加工不同于正常儿童，因此他们会对人做出不恰当的反应。巴伦-科恩(1995)的研究则表明，孤独症儿童缺乏"心理理论"，他们不能对他人的心理状态形成表征，这种能力通常在儿童2岁时就已形成。另外，中心协同弱化理论认为，控制信息输入方面的困难导致了孤独症的障碍；执行功能缺陷理论则认为，孤独症儿童缺乏指向中心协同的强大内驱力，他们没有理解所处情境整体特征的愿望。因而他们只对零碎的信息进行加工，而不能整合。当然，更为可能的假设是认知能力的缺陷导致了孤独症的临床症状。未来的研究目标是搞清楚这些认知缺陷与孤独症的神经生物学因素之间的关系。

三、临床表现

大多数孤独症儿童会表现出三方面的缺陷，人们以著名研究者洛娜·温(Lorna Wing)的名字将这些缺陷命名为温氏三缺陷(Wing's triad)。这三方面的缺陷表现在社会性发展、言语发展和社会行为上。

（一）社会性缺陷

社会行为异常在婴儿期就可出现，表现为不能进行眼对眼的线索跟踪，不能对他人做出表情、动作，不能与他人分享。缺乏依恋行为，不黏人。对亲人和生人的反应没有很大的差别，看见陌生人也不害怕，不认生。对团体游戏活动不感兴趣，很少主动找人玩，随年龄增长，有些孤独症儿童会在人际关系上有所进步，但仍表现出对人不感兴趣的特征。

（二）言语和沟通障碍

孤独症儿童的言语发展通常是滞后的,50％的孤独症儿童没有沟通性的言语;有言语的孤独症儿童,也常表现出鹦鹉式仿说、代名词反转、答非所问、声调缺乏变化等特征。他们在模仿语言时,会重复他人说过的话,并且用相同的语调,如被动回答、答非所问、重复提问、话题单一。不使用眼神传达信息或感情,眼神常飘忽不定;不会用手势、表情、身体动作与妈妈或其他人交流。

（三）行为障碍

孤独症儿童有刻板的行为模式,对亲人或生人说固定的话,做固定的动作,不懂得应因人、因时、因地不同而有所变化。对待玩具或某些物品有固定的摆放或摆弄方式,对于某些物品有依赖性,经常带在身边。日常生活中有固定的仪式,往往在吃饭前后、睡觉前后、上厕所前后及出门前和刚回家时,会说固定的话,做固定的动作,这些都被称作仪式性的行为。另外,他们还有情感表达、认知和生理方面的异常表现。他们的情绪表达不恰当,可无缘由地哭或笑。孤独症儿童的智商通常低于70,属于轻度、中度智力低下。部分患儿会出现癫痫发作,遗尿和大便失禁也常见,一小部分患儿有自残行为,如撞头、撕咬。

四、诊断标准

孤独症的诊断源于美国,美国做的相关研究较多,其诊断标准比较成熟。现将 DSM-Ⅳ 的诊断标准介绍如下。

（1）在下列 3 组中（共 12 小项）,至少要符合 6 小项,并且第 1 组中至少有 2 项,第 2 组、第 3 组中至少分别有 1 项。

第 1 组为社会交往有质的缺损。①非言语性交流行为的应用有显著缺损,如眼神交流、表情、躯体姿态及社交手势;②与同龄伙伴缺乏应有的同伴关系;③缺乏自发地寻求与分享乐趣或成绩的机会,如不会显示、携带或指出感兴趣的物品或对象;④缺乏社交或感情的互动。

第 2 组言语交流有质的缺损。①口语发育延迟或缺如,并不伴有以其他交流方式来代替或补偿的企图,如手势或姿态;②虽有足够的言语能力,但不能与他人开始或维持一段交谈;③刻板地重复一些言语或奇怪的言语;④缺乏各种自发的儿童假扮游戏或社交性游戏活动。

第 3 组重复、刻板、有限的行为、兴趣和活动。①沉溺于某一种或几种刻板的有限的兴趣,而其注意力集中的程度异乎寻常;②固执于某些特殊的没有实际价值的常规行为或仪式动作;③刻板重复的装相行为,如手或手指扭转,或复杂的全身动作;④持久地全神贯注于物体的某个部件。

（2）社会交往、社交语言的应用和象征性或想象性游戏功能至少有 1 项发育异常或延迟,而且出现在 3 岁之前。

（3）障碍不能用 Rett 综合征和儿童瓦解性精神障碍来解释。

五、康复治疗与护理

目前还没有根治孤独症的方法,好的治疗方法也只能帮助孤独症儿童掌握一些技能,弥补他们在人际沟通、认知和行为方面的不足,帮助家长更好地应对孩子的孤独症问题,尽力使儿童和家长有正常的生活。

（一）药物治疗

根据特定的精神病理学选择药物,其目的在于改善症状,并为照料和训练提供条件。例如,用氟哌啶醇改善活动过度、激动、攻击和刻板行为,三环抗抑郁药（如丙咪嗪）对孤独症伴抑郁症者有效,等等。

(二)康复治疗

1.结构化教学

结构化教学是美国北卡罗来纳大学发展的孤独症及相关沟通障碍儿童的课程与教学方案(简称TEACCH方案),是以高度结构化为教学主要策略的一种教育方案,也是具有影响力的孤独症儿童教育方案之一。

结构化教学主要针对孤独症儿童在语言、交流等方面所存在的缺陷进行教育,核心是引导孤独症儿童对环境、教育和训练内容的理解和服从。孤独症儿童拥有良好的视觉加工能力和机械记忆能力,因此该方案运用大量的视觉线索和提示,来帮助孤独症儿童进行学习。其内容包括以下几点。

(1)根据孤独症儿童能力和行为的特点设计个体化的训练内容,训练内容包含儿童模仿、粗细运动、知觉能力、认知、手眼协调、语言理解、语言表达、生活自理、社交以及情绪情感等方面。

(2)强调训练场地或家具的特别布置、玩具及其有关物品的特别摆放,即所谓教学环境的结构化。

(3)利用每天程序表和每次活动程序卡增进孤独症儿童对训练内容的理解。

(4)运用语言、身体姿势、提示标签、图表、文字等方法增进孤独症儿童对训练内容的理解和掌握。

(5)运用行为矫正技术增加孤独症儿童的服从和良好行为,减少异常行为。在进行结构化教学时,一般安排两个临床工作者处理同一个案例。一个是儿童治疗师,另一个是家长顾问。每一次治疗时,儿童治疗师直接接触儿童,并编制下一周的教学计划;家长顾问则与家长一起回顾并计划下一步的儿童治疗策略。家长要根据儿童治疗师编制的教学计划,每天用 20 min 在家中与儿童一起进行学习。

2.行为治疗

行为治疗方案能有效地帮助孤独症儿童获得技能,减少攻击性行为。例如,训练自控行为,并对自控行为加以强化,以克服攻击行为。

3.对家长的教育

家长在得知孩子患有孤独症后,就会出现焦虑、恐慌、绝望等不良情绪,这将妨碍对患儿的治疗。首先,要向家长讲明孤独症是什么样的病,说明孤独症的病因不明,与家庭环境和教育无关,消除家长的内疚情绪。其次,要在早期坚持有计划的教育和医疗方案,可取得较好的效果。鼓励家长积极参与治疗。若家长能深入参与结构化教学计划或行为训练计划,那么家庭治疗会取得最佳效果。

(刘　梅)

第九节　产后子宫复旧不全

分娩结束后,在子宫肌肉收缩的缩复作用下,子宫的体积会逐渐缩小。一般来说,子宫的体积在产后 42 d 时就可以恢复到孕前状态,这个过程被称为子宫复旧。如果产后 6 周子宫仍然没有恢复到非孕状态,就是产后子宫复旧不全的表现。

一、病因

(1)胎盘、胎膜残留,蜕膜脱落不完全可引起产后子宫复旧不全。
(2)子宫内膜炎、子宫肌炎或盆腔感染可引起产后子宫复旧不全。
(3)子宫肌瘤、子宫腺肌瘤可引起产后子宫复旧不全。
(4)子宫过度后屈或侧屈,恶露排出不畅,致使恶露滞留在宫腔内。
(5)胎盘面积过大(如多胎妊娠、前置胎盘),胎盘附着位置异常,胎盘附着部位的肌层较薄,子宫收缩力明显减弱。
(6)多产妇多次分娩,使子宫纤维组织相对增多,影响子宫收缩力。
(7)产后尿潴留可引起产后子宫复旧不全。
(8)劳累或全身情况不佳可引起产后子宫复旧不全。

二、病理、病理生理

正常妊娠时,子宫内膜螺旋动脉扩张,变成低阻力及高传导血管。在早期妊娠,中间型滋养层细胞沿着螺旋动脉游走并进入其中,代替内皮。胎盘娩出后其附着处血管即有血栓形成,继而血栓机化,出现玻璃样变,血管上皮增厚,管腔变窄、堵塞。胎盘附着部边缘有内膜向内生长,底蜕膜深层残留腺体和内膜重新生长,子宫内膜修复,此过程需6~8周。正常情况下胎盘附着部位的复旧较其他部位子宫内膜的复旧延迟,原因不明。子宫肌层及血管床退化的步骤在胎盘部位可能不完全,可引起延迟出血。免疫细胞化学结果提示,复旧不全的血管缺乏免疫反应和血管内皮,且有连续存在的血管周围及血管内滋养层细胞,提示子宫胎盘动脉的重新内皮化失败可能是胎盘床螺旋动脉复旧不全的病理基础。若胎盘附着面感染,复旧不全,可引起血栓脱落,血窦重新开放,导致子宫出血,多发生在产后2周左右。

三、临床表现

子宫复旧不全最明显的一个表现是血性恶露持续的时间很长,从正常的3 d延长到7~10 d,甚至更长时间。血量也会变得更大,恶露十分混浊并伴有难闻的臭味。患有这种病的新妈妈还会感觉到下腹部有坠胀感以及腰痛。

四、护理与康复

(一)避免憋尿

经过了漫长的分娩过程后,产妇的身体通常会出现膀胱受压、黏膜充血、肌肉张力降低、会阴伤口疼痛等症状。再加上很多产妇一时难以习惯用卧床姿势排尿,所以很容易导致尿潴留,使得膀胱被撑大,妨碍子宫复旧。因此,产妇产后一定要及时排小便。

(二)适当活动

产后不要长时间卧床。在体力允许的情况下,产妇应该及早下床活动,多活动能促进子宫复旧。如果产妇有子宫后倾、后屈的症状,可以采用膝胸卧位的姿势来进行矫正,以促进子宫复旧。

产妇还应做一些提肛运动。每次提肛坚持30 s左右,然后放松,反复5次左右。当然,产妇也可以根据自己的体力,对每次提肛坚持的时间进行调整。通过收缩肛门的运动,能促进子宫尽早复原。

（三）按摩子宫

为了加速子宫收缩,产妇可以给子宫做按摩。将手放在肚脐周围,沿顺时针方向进行环形按摩。按摩的动作要轻柔。只有好好呵护,子宫才能尽早恢复。

（四）坚持母乳喂养

母乳喂养时,婴儿的吸吮刺激会引发产妇子宫的收缩,能帮助子宫更快地恢复。如果不能进行母乳喂养,也可以对乳房进行按摩或热敷,以达到类似的效果。

（五）避免腹部用力

产妇尽量不要下半身用力,搬运重物、下蹲等动作都有可能导致子宫复旧不全。

（六）服用生化汤

生化汤具有化瘀血及补血的功效。化掉的瘀血自然排出之后,子宫收缩就会更加有力。因此,产妇可以服用生化汤来进行调养。

（七）服用子宫收缩剂

麦角流浸膏每次 2 mL,每天 3 次;或益母草流浸膏每次 4 mL,每天 3 次,3 d 为 1 个疗程。需要时停药 3 d 左右再进行下 1 个疗程。

中药益母草膏无任何不良反应,可坚持服用。每天 2～3 次,每次 1 匙,冲服。

（八）手术治疗

产后长时间出血或有大出血而怀疑有胎盘滞留者的子宫复旧肯定不好,应当手术刮宫,清除宫内滞留物。

（刘　梅）

第十五章
老年病护理

第一节 贫 血

一、疾病简介

贫血是老年人临床常见的症状。随着年龄的增加,贫血的发病率也会上升,因为老年人的某些生理特点与贫血的发生也有一定的关系。老年人贫血主要是缺铁性贫血和慢性疾病性贫血,其次为营养性巨幼细胞贫血。在经济条件较差的人群中易发生营养性贫血。老年人贫血的发生较为缓慢、隐蔽,常会被其他系统疾病症状所掩盖。心悸、气短、下肢浮肿及心绞痛等症状在贫血及心血管疾病时均可出现,临床上见到这些症状,多考虑为心血管疾病,而忽视了贫血。实际上,也可能是贫血加重了心血管的负担,使原有的心脏病症状加重。此外,贫血时神经精神症状常较为突出,如淡漠、无欲、反应迟钝,甚至精神错乱,常被误诊为老年精神病。

贫血是一种症状。贫血的原因比较复杂,治疗贫血应该先找出贫血的真正原因。老年人贫血常见原因是营养不良或其他全身性疾病。再生障碍性贫血及溶血性贫血不多见。营养性贫血以缺铁性贫血最常见。食物缺铁、吸收不良或慢性失血均可造成铁的缺乏,老年人咀嚼困难、限制饮食、胃酸缺乏、吸烟、喝酒、饭后饮茶等可造成铁吸收障碍。慢性失血在胃溃疡出血、十二指肠溃疡出血、消化道肿瘤出血、痔疮、鼻出血及钩虫感染中常见。继发性贫血的常见原因是肿瘤、肾炎和感染。有些药物(如某些降糖药、氯霉素、抗风湿药、利尿药)除可直接对骨髓造血功能产生影响外,还可通过自身免疫机制造成溶血性贫血。

二、主要表现

老年人贫血进展缓慢。其症状、体征由贫血本身及引起贫血的原发病所致,其表现与贫血的程度、发展的进度、循环血量有无改变有关。

（一）皮肤、黏膜

皮肤、黏膜苍白最为常见。苍白的程度受贫血程度、皮内毛细血管的分布、皮肤色泽、表皮厚度以及皮下组织水分含量的影响。苍白比较明显的部位有睑结膜、口唇、甲床、手掌及耳轮。

（二）肌肉

肌肉主要表现为疲乏无力,是由骨骼肌缺氧所致。

（三）循环系统

循环系统症状表现为活动后心悸。严重贫血可出现心绞痛、贫血性心脏病、心脏扩大乃至心力衰竭。

（四）呼吸系统

呼吸系统症状表现为气短和呼吸困难。

（五）中枢神经系统

缺氧可致头昏、头痛、耳鸣、眼花、注意力不集中、记忆力减退、困倦、嗜睡乃至意识障碍。

（六）消化系统

消化系统症状表现为食欲减退、腹胀、恶心、腹泻、便秘、消化不良等。

三、治疗要点

老年人贫血的治疗原则与年轻人的相同，首先针对病因。一般用药原则是针对性强，尽量单一用药，剂量要充足，切忌盲目地混合使用多种抗贫血药。老年人贫血一般多为继发性贫血，要以治疗原发病为主，只有治好了原发病，才有可能纠正贫血症状。

四、护理措施

（一）休息

对严重贫血并伴有临床症状的患者要适当卧床休息，限制下床活动，或绝对卧床休息。对有一定代偿能力的患者，护理人员要给予一定的关照。休息的环境应清洁、安静、舒适，阳光充足，空气流通，温度、湿度适宜，并与感染患者隔离。

（二）病情观察

观察患者的体温、脉搏、呼吸、血压情况的变化，注意可能合并出现的出血与感染的早期临床表现，一旦发现，及时处理。

（三）营养

应给予高热量、高蛋白、高维生素及含无机盐丰富的饮食。通过适当调整饮食协助患者改善胃肠道症状。

（四）症状护理

如果患者心悸、气短，应尽量减少活动，降低氧的消耗，必要时吸氧。头晕由脑组织缺氧所致，患者应避免突然变换体位，以免晕厥后摔倒而受伤。患者有慢性口腔炎及舌炎时应注意刷牙，定时用硼酸溶液漱口，口腔溃疡时可贴治溃疡的药膜。

（五）皮肤、毛发护理

患者应定期洗澡、擦澡，保持皮肤和毛发清洁。

（六）心理护理

耐心、细致地做好思想工作，关心、体贴患者，解除患者的各种不良情绪反应及精神负担，增强其战胜疾病的信心。

五、保健

（1）平时应注意膳食的均衡，食物中应有充足的新鲜蔬菜、肉类、奶类及蛋类制品。经常调配食用菠菜、黑木耳、桂圆、红枣、海带、猪肝等富含铁的食物对预防营养性贫血有较好的作用，对已查明、正在治疗原发病的老年贫血患者,有辅助治疗的效果。

(2)对老年人来讲,许多急性、慢性疾病,特别是常见的感染性疾病都可引起继发性贫血,如肿瘤、慢性支气管炎、结核、胆囊炎、前列腺肥大、尿路感染、糖尿病及慢性肝炎或肝硬化。因此,要积极、有效地预防这些疾病,一旦患有疾病,应及时进行治疗,不让疾病长期不愈,就可减少继发性贫血的发生率。

(曹　娟)

第二节　糖　尿　病

一、疾病简介

糖尿病是老年人的常见病和多发病,严重影响老年人的身体健康和生存质量。糖尿病的发病原因尚不清楚,可能与遗传、环境、肥胖等因素有关。

二、主要表现

典型糖尿病的临床表现为"三多一少"——多饮、多尿、多食、消瘦。老年糖尿病的发展相对缓慢,常仅表现为餐后高血糖。老年人肾动脉硬化,多饮、多尿、症状轻微,以多饮、多尿发者仅占 1/5~1/4,因此,绝大多数老年糖尿病患者不具备典型的"三多一少"症状,其临床特点如下。

(一)常以并发症或合并症状就诊

(1)高血压、冠心病、脑卒中是老年糖尿病患者重要的合并症及并发症。

(2)皮肤疖肿反复发作或经久不愈,下肢坏疽。

(3)视力减退或失明。

(4)外阴瘙痒,阳痿。

(5)四肢末端麻木、疼痛、感觉异常。

(6)患者腹泻、排尿不畅或尿失禁、多汗或汗闭。

(二)急性代谢紊乱的主要并发症

糖尿病非酮症高渗综合征多发生于 50 岁以上轻型患者,其中 2/3 的患者发病前无糖尿病史,诊治不及时常危及生命。

(三)并发症和伴发病多,进展快

老年人机体常有器官老化和退行性变、免疫功能低下、循环系统和神经系统疾病的发病率高等特点,糖尿病加速这些老年性疾病的发生和发展。

(四)心脑血管疾病是老年糖尿病的主要死亡原因

心脑血管疾病与高血压、高脂血症、高血糖、高凝状态、高胰岛素血症等有关,是老年糖尿病诊治的重点。

(1)糖尿病性心脏病是糖尿病晚期的主要死亡原因之一,占糖尿病晚期死亡原因的 40% 以上,主要表现为冠心病、糖尿病性心肌病和糖尿病性心脏自主神经病变。

(2)高血压是糖尿病常见的合并症之一,在糖尿病患者中合并高血压的患病率可高达 40%~

80%,为一般人群中高血压患病率的 4～5 倍。

（3）患者出现脑血管并发症。

三、治疗要点

为保证治疗措施的落实,必须强调患者的自我保健、家庭保健与医疗保健相结合。治疗目的是适当控制代谢紊乱,保证必需的营养,维持 β 细胞功能,及时发现和处理并发症和伴发症以维持患者的生活和工作能力,延长寿命。治疗原则与一般糖尿病的治疗原则基本相同,遵循教育先行、饮食调整、运动适当、用药合理的综合治疗方针,控制血糖与防治并发症、伴发症。

老年糖尿病控制必须坚持适当控制血糖,同时严防发生低血糖。

（一）防止低血糖反应发生

发生低血糖的原因主要有以下几点。

（1）老年人的饮食量常不规律,摄入量减少则有发生低血糖的可能。

（2）老年人的肾功能生理性或病理性减退,口服降糖药物排泄缓慢,胰岛素降解减少,造成体内蓄积,诱发低血糖。

（3）老年人低血糖往往缺乏自觉症状,易于发生低血糖昏迷。

（4）老年人低血糖可诱发急性心脑血管疾病,危及生命。

（二）糖代谢控制参考标准

对老年糖尿病的血糖控制水平应略高于青壮年的控制水平。

（三）糖尿病健康教育

糖尿病是终身性疾病。患者能掌握关于糖尿病的基本知识并主动、积极配合治疗是十分重要的。细致、扎实的糖尿病健康教育是成功治疗的根本前提。据调查,我国估计有糖尿病患者 2 000 万人,其中绝大多数患者血糖控制很差,久之将会导致严重的慢性并发症而致残、致死。因此,糖尿病健康教育势在必行,可采取灵活多样的方式。教育的内容包括糖尿病的本质、症状、并发症及危害性,制定与调节饮食计划、规律运动的重要性,各种治疗措施的相互作用,降糖药物的应用方法,吸烟与饮酒的危害性,自我监测与定期复诊的必要性。目前糖尿病尚不能根治,要进行积极、正面的引导,糖尿病的终身性、可控制性的宣传。

（四）饮食治疗

饮食治疗是任何形式糖代谢异常疾病的最基本治疗措施,可减轻胰岛负担,明显改善胰岛敏感性,降低血脂、血糖,减轻胰岛素抵抗,控制和保持理想体质量。

控制总热量是基本原则,实行低糖(碳水化合物占总热量的 50%～60%),低脂(脂肪少于每天总热量的 30%,以不饱和脂肪酸为主),适量蛋白质(占总热量的 15%,平均 0.8 g/kg),高纤维素(可延缓碳水化合物在小肠的吸收)饮食。饮食治疗应特别强调定时、定量,适当补充 B 族维生素、维生素 C、矿物质及微量元素等。

（五）运动治疗

运动促进葡萄糖利用,增强胰岛素敏感性,增强机体抵抗力,延缓动脉硬化的发生发展,对肥胖的 2 型糖尿病患者尤为有益。

运动治疗要因人而异,循序渐进,相对定时、定量,适可而止。餐后 1 h 运动可达较好的降糖效果。最好不要空腹运动,以免发生低血糖。

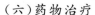

（六）药物治疗

1.口服降糖药

老年人的肾功能下降,选用降糖药物时应注意药物对肾功能的影响,避免低血糖发生。对老年糖尿病患者较安全的药物有格列喹酮、阿卡波糖等。

2.胰岛素

对老年人应用胰岛素尤其需注意防止低血糖发生。

胰岛素适用于老年人的 1 型糖尿病及口服降糖药无效的 2 型糖尿病、各种糖尿病的急性并发症、各种严重的慢性并发症、应激、严重的合并症等情况。胰岛素的剂量个体差异很大,需因人而异。应用原则为从小量开始,逐渐增量。

不良反应有低血糖反应,最常发生,危险性也较大。低血糖反应主要与胰岛素用量过大、进食过少或运动过多有关。胰岛素使用的注意事项:①胰岛素剂型不一,特别注意胰岛素的含量,以免发生剂量过大或剂量不足。②注射时间及准确的剂量:一般中长效胰岛素与进餐关系可不严格,但对速效制剂必须在进餐前半小时注射,因为这一时间正是该药开始发挥作用的时间,过早或过晚注射可能引起血糖的过低或过高,干扰疗效或发生低血糖。抽吸胰岛素时应强调剂量准确无误,以免引起不必要的血糖波动,甚至发生危险。③注射部位的选择与轮换:胰岛素的注射常需持续终身,注射部位是很重要的。通常在上臂前外侧、大腿内侧、臀部及腹部注射,为避免皮下组织萎缩或增厚,影响吸收,应有计划、有标记地逐一轮换注射部位,对每一个部位也应划出小区域,交替注射。每次注射均应改变位置。④不同注射部位的吸收不同:一般腹部吸收较快,大腿内侧吸收较慢,故中长效制剂应在腿部注射,短效制剂则应在腹部注射。

四、护理措施

（一）病情观察

（1）了解患者有无多饮、多尿、多食、体质量下降、乏力等症状,若有,记录症状出现的时间;有无反复发生的皮肤、会阴瘙痒,阴道炎,皮肤、尿道、呼吸道感染;有无心前区不适、心慌、头痛、头晕、一过性晕厥;有无视觉模糊、视力减退;有无肢体感觉异常;有无突发厌食、呕吐、腹痛等表现。

（2）了解患者的饮食形式、生活方式、工作性质、活动和锻炼情况。

（3）了解患者及其家属对糖尿病的认识程度,对目前治疗的接受程度和执行情况。

（4）了解患者目前血糖的控制情况,血脂、心电图、眼底等情况以及肝功能和肾功能。

（二）饮食护理

（1）合理控制饮食的目的:减轻胰岛功能的负担,减肥,纠正已发生的代谢紊乱,降低餐后高血糖,改善整体的健康水平,提高消瘦者的体质量,有利于治疗和预防并发症。

（2）饮食总量及结构:饮食总量及结构指的是饮食摄入的总热量及其来源的分配比例。安排量的原则是充分考虑减轻胰岛负担,又要保证机体正常生活和工作的需要,尽可能使体质量恢复到标准体质量±标准体质量×5%的范围内。肥胖者的总热量要少些,消瘦者总热量可适当放宽些。大多数糖尿病患者的饮食量及其热量:①碳水化合物占总热量的 50%～65%,250～300 g/d(以大米或面粉为主),消瘦者和体力活动较多者可适当增加热量,而一般体力劳动者,特别是肥胖者可酌情减少。②蛋白质占总热量的 10%～20%,植物蛋白与动物蛋白的比例为(1.5～2):1。每天可进食豆类 30～50 g,动物蛋白以猪瘦肉、牛肉、鸡、鱼、虾、蛋类为主,总量为150～250 g/d。③脂肪占总热量的 15%～25%,一天可摄入 50～80 g 的脂肪,其中植物脂肪占

60％为好。④多吃纤维较高的各种豆类或豆制品,多吃新鲜蔬菜(一天至少 500 g),也可以吃少量水果(50～100 g/d),如多吃水果就要扣除主食。但血糖太高则不宜吃水果。⑤适当低盐饮食,戒烟,少饮酒。

(3)进食方法:①宜少食多餐,一日不少于三餐,一日三餐的食物分配为 1/5、2/5、2/5;最好一日六餐,即除三餐外,上、下午安排间食及睡前进食(总量不变)。②进餐时间要有规律。③少吃或不吃零食。④严格执行,长期坚持。

(4)饮食控制的基本原则:糖尿病的饮食控制是一个非常复杂、艰难而又漫长的过程,但又是必不可少的基本手段。糖尿病患者必须清醒地认识到饮食控制的重要性。如果仅控制碳水化合物而忽略控制蛋白质、脂肪是极其有害的。

(三)体育锻炼

(1)体育锻炼在糖尿病治疗中的价值:①增强周围组织对胰岛素的敏感性,改善糖代谢,使血糖下降。②加速脂肪分解,减少脂肪堆积。③增强心肺功能,促进全身代谢。④增强体质和运动能力。⑤使患者精神上有爽快感、充实感,消除应激,提高精神耐受力,改善脑神经功能。⑥预防或控制并发症的发展。

(2)体育锻炼的具体实施:体育锻炼也是一个复杂的问题。锻炼的内容极其丰富,运动的范围可大可小,运动的强度可强可弱,因此,患者一定要根据自己的年龄、性别、体质、体型、器官功能状态,有无并发症等具体情况,适当选择运动,量力而行,如散步、骑车、打太极拳、做适量家务。运动可一天数次,每次 15～30 min,中午尽量午睡。躯体状况较好的患者可酌情增加运动量。运动应作为预防糖尿病发生的手段。

(四)家属配合

老年人的记忆力减退,应向其家属强调服药时间和饮食配合的重要性。家属在患者进餐前或进餐时提醒其服药。患者和家属都应该会辨认胰岛素的剂型,按照剂量准确抽吸和注射,并避免发生感染和低血糖。

(五)保持皮肤清洁

患者要保持皮肤清洁,勤剪指甲,避免搔抓损伤皮肤,穿宽松、透气的棉质内衣,注意鞋、袜干净、合脚,使用热水袋时温度不宜超过 50 ℃,避免热水袋直接接触皮肤,防止烫伤。

五、保健

因为糖尿病是终身性疾病,所以糖尿病患者的治疗、护理、保健主要靠自己。

(1)患者要充分认识饮食治疗是控制血糖、防治并发症的主要手段,使自己自觉地配合饮食治疗,并长期坚持。

(2)患者要充分理解体育锻炼在糖尿病治疗中的意义,积极参加力所能及的体力劳动,坚持进行适当的体育锻炼,外出时随身携带甜食和病情卡片。患者在运动中如感到头晕、无力、出汗、心慌,应立即停止运动,以防低血糖反应发生,避免空腹运动。

(3)患者应会正确使用快速血糖仪和尿糖试纸,掌握血糖、尿糖自我监测的时间和测量结果评价,发现异常,及时就诊。

(4)要定期到门诊监测血糖、糖化血红蛋白、肾功能、眼底等,出现口渴加重、小便增多、厌食、恶心呕吐、身体虚弱等,应及时就诊。

(5)气候变化时注意增减衣物,注意皮肤和足部清洁,用温水洗浴,注意修剪指甲,保持鞋、袜

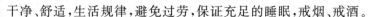

干净、舒适,生活规律,避免过劳,保证充足的睡眠,戒烟、戒酒。

(6)糖尿病患者要相信科学,不要轻信某些保健食品的广告,更不能相信什么"灵丹妙药""祖传秘方",这些东西只会延误和加重病情。

(曹 娟)

第三节 高 脂 血 症

一、疾病简介

高脂血症是指血浆脂质中一种或多种成分的含量超过正常高限。血浆脂质的其主要成分有甘油三酯、胆固醇、磷脂、游离脂肪酸等。引起脂代谢异常的因素有遗传因素、饮食因素、饮酒、吸烟、肥胖等,也可能是继发性原因,动脉粥样硬化、糖尿病、黏液性水肿、肾病综合征、胰腺炎、肝胆疾病等也可引起高血脂。

二、主要表现

患者早期可出现头晕、耳鸣、失眠、健忘、脑动脉硬化,继之出现脑栓塞、胸闷、心绞痛,重者可引起心肌梗死。高脂血症可引起动脉粥样硬化、高血压、脑梗死、心绞痛、心肌梗死等。

三、治疗要点

(一)饮食疗法

饮食控制是治疗血脂异常的基础,特别是糖尿病和肥胖患者,脂肪的热量应是总热量的10%～30%。碳水化合物占总热量的50%～60%,补充维生素E,以免体内过氧化脂质生成增加。高纤维饮食、多种豆类及其制品也具有降低血脂的作用。

(二)运动治疗

适当运动和体力劳动利于降低体质量。

(三)病因治疗

明确病因,对因治疗。

(四)药物治疗

轻度高脂血症不用降脂药物。饮食控制、运动和原发病治疗3个月,效果差者,在医师指导下可加服血脂调节剂。常用药物有考来烯胺、氯贝丁酯、非诺贝特、苯扎贝特、吉非贝齐、洛伐他汀、烟酸等。

四、护理措施

(1)患者要坚持饮食治疗,降低血浆胆固醇含量,保持均衡的营养。对于超重者,护理人员应帮助其减重至理想体质量。主食以谷类为主,粗细搭配,增加玉米、燕麦等成分;避免吃动物内脏、动物油、蛋黄等胆固醇含量高的食物,多吃新鲜蔬菜、水果、木耳、香菇等;吃七八分饱,忌暴饮暴食。

（2）护理人员应强调积极的体育活动对调节血脂的重要性。老年人应坚持进行快走、骑自行车、慢跑、游泳等中等强度的运动。每次 30 min 以上，每周至少 3 次。

（3）药物治疗的护理：药物治疗只是饮食和运动治疗的辅助手段，一般疗程为 3 个月。调节血脂的药物可引起恶心、厌食、腹胀等胃肠道反应，应从小剂量开始服用。

（4）患者要戒烟，限制饮酒，降低血压，控制血糖。

（5）患者要定期复查血脂、血糖、血压、肝功能、肾功能等。

五、保健

针对引起脂代谢异常的有关因素，采取相应的措施，就能较有效地防治高脂血症。例如，家庭性高胆固醇血症是一种常染色体显性遗传性疾病，通过防止近亲结婚及孕期检查，减少和杜绝此病发生。只要消除病因，继发性高脂血症患者即可恢复。患者应合理饮食，适当地运动和体力劳动，进行必要的药物治疗，同时要排除思想顾虑，增强信心。消除精神紧张有利于预防血脂代谢异常。

（曹　娟）

第四节　高尿酸血症与痛风

一、疾病简介

高尿酸血症是遗传或继发性因素造成嘌呤代谢紊乱和/或尿酸排泄减少导致血中尿酸含量升高的一类疾病。尿酸过多造成尿酸结晶沉积于关节腔等部位，引起反应性关节炎，为痛风。痛风常见于老年男性及绝经后妇女，尤其是肥胖者。

二、主要表现

（一）急性关节炎

1.关节疼痛

疼痛多于春、秋季节发作。急性起病，数分钟至数小时内出现伴红、肿、热的剧烈疼痛，患者拒触碰，可伴关节腔积液，夜间加重。单关节特别是跖关节受累多见，也可多部位同时发作，如踝、跟、指、趾、腕、肘关节。

2.发热

少数发热者多为轻度、中度体温升高。

3.诱因

诱因包括饮酒、高蛋白饮食、脚扭伤、劳累、寒冷、感染等。急性关节炎可于数小时至 2 周自行缓解。

（二）慢性关节炎

病程久者，慢性关节炎发作日渐频繁，受累关节日渐增多，关节腔、滑膜囊、骨、软骨均受累，关节僵硬、变形、活动受限。

（三）痛风石

尿酸盐聚集成圆形或卵圆形结节,沉积于皮下,称为痛风石。其多见于耳郭、关节周围等部位,表面皮肤如果破溃,可形成瘘管,流出白色糊状物质,为痛风的特征表现。

（四）痛风肾及肾结石

尿酸盐沉积于肾及尿路,导致间质损伤,结石形成,引起肾绞痛、蛋白尿、血尿、尿路感染、尿毒症等。老年患者常合并动脉硬化、高血压等因素而加剧肾功能恶化。

三、治疗要点

（一）一般治疗

（1）低嘌呤饮食非常重要,可以减少外源性尿酸生成。①蛋白质的量不超过 1 g/(kg·d)。②忌食或少食肉类、动物内脏、海产品、豆类、菠菜、香菇、菜花等。③戒酒。

（2）适当减少碳水化合物的摄入,其热量不超过总热量的 60%。不宜多食糖果,避免肥胖,并应积极减肥。

（3）多饮水,促进尿酸排泄。饮水量多于 2 500 mL/d。

（4）避免劳累、紧张、暴饮暴食。注意保暖。

（5）选择宽松、舒适、柔软的鞋。

（二）急性发作期

（1）患者应卧床,把患肢抬高并摆放在合适位置。

（2）秋水仙碱可迅速控制症状。4～8 mg/d,分 3～4 次口服。症状缓解后减量,因药物毒性大,可发生胃肠道反应、肝损害、肾损害及骨髓抑制等。一般用药不超过 1 周。

（3）非甾体抗炎药如吲哚美辛、双氯芬酸、布洛芬,可酌情选用。

（4）其他药物无效时可选用糖皮质激素,停用时易发生反跳现象,全身应用不良反应大。

（三）慢性期及间歇期

1.抑制尿酸合成

嘌呤醇 100～300 mg/d,分次口服。尿酸正常后减量至 50～100 mg/d。不良反应有变态反应、胃肠道反应、肝损害,肾功能不全者减量使用。

2.促进尿酸排泄

此法适用于尿酸排泄减少或不增多者。药物有丙磺舒、磺吡酮等。服药期间注意:①多饮水,加强尿酸排泄,避免尿酸滞留于尿路而形成结石;②同时服碳酸氢钠,碱化尿液;③注意胃肠道反应、变态反应等。

四、护理措施

（1）当急性痛风性关节炎发作时,患者应卧床休息,用枕头或棉被垫高患肢,防止硬物碰撞患肢。

（2）护理人员定时给患者服用秋水仙碱或消炎止痛药,注意观察药物的不良反应。

（3）分散注意力可增加对疼痛的耐受性,方法如有节奏地呼吸、听音乐、自己默默数数。可按摩患肢肌肉或按摩背部以放松患肢骨骼肌,达到减轻疼痛的目的。

五、保健

（1）避免诱因,如饮酒、过劳、外伤、关节活动过多。

(2)避免食用含嘌呤多的食物,如动物内脏、动物的脑、沙丁鱼、牛肉、凤尾鱼。少食鳝鱼、火腿、猪肉、鸭、鹅等,多食新鲜蔬菜,如白菜、胡萝卜、芹菜、黄瓜、茄子、番茄、土豆,多食各种水果、蛋、乳制品。此外,还应注意饮食要低蛋白、低脂肪、低盐。

(3)鼓励患者多饮水,每天入水量约 2 000 mL,这样可以增加尿量,促进尿酸排出。嘱患者不饮酒,因为酒精在体内可产生乳酸,酸性环境会使尿酸排出减少。

(4)患者应适当运动,防止肥胖。肥胖、运动少是痛风的主要诱因,患者应坚持每天散步或慢跑。运动可以减少高脂血症、冠心病、糖尿病的并发。

(曹　娟)

第五节　尿　失　禁

一、疾病简介

老年人,特别是老年妇女,在咳嗽、打喷嚏、大笑或屏气用力时,常有少量尿液流到裤子上。尿液的浸渍会诱发会阴湿疹、皮炎、外阴瘙痒,使患者非常痛苦。这种尿液不受控制而经尿道流出的现象称为尿失禁。

老年人发生尿失禁最常见的原因是盆腔隔膜的障碍。膀胱位于盆腔隔膜之上,老年人(特别是老年妇女)的盆腔隔膜和尿道周围的组织松弛无力,腹内压升高可引起遗尿,即张力性尿失禁。尿失禁还见于尿道及膀胱出口障碍,膀胱本身障碍(如膀胱肿瘤、结石、炎症)可引起尿失禁。另外,控制排尿的神经障碍也是老年人尿失禁的重要原因。

据统计,女性尿失禁的发病率高于男性,随年龄增加,尿失禁的发病率升高,症状加重。尿失禁的诊断明确后采取对症治疗,大部分可以得到控制。对炎症可采取抗感染治疗。对膀胱、尿道异常者可行手术治疗。但有少部分患者,特别是老年妇女,针对病因的治疗常无效,其尿失禁成为难治性尿失禁。美国医师提出的锻炼耻骨肌、尾骨肌来治疗张力性尿失禁的方法,已见明显成效,这种方法对预防老年人张力性尿失禁、改善老年人的性生活质量也大有裨益。

二、主要表现

尿失禁主要有冲动性尿失禁、压力性尿失禁、尿潴留和溢流性尿失禁、尿道括约肌闭锁不全、神经源性膀胱、心理性尿失禁、混合性尿失禁等。

(1)冲动性尿失禁的特点是有急迫的排尿欲望而发生尿的不自主流出。它可单独出现,也可和不同程度的压力性尿失禁同时出现,多与神经和尿道疾病有关。

(2)压力性尿失禁(尿道括约肌部分功能不全)是由咳嗽、使劲、打喷嚏、提重物等使腹内压突然升高的动作引起的尿不自主流出。对于女性,压力性尿失禁是引起尿不自觉流出的最常见原因。

(3)尿潴留和溢流性尿失禁(即反常性尿失禁)发生于当膀胱急性或慢性过度膨胀时,膀胱内压升高,最终超过尿道括约肌的抗力,尿开始从尿道滴出,但患者不能保持尿流通畅。

(4)尿道括约肌闭锁不全的患者,白昼或黑夜总有尿液从尿道不自主地滴流出来,但腹部检查及残留尿量检查并没有发现膀胱扩张。此种情况可用手术方法治疗。

(5)女性尿道瘘通常继发于手术、外伤、肿瘤、放疗、车祸、分娩损伤、枪弹伤等,形成的瘘管可使来自输尿管、膀胱或尿道的尿流入阴道。尿液流失量视瘘的大小和部位而定。尿道瘘可能是持久的或间歇的,可伴有或不伴有排尿。治疗方法是手术切除尿道瘘。

(6)心理性尿失禁多在成人遭受情绪打击时出现,并且只有排除其他类型的尿失禁以后才能考虑这种情况。

有时老年性尿失禁可能是混合性的,治疗起来就比较困难。

三、治疗要点

(1)增强骨盆底肌肉,以增强尿道外括约肌的张力。①仰卧位:吸气时稍抬起臀部,用力收缩骨盆底肌肉(如忍大小便之感),坚持 10 s,呼气,放松 10 s。②屈腿仰卧位:吸气时,稍提起腰骶部,使其离开床面,收缩臀肌及骨盆底肌;呼气时,放下腰骶部,全身放松。③屈腿仰卧位:用力靠拢两膝,同时抬起骨盆,然后分开两膝,放下骨盆。④坐在矮凳上(两腿伸直,两足交叉):用力靠拢两膝,同时收缩盆底肌。⑤椅坐位:提肛锻炼。用力收缩肛门(如忍大小便的样子),坚持 10 s,然后放松 10 s,反复进行 10~20 次,收缩时深吸气,放松时呼气。

以上 5 节练习中,最重要的是第 1 节,只做此节也有效,可以每天做 2~3 遍,每遍10~20 min。

(2)排尿训练及行为治疗:①养成定时排尿的习惯。最初时间可短些,以后白天逐渐做到2~3 h 1 次,夜间每隔 3 h1 次。要养成一定的忍尿习惯,不要不加控制地随便排出。但不可经常长时间憋尿,这样容易导致膀胱括约肌收缩失职,易引起尿失禁。②有意识地在排尿中途中断一下,再继续排出。③白天要饮用足量的水,以使膀胱定时充盈、有尿意,为定时排尿创造条件。

(3)慎用某些药物,如镇静剂、钙通道阻滞剂,这些药物可引起或加重尿失禁。

四、护理措施

(一)心理护理

患者由于疾病的侵扰,自我价值感降低,社会交往减少,出现了自卑、孤独、悲观等心理问题,担心身上有异味,担心被周围的人及子女厌弃,对于他人的言行过于敏感。患者在生活上也受到不同程度的影响,如不敢饮水、走远路、大笑、咳嗽。许多患者患病时间较长,生活质量受到了不同程度的影响,护理人员应主动接近患者,对患者表示关心、同情,经常与之交流、沟通,了解其想法,把握其心理动态,及时给予心理上的帮助和支持;讲解疾病的有关知识,帮助患者克服自卑心理,消除疑虑,增强治疗信心。

(二)合并症的护理

老年患者由于生理功能衰退,免疫功能下降,常常伴有各种不同程度的内科疾病,给手术增加了危险。患者入院后,护理人员应协助和配合医师,全面检查各重要脏器的功能;对合并高血压、慢性支气管、糖尿病等的患者,通过降压、抗生素的使用、降血糖、控制饮食等一系列措施,使病情稳定。

(三)导管护理与排尿观察

术后留置导尿管 1~2 d。留置期间,妥善固定导尿管并保持其通畅,观察尿色及尿量,每天清洁会阴 2 次,鼓励患者多饮水,每天饮水量为 1 000 mL 以上。嘱患者拔管后 1 h 内及时排尿,尽量排空膀胱。如果出现尿路刺激症状、排尿不畅或排尿困难,嘱患者不要紧张,稳定其情绪,并创造条件使其在完全放松的状态下排尿,同时仔细检查膀胱充盈情况和每次排尿量,必要时做B超检查残余尿,进行尿液培养,早发现尿潴留及尿路感染。如需再插管,则严格无菌操作。

（四）加强基础护理

术后鼓励患者尽早活动,尽早活动有利于术后恢复,减少肺部并发症及静脉血栓。由于老年患者运动系统退变,活动频率和强度要适宜。老年患者的胃肠功能低下,易腹胀、便秘。心功能不全者便秘可诱发心力衰竭,护理人员要重视第1次排便,做好健康指导。对糖尿病患者术后继续监测血糖,做好饮食指导。做好皮肤护理。护理人员应指导并协助患者保持外阴清洁、干燥,为患者勤换护垫,每天用温水擦洗及更换内裤;对皮肤发红、湿疹、瘙痒者,在清洁外阴的同时,可外涂皮炎平。

五、保健

（一）避免腹内压升高的诱因

便秘是引起腹内压升高的重要原因之一。便秘患者应养成良好的饮食习惯,多吃纤维素高的蔬菜和水果。护理人员应鼓励患者多饮水,必要时给予缓泻剂。呼吸道分泌物排出不畅是引起腹内压升高的重要原因。老年患者的身体抵抗力差,易发生呼吸道感染,因此护理人员应告知患者注意保暖,给病室定期通风、消毒,限制探视。对于患有慢性支气管炎的患者,护理人员应鼓励排痰,患者合并感染时予以抗生素治疗。

（二）盆底肌肉的锻炼

术前进行该项锻炼可加强手术疗效。护理人员应指导患者进行盆底肌肉的锻炼,即缩肛运动。通过肛门指检让患者轻轻收缩肛门、阴道的肌肉,帮助其找到正确的锻炼方法。每天3次,每次3 s后放松,连续15～30 min。

（曹　娟）

第六节　前列腺肥大

一、疾病简介

前列腺肥大是一种老年男性的常见病,已成为泌尿外科的常见病。发病年龄大都在50岁以上,随着年龄增长其发病率不断升高。前列腺肥大与体内雄激素及雌激素的平衡失调关系密切。睾酮是男性主要雄激素,在酶的作用下,变为双氢睾酮,而双氢睾酮是雄激素刺激前列腺肥大的活性激素。雌激素对前列腺肥大亦有一定影响。

二、主要表现

前列腺肥大的症状是随着病理改变而逐渐出现的。早期因膀胱代偿而症状不明显,患者常不能准确地回忆起病程的长短,随着病情加重而出现各种症状。

（1）尿频:最常见的症状是尿频,且逐渐加重,尤其是夜尿次数增多。

（2）进行性排尿困难：主要表现为起尿缓慢、排尿费力、射尿无力、尿线细小、尿流滴沥、分段排尿及排尿不尽等。

（3）急性尿潴留：受凉、饮酒、劳累等引起腺体及膀胱颈部充血、水肿时，即可发生急性尿潴留。患者的膀胱极度膨胀，疼痛，尿意频繁，辗转不安，难以入眠。

（4）血尿：出血量不等，偶有大量出血。血块充满膀胱，须紧急处理。

（5）肾功能不全症状：晚期由于长期尿路梗阻，两肾功能减退，表现为食欲减退、恶心、呕吐及贫血等。

（6）其他症状：患者由于长期排尿困难而依赖增大腹压排尿，可引起或加重痔、脱肛及疝等。

三、治疗要点

前列腺肥大患者如无尿路梗阻症状及膀胱、肾功能障碍，不需要治疗，如果已影响排尿及正常生活，应予治疗。

（一）急性尿潴留的处理

对急性尿潴留须紧急处理：①应用α肾上腺素受体阻滞剂使膀胱颈松弛，这样有利于尿液排出。②放置留置导尿管以引流尿液。必要时可行膀胱造瘘术。

（二）非手术治疗

对尿路梗阻较轻或年老体弱、心肺功能不全而不能耐受手术者应进行非手术治疗。

1.激素治疗

雌激素可使前列腺腺体缩小，改善排尿症状，但停药后可复发。

2.α肾上腺素能受体阻滞剂

该类药治疗早期前列腺肥大症，疗效满意。

3.注射疗法

此法效果不稳定，复发率高，易引起会阴痛。

4.药物治疗

使用前列立效、前列康药物。

（三）手术治疗

手术治疗包括前列腺摘除术、保守性手术，双侧睾丸切除或剜除术。

（四）微波和射频治疗

用微波和射频波使增生的前列腺发生凝固坏死而脱落，达到治疗目的。

（五）激光治疗

利用磷酸钾氧肽晶体激光汽化去除组织的能力，将增生的前列腺组织汽化并去除。

（六）金属耐压气囊扩张术

该方法有一定的近期疗效。

（七）镍钛形状记忆合金螺旋管支架的应用

该方法具有操作简便、痛苦小、损伤少、费用低、恢复快及避免膀胱造瘘等优点。

四、护理措施

（1）嘱患者少喝酒，注意保暖，因为喝酒、感冒等易导致前列腺充血、水肿而加重排尿困难症状。

（2）嘱患者一有尿意即排尿，不要延迟排尿。

（3）有前列腺肥大症状的老年人应及时到医院检查、治疗，以免延误。

（4）禁用莨菪碱类药物。前列腺肥大患者有腹痛、胃病等，就医时应主动告诉医师患有前列腺肥大，以避免应用此类药物。

五、保健

（一）戒烟、戒酒

最好不要喝任何酒，以免酒精刺激自主神经，引起尿潴留。应戒烟。

（二）保持较好的情绪状态

平时乐观向上，保持较好的情绪状态，以减少心因性刺激对前列腺肥大症的不良影响。

（三）注意保暖

特别要注意对腹部及下肢的保暖，防止寒冷刺激反射性地引起血管扩张，加重排尿困难。

（四）骑自行车的注意事项

宜选用软座自行车。车把高于车身。不要长时间骑车，减少对已经肥大的前列腺的不必要刺激。

（五）注意外阴的卫生

经常清洗，轻揉按摩，以减轻肥大的前列腺带来的不适。禁用影响排尿的药物以免发生尿闭或加重排尿困难。

（六）中草药可以预防其发展

用车前草 30 g、石苇 30 g，泡水入茶，长期饮用。

（七）适当控制性生活

性生活不能过频，以减轻前列腺充血。

（八）多饮水

多饮水有利尿作用，有利于前列腺分泌物的排泄，减少局部刺激。

（九）温水坐浴

每天 1～2 次温水坐浴，每次 20 min，可促进血液循环，减轻前列腺充血。

（曹　娟）

第十六章
手术室护理

第一节　普外科手术护理

普外科是外科领域中历史最长、发展较全面的学科。该学科内容广泛,是外科其他专业学科的基础;其范围较大,除了各个专业学科(如颅脑外科、骨科、整形外科,泌尿外科)之外,其余未能包括在专科范围内的内容均属于普外科的范畴。在实际工作中,普外科又可分出一些学科,如胃肠外科、肛肠外科、肝胆外科、胰腺外科、周围血管外科。下面以几个经典的普外科手术为例,介绍手术的护理配合。

一、急性肠梗阻手术的护理配合

小肠分为十二指肠、空肠和回肠三部分。十二指肠起自胃的幽门,与空肠交接处为十二指肠悬韧带(屈氏韧带)所固定。回肠末端连接盲肠,具有回盲瓣。空肠和回肠全部位于腹腔内,仅通过小肠系膜附着于腹后壁。肠梗阻是指肠内容物不能正常运行、顺利通过肠道,是外科常见急腹症之一,常为物理性或功能性阻塞,发病部位主要为小肠。小肠梗阻是指小肠肠腔发生机械性阻塞或小肠正常生理位置发生不可逆变化,如肠套叠、肠嵌闭和肠扭转。绝大多数机械性肠梗阻需进行外科手术治疗,缺血性肠梗阻和绞窄性肠梗阻更需及时进行急诊手术处理。

(一)主要手术步骤及护理配合

1.手术前准备

手术患者取仰卧位,对其行全身麻醉。切口周围皮肤消毒范围为上至剑突,下至大腿上1/3,两侧至腋中线。按照腹部正中切口手术铺巾法建立无菌区域。

2.主要手术步骤

(1)经腹正中切口开腹:用22号大圆刀切开皮肤,用电刀切开皮下组织、腹白线、腹膜,探查腹腔。

(2)分离:切开相应肠系膜,分离、切断肠系膜血管,传递血管钳2把来钳夹血管,用解剖剪剪断,以慕丝线结扎或缝扎。

(3)分别切断肠管近端和远端:传递肠钳,钳夹肠管,用15号小圆刀于两肠钳间切断(图16-1),移除标本,传递碘伏棉球,擦拭残端。

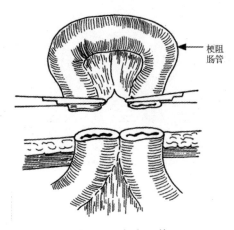

图 16-1　切断肠管

（4）行肠肠吻合：对拢肠的两个断端，传递圆针、慕丝线，连续缝合或传递管型吻合器来吻合（图 16-2）。

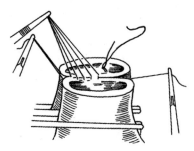

图 16-2　肠肠吻合

（5）关闭肠系膜裂隙：传递圆针、慕丝线或可吸收缝线，间断缝合（图 16-3）。

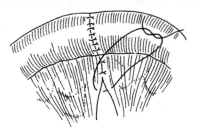

图 16-3　关闭肠系膜裂隙

（6）关闭腹腔：传递温生理盐水来冲洗腹腔；放置引流管，用三角针、慕丝线固定；传递可吸收缝线或圆针、慕丝线，关腹。

（二）围术期特殊情况及处理

1.急诊手术,病情危急

手术室值班护士接到急诊手术通知单,立即安排手术间,联系相关病房做好术前准备,安排人员转运患者(病情危重的手术患者必须由手术医师陪同送至手术室)。

手术室护士按照手术要求,备齐手术器械及仪器等设备,如高频电刀、超声刀、负压吸引装置,检查仪器的功能,并调试至备用状态。同时应预计可能出现的突发事件和可能需要的物品,以备不时之需。例如,要做剖腹探查手术,除了肠道切除和吻合外,可能存在肠道破裂、腹腔污染,因此必须备齐大量冲洗液体。

应通知手术医师及麻醉师及时到位,三方进行手术患者的手术安全核查,保证在最短时间内开始手术。

2.肠道吻合的护理配合

肠道吻合器是临床常用的外科吻合装置之一。在手术中使用肠道吻合器时,护士主要做好以下护理配合。

(1)型号选择:应按照医师的要求,根据肠腔直径和吻合位置,目测或利用测量器,选择不同型号的吻合器。目前常用的肠道吻合器型号有 25～34 号,分直线型和弯型吻合器。

(2)严格核对:手术医师要求使用 32 号直线型管型吻合器吻合肠腔,由于吻合器较为昂贵,为一次性高值耗材,巡回护士在打开吻合器外包装之前必须再次与手术医师认真确认吻合器的型号、规格,检查有效期及外包装的完整性,符合要求,方可打开使用。

(3)配合使用:洗手护士将抵钉座组件取下交予手术医师,手术医师将抵钉座与吻合器头部分别放入将吻合的消化管两端,旋转吻合器手柄末端调节螺母,通过弹簧管及吻合器头部伸出的芯轴,将抵钉座连接,固定于吻合器头部。医师进行击发,完成肠管钉合,并切除消化管腔内多余的组织。

(4)使用后的处置:吻合完成后,配合医师共同检查切下的组织切缘是否完整成环,以保证不出现吻合口瘘。使用吻合器后,对其按照一次性医疗废弃物标准处理,严禁任何人员将使用过的吻合器带出手术室。

二、甲状腺手术的护理配合

甲状腺是人体最大的内分泌腺体,位于甲状软骨下方,紧贴于气管两旁,由中央的峡部和左、右两个侧叶构成。甲状腺由两层被膜包裹,内层被膜称甲状腺固有被膜,紧贴腺体并伸入腺实质内;外层被膜称甲状腺外科被膜,易于剥离,两层被膜之间有甲状腺动脉、甲状腺静脉、淋巴结、神经和甲状旁腺等,因此手术时分离甲状腺应在这两层被膜间进行。单纯性甲状腺肿压迫气管、食道、喉返神经等而引起临床症状,或巨大单纯甲状腺肿物影响患者的生活、工作,或结节性甲状腺肿有甲状腺功能亢进或恶变,或有甲状腺良性肿瘤,都应行甲状腺大部切除术或部分切除术。甲状腺腺瘤是最常见的甲状腺良性肿瘤。

(一)主要手术步骤及护理配合

1.手术前准备

手术患者取垂头仰卧位,对其行全身麻醉。切口周围皮肤消毒范围为上至下唇,下至乳头连线,两侧至斜方肌前缘。

2.主要手术步骤

(1)切开皮肤、皮下组织及肌肉:传递 22 号大圆刀在胸骨切迹上两横指处切开皮下组织及颈阔肌。

(2)分离皮瓣:传递组织钳,提起皮肤,用电刀游离上、下皮瓣。

(3)暴露甲状腺:纵向打开颈白线,传递甲状腺拉钩,牵开两侧颈前带状肌群,暴露甲状腺。

(4)处理甲状腺血管:传递圆针、慕丝线缝扎甲状腺上动脉、甲状腺上静脉、甲状腺下动脉、甲状腺下静脉。

(5)处理峡部:传递血管钳或直角钳,分离并钳夹峡部,传递 15 号小圆刀或解剖剪,切除峡部。

(6)切下甲状腺组织:传递血管钳或蚊氏钳,沿预定切线依次钳夹,传递15号小圆刀来切除,取下标本,切除时避免损伤喉返神经。传递慕丝线,结扎残留甲状腺腺体,传递圆针、慕丝线,间断缝合甲状腺被膜。

(7)冲洗切口,置引流管,关切口:生理盐水冲洗,传递吸引器,吸尽冲洗液并检查有无活动性出血;在甲状腺床放置负压引流管,传递三角针、慕丝线,固定负压引流管;传递圆针、慕丝线,依次缝合颈阔肌、皮下组织,用三角针、慕丝线缝合皮肤,或使用无损伤缝线进行皮内缝合,或使用专用皮肤吻合皮钉来吻合皮肤。

(二)围术期特殊情况及处理

1.甲状腺次全切除术患者的体位

应给甲状腺次全切除术的手术患者取垂头仰卧位,该体位适用于头面部及颈部手术。在为手术患者全麻后,巡回护士与手术医师、麻醉师一同放置体位。放置垂头仰卧位时除了遵循体位放置的一般原则外,还需注意:①在仰卧位的基础上,在患者的双肩下垫一个肩垫,抬高肩部20°,使头后仰,颈部向前突出,充分暴露手术野。②在颈下垫颈枕,防止颈部悬空。③在头下垫头圈,在头两侧放置小沙袋,固定头部,避免头部在术中移动。④将患者的在双手平放于身体两侧并将其保护、固定。⑤将患者的双膝用约束带固定。

2.甲状腺手术术中发生电刀故障

术中发生高频电刀报警,无法正常使用电刀,巡回护士应先检查连接线各部分的完整性以及电刀连接线与电刀主机、电极板连接线与电刀主机的连接处,避免连接线折断或连接部位不紧密的情况发生;查看电极板与手术患者的身体部位贴合是否紧密,是否放置在合适部位。进行以上处理后问题仍未解除,应更换电刀头,如仍无法正常使用,更换高频电刀主机,及时联系厂家维修。此外,当手术医师反映电刀输出功率不够,要求加大功率时,巡回护士不可盲目加大功率,以免造成手术患者的电灼伤;应积极寻找原因,检查电刀的各连接线连接是否紧密,提醒洗手护士及时清除电刀头端的焦痂,保持良好的传导性能。

3.手术并发症

手术患者在拔管后突然呛咳、胸闷、心悸、呼吸困难、氧饱和度下降等,很可能由于手术止血不彻底,形成了切口内血肿。应立即通知手术医师及麻醉师进行抢救,并查看手术患者的情况:若伤口敷料有渗血,颈部肿胀,负压引流内有大量新鲜血液,则可初步判断为切口内出血,应立即准备好手术器械,准备二次手术止血。手术室护士首先应配合麻醉师再次气管插管,保持手术患者的呼吸道通畅;传递线剪或拆钉器,协助手术医师打开切口,清除血肿,解除对气管的压迫,寻找并结扎出血的血管或组织,如手术患者情况仍无改善,则立即行气管切开。

三、肝移植手术的护理配合

移植术是指将一个个体的细胞、组织或器官用手术或其他方法,移植到自体或另一个个体的某一部位。人体移植学科的发展是20世纪医学杰出的成就之一。移植手术的操作技术和移植效果都取得了巨大成就。

近15年来,伴随外科技术、器官保存技术、免疫抑制剂的运用等技术的发展,移植手术中难度较高的肝移植也取得了飞速发展,成为治疗末期肝病的首选方法。目前,全世界肝移植中心已超过30个。标准的肝移植术式为原位肝移植,近年来创新多种术式,包括减体积性肝移植、活体部分肝移植、劈离式肝移植、背驮式原位肝移植等,其中,活体肝移植(图 16-4)是指从健康捐肝人的身上切取部分肝脏作为供肝,移植给患者的手术方式,其已成为众多先天性胆道闭锁患儿治疗的唯一选择。

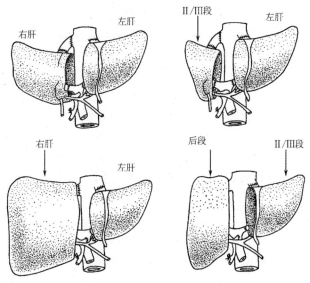

图 16-4　活体肝移植

(一)主要手术步骤及护理配合

1.手术前准备

(1)物品准备:准备肝移植器械、肝移植双支点自动拉钩、肝移植显微器械及常用敷料包。准备高频电刀、负压吸引装置、氩气刀、变温毯、保温箱、数字减影血管造影机、各种止血物品。

(2)患者准备:将患者放置为仰卧位,行全身麻醉。手术医师进行切口周围皮肤消毒,范围为上至颈,下至大腿中上 1/3,包括会阴部,两侧至腋中线。

(3)核对:手术划皮前巡回护士、手术医师和麻醉师三方核对患者的身份、手术方式、术前备血情况等。

2.供体手术的主要手术步骤

活体肝移植包括供体手术和受体手术两部分,供体手术通常为左半肝切除,具体操作如下。

(1)做上腹部 L 形切口进腹:传递 22 号大圆刀,划开皮肤;传递 2 把有齿镊、高频电刀配合常规进腹。

(2)安装肝移植悬吊拉钩:传递大纱布以保护切口,按顺序安装悬吊拉钩。

(3)切除胆囊,进行胆道造影:传递小分离钳、无损伤镊、解剖剪,游离胆囊和胆囊管,用丝线结扎。传递硅胶管和装有造影剂的 20 mL 针筒,配合术中造影。

(4)解剖第一肝门:传递小分离钳、解剖剪,进行游离;传递橡皮悬吊带,牵引左肝动脉、门静脉左支。

(5)阻断左肝动脉、门静脉左支:传递无损伤镊、血管阻断夹,进行阻断。

(6)切除肝脏实质:传递氩气刀或超声刀,遇到所有肝内管道结构,传递小分离钳、无损伤镊、解剖剪,进行游离、钳夹、剪断,传递丝线,进行结扎、缝扎或钛夹夹闭。

(7)处理左肝管:传递小分离钳进行游离;传递橡皮悬吊带,牵引左肝管,穿刺造影确认左肝

361

管的位置后,传递解剖剪,将其剪断并缝扎。

(8)游离左肝静脉:传递小分离钳、解剖剪,游离左肝静脉;传递橡皮悬吊带来牵引。

(9)供肝血管离断、切除供肝:传递小分离钳、解剖剪,剪断左肝动脉;传递2把门静脉阻断钳、解剖剪,剪断门静脉左支;传递肝静脉阻断钳、解剖剪,剪断左肝静脉。

(10)止血、关腹:传递无损伤缝针,关闭血管及胆道残端;传递引流管;传递圆针、慕丝线,缝合肌肉和皮下组织,用三角针、慕丝线缝皮。

3.受体手术的主要手术步骤

(1)做上腹部 Mercede 切口(Mercede 切口又称人字形切口,先在肋缘下2横指做弧形切口,再做一纵形切口向上至剑突下)进腹:传递22号大圆刀,划开皮肤;传递2把有齿镊、电刀配合常规进腹。

(2)肝周韧带及第一肝门、第二肝门的游离、解剖:传递小分离钳、解剖剪、电刀进行游离、解剖;遇血管分支准备结扎、缝扎或钛夹传递;传递橡皮悬吊带,对肝动脉、门静脉、肝静脉进行牵引。

(3)切除病肝、准备植入供肝:传递阻断钳和血管阻断夹,进行血管阻断。

(4)依次行供受体肝静脉、门静脉、肝动脉及胆道的吻合:传递无损伤镊、笔式持针器和无损伤缝针进行配合;在吻合肝动脉时,巡回护士须及时准备术中用显微镜;洗手护士传递显微镊、显微剪刀,配合动脉吻合。

(5)止血,放置引流管,关腹:准备各类止血用物,传递引流管,进行放置;传递碘伏与生理盐水 1∶10 配制的冲洗溶液及大量灭菌注射用水,冲洗腹腔及伤口;传递圆针、慕丝线,关腹。

4.术后处置

巡回护士协助麻醉师妥善固定气管导管;连接腹腔引流管与集尿袋,并妥善固定,观察引流液的色、质、量。仔细检查手术患者的皮肤状况,尤其是骶尾部、足跟、肩胛骨、手臂肘部和枕部对应的皮肤。监测手术患者的体温,控制室温,做好保暖措施,预防术后低体温发生。巡回护士与麻醉师、手术医师一同送患者入 ICU。若手术患者为肝炎病毒携带者,则术后按一般感染手术术后处理原则进行用物和环境处理。

(二)围术期特殊情况及处理

1.肝移植手术过程中对变温毯的操作

(1)对变温毯(以 Blanketrol Ⅱ型变温毯为例)的操作步骤如下。①手术前:检查蓄水池内的水量及水位→安装耦合接头,阴阳相接→确认连接管已接好→放平水毯。②手术时:插入电源插头→打开总电源,开关处于"On"→机器自检,控制面板显示"CK STEPT"→按下"TEMPSET"开关→按上、下箭头调节所需水温→按下"Manual Control"启动变温毯。

(2)使用 Blanketrol Ⅱ型变温毯的注意事项:①蓄水池内只能使用蒸馏水,禁止使用去离子水,大部分的去离子水不是 pH 等于7的中性水。如果去离子水是酸性的,它将导致电池效应,铜质制冷机将开始腐蚀,最终导致制冷机系统泄漏。②禁止使用酒精,因为酒精会腐蚀变温毯。③应每月更换蒸馏水,保护蓄水池不受细菌污染。④禁止在无水条件下操作变温毯,避免该情况引起对内部组件的破坏。⑤禁止向蓄水池内过分充水。⑥禁止在患者和变温毯之间放置额外的加热设备,以免引起皮肤损伤。⑦应该保持患者和变温毯之间的区域干燥以避免患者意外受伤。⑧使用变温毯,每隔 20 min,或者在医师的指导下,巡回护士应检查患者的体温和与变温毯接触区域的皮肤状况,同时检查变温毯里的水温,对小儿患者、对温度敏感者、血管疾病患者必须更为

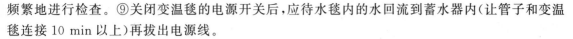

频繁地进行检查。⑨关闭变温毯的电源开关后,应待水毯内的水回流到蓄水器内(让管子和变温毯连接 10 min 以上)再拔出电源线。

2.手术过程中使用氩气刀的注意事项

每次使用前,先检查氩气瓶内氩气余量。操作时一定要先开氩气瓶阀门再开机,先关氩气瓶阀门再关机。术中使用氩气刀时将电刀头缩回并打开氩气瓶阀门,将氩气喷头对准渗血部位,按下电凝开关。注意提醒手术医师氩气刀适当的工作距离,氩气刀的刀头与创面的最佳工作距离一般为 1～1.5 cm,禁止将氩气刀的刀头直接接触创面。使用时注意观察氩气刀喷射时氩弧的颜色:正常为蓝色,发红则说明工作距离太近。选择合适的喷射角度,使氩气喷头与受损组织呈45°～60°。每次使用完毕,检查钢瓶内氩气余量,当余量不足时应充足以备用。

(王 蕾)

第二节 神经外科手术护理

神经外科作为一门独立的学科是在 19 世纪末神经病学、麻醉术、无菌术发展的基础上诞生的。神经外科是医学中最年轻、最复杂而又发展最快的一门学科。神经外科又可分出颅底外科、功能神经外科等。下面以几个经典神经外科手术为例,介绍手术的护理配合。

一、颅内动脉瘤夹闭术的护理配合

颅内动脉瘤是当今人类致死、致残常见的脑血管病。颅内动脉瘤是脑动脉上的异常膨出部分,指血管壁上浆果样的或先天性的突起,可能是血管先天性的缺陷或血管壁变性引起的,通常发生在脑底动脉环的大血管分叉处。颅内动脉瘤分类:颈内动脉瘤(30%～40%)、前交通动脉瘤(30%)、大脑中动脉瘤(20%)、大脑后动脉瘤(1%)、椎基底动脉瘤(10%)。颅内动脉瘤夹闭术治疗的原则是将动脉瘤排除于血液循环之外,使之免于再破裂,同时保持载瘤动脉的通畅,防止发生脑缺血。

(一)主要手术步骤及护理配合

1.手术前准备

给手术患者行全身麻醉,手术体位为仰卧位,在患侧肩下垫一个小枕,使患者的头向右倾斜30°～45°,略抬高上半身,用脑外科头架固定。给患者的双眼涂金霉素眼膏并用眼贴膜覆盖,给其双耳塞干棉球,以免消毒液流入眼和耳内。给头部手术皮肤消毒时,应由手术区中心部向四周涂擦,包括头部及前额。消毒范围包括手术切口周围 15～20 cm 的区域。按照神经外科手术铺巾法建立无菌区域。

2.主要手术步骤

(1)铺巾:按常规方法铺巾。

(2)切开头皮:传递 22 号大圆刀,切开皮肤,传递头皮夹,夹住皮肤切口以止血。

(3)皮瓣形成:以锐性分离法将皮瓣沿帽状腱膜下游离,并向后翻开皮瓣。

(4)骨瓣形成:传递骨膜剥离器,剥离骨膜,暴露颅骨,选择合适的钻孔部位,安装并传递气钻或电钻,进行钻孔,并用铣刀铣开骨瓣。

（5）切开硬脑膜：打开硬脑膜前传递腰穿针，行脑脊液引流；传递蚊氏钳提夹，用11号尖刀在硬脑膜切开一个小口，传递解剖剪（又称脑膜剪）扩大切口，用圆针、0号慕丝线悬吊。

（6）游离载瘤动脉：传递显微弹簧剪刀，切开蛛网膜，用神经剥离子轻轻剥开；传递脑压板，在其下垫脑棉，牵开并保护脑组织；传递小号显微吸引器、双极电凝，暴露肿瘤邻近的血管及神经组织，逐步游离载瘤动脉的近端和远端、瘤颈直至整个瘤体。

（7）确认和夹闭动脉瘤：夹闭动脉瘤，根据情况选择长短及角度合适的动脉瘤夹，将其蘸水后，与施夹钳一同传递。

（8）切口缝合：逐层关闭切口，放置引流管。将骨瓣覆盖原处并使用连接片和螺钉固定。传递圆针、慕丝线，依次缝合颞肌筋膜、帽状腱膜，缝合皮下组织，用角针、慕丝线缝合皮肤。

3.术后处置

为手术患者包扎伤口，戴上弹力帽，注意保护耳郭，避免其受压。检查受压部位的皮肤，固定引流管，护送手术患者入神经外科监护室，进行交接。

（二）围术期特殊情况及处理

1.急诊手术的术前准备

接到急诊手术通知单，立即安排特别洁净或标准洁净手术室，联系急诊室或病房，让那里的护士做好术前准备，安排人员转运患者（病情危重的手术患者必须由手术医师陪同送至手术室）。

（1）环境准备：手术室温度保持在23℃～25℃，相对湿度保持在40%～60%。严格根据手术间面积控制参观人员，1台手术，参观人员不得超过3名。

（2）特殊器械准备：准备显微持针器、显微弹簧剪刀、显微枪形镊、各种型号的显微吸引器、神经剥离子、各种型号的动脉瘤夹及施夹钳、可调节吸引器、多普勒探头、多普勒血流测定仪。

（3）特殊物品准备：准备7～9根0号的血管缝线、纤丝速即纱和3%的罂粟碱溶液。

（4）辅助物品准备：准备带有腰穿针留置孔的手术床及两套负压吸引装置。

通知手术医师及麻醉医师，让其及时到位，三方进行手术患者安全核查，保证在最短时间内开始手术。

2.腰椎穿刺术

术前腰椎穿刺留置针的操作应在全麻后进行，避免刺激患者，诱发动脉瘤的破裂出血。具体配合方法如下（图16-5）。

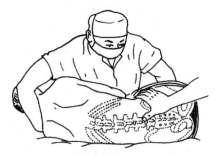

图16-5 腰椎穿刺术的配合示意图

（1）调整体位：手术患者行全身麻醉后，巡回护士与手术医师、麻醉师一同缓慢地将手术患者翻转，使其呈侧卧位，背与床沿对齐，头部和两膝尽量向胸部屈膝，腰背部向后弓起，使棘突间的椎间隙变宽，利于腰椎穿刺针进入鞘膜囊内。巡回护士站立于手术患者前面，帮助固定体位并保

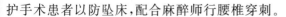

护手术患者以防坠床,配合麻醉师行腰椎穿刺。

(2)保护腰椎穿刺针头:完成腰椎穿刺,留置引流管后,立即用无菌小纱布保护腰椎穿刺针头,用胶布固定,避免针芯脱落。

(3)确认腰椎穿刺留置针的位置:手术医师、麻醉师共同将手术患者向床中央稍稍移动,其中一人用手轻扶腰椎穿刺留置针。巡回护士确认腰椎穿刺留置针与手术床中央留置孔的位置相吻合后,三人共同将手术患者安置成仰卧位。

(4)术中监测:在地面与手术床上留置孔的相应部位放置药碗(当腰椎穿刺留置针开放时可存取脑脊液)。加强巡视和检查,并按照要求进行相应的特殊检查。

3.动脉瘤手术过程中的药物管理

对于手术台上使用的各种药物,巡回护士必须与洗手护士严格核对;对无菌台上的术中用药,洗手护士必须加强管理,以防混淆或错用。

(1)药物标识规范:手术台上所有的药物以及盛放药物的容器(包括注射器、药杯、药碗)必须有明确的标识,在其上注明药物的名称、浓度、剂量。

(2)杜绝混淆:对无菌台上第一种药物未做好标识前,不可传递第二种药物至无菌台。

(3)特殊药物的配合:当需解除血管痉挛时,递显微枪形镊夹,持含有3%罂粟碱溶液的小脑棉,湿敷载瘤动脉 5 min。

(4)严格区分放置:必须严格区分放置注射药、静脉输液、消毒液,标识清晰。必须严格区分放置外观相似或读音相近的药物。

4.颅内动脉瘤过早破裂

颅内动脉瘤破裂是手术中的危急情况,必须及时、恰当地处理,主要方法包括以下几种。

(1)指压法:巡回护士或台下医师协助压迫颈动脉。手术医师在颅内暂时阻断载瘤动脉,制止出血,同时处理颅内动脉瘤。洗手护士传递两只大号吸引器,手术医师迅速清除手术视野内的血液,找到动脉瘤破口,立即用其中一只吸引器对准出血点,迅速游离和处理动脉瘤。

(2)吸引器游离法:洗手护士传递大号显微吸引器。手术医师将动脉瘤吸住后,迅速夹闭瘤颈,该法适用于瘤颈完全游离的情况,如使用不当可引起动脉瘤破口再次扩大。

(3)压迫止血法:洗手护士根据要求传递比破口小的锥形吸收性明胶海绵,手术医师将起头端插入动脉瘤破口处,洗手护士传递脑棉,手术医师在动脉瘤破口处外覆盖,同时洗手护士传递小型显微吸引器,手术医师轻压片刻后,迅速游离动脉瘤。

(4)双极电凝法:仅适用于颅内动脉瘤破口小且边缘整齐的情况。洗手护士准确、快速地传递双极电凝镊,手术医师用其夹住出血部位,启动电凝,帮助止血。

5.脑棉的使用和清点

脑棉的清点工作是神经外科手术护理的重点和难点,应按照以下方法进行。

(1)术前清点:术前洗手护士应提前洗手,保证有充分的时间进行脑棉的清点和整理。洗手护士和巡回护士共同清点脑棉,并记录于手术护理记录单上。清点脑棉时应特别注意,脑棉以10块为1个包装,每台手术以50块为基数。清点脑棉时需细致、谨慎,应及时发现是否存在两块脑棉重叠放置的现象。此外,必须检查每一块脑棉的完整性,确认每一块脑棉上带有牵引线。

(2)术中管理:传递脑棉时,需将脑棉平放于示指的指背上或手背上,光面向前,牵引线向后。术中添加脑棉也必须及时清点并记录。添加脑棉时,同样以10块的倍数进行添加。术中手术医师严禁破坏脑棉的形状,如修剪脑棉或撕扯脑棉。巡回护士应及时捡起手术中掉落的脑棉并放至指定位置。

（3）关闭脑膜前清点：必须确认脑棉的数量准确无误，方可关闭脑膜并记录。关闭脑膜后必须再次确认脑棉的数量准确无误并记录。

二、后颅肿瘤切除手术的护理配合

后颅肿瘤是指小脑幕下的颅后窝肿瘤，常见的有小脑肿瘤、第四脑室肿瘤、斜坡肿瘤、脑干肿瘤、枕大孔区肿瘤等。对经临床和影像学检查证实的后颅肿瘤，除非有严重器质性病变不宜开颅，一般均应手术治疗。根据手术部位常采用正中线直切口、钩状切口、倒钩形切口。此节以最典型和最常用的枕下正中切口后颅窝开颅术为例说明手术入路及手术配合。

（一）主要手术步骤及护理配合

1.术前准备

对手术患者行全身麻醉，手术体位为俯卧位，将患者的上半身略抬高，以头架固定头部。给患者的双眼涂金霉素眼药膏并用眼贴膜覆盖，给其双耳塞棉花球，以免消毒液流入眼和耳内。头部手术皮肤消毒时，应由手术区中心部向四周涂擦。消毒范围要包括手术切口周围 15～20 cm 的区域。按照神经外科手术铺巾法建立无菌区域。

2.手术步骤

（1）常规皮肤消毒、铺巾。

（2）切开头皮：传递 22 号大圆刀，切开皮肤，传递头皮夹，夹住皮肤切口止血。

（3）牵开肌层：传递骨膜剥离器，分离附着于枕骨的肌肉及肌腱，显露寰椎后结节和枢椎棘突，传递乳突拉钩或梳式拉钩，用于牵开肌层。

（4）骨窗形成：传递气钻或电钻，用于在枕骨鳞部钻一个孔，传递鼻甲咬骨钳用于扩大骨窗，向上至横窦，向下咬开枕骨大孔，必要时咬开寰椎后弓。

（5）切开并悬吊硬脑膜：传递蚊氏钳提夹，以 11 号尖刀切开硬脑膜，传递解剖剪，用来扩大切口，用圆针、0 号慕丝线悬吊。

（6）肿瘤切除并止血：传递取瘤钳，用来分块切取肿瘤，传递止血纱布，进行止血。

（7）清点脑棉，缝合硬脑膜。

（8）切口缝合：逐层关闭切口，放置引流管，严密缝合枕下肌肉、筋膜，缝合皮下组织和皮肤。

3.术后处置

为手术患者包扎伤口，戴上弹力帽，注意保护耳郭，检查受压部位的皮肤，固定引流管，护送患者入复苏室，进行交接。处理术后器械及物品几方面。

（二）围术期特殊情况及处理

1.小脑肿瘤切除术的术前准备

小脑手术部位深，手术复杂，对护理的配合要求高，因此，手术室护士应尽最大可能做好充分的手术准备。具体包括以下几方面。

（1）环境准备：安排入特别洁净或标准洁净手术室，手术室温度保持在 23 ℃～25 ℃，相对湿度保持在40％～60％。严格根据手术间面积控制参观人员，1 台手的参观人员不得超过 3 名。

（2）特殊器械及物品准备：准备头架、气钻、显微镜、一次性显微镜套、超声刀、吸收性明胶海绵、骨蜡、电刀、纤丝速即纱、双极电凝、负压球、医用化学胶水、脑棉、显微弹簧剪、显微枪形剪、枪形息肉钳等。

（3）常规用品准备：术前了解手术患者的病情、手术部位，根据手术患者的体型、手术体位等实际情况准备手术所需常规用品。

（4）抢救用品准备：充分估计术中可能发生的意外，提前准备好各种抢救用品。对出血比较多的手术，应事先准备两套吸引器。

2.患者俯卧位的摆放

摆放体位之前，巡回护士应做好充分的准备。将 4～5 个体位垫呈三角形放于手术床上，体位垫的大小选择根据手术患者的体型确定。体位垫上的布单应保持平整，无皱褶、无潮湿。

手术患者在患者推床上接受全身麻醉后，巡回护士脱去患者的衣服，将其双臂放于身体两旁，用中单加以固定，防止在翻身时肩关节、肘关节扭曲受伤。然后巡回护士与手术医师、麻醉师同时将患者抬起，缓慢翻转到手术床上，使其呈俯卧位。手术医师托住患者的颈肩部和腰部，巡回护士托住患者的臀部和腘窝部，麻醉师注意避免气管插管、输液管及导尿管脱落；同时应注意保持头、颈、胸椎在同一水平上旋转。翻转成功后巡回护士根据需要调整体位垫，保证胸、腹悬空不受压，四肢处于功能位，全身各个部位得到妥善固定。

3.术中观察

术中，巡回护士要密切观察生命体征的变化，观察四肢有无受压、静脉回流是否畅通等。注意保持静脉通路和导尿管的通畅。应手术需要在手术进行中挪动患者体位或疑似患者体位有变动时必须立即检查。常规状态下 1～2 h 观察一次。

4.超声刀的连接和使用

脑外科专用超声刀较为昂贵，使用要求高，手术室护士应正确使用，以确保其发挥最大的效能。

（1）超声刀的使用流程如图 16-6 所示。

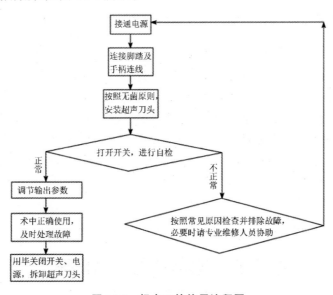

图 16-6 超声刀的使用流程图

（2）脑外科专用超声刀使用前的操作要点：①先插上电源，连接踏脚和仪器，打开仪器开关。检查仪器是否完好。②吸引瓶内采用一次性带止逆阀吸引袋，并连接仪器。③洗手护士正确无误地衔接好超声刀手柄电线、吸引管、冲洗管并将三者合一，妥善固定，将其远端传递给辅助护士。巡回护士分别将超声刀插头、吸引管、冲洗管与仪器相应插口及冲洗液连接。④巡回护士根据需要调节吸引力、超声频率、冲洗液流量。

(3)脑外科专用超声刀使用时的注意事项:①把超声刀头置于安全、稳妥的地方,刀头不可触及任何物品。②及时擦净超声刀头上的血迹并吸取生理盐水以保持吸引头通畅。③当仪器处于工作状态时,手远离转轴。

(4)脑外科专用超声刀使用后的注意事项:①脚踩踏脚开关,用超声刀头吸生理盐水200 mL,冲洗超声刀头中的管腔,然后关闭电源开关。②用湿纱布把超声刀头对擦拭干净,禁止将其放在含酶的消毒液中,应用环氧乙烷灭菌。③收好电源、电线、踏脚开关等物件,对吸引袋作一次性医疗废弃物处理。④登记使用情况。

5.神经外科手术中显微镜的使用

显微镜是神经外科手术常用的仪器之一,护士应掌握正确的使用、维护、保养的方法。

(1)使用前的注意事项:①接通电源,连接视频线和彩色监视器,打开电源开关。②根据手术部位调整好助手镜的位置,打开显微镜开关。检查显微镜的各项功能。调整目镜的屈光度数,使图像的清晰度与助手镜和监视器的一样。③拉直显微镜臂,用无菌显微镜套将显微镜套好。

(2)使用中的注意事项:①洗手护士在显微镜下配合手术时,要特别注意显示屏上显示的手术操作及进展,主动与主刀医师配合。②传递器械动作幅度要小,做到轻、稳、准。做到一手递,一手接,保证医师在接后即能用。③传递脑棉时,根据需要将不同大小的脑棉传递到医师的视野内。④做各种操作时绝对不可倚靠及碰撞手术床及显微镜底座,以免影响手术区域及操作。

(3)使用后的注意事项:①关闭显微镜光源,打开固定器,将显微镜推离手术区。②将显微镜镜臂收起,缩至最短距离,注意保护镜头。③关闭总电源,收好电源线和视频线,将显微镜放到原位,固定底座开关。④取下无菌显微镜套后,应检查显微镜上有无血迹,如有血迹,将其擦拭干净。⑤按要求在专用登记本上记录显微镜的使用状况。

(4)保养的注意事项:①显微镜的镜头非常娇贵,所以每次使用后,要用镜头专用纸清洁镜头,禁用粗糙的物品擦拭,防止出现划痕,影响镜头的清晰程度。②勿用乙醇、乙醚等有机溶剂擦拭镜身,可用软布蘸水擦拭;对各个螺丝和旋钮不要拧得过紧或过松。③关闭显微镜时,要先将调节光源旋钮旋至最小,再将光源电源关闭,最后关闭显微镜电源开关,以延长灯泡的使用寿命。④随时记录显微镜的使用情况、性能、故障及解决方法。⑤应把显微镜放置于干净、干燥、通风的地方,注意避免碰撞。⑥显微镜通常处于平衡状态,无特殊要求,不要轻易调节。⑦设专用登记本,每次使用显微镜后需登记情况并签名。⑧每3个月由专业人员做一次预防性维修和保养,每年进行1次安全性检查。

(王　蕾)

第三节　心胸外科手术护理

心胸外科专业开创于20世纪初期,起步较晚,但它是发展非常快的外科学分支之一。心胸外科通常可分为普通胸外科和心脏外科。普通胸外科治疗肺、食道、纵隔等的疾病。心脏外科治疗心脏的先天性或后天性疾病。常见的先天性心脏病手术包括房室间隔缺损修补、肺动脉狭窄拓宽、法洛四联症矫治术和动脉导管未闭结扎术等。后天性心脏病手术包括瓣膜置换术、瓣膜成形术、冠状动脉搭桥术、带瓣管道置换术等。下面以几个经典的心胸外科手术为例,介绍手术的护理配合。

一、瓣膜病置换手术的护理配合

心脏瓣膜病是指心脏瓣膜结构(瓣叶、瓣环、腱索、乳头肌)的功能或结构异常导致瓣口狭窄及(或)关闭不全。常见的致病因素包括炎症、黏液样变性、退行性改变、先天性畸形、缺血性坏死、创伤、梅毒、钙化、发育异常等。心脏瓣膜置换术是指在低体温麻醉下,通过外科手术切除病变瓣膜,使用人工心脏瓣膜替换的一种治疗方法。以下以二尖瓣置换术为例做手术配合介绍。

(一)主要手术步骤及护理配合

1.手术前准备

手术患者入手术室前,巡回护士应先将凝胶体位垫和变温水毯放置于手术床上,其有防止压疮和体外循环恢复后升温的作用。为手术患者取仰卧位,将其双手平放于身体两侧并使用中单将其保护固定。对手术患者行全身麻醉,巡回护士配合麻醉师进行动静脉穿刺;留置导尿管,并连接精密集尿袋。留置肛温探头,用于术中核心体温的监测。巡回护士合理粘贴电极板,通常将电极板与患者轴线垂直地粘贴于臀部侧方肌肉丰富处,不宜粘贴于大腿处,以防术中进行股动脉、股静脉的紧急插管。切口周围皮肤消毒范围为上至肩,下至髂嵴连线,两侧至腋中线。按照胸部正中切口手术铺巾法建立无菌区域。

2.主要手术步骤

(1)经胸骨正中切口开胸(图16-7):传递22号大圆刀,用于切开皮肤。用电刀切开皮下组织及肌层,切开骨膜;传递电锯,用于锯开胸骨(图16-8),并传递骨蜡,进行骨创面止血。

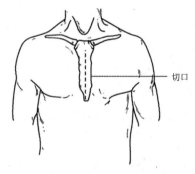

图16-7　胸正中切口

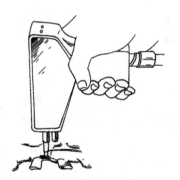

图16-8　使用电锯将胸骨锯开

(2)撑开胸骨:利用胸腔撑开器撑开胸骨,显露胸腺、前纵隔及心包。传递无损伤镊,用于夹持心包,配合解剖剪剪开。传递圆针、7号慕丝线,进行心包悬吊,显露心脏(图16-9)。

(3)建立体外循环:传递25 cm解剖剪、无损伤镊、血管游离钳等,用于游离上腔静脉、下腔静脉及升主动脉,配合插管荷包的制作以及上腔静脉、下腔静脉和升主动脉插管。放置心脏冷停搏液灌注管,传递阻断钳,用于阻断上腔静脉、下腔静脉和主动脉。灌注停搏液(原理为含高浓度钾,导致心脏停搏),在外膜敷冰泥保护心肌,直至心脏停止。

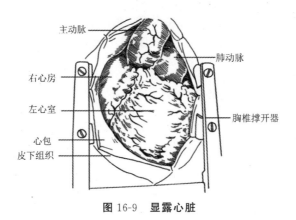

图 16-9　显露心脏

(4)显露二尖瓣:传递 11 号尖刀。经房间沟切开左心房壁,用心房拉钩牵开心房,显露二尖瓣(图 16-10)。

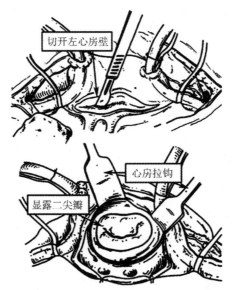

图 16-10　切开左心房壁,显露二尖瓣

(5)剪除二尖瓣及腱索:传递 25 cm 解剖剪。沿瓣环剪。除二尖瓣及腱索。用无损伤镊配合操作,同时准备湿纱布,及时擦拭解剖剪及无损伤镊上残留的腱索和组织。

(6)换人工瓣膜:传递测瓣器,测定瓣环大小。选择大小合适的人工瓣膜。传递瓣膜缝合线,缝合人工瓣膜。

(7)关闭切口,恢复正常循环:传递不可吸收缝线,关闭二尖瓣切口和左房切口。传递夹管钳,配合撤离体外循环,并传递不可吸收缝线或各种止血用品,配合有效止血。开启变温水毯,调至 38 ℃～40 ℃。调高手术间内温度,为输注的液体或血液加温,进行复温,待心脏跳动恢复、有力,全身灌注情况改善,放置胸腔闭式引流管。传递无损伤缝线,缝合并关闭心包。传递胸骨钢丝,关胸。用慕丝线缝合切口。

3.术后处置

为手术患者包扎伤口,及时加盖棉被以保温。检查手术患者的骶尾部、足跟等易发生压疮部位的皮肤,及时发现皮肤发红、破损等异常情况。固定胸腔引流管、导尿管,保持引流通畅,并观

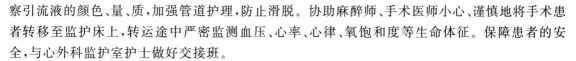

察引流液的颜色、量、质,加强管道护理,防止滑脱。协助麻醉师、手术医师小心、谨慎地将手术患者转移至监护床上,转运途中严密监测血压、心率、心律、氧饱和度等生命体征。保障患者的安全,与心外科监护室护士做好交接班。

(二)围术期特殊情况及处理

1.调节手术患者的体温

正常机体需要高血流量灌注重要脏器,包括肾、心、脑、肝等,而机体代谢与体温直接相关,体温每下降7 ℃,组织代谢率可下降50%。例如,体温降至30 ℃,则氧需要量减少50%,体温降至23 ℃时氧需要量则是正常的25%。因此,在建立体外循环过程中需要降温,以降低需氧量,预防重要脏器缺血、缺氧,提高灌注的安全性。降温程度根据病情、手术目的和手术方法等而定,可分为不同的类型。

(1)常温体外循环:适用于有简单心脏畸形,能在短时间内完成手术者。

(2)浅低温体外循环:适用于病情中等者,心内畸形不太复杂者。

(3)深低温微流量体外循环适用于下面几类患者:①心功能差,心内畸形复杂者。②侧支循环丰富,心内手术时有大量回血者。③合并动脉导管未闭者。④升主动脉瘤或假性动脉瘤手术深低温停循环者。

(4)婴幼儿深低温体外循环:适用于各种心脏复杂畸形。

(5)成人深低温体外循环:主要适用于升主动脉及弓部动脉瘤手术。

体外循环通过与低温结合应用,可使体外循环灌注流量减少,血液稀释度增加,氧合器血气比率降低。手术室的降温/保温设备有空调、制冰机、恒温箱、水床、变温毯及热空气动力装置等,通过这些设备,手术室护士可以达到调节和控制手术患者体温的目的。

2.心脏复苏困难

进行体外循环后,手术患者发生心脏复苏困难的原因很多,常见心脏扩大、心肌肥厚、心功能不全及电解质平衡紊乱等。案例中手术患者为二尖瓣狭窄患者,压力负荷加重,且心功能基础较差,长时间的升主动脉阻断更加重了心肌的缺血、缺氧损害,因此可能发生心脏复苏困难。

对于该手术患者,首先应给予积极处理措施,如实施电击除颤,如果效果不佳,则立即再次阻断主动脉,在主动脉根部灌注单纯温氧合血5~10 min,因为血液不但能为受损的心脏提供充足的氧,还能避免或减轻心肌的再灌注损伤。而后再次开放主动脉,一般即可自动复跳或经电击除颤后复跳。如多次除颤后仍不复跳,则需再次阻断主动脉,灌注停搏液,使心电活动、机械活动完全停止,让心脏得到充分的休息,降低氧耗,为再次复跳做好准备。

3.心脏复跳后因高血钾心搏骤停

心脏复跳后发生高钾血症的可能原因包括肾排钾减少、血液破坏、酸中毒、摄入过多等。高钾血症可使静息电位接近阈电位水平,细胞膜处于去极化阻滞状态,钠通道失活,动作电位的形成和传导发生障碍,心肌兴奋性降低或消失,兴奋-收缩耦联减弱,心肌收缩力降低,从而发生心搏骤停。

(1)胸内心脏按压:第一时间迅速给予胸内心脏按压。其方法可分为单手或双手心脏按压。一般用单手按压时,拇指和大鱼际紧贴右心室的表面,其余4指紧贴左心室后面,均匀用力,有节奏地进行按压和放松,频率为80~100次/分钟。双手胸内心脏按压用于心脏扩大、心室肥厚者。按压者把左手放在右心室面,把右手放在左心室面,双手掌向心脏做对合按压。胸内心脏按压如图16-11所示。切勿用手指尖按压心脏,以防止心肌和冠状血管损伤。

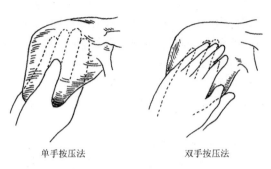

单手按压法　　　　双手按压法

图 16-11　胸内心脏按压示意图

（2）胸内电除颤：巡回护士迅速准备除颤仪及无菌除颤极板，配合手术医师进行胸内除颤。首先打开除颤器的电源，选择非同步除颤方式，继而选择电能，进行充电。手术医师将胸内除颤电极板分别置于心脏的两侧或前后并夹紧，成人的电击能量为 10～40 J，小儿的电击能量为 5～20 J。

（3）复苏成功后，巡回护士应配合麻醉师使用药物纠正低血压及电解质紊乱等，同时给予冰袋施行头部物理降温，把冰袋置于颈部、腋窝、腹股沟等大血管流经处，进行体表降温，预防脑水肿等。心跳恢复后，有可能再度停搏或发生心室纤维性颤动，巡回护士应严密观察患者的生命体征。

二、小切口微创心脏手术的护理配合

传统心脏外科手术多采用胸骨正中切口，部分采用左胸后外侧切口，但往往痛苦大、手术切口长。随着近年来心血管手术安全性的不断提高，小切口心脏手术渐渐盛行。小切口心脏手术的特点是切口美观、隐蔽，创伤小，出血少，恢复快，愈合好，畸形少，费用少等。但由于切口小，术中术野显露较差，术前应明确诊断，严格掌握手术指征，同时对外科医师的手术操作技能也提出较高要求。下面以右腋下小切口微创房间隔缺损修补术为例，介绍手术护理配合。

（一）主要手术步骤及护理配合

1.手术前准备

给患者静脉复合麻醉伴行气管插管，在仰卧位的基础上把右胸垫高，呈左侧 60°半侧卧位，使下半身尽量平卧，显露股动脉。将右上肢屈肘悬吊于手术台支架上。摆放体位后，协助医师正确粘贴体外除颤板。切口周围皮肤消毒范围为前后过中线，上至锁骨及上臂 1/3 处，下过肋缘。按照胸部侧卧位切口手术铺巾法建立无菌区域。

2.主要手术步骤

（1）右前胸切口：取右侧腋中线第二肋交点与腋前线第五肋间交点连线行约 5 cm 切口，于腋前线第四肋进胸。传递 22 号大圆刀，用于切开皮肤。用电刀切开皮下组织及肌层。传递侧胸撑开器，暴露切口。

（2）建立体外循环：传递无损伤镊、25 cm 解剖剪，用于剪开心包。传递圆针、慕丝线，固定心包。传递血管游离钳，用来游离上腔静脉、下腔静脉和主动脉。在主动脉根部做荷包缝合，插特制的长形带导芯的主动脉供血管。于右心耳部做荷包缝合，并切开心耳，插上腔静脉引流管；于右房壁做荷包缝合，切开后插下腔静脉引流管。体外循环开始后，阻断升主动脉并于主动脉根部注入冷停搏液。

（3）暴露房间隔缺损：传递无损伤镊及无损伤剪。切开右心房，暴露房间隔缺损。

（4）修补房间隔缺损：如缺损较小，传递不可吸收缝线，用于直接缝合；如缺损较大或位置比较特殊，也可使用自体心包片或涤纶补片修补缺损。在缝合心房切口的同时排除右心房内气体，主动脉开放后心脏复跳。

（5）关闭切口：放置胸腔闭式引流管，传递三角针、慕丝线以固定。传递无损伤缝线，用来缝合并关闭心包。传递慕丝线，用来缝合切口。

3.术后处置

为手术患者包扎伤口，及时加盖棉被以保温。检查手术患者受压侧眼睛、耳朵、各处骨突部位以及悬吊的上肢，及时发现皮肤发红、破损等异常情况。固定胸腔引流管、导尿管，保持引流通畅，并观察引流液的颜色、量、质，加强管道护理，防止滑脱。协助麻醉师、手术医师小心谨慎地将手术患者转移至监护床上，转运途中严密监测血压、心率、心律、氧饱和度等生命体征。保障手术患者的安全，与心外科监护室护士做好交接班。

（二）围术期特殊情况及护理

1.低龄手术患者如何进行术前准备

多数先天性心脏病患者需在儿时接受手术，因此必须加强以下几个方面的护理工作。

（1）做好心理护理，完善术前访视：对手术患儿关心、爱护、态度和蔼，对家长解释病情和检查治疗过程，建立良好的护患关系，消除家长和手术患儿的紧张，取得理解和配合。全面了解手术患儿的基本情况，包括基础生命体征、皮肤准备情况、备血、配血和手术方案等。做好护理计划，儿童术前禁食 10 h，婴幼儿禁食 2 h。

（2）手术间及物品准备：手术间温度要保持恒定，对于 10 kg 以下以及术中需要深低温降温的手术患儿，术前应在手术床上铺好变温毯，以便降温或复温时使用。对 10 kg 以下的手术患儿应用输液泵严格控制液体入量。准备好摆放体位时所需的适合患儿身高、体质量的体位摆放辅助用品。准备好适合小儿皮肤的消毒液，一般用碘伏进行消毒。

（3）器械准备：根据手术患儿的身高和体质量，准备合适的小儿心脏外科器械。由于从侧胸入路手术，术前需要准备侧胸撑开器及加长的心脏外科器械，如 25 cm 解剖剪、长柄 15 号小圆刀，方便术中使用。

2.术中需要更换手术方式

术中病情突变，需要更换手术方式是非常紧急的情况，必须争分夺秒，以挽救手术患者的生命。手术室护士应做好以下几个方面的工作。

（1）术前准备周全：手术室护士应在术前将各种风险可能考虑周全，并事先准备好各种可能使用的器械、物品，如股动脉插管管道、各种规格的涤纶补片。手术医师也应考虑到手术方式改变或股动脉插管的可能，在消毒铺单时应扩大范围。

（2）及时供应器械：如需改变手术方式，紧急调用其他器械，手术室巡回护士应立即将情况向值班护士长汇报，同时积极联系其他手术房间或专科护士，寻找合适的器械或替代物品，并及时提供到手术台上，供医师使用，尽量减少耗费的时间，保证患者的安全。

3.手术时间意外延长

手术时间意外延长可能导致非预期事件的发生，手术室护士必须及时调整和处理，以最大限度保护手术患者。

（1）做好护理配合：手术室护士在整个手术过程应沉着冷静、全神贯注，预见性准备好下一步

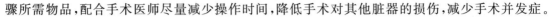

骤所需物品,配合手术医师尽量减少操作时间,降低手术对其他脏器的损伤,减少手术并发症。

(2)预防性使用抗生素:常用的头孢菌素血浆半衰期为 1～2 h,为了保证药物有效浓度能覆盖手术全过程,当手术延长到 3～4 h 或失血量＞1 500 mL 时,应追加剂量,预防术后感染。

(3)无菌区域的保证:手术时间意外延长如超过 4 h,应在无菌区域内加盖无菌巾,手术人员更换隔离衣及手套等。

(4)加强体位管理:术中每隔 30 min 检查手术患儿体位情况,对于容易受压的部位应定时减压,保证整个手术过程中手术患儿皮肤的完整性,肢体功能不受损。

(5)联系并告知相关部门:联系病房护士,让其告知患儿家属手术情况。告知护理排班人员,以便其做好工作安排。

(王　蕾)

第四节　泌尿外科手术护理

泌尿外科是处理和研究泌尿系统、男性生殖系统及肾上腺外科疾病的学科。泌尿外科主要涉及的脏器包括肾脏、肾上腺、输尿管、膀胱及前列腺等。下面以两个经典手术为例,介绍泌尿外科手术的护理配合。

一、单纯肾切除手术的护理配合

下面以一位女患者的单纯肾切除手术为例,介绍护理配合。

(一)主要手术步骤及护理配合

1.手术前准备

术前准备肾切除器械包和常用敷料包,准备高频电刀和负压吸引装置。待患者行全身麻醉后,医生和护士共同放置患者至 90°左侧卧位。手术医师进行切口周围皮肤消毒,范围为前后过腋中线,上至腋窝,下至腹股沟。手术划皮前巡回护士、手术医师和麻醉师三方核对患者的身份、手术方式、手术部位等手术信息以及检查手术部位标识是否正确。

2.主要手术步骤

(1)经第 12 肋下切口进后腹膜:传递 22 号大圆刀,用于切开皮肤。用电刀切开各层肌层组织及筋膜,传递无损伤镊,用于配合这项操作。传递解剖剪,用于分离粘连组织。

(2)显露肾周筋膜,暴露手术野:传递湿纱布和自动牵开器,用于撑开创缘。

(3)暴露肾门:传递 S 拉钩,牵开暴露。遇小血管或索带,传递长弯钳,用于夹住,用解剖剪剪断,缝扎或结扎。

(4)处理肾动脉、静脉:传递长直角钳,用于游离血管。用 7 号慕丝线套扎肾动脉(图 16-12)。传递长弯钳 3 把,分别钳夹肾血管(图 16-13),用长解剖剪剪断,用 7 号慕丝线结扎,用小圆针、1 号慕丝线缝扎肾动脉近段(图 16-14)。

(5)分离肾脏和脂肪囊:传递长弯钳、长解剖剪,用于分离。

(6)处理输尿管上段,移除标本:传递长弯钳 3 把,分别钳夹输尿管,用长解剖剪剪断,用 7 号慕丝线结扎,用小圆针、1 号慕丝线再次缝扎。

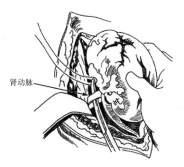

图 16-12　用慕丝线套扎肾动脉

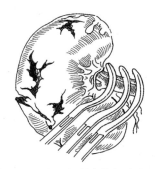

图 16-13　用 3 把长弯钳钳夹肾血管

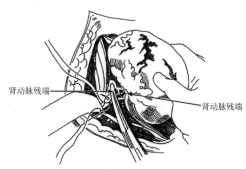

图 16-14　用慕丝线缝扎剪断的肾动脉近段

（7）放置引流管：传递负压球，用角针、4 号慕丝线固定。

（8）关闭切口：用圆针、慕丝线依次关闭各层肌肉层及皮下组织。用角针、慕丝线缝合皮肤。

3.术后处置

（1）术后皮肤评估：对放置为 90°左侧卧位的手术患者，术后巡回护士应与手术医师和麻醉师一同将患者由侧卧位安全翻转至仰卧位。巡回护士重点检查受压侧的眼部、耳郭、手臂、肩部、腋窝、髂嵴、膝盖、脚踝和足部的皮肤情况。该患者是女性患者，还应重点检查患者的乳房有无被压迫或损伤。

（2）导管护理：巡回护士协助麻醉师妥善固定气管导管；妥善固定负压球和导尿管，避免负压球管道受压或折叠于患者身下，同时观察负压球中引流液的色、质、量和通畅情况。

（3）术后常规工作：根据医嘱运送患者入麻醉恢复室，放置肾脏标本。

（二）手术中特殊情况及处理

1.术中手术方式改为肾部分切除术

术前，巡回护士应完善术前访视，与手术医师取得沟通，提前准备可能因手术方式临时调整而需要的特殊器械、缝针、止血物品等手术用物。手术室护士应熟悉肾部分切除术的适应证和禁忌证，掌握专科知识，提高临床判断能力。

术中，洗手护士应密切关注手术进展，及时与主刀医师沟通，获知手术方式改变时，第一时间告知巡回护士，后者则迅速将特殊用物传递到手术台上。

单纯肾切除手术改变为肾部分切除术时，应提供下列特殊器械、缝针等物品：血管阻断夹或 Santisky 钳，用于临时阻断肾动静脉血流；钛夹钳和钛夹，用于切除肿瘤时夹闭小血管；2/0 或 3/0 可吸收缝线，用于缝合肾实质、肾包膜；止血纱布、生物胶等，用于覆盖肾脏创面进行止血。

2.关闭切口前,发现缺少纱布

巡回护士应第一时间告知手术医师及麻醉师清点纱布时发现数量错误,在手术患者情况允许时,暂停手术。洗手护士和手术医师共同在手术区域进行搜寻。巡回护士在手术区域外围进行搜寻,包括地面、纱布桶、一次性物品丢弃桶、生活垃圾桶等。

当找到遗失的纱布时,巡回护士和洗手护士必须重新进行一次完整的清点,数量正确后告知手术团队,手术继续进行。

如果未能找到遗失的纱布,巡回护士应向护士长汇报,请求支援,同时请放射科执行术中造影,并让专业放射学医师读片,确定患者体腔切口内无异物遗留,手术医师可关闭切口。

记录事件经过、所采取的所有护理措施以及最终搜寻结果,并根据相关流程制度上报事件。

二、前列腺癌根治手术的护理配合

(一)主要手术步骤及护理配合

1.手术前准备

准备前列腺切除器械和常用敷料包。准备高频电刀、负压吸引装置和等离子PK刀。实施全身麻醉后,巡回护士把手术患者放置为仰卧位,可根据手术要求于骶尾部垫一个小方枕,在腘窝处垫一个方枕。手术医师进行切口周围皮肤消毒,范围为上至剑突,下至大腿上1/3,两侧至腋中线。

2.主要手术步骤

(1)留置导尿管:传递无菌手套,留置双腔导尿管,并用小纱布固定。

(2)经下腹部正中切口进腹(图16-15):传递22号大圆刀,用来切开皮肤。用电刀切开皮下组织,分离腹直肌,打开筋膜,传递解剖剪和湿纱布配合这项操作。

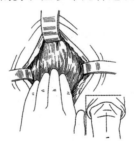

图 16-15　经下腹部正中切口进腹

(3)清扫髂外血管处的淋巴结:用台式拉钩暴露。传递无损伤镊和解剖剪,用于清扫。传递钛夹,用于闭合血管。清扫取下的淋巴结,送病理科检验。

(4)暴露手术野、分离筋膜:传递湿纱布,用于垫于切口两侧。传递前列腺拉钩和大S拉钩,用于暴露。传递无损伤镊、解剖剪,用于分离筋膜。

(5)切断耻骨前列腺韧带,暴露耻骨后间隙:传递长弯钳、长解剖剪或等离子PK刀,用于切断韧带。传递拉钩或自制纱布包裹的卵圆钳,用于暴露。

(6)暴露、切断阴茎背深静脉:传递长弯钳、无损伤镊和解剖剪,用于切断血管。用可吸收缝线缝扎。

(7)切开尿道前壁,悬吊:传递可吸收缝线,用于在尿道远端悬吊。

(8)在切断尿道,处理膀胱颈部、前列腺韧带和精囊,接取标本时,传递PK刀,用于离断。

（9）留置三腔导尿管，吻合膀胱、尿道：传递持针器，配合用之前悬吊备用的无损伤缝针吻合尿道与膀胱颈相应的位置。

（10）冲洗膀胱：传递装有生理盐水的弯盘和针筒，冲洗膀胱内血块。

（11）放置负压引流管，关闭切口：传递负压球，用角针、慕丝线固定。传递圆针、慕丝线，用于依次缝合各层肌肉。传递角针、慕丝线，用于缝合皮肤。

3.术后处置

（1）导管护理：巡回护士协助麻醉师妥善固定气管导管；妥善固定负压球，观察负压球中引流液的色、质、量和通畅情况；妥善固定三腔导尿管，轻轻向外牵拉，并牵引固定于大腿内侧，压迫膀胱颈部，同时观察集尿袋中尿液颜色是否变化。

（2）术后皮肤评估：进行前列腺癌根治术的患者往往为老年患者，术后须仔细检查患者的皮肤情况，尤其是骶尾部、足跟、肩胛骨、手臂、肘部和枕部皮肤。

（3）术后常规工作：根据医嘱运送患者入麻醉恢复室，并进行特殊交接。放置髂外血管处清扫的淋巴结以及前列腺标本。

（二）围术期特殊情况及处理

1.老年患者的围术期处理

（1）完善术前对老年手术患者的护理评估：术前护理评估包含三方面，分别是全身系统的基本指标（包括皮肤状况、心理状态、营养状态、日常活动能力等），慢性疾病史（包括关节炎、白内障、老年性耳聋、尿路感染、循环系统疾病、骨质疏松、高血压、糖尿病等）和药物服用史（包括抗抑郁症药、非甾体抗炎药等的服用史）。

（2）防止老年手术患者坠床：年龄、慢性疾病、服用特殊药物等是引起老年手术患者围术期坠床的高危因素。因此手术室护士必须全程看护，并且提供床护栏、约束带等防坠床工具。

（3）预防围术期低体温的发生：由于新陈代谢减缓和基础体温较低，老年手术患者更容易在围术期过程中发生低体温，因此必须提供一系列的预防低体温措施，包括术前预热、升高室温、被动性保温、主动性升温（使用变温毯和热空气动力装置）、加热补液等。

（4）预防压疮发生：老年手术患者的皮肤具有轻薄、干燥、容易起皱等特征，年龄、慢性疾病等是引起老年手术患者发生围术期压疮的高危因素，因此手术室护士应对每一位老年患者进行压疮危险因素评估与皮肤检查，对特殊体位使用软垫、凝胶垫等。

（5）防止因手术体位造成损伤：由于老年手术患者多伴有骨质疏松症，在放置侧卧位或截石位的过程中，容易损伤腰椎或股骨头，引起骨折。因此在放置侧卧位或俯卧位时，手术团队应协作使患者在体位更换的过程中，始终保持整体躯干成一条直线；在放置截石位时，应缓慢举起或放下双腿，同时避免髋关节过分旋转。由于老年手术患者的皮肤较为脆弱，手术室护士在放置体位过程中，应避免皮肤有压迫、触碰或损伤。

（6）防止深静脉血栓发生：由于循环血流减缓、心排血量降低、脱水以及低体温等，老年患者成为围术期发生深静脉血栓的高危人群。手术室护士应在术前进行深静脉血栓风险评估，确定高危人群；术中预防性使用防深静脉血栓袜或使用连续压力装置，主动防止血栓的形成。

（7）术后麻醉恢复的关注点：麻醉护士应加强监测和护理，确保患者在麻醉恢复室中的安全与舒适，进行呼吸道的管理、循环系统改变的监测、出入量管理、意识评估、有效唤醒、疼痛管理、心理调适以及皮肤的再次评估。

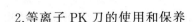

2.等离子 PK 刀的使用和保养

(1)等离子 PK 刀的连接及操作步骤如下:正确放置机器及踏脚→连接电源→打开总开关,机器自检→出现"Power on test 19"→打开面板开关,显示"Selt Test"→显示"Connect PK cable"→把连接线插入插孔→连接等离子 PK 刀刀头→机器自动调节功率(开放性手术为 70～80)→正确使用并判断效果→拆卸等离子 PK 刀刀头,拔除连接线→关闭面板开关,关闭总开关。

(2)等离子 PK 刀术中及术后的保养:手术过程中,洗手护士应正确地将等离子 PK 刀的刀头的连接线传递给巡回护士;术中应随时保持等离子 PK 刀刀头干净、无焦痂,可使用无菌生理盐水纱布在每次使用后对其进行擦拭。手术结束后,洗手护士应完全拆卸等离子 PK 刀的通道阀及可张开钳夹部,将其浸没于含酶清洗剂中 10～15 min,再用柔软的刷子在流动水下擦洗表面血迹,用高压水枪冲洗各关节和内面部位,用柔软的布料擦干,用压缩空气吹干。在运输、包装、灭菌期间防止等离子 PK 刀的连接线扭曲或打折,应顺其弧度盘绕。等离子 PK 刀应由专人负责保管与登记,每次使用等离子 PK 刀后,均应登记使用情况。如术中发生使用故障,应及时联系工程师进行检验和修复。

3.携带心脏起搏器的患者电外科设备的使用

携带心脏起搏器入手术室的患者可能因术中电外科设备的使用干扰而心律失常、室颤甚至心脏停搏。

(1)术前咨询心脏起搏器生产商及心内科医师相关注意事项,并请专业人员将心脏起搏器调节为非同步模式。

(2)术前,巡回护士必须在手术间准备体外除颤仪,使该仪器呈随时备用状态。

(3)术中提醒手术医师尽可能使用双极电凝;如果必须使用单极电刀,则尽可能使用最小功率,同时保证单极电刀与电极板放置的位置接近,尽量使两者在手术中的使用位置远离心脏起搏器,使电流回路不经过起搏器和心脏。术中严禁在接触患者之前触发单极电刀开关。术中手术团队应尽量使电外科设备的连接线远离心脏起搏器和起搏电极导线。

(4)术中巡回护士采取保暖措施,防止因环境温度低而出现寒战,使起搏器对肌电感知发生错误,导致心律失常。

(5)对于携带心脏起搏器的手术患者,巡回护士应该在单极电刀使用过程中密切监测心电图情况,包括心率、心律、心电波形等,发现异常情况,立即和手术医师、麻醉师沟通。

(王 蕾)

第五节 骨科手术护理

本节介绍两例常见骨科手术的护理配合。

一、全髋关节置换术的护理配合

全髋关节置换术用于治疗股骨头缺血性坏死晚期继发严重的髋关节性关节炎患者,临床取得积极的效果,目前已成为治疗晚期股骨头坏死的标准方法。

（一）主要手术步骤及护理配合

1.手术前准备

对手术患者取90°侧卧位（图16-16），行全身麻醉或椎管内麻醉。切口周围皮肤消毒范围为上至剑突、下过膝关节，两侧过身体中线。按照髋关节手术铺巾法建立无菌区域。

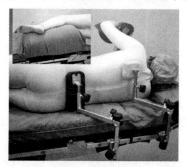

图 16-16　全髋关节置换术的体位摆放

2.手术主要步骤

（1）显露关节囊：在髋关节外侧切口（位置如图16-17所示）。传递22号大圆刀，用于切开皮肤。用电刀止血。切开臀中肌、股外侧肌（图16-18），显露关节囊外侧（图16-19）。

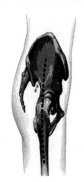

图 16-17　髋关节外侧切口位置示意图

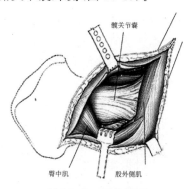

图 16-18　股外侧肌

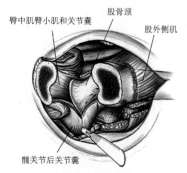

图 16-19　关节囊外侧

（2）打开关节囊（图16-20）：用电刀切开。传递有齿血管钳，用于钳夹。切除关节囊。传递S形拉钩和Homan拉钩，用于牵开，充分暴露髋关节并暴露髋臼。

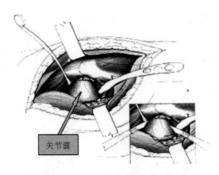

关节囊

图 16-20 关节囊示意图

（3）取出股骨头：用电锯离断股骨颈，用取头器取出股骨头，对取下的股骨头用生理盐水纱布包裹保存，以备植骨。

（4）髋臼置换。①削磨髋臼：将合适的髋臼磨与动力钻连接好，递予手术者。髋臼锉的使用顺序为由小到大。削磨髋臼至髋臼壁周围露出健康骨松质为止。冲洗打磨的骨屑并吸引干净，使用蘑菇形吸引可有效防止骨屑堵塞吸引管路。②安装髋臼杯假体：选择与最后一次髋臼锉型号相同的髋臼杯，将髋臼杯安装底盘与螺纹内接杆连接；将髋臼杯置于已锉好的髋臼中心，调整角度，将髋臼杯旋入，使其完全接触；关闭髋臼杯底部的 3 个窗口，用打入器将与髋臼杯型号一致的聚乙烯臼衬轻扣入内，并检查臼衬以确保其牢固性。

（5）股骨假体柄置换。①扩髓：内收外旋患肢，用 Homan 拉钩暴露股骨近端，用开髓器贴近股骨后方骨皮质开髓；将髓腔锉与滑动锤连接，用滑动锤打入髓腔锉，直至髓腔锉与骨皮质完全接触。在整个扩髓过程中，使用髓腔锉原则为由小到大。②安装假体柄：用轴向打入器将假体试柄打入股骨干髓腔，安装合适的试头，复位器复位，确定假体柄、假体头的型号后逐一取出假体试头、假体试柄，冲洗髓腔并擦干。③安装假体：将与试柄型号相同的假体打入髓腔，假体进入后进行患肢复位，检查关节紧张度和活动范围。注意在置换陶瓷头的假体时必须使用有塑料垫的打入器，以免打入时损坏陶瓷头。④缝合伤口：缝合伤口前可根据实际情况在关节腔内和深筋膜浅层放引流管，然后对关节囊、肌肉层、皮下组织、皮肤等进行逐层缝合。

3.术后处置

为患者擦净伤口周围的血迹并包扎伤口；检查皮肤受压情况，固定引流管；护送患者入复苏室，进行交接。处理术后器械及物品。

（二）围手术期特殊情况及处理

1.对手术患者进行风险评估

股骨头缺血性坏死的疾病有一个渐进的演变过程，患者大多为高龄老人，又有功能障碍或卧床史，术中可能出现多种并发症，甚至心跳、呼吸骤停，所以要对患者进行风险评估，评估的重点内容如下：①有无皮肤完整性受损的风险。②有无下肢静脉血栓形成的风险。③有无坠床的风险。④有无假体脱位的风险。

2.防止手术部位错误

髋关节为人体左右侧对称的部位，易发生手术部位错误的事故。故在全髋关节置换手术前必须严格实施手术部位确认，具体措施如下。

（1）手术图谱：术前主刀医师根据影像诊断与患者及其家属共同确认手术部位，并在图谱的相应部位做好标识，让患者及家属再次确认后，在图谱的下方签名。

（2）标识部位：术前谈话时，在手术图谱确认后，主刀医师用记号笔在患者对应侧的手术部位画上标识。

（3）术前核对：巡回护士与主刀医师、麻醉师共同将手术图谱与患者肢体上手术部位标记进行核对，同时，让可以配合的手术患者口述手术部位。任何环节核对时如有不符，先暂停手术，必须核对无误后再行手术。

3.对外来器械进行管理

用于髋关节置换的特殊工具和器械由医疗器械生产厂家提供，属于外来器械。如果对外来器械疏于管理，必将造成手术患者术后感染等一系列严重的并发症。因此，对外来器械，必须严格按照外来器械使用流程进行管理，管理内容包括外来器械的准入、接受、清洗、包装、灭菌和取回。对每一环节都应严格按照相关流程执行。

4.预防髋关节假体脱位

手术团队人员掌握正确的搬运方法是杜绝意外发生的关键。按常规搬运方法搬运全髋关节置换术后的手术患者，会因为搬运不当造成手术患者的假体脱位。

（1）团队分工：麻醉师负责头部，保证气管插管的通畅；手术医师负责下肢；巡回护士负责维持引流管路，防止滑脱；工勤人员负责平移手术患者至推床。

（2）要求：移动时手术患者身体呈水平位，双腿分开，与肩宽相同，双脚外展呈"外八字"。避免搬运时手术患者脚尖相对，造成假体脱位。

二、下肢骨折内固定手术的护理配合

（一）主要手术步骤及护理配合

1.手术前准备

（1）体位与铺巾：对患者采取全身麻醉，使之呈仰卧位。消毒范围为伤侧肢体，一般上、下各超过一个关节。按常规铺巾。

（2）创面冲洗：为防止感染，必须对创面重新冲洗。常规采用以下消毒液体。①0.9％的生理盐水：20 000～50 000 mL，冲洗的液体量视创面的洁净度而定，不可使用低渗或高渗的液体来冲洗，以免引起创面组织细胞的水肿或脱水。②过氧化氢（H_2O_2）：对软组织、肌肉层用过氧化氢冲洗，使过氧化氢与肌层及软组织充分接触，以杀灭厌氧菌。③灭菌皂液：消除创面上的油污。

（3）使用电动空气止血仪：正确放置气囊袖带，操作电动空气止血仪，压迫并暂时性阻断肢体血流，最大限度地制止创面出血，提供清晰、无血流的手术视野，同时防止电动空气止血仪使用不当而造成手术患者的损伤。

2.主要手术步骤

（1）暴露胫骨干：传递22号大圆刀，用于切开皮肤。用电刀切开皮下组织、深筋膜，暴露胫骨干。

（2）骨折端复位：清理骨折端血凝块，暴露外侧骨折端；用2把点式复位钳提起骨折处两端，对齐，进行骨折端复位。

（3）骨折内固定。①选择器械：备齐钢板固定需要的所有特殊器械。②选择钢板：选择合适的钢板，弯折成合适的角度。③固定钢板：在斜面骨折处采用拉力螺钉，起固定作用，钻孔，测深，上螺丝固定。④固定钢板：依相同方法上螺钉，固定钢板。⑤缝合伤口：冲洗伤口，放置引流管，然后对肌肉层、皮下组织、皮肤等逐层缝合。

3.术后处置

为手术患者擦净伤口周围的血迹并包扎伤口。检查皮肤的受压情况,固定引流管。将患者送回病房并进行交接。处理术后器械及物品。

(二)围手术期特殊情况及处理

1.用空气止血仪减少伤口出血

空气止血仪具有良好的止血效能。如伤口出血不止,则应检查仪器的使用方法是否正确,运转是否正常等。

(1)检查袖带是否漏气,因为一旦漏气,空气止血仪的压力就会下降,深层的动脉未被压迫,导致患者手术部位的出血要比不上止血带时更多。此时,应该更换空气止血仪的袖带,重新调节压力、计算时间。

(2)检查开放性创伤时袖带的使用是否正确。开放性创伤的肢体在使用空气止血带前一般不用橡胶弹力驱血带,因此手术开始划皮后切口会有少量出血,这是正常的。为了减少出血,可先抬高肢体,使肢体静脉血回流后再使用空气止血带。

2.术中电钻发生故障的原因

电钻发生故障的原因较多,手术室护士可采取以下方法排除故障,必要时更换电池或电钻,以便手术顺利进行。

(1)电池故障:①未及时充电或充电不完全。②电池的使用期限已到,未及时更换以至于无法再充电。③灭菌方法错误造成电池损坏。

(2)电钻故障:①未及时清理钻头内的血迹,灭菌后形成血凝块,增加电钻做功的阻力,降低钻速。②操作不当,误碰到保险锁扣,电钻停止转动。③电钻与电池的接触不好。

3.有效防止螺旋钻头意外折断

手术医师在使用电钻为固定钢板的螺钉钻孔时,可能会出现螺旋钻头断于患者体内的情况,这不仅会损伤手术患者,还浪费手术器材。为防止此类事件,洗手护士应该做到以下几点。

(1)术前完成钻头的检查:检查钻头的锋利程度,钻头本身是否有裂缝或损坏,钻头是否变形。

(2)使用套筒:使用钻头钻孔时必须带套筒,防止钻头与手术患者的骨皮质成角而发生断裂。

(3)防止电钻摩擦生热:使用电钻钻孔时,洗手护士应及时注水,以降低钻头与骨摩擦产生的热量,这样既可有效防止钻头断裂,又可降低钻孔处骨的热源性损伤。

(王　蕾)

第六节　五官科手术护理

一、腭裂修复手术的护理配合

腭裂是一种常见的先天性畸形。腭裂不仅有软组织畸形,大部分腭裂患者还可伴有不同程度的骨组织缺损和畸形。腭裂修复术的目的是闭合裂隙,修复腭咽的解剖结构,达到正常的发育和发音效果。小儿腭裂手术时间是 1 岁半到 2 岁,同时体质量超过 12 kg,无发热、咳嗽、流鼻涕等现象,无心、肝、肾等系统性疾病。

(一)主要手术步骤及护理配合

1.手术前准备

为手术患者取仰卧位,垫肩,将其头后仰并放低,行全身麻醉。按照颌面部手术铺巾法建立无菌区,用三角针、慕丝线固定气管导管。

2.主要手术步骤

(1)切口:传递腭裂开口器及压舌板,用于充分暴露手术野。做切口前用含肾上腺素的局麻药或生理盐水局部浸润注射。传递 11 号刀片,用于在两侧腭黏膜及裂隙边缘做切口(图 16-21)。

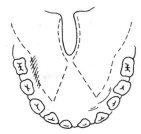

图 16-21　在腭黏膜及裂隙边缘切口的位置

(2)剥离黏骨膜瓣(图 16-22):传递剥离器,用于插入切口,将硬腭的黏骨膜组织全层完整翻开。传递肾上腺素纱布,用于擦拭止血。

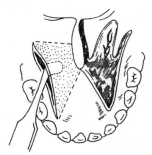

图 16-22　剥离黏骨膜瓣

(3)游离血管神经束:传递长镊子及剥离器,用于游离沿血管神经束(图 16-23)。

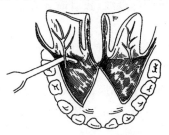

图 16-23　游离血管神经束

(4)分离鼻腔黏膜:传递剥离器,用于分离鼻腔黏膜与腭骨。

(5)缝合:传递圆针、慕丝线,用于缝合鼻腔黏膜(图 16-24)、软腭部肌层及口腔侧黏膜(图 16-25)。

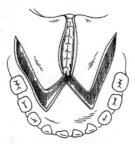

图 16-24　缝合鼻腔黏膜

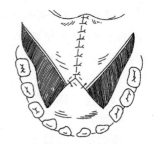

图 16-25　缝合软腭部肌层及口腔侧黏膜

（6）填塞创口：传递可吸收止血纱布或碘仿纱条填塞于松弛切口的创腔内。

3.术后处置

转运手术患者途中严密监测神志、血压、心率、氧饱和度等生命体征。使用约束带及床护栏，防止手术患者躁动，保障安全；与病房做好交接班。妥善处理术后器械及物品。

（二）围术期特殊情况及处理

1.术中防止小儿患者体温过低

（1）术前应备好变温毯。

（2）注意保暖：小儿患者进入手术室后立即为其加盖棉被。术前的各种操作要注意保暖，避免小儿患者长时间暴露。

（3）提前准备好温热的补液进行输液，防止输入低温液体而造成体温下降。

（4）监测小儿患者的生命体征及出血量，及时调整输液速度。

2.有效地维护气道通畅

小儿的呼吸道较短，固定相对困难，极易发生气管插管滑脱、扭曲等情况，应加强护理。

（1）术前用胶布将气管导管妥善固定于小儿患者口腔的一侧。在消毒、铺巾时，避免牵拉气管导管。

（2）手术开始前使用缝线将导管重新固定，防止手术操作时将导管带出。

（3）术中及时清理口腔内的血液及分泌物，防止液体进入气道内。

（4）术中避免挤压、牵拉气管导管，注意观察导管有无滑脱。

（5）手术结束时不要拆除固定导管的缝线，拔管时才能拆除。

3.术中吸引装置发生故障的处理

吸引装置能够及时吸出血液及分泌物，保持术野清晰，对于手术非常重要。术前应配备两套吸引装置，并保证两套吸引装置均处于良好的工作状态。术中发生吸引装置故障应及时更换备用装置，保证手术顺利进行。及时排查故障原因，从上至下依次检查吸引管路，找出症结所在。如故障发生在吸引装置上，及时予以更换；如故障发生在中心吸引管路内，应立即启用电动吸引装置以保证手术顺利进行。

二、腮腺切除手术的护理配合

（一）主要手术步骤及护理配合

1.手术前准备

为手术患者取仰卧位，把患者的头偏向健侧，行全身麻醉。按照颌面部手术铺巾法建立无菌区,用三角针、慕丝线或无菌贴膜在口腔固定气管导管。把小块挤干的消毒棉球填塞于外耳道内。

2.主要手术步骤

(1)设计切口:用无菌记号笔沿耳屏前绕过耳垂往下至下颌角,做"S"形切口设计。

(2)翻瓣:传递 22 号大圆刀,用于按切口设计切开皮肤。用电刀切开皮下组织及阔筋膜。传递血管钳,用于牵开皮瓣,电凝止血,直至显露腮腺前缘、上缘和下缘为止。

(3)分离面神经主干及分支:传递血管钳,用于钝性分离腮腺后缘与胸锁乳突肌,继续沿面神经总干钝性分离。传递组织剪,用于剪开腮腺组织,以暴露颞支和颈支。再向远心端解剖其余分支,用慕丝线结扎,电凝止血。

(4)腮腺浅叶切除:传递解剖剪,用于将腮腺浅叶剪开、剥离。用慕丝线结扎腮腺导管。切除腮腺浅叶及肿物。

(5)处理伤口:传递 0.25％氯霉素溶液及生理盐水,用于冲洗伤口。电凝止血,放置引流管,逐层缝合伤口。

3.术后处理

加压包扎伤口,消除无效腔,固定引流管。

(二)围术期特殊情况及处理

1.保证患者手术的部位正确

(1)术前核对:患者进入手术室前,手术室巡回护士、病房护士与患者或患者家属进行沟通,核对患者的姓名、性别、病区、床号、住院号、手术名称、手术部位、手术用物、皮肤准备情况等,手术室巡回护士与病房护士共同核对患者腕带上的信息。

(2)麻醉前核对:麻醉医师、主刀医师及手术室护士对照病历牌及腕带进行三方核对,确保患者的姓名、麻醉方式、手术方式、手术部位正确并在三方核对单上签名。

(3)手术前核对:主刀医师动刀前,麻醉医师、主刀医师及手术室护士再次进行三方核对,确认无误后方能进行手术。

(4)手术后核对:手术结束,患者离开手术室前,麻醉医师、主刀医师及手术室护士对留置导管、有无病理标本、患者去向等进行核对,无误后患者才能离开手术室。

2.术中细小物品的管理

口腔科手术经常使用细小的物品,手术室护士有责任加强管理,避免物品遗留体腔,重点做好以下工作。

(1)外耳道的护理:因为手术区域靠近外耳道,而耳道内无法彻底消毒,于是医师常会用小块消毒棉球封闭外耳道,所以腮腺区手术中除了需要清点纱布、缝针外,还需清点这种消毒棉球。术中密切观察棉球是否仍在外耳道内,手术结束及时提醒医师将棉球取出。

(2)缝针遗失:如术中发现缝针等细小物品掉落,巡回护士应立即捡起,将其置于固定位置(如器械车第二层),方便术后核对。

(3)物品遗失:如术中用物不慎遗失,应立即寻找,并摄片,经医师读片,多方确认遗失的物品不在患者伤口内才能关闭伤口。

三、白内障超声乳化吸出联合人工晶体植入手术的护理配合

下面以经典白内障手术为例,介绍眼科手术的护理配合。

白内障超声乳化吸出联合人工晶体植入手术是把一根具有超声震荡功能的乳化针,经过很小的切口伸入眼球,高频震荡,把白内障击碎,乳化并吸出晶状体核与皮质,保留晶状体后囊膜以便能植入人工晶状体的过程。手术具有时间短、切口小、术后反应轻等优点,被广泛接受。

(一)主要手术步骤及护理配合

1.手术前准备

(1)器械及敷料准备:准备眼科器械、白内障显微器械及常用敷料包。

(2)仪器及特殊物品准备:准备白内障超声乳化仪、手术显微镜、超声乳化手柄、I/A(灌注/抽吸)手柄、人工晶体。

(3)消毒准备:首先巡回护士协助手术医师,用生理盐水进行手术眼的清洁冲洗。再用含消毒液的棉球依次由内向外、由眼睑向眼眶及外缘皮肤消毒两次。

(4)术前核对:手术室护士和手术医师共同核对手术患者的身份、手术方式、手术部位、麻醉方式、植入人工晶体型号和有效期、手术部位标识。

2.主要手术步骤

(1)牵开眼睑:传递开睑器,用于牵开上眼睑、下眼睑。

(2)传递角膜穿刺刀,用于做透明角膜旁切口。

(3)传递巩膜穿刺刀,用于做巩膜隧道切口。

(4)传递注有黏弹剂的注射器,用于注入黏弹剂。

(5)传递撕囊镊、撕囊针,用于撕囊。

(6)传递冲洗针头,用于缓慢注入平衡灌注液,分离晶状体核、皮质。

(7)连接超声乳化导管和手柄,传递劈核器,配合超声乳化。

(8)将超声乳化仪调至注吸挡,更换I/A(灌注/抽吸)手柄。

(9)传递晶体植入镊和晶体植入器配合,植入人工晶体。

(10)按需提供10/0不可吸收缝线。

(11)使用硝酸毛果芸香碱滴眼液或把金霉素眼膏涂于手术眼,依次覆盖眼垫和眼罩。

(二)围术期重要情况及处理

1.术中白内障超声乳化仪的使用

(1)白内障超声乳化仪操作步骤:连接电源→打开主机、电源开关→选择对应的操作模板→检查模板内超声能量、流速等是否符合要求→连接超声乳化手柄→安装超声乳化管道→确认连接正确→打开进水管道的开关→进行机器自检→仪器进入"PHACO"工作状态。

(2)手术过程中使用白内障超声乳化仪及术后处理注意事项如下。①操作前确保外接电源电压与仪器的电源电压相符,防止突然断电对机器造成不必要的损伤。②灌注瓶的高度决定了术中相对灌注压和流速的大小,因此为保证术中眼内充盈,需要确保灌注流速大于流出流速,一般将灌注液调整至高于患者头部60~70 cm,术中随时根据需求调整高度,密切关注灌注液余量,不可空滴。③操作过程中,应妥善固定超声乳化仪的连接线及所有管道。连接线和管道不应弯曲或打结。④手术结束,清洁仪器前先关闭电源,再用湿抹布擦拭机身和脚踏,用蒸馏水冲洗超声乳化手柄和配件,以免发生阻塞,禁用超声清洗设备清洗手柄。⑤术后将超声乳化手柄连接线保持自然弯曲,呈圈状保存,勿过分弯曲、打折。⑥超声乳化仪手柄及乳化针头应由专人定期维护、保养并记录。

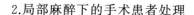

2.局部麻醉下的手术患者处理

(1)完善术前评估。①心理评估:术前评估手术患者的精神状态,评估其是否适合进行局部麻醉。当患者由于高度紧张、忧虑或极易兴奋等精神状态而不能配合麻醉和手术时,应及时和手术医师沟通,改变麻醉方式。②基本情况评估:术前巡回护士对患者的基本情况进行充分评估。内容包括年龄、一般生命体征、过敏史、是否禁食、体质量、焦虑或抑郁指数、慢性疾病史(包括咳嗽和颤抖等可能妨碍术中操作的症状)、药物治疗情况、是否能长时间承受手术体位及术中铺巾遮盖脸部。③疼痛评估:巡回护士于术前评估患者的痛阈及控制疼痛的能力。

(2)信息支持:术前巡回护士给予患者充足的手术信息支持,包括手术全程中可预期的事件、术中疼痛的程度和性质、术后可能出现的症状和体征,并且教患者缓解疼痛的方法。

(3)掌握局麻药物的药理学理论:手术室护士必须有充分的药理学理论基础,能够识别局麻药物的预期作用、变态反应和毒性反应。手术团队应协作,尽可能减少局麻用药量,巡回护士应正确评估患者的疼痛程度,手术医师应正确使用局麻药剂量,尤其是对儿童患者或婴幼儿患者,必须严格按照体质量计算局麻药物的使用剂量。

大剂量局麻药物被患者快速吸收可能会引起局麻药物的毒性反应,常见的毒性反应包括患者自觉有金属味、舌唇麻木、耳鸣、头晕目眩、晕厥、意识模糊、视觉障碍、颤抖、癫痫、毒性反应初期的心动过速和血压升高、毒性反应后期的心动过缓和血压降低、室性心律失常、心搏停止、呼吸抑制。

(4)护理监测:巡回护士应对局麻手术患者进行手术全程的护理监测,包括心率、心律、呼吸频率、意识水平、局麻药用量、疼痛水平、对局麻药物的反应等,一旦发现患者监测指标有明显改变,应及时报告手术医师。

(5)急救准备:当患者进行局麻时,手术房间内应备有常用急救药物、氧气装置、吸引装置、心肺复苏仪器等急救物品,以应对局麻过程中可能出现的意外事件。

3.人工晶体植入物的管理

巡回护士妥善保管随患者一同带入手术室的人工晶体。术前巡回护士与手术医师仔细核对术中可能用及的人工晶体。术中植入人工晶体前,巡回护士与手术医师再次共同核对手术患者、人工晶体类型和度数及术前植入物使用知情同意书。巡回护士必须严格核对人工晶体的灭菌有效期,检查外包装的完整性,确认无误方能将人工晶体外包装拆去,传递给手术医师。人工晶体植入后,巡回护士应按照植入物登记的相关规定,将植入物标签存放于病例中,并记录植入物的相关信息。

(王 蕾)

第七节　介入手术护理

介入治疗是利用现代高科技手段进行的一种微创性治疗,是指在医学影像设备的引导下,将特制的导管、导丝等精密器械通过血管进入体内,进行诊断和局部治疗。它具有创伤小、恢复快、效果好等特点,是未来医学的发展趋势。下面以腹主动脉瘤腔内隔绝术和房间隔缺损封堵术为例,介绍介入手术的护理配合。

一、腹主动脉瘤腔内隔绝术的护理配合

下面以分叉型移植物腹主动脉瘤腔内隔绝手术为例进行介绍。

(一)主要手术步骤及护理配合

1.手术前准备

对手术患者行蛛网膜下腔阻滞麻醉后取仰卧位。切口周围皮肤消毒范围为双侧腹股沟区。常规铺单,建立无菌区域。

2.主要手术步骤

(1)显露股总动脉:选择髂动脉通畅的一侧,在腹股沟韧带水平沿股动脉走向做纵切口,长度约 3 cm。传递血管钳,用于解剖出股总动脉。传递血管吊带 3~5 根,用于从远、近两端分别穿过血管,将血管分离并悬吊。

(2)腹主动脉造影:进行股动脉穿刺,插入导管鞘,从导管鞘旁路注入肝素溶液。经导管鞘送入导丝至腹主动脉,沿导丝送入猪尾巴导管,将导管定位于第 12 腰椎水平,撤除导丝,行腹主动脉造影。

(3)选择合适的移植物:在监视屏上标记肾动脉开口和瘤体部位,测量实际长度等,并与术前的 CT 或磁共振血管造影对照,进而选择合适的移植物。

(4)移植物近端定位:待患者全身肝素化后(1 mL/kg,静脉推注),于股动脉横行切开约 1/2 周径,将 talent 导丝沿股动脉送入腹主动脉,并退出导管。当移植物标记与肾动脉开口下缘标记重叠时,用 20 mL 生理盐水充盈导管球囊,使移植物近端固定于腹主动脉壁。

(5)释放移植物主体:固定内鞘管,退出外鞘管,释放移植物。移植物的短臂释放于瘤体,移植物主体附带的单支固定于髂外动脉。回抽气囊,逐节扩张移植物,使其与血管妥善固定。

(6)植入对侧单支,与移植物短臂连接:解剖对侧的股动脉,穿刺后将超硬导丝经 T 导管短臂开口送入移植物主体,切开对侧股动脉,将 T 导管对侧单支沿导丝送入移植物的短臂,定位后释放对侧单支,使其自动张开后与移植物短臂连接,连接部分至少需要重叠一节支架的长度。

(7)再次造影:观察肾动脉、髂内动脉是否通畅,移植物的远端、近端是否有外漏,如有外漏,及时采取措施进行处理。

(8)退出导管,缝合切口:造影证实被完全隔绝,退出 T 导管,以 CV-7 血管缝线缝合股动脉,检查同侧足背动脉搏动是否正常及吻合口有无出血情况,分层缝合切口。

3.术后处置

包扎伤口,检查皮肤,妥善安置手术患者。处理术后器械及物品。

(二)手术中特殊情况及处理

1.术中大出血

手术进行过程中,因患者使用肝素抗凝,若操作不当或者患者自身基础疾病影响,极易出现出血不止的情况,手术室护士应该保持冷静,积极配合手术医师采取止血措施。

(1)洗手护士的工作:一旦发生大出血,洗手护士立即配合手术医师寻找出血点进行止血,准备各类纱布、缝针等物品,做好各项止血的准备。

(2)巡回护士的工作:①加快输液速度,准备血管活性药物,并开放足够的静脉通道,最好迅速做好中心静脉穿刺。②至少开放两路有力的中心吸引器以供台上使用。③迅速准备血管外科专用器械、缝线以及止血用物等。④尽快做好下一步急救准备,对可能发生的情况估计全面,尽

力保证患者的生命安全。

2.术中转开腹手术的护理配合

当手术患者在术中发生大出血且止血困难时,情况紧急,手术医师决定打开腹腔止血,以保证患者的生命安全。手术室护士应具备良好的心理素质和应急能力,充分配合手术医师,理解其手术方式,减少延误时间。

手术室护士应预计到术中可能发生的各种意外,备齐用物。术中意外情况发生时必须保持冷静,确保所有物品清点无误,在术中转开腹之前,洗手护士与巡回护士做好手术物品及器械的清点工作,及时将前期手术相关物品撤下,以免造成清点不清的后果。协助手术医师在最短的时间内完成消毒铺单,建立新的无菌区域,实施新的手术方案,为患者的抢救争取时间。

二、房间隔缺损封堵术的护理配合

房间隔缺损封堵术是将蘑菇伞封堵器通过心导管技术导入缺损位置,在缺损口左右侧打开封堵器伞盘,在超声心动图监视下封闭缺损。

(一)主要手术步骤及护理配合

1.手术前准备

为手术患者局麻后取仰卧位。切口周围皮肤消毒范围为右侧腹股沟区。常规铺巾,建立无菌区域。

2.主要手术步骤

(1)在右股静脉放置鞘管:传递利多卡因,用于局麻。给予肝素 100 U/kg,进行肝素化。通常选择将7 F 防漏鞘管(F 表示管径大小,1 F=0.333 mm)置于右股静脉。

(2)送入右心导管:经鞘管送入 6 F 短孔右心导管至右心房、右心室、肺动脉并测量压力。再次退至右心房并经房间隔缺孔进入左心房、左上肺静脉。

(3)植入封堵器:将长钢丝插入左上肺静脉,交换 14 F 输送鞘管至左心房,用推杆将双盘封堵器送至左心房,打开左房面,并回撤使其紧贴房间隔缺损左房面,再回撤输送鞘管,使封堵器右心面打开。

(4)检测位置并撤杆:通过影像系统的引导,轻轻地前送和回拉推送杆,利用超声检查确定封堵器定位良好。逆时针旋转推送杆,释放封堵器后退出输送鞘管和推送杆。

3.术后处理

局部压迫止血,无菌纱布覆盖,加压包扎。送回病房监护。

(二)围术期特殊情况及护理

1.术后预防伤口出血及血栓形成

(1)术中患者使用的抗凝药物及手术创伤易导致患者凝血功能异常,加上穿刺部位加压包扎的影响,患者术后可能存在伤口出血或血栓形成的危险。

(2)发现患者伤口渗血,协助患者采取仰卧位休息,卧床 24 h。

(3)加压包扎穿刺部位,用沙袋压迫 6~8 h。将术肢伸直,制动。及时更换伤口上的沙袋,以免出汗多引起感染。

(4)因为加压包扎穿刺部位,并用沙袋压迫,影响到下肢的血液循环,加之有创操作破坏血管内皮系统,易导致血栓形成,所以护士必须在 24 h 内密切观察穿刺部位及足背动脉搏动情况,如发现伤口渗血、出血、肿胀、疼痛及足背动脉搏动不好,皮肤色泽及温度异常,应及时报告医师,给

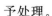

予处理。

(5)对幼儿患者,必要时可给予镇静剂,以防其躁动不安致使伤口出血。

2.介入手术的注意事项

(1)手术患者准备:①手术日早晨禁食。②手术区备皮。③做抗生素和碘过敏试验,根据试验结果选择造影剂和抗生素。④训练手术患者在仰卧位做猛烈咳嗽动作,以利于术中必要时做咳嗽动作,促进造影剂迅速从冠状动脉排出。

(2)导管室护士准备:了解和掌握导管室各种器材的功能、使用方法和保养方法,分类放置各种规格的导管及各种功能的导丝,并固定位置、数量,以便随用随取。为了预防意外发生,术前检查并准备心电监护仪、除颤仪、吸引器、临时起搏器、气管插管等抢救器材,使之处于备用状态。

(三)配合注意要点

患者进入导管室后,让其平卧于导管床上,在左下肢建立静脉通道,用生理盐水维持,以确保急救药品的及时输入。连接心电监护及压力监测系统,并观察患者的生命体征。术中需要不断透视定位,做好患者及工作人员的自身防护,尽量减少辐射伤害。

(王　蕾)

第十七章

消毒供应中心护理

第一节 回收、分类

一、回收

（一）目的

对重复使用的医疗器械、器具和物品进行集中回收处理，防止污染扩散，减轻临床负担。

（二）操作规程

1.工作人员着装

工作人员穿外出服，戴网帽、口罩。

2.回收工具

密闭回收车，密封回收容器或贮物袋。密闭回收车上要有污车标记。车上备有手套和快速手消毒液。把回收工具存放在标示明确的固定的存放区域。

3.回收

（1）应将重复使用的污染诊疗器械、器具和物品直接放置于密封的容器或贮物袋中，并注明科室、物品名称、数量。

（2）对沾染较多血液和污物的器械应在使用科室进行简单冲洗，对来不及处理的采用保湿液保湿并且密封储存。

（3）消毒供应中心下收人员每天定时回收，回收时与使用科室负责人员当面点清已封存好的物品的名称、数量，并做好登记，双方签字。在诊疗场所不再对污染的诊疗器械、器具和物品拆封、清点，以减少对环境的污染。

（4）回收时，应把污染器械放在有盖的容器中或使用密封专用车。应把精密器械单独放置在容器中，防止运送过程中损坏。

（5）对被朊病毒、气性坏疽及突发原因不明的传染病病原体污染的诊疗器械、器具和物品，使用者应用双层黄色胶袋密封，在胶袋外标明科室、传染病名称、器具数量，由消毒供应中心单独回收处理。

（6）在回收过程中，应尽量缩短回收时间，防止有机污染物干涸，降低清洗难度。

（7）保障运输过程中装载物不会发生掉落等意外，任何的撞击对手术器械都会造成一定的伤害,同时也会出现污染问题。

(8)维护装载物的安全性,任何人不得私自打开/拆开密封容器。

(9)使用后的医疗废弃物和材料不得进入消毒供应中心处理或转运。

(10)回收人员将回收的污染器械、物品通过消毒供应中心污物接收口与接收分类人员交接。

4.回收工具的处理

对回收车、容器等用具,每次使用后用消毒液擦拭消毒,用清水冲洗后擦干备用。通常使用含氯消毒剂擦拭消毒。

(三)质量标准

(1)按规定的时间到科室对被污染的、可重复使用的医疗器械、器具和物品进行回收。

(2)与科室主管人员做好交接登记,登记日期、时间、科室、物品名称、数量,与科室主管人员同时签全名。

(3)不在科室内清点数目,直接把科室移交的被封存的污染物品放入密封污物车或密封容器中。分类清楚,摆放整齐,运输途中无丢失、拆封、器械损坏。

(4)严格遵守消毒隔离原则,不得污染环境及工作人员,环境包括消毒供应中心到科室之间的场所、通道、电梯、门等。携带快速手消毒液。

(5)做好个人防护。回收人员必须戴口罩、手套,不得徒手操作。

(四)注意事项

(1)回收科室物品时,与科室主管人员当面交接,并认真做好每项登记。

(2)采用密封回收方式,不得将污染液体外漏,以防污染环境。

(3)消毒供应中心回收人员将回收的物品送到去污区,及时清点数目,发现与登记不符按规定时间与科室联系,要求科室增补或记账赔偿。

二、分类

(一)目 的

将回收后的污染器械、器具、物品进行接收清点、检查和分类,保证物品数量准确、结构完整,同时防止器械在清洗过程中被损坏、洗不干净以及工作人员被锐器刺伤。

(二)操作规程

(1)工作人员着装:穿隔离衣、防护鞋、戴圆帽、口罩、手套。

(2)在消毒供应中心的去污区,回收人员与接收分类人员对回收的诊疗器械、器具和物品进行清点,检查其结构的完整性,并做好登记,包括日期、科室、物品名称、数量、清点人员签字。发现问题,立即与相关科室联系。

(3)根据器械、物品的材质、结构、污染程度、污染物性质、精密程度等进行分类处理。根据器械的材质可分为金属、橡胶、玻璃等,根据形状可分为尖锐器械、单管腔类器械、套管腔类器械、轴节器械、盆、盘、瓶等。各种分类的物品应放置在不同的容器或清洗装置上,注明标记,防止混乱。

(4)根据器械、物品的材质、结构、污染程度,选择清洗的方式,如手工清洗、超声清洗机清洗、全自动消毒清洗机清洗。

(5)对标有"特殊感染"的器械,按国家规定选择处理方法。

(6)一些专科器械可根据使用科室的要求,进行特别处理。

（三）质量标准

（1）数目清点及时、准确，器械、器具、物品的结构完好。

（2）分类清晰，摆放整齐。

（3）选择的清洗方法正确。

（四）注意事项

（1）做好接收分类前的准备工作。将各类清洗容器、篮筐、清洗架等摆放在分类操作台上或周围，便于分类时有序摆放物品，使操作便捷。

（2）保证尖锐器械的摆放方向一致，避免清洗时人员被刺伤。

（3）对缺失、损坏的器械，在与科室及时沟通的同时要与护士长请领补充，以保证器械数量，使无菌物品正常供应。

（4）做好自身防护，严格按要求着装，手套破损时及时更换。

（王　芳）

第二节　清洗、消毒、保养干燥

一、清洗

（一）目的

去除医疗器械、器具、物品上的污物（如微生物、颗粒状异物、其他有害污染物），使灭菌前污染量降低到可以接受的水平。

（二）操作规程

根据器械、器具、物品的材质、结构、污染程度、污染物性质、精密程度等选择手工清洗或机械清洗。机械清洗包括自动清洗消毒器清洗和超声清洗机清洗。选择不同的清洗方式应遵循相应的工作流程。

1.工作人员着装

工作人员戴网帽，戴口罩或面罩，戴手套，穿有防水功能的隔离衣或防水围裙及工作鞋。

2.物品准备

（1）清洁剂：碱性清洁剂，pH≥7.5，对多种有机物有较好的去除作用，对金属腐蚀性小，不会加快返锈。中性清洁剂：pH 6.5～7.5，对金属无腐蚀。酸性清洁剂：pH≤6.5，对无机固体粒子有较好的溶解、去除作用，对金属物品的腐蚀性小。酶清洁剂：是含酶的清洁剂，有较强的去污能力，能快速分解蛋白质等多种有机污染物。根据物品的性质及污染程度，选择适宜的清洁剂。不得使用去污粉。

（2）手工清洗用具：棉签用于擦拭穿刺针针座内部。不同型号的管腔绒刷用于管腔器械的刷洗。手握式尼龙刷用于带轴节、咬齿器械的刷洗。禁止使用钢丝球，以防损坏器械。

（3）除垢除锈剂用于去除器械上的锈迹或污垢。

3.机械清洗流程

（1）将待清洗器械、物品有序地摆放在清洗架上，打开轴节，对能拆卸的拆至最小结构，放入清洗机。

（2）检查清洗酶、润滑剂液面是否在吸管口之上，吸引管是否通畅和完好。检查电、蒸汽、自来水压力、蒸馏水制水机工作状况是否满足清洗机工作需要。

（3）根据需要选择清洗程序进行清洗。

（4）清洗过程注意观察机器运行情况并做好记录。如有故障，可根据报警提示原因及时处理。

（5）机械清洗程序。①冲洗：使用流动水去除器械、器具和物品表面污物。②洗涤：使用含有化学清洗剂的清洗用水，去除器械、器具和物品上的污染物。③漂洗：用流动水冲洗洗涤后器械、器具和物品上的残留物。④终末漂洗：用软水、纯化水或蒸馏水对漂洗后的器械、器具和物品进行最终的处理。

（6）进入消毒程序。

4.手工清洗流程

（1）工作人员洗手，戴手套、圆帽、口罩、面罩，穿专用鞋、防水罩衣。

（2）将器械分类。

（3）将器械在流动自来水下冲洗。

（4）把器械浸泡在规定配比浓度的多酶清洗液中 5～10 min。

（5）用棉签处理各种穿刺针座，对有水垢、锈迹的做除垢、除锈处理。

（6）自来水清洗（用高压水枪冲洗管腔）。

（7）进入消毒程序。

近年来，大量实验证明，物品的清洗质量直接影响灭菌质量，生物膜、有机物污垢均可阻碍灭菌因子的穿透，从而影响灭菌效果，造成医院内恶性感染事件。所以清洗是消毒供应中心工作的一个重要环节。

（三）质量标准

（1）工作人员着装符合要求和分区规定。

（2）环境清洁，地面无杂物、水迹，分类处理垃圾。

（3）把备用物品摆放整齐，保持台面、设备清洁。

（4）正确选择处置方式（机洗/手工清洗）。

（5）清洁剂的配制符合要求并做好记录，分类浸泡器械。

（6）监测清洗消毒器的物理参数及运转情况并记录。

（7）清洗消毒器运转正常。腔体、机面无锈迹。清洗程序的选择正确。

（8）机洗器械摆放整齐，有轴节器械充分打开。

（9）保证金属类器械表面光亮，齿牙处无血迹、锈迹、污渍。

（10）橡胶类干爽，管内壁干净、无血迹。

（11）按要求进行清洗、制水设备的维修、保养并有记录。

（四）注意事项

（1）清洗组应做好个人防护工作，防护用具包括帽子、面罩、口罩、防水罩袍、防护胶鞋、双层手套。清洗过程中，污水溅入眼睛，立即用洗眼器彻底清洗眼睛，防止感染或化学试剂对眼睛的损伤。

（2）清洗时应保证待清洗器械的关节全部打开，以保证清洗效果。

（3）手工清洗时应使用软毛刷，在水面下清洗，以防气溶胶对人体产生危害。

（4）当使用自动清洗机时，每层摆放数量应最小化，把能拆卸的器械拆卸到最小单位。

（5）对管道器械应配合使用管道刷和气枪、水枪清洗。

（6）超声波清洗器（台式）适用于精密、复杂器械的洗涤。超声清洗时间宜3～5 min，可根据器械污染情况适当延长清洗时间，不宜超过10 min。

（7）清洗亚光手术器械，禁用除锈除垢剂浸泡，以免破坏器械表面镀层。应用清洗酶浸泡时严格掌握浸泡时间和浓度。

二、消毒

（一）目的

通过物理或化学方法，进一步降低清洗后器械、器具和物品的生物负荷，消除和杀灭致病菌，达到无害化的安全水平。

（二）操作规程

清洗后的器械、器具和物品应进行消毒处理。根据器械、器具、物品的材质及消毒后用途选择消毒方式。消毒可分为物理消毒和化学消毒。物理消毒包括机械热力消毒、煮沸消毒，化学消毒应选择取得卫健委颁发的卫生许可批件的安全、低毒、高效的消毒剂。

1.物理消毒

（1）机械热力消毒方法的温度、时间应参照表17-1的要求。此流程一般经过清洗程序后自动转入消毒程序，无须人工操作，但要密切观察机器运行参数，温度和时间达到表17-1的规定标准。

表17-1　湿热消毒的温度与时间

温度	消毒时间	温度	消毒时间
90℃	≥1 min	75 ℃	≥30 min
80℃	≥10 min	70 ℃	≥100 min

（2）煮沸消毒，将清洗后清洁的耐湿热的器械、物品放入盛有软水的加热容器中煮沸，有效消毒时间从水沸腾开始计算并保持连续煮沸。在水中加入1%～2%碳酸氢钠，可提高水的沸点5℃，有灭菌、防腐作用。一般在水沸后再煮5～15 min即可达到消毒目的，可杀死细菌繁殖体、真菌、立克次氏体、螺旋体和病毒。水温100 ℃，时间≥30 min，即可杀死细菌芽孢。

2.化学消毒

（1）按要求着装。

（2）根据选用的化学消毒剂使用说明配制消毒液。消毒供应中心常用的化学消毒剂一般为高水平消毒剂和中等水平消毒剂。高水平消毒剂：2%戊二醛，浸泡20～90 min，主要用于内窥镜的消毒；0.2%过氧乙酸，浸泡10 min，或0.08%过氧乙酸，浸泡25 min，主要用于手工清洗器械的消毒处理。中等水平消毒剂：500～1 000 ppm（百万分之一）含氯消毒剂，浸泡10～30 min，主要用于手工清洗器械的消毒；250～500 ppm含氯消毒剂用于擦拭操作台面、车、储物架等物品的消毒。75%乙醇，用于台面、手的消毒。0.5%碘伏，用于皮肤损伤时的消毒。2%三效热原灭活剂，浸泡1 h以上，主要用于器械的消毒和去热原。

（3）将清洗达标的器械、物品浸泡在消毒液的液面以下，记录时间。

(4)浸泡规定的时间后用自来水彻底冲洗,用去离子水再次冲洗后进入干燥程序。

（三）质量标准

(1)对消毒后直接使用的诊疗器械、器具和物品,热消毒温度≥90 ℃,时间≥5 min,或A_0值≥3 000;对消毒后继续灭菌处理的,湿热消毒温度≥90 ℃,时间≥1 min,或A_0值≥600。

(2)在全自动或半自动清洗消毒器工作运行中要密切观察各项参数并有记录,以保证消毒质量。

(3)记录煮沸消毒每次消毒物品的锅次、器械名称、器械数量、水沸腾时间、停止煮沸时间。

(4)记录化学消毒剂的配制浓度、浸泡时间,对可测试浓度的,将测试结果留档。在有效期内使用消毒剂。

（四）注意事项

严格按照器械、物品的材质要求选择消毒方式。

1.物理消毒

(1)煮沸消毒时,使器械、物品浸没在水面以下,煮沸时要给容器加盖。

(2)水沸腾,开始计时后,中途不增加其他物品。

(3)防止烫伤。

2.化学消毒

(1)配置化学消毒剂时要注意安全防护,戴手套、口罩和眼罩。

(2)正确选择和使用消毒剂,严格按照产品使用说明书配置消毒剂。测试消毒剂浓度达到有效浓度标准时方可使用。

(3)消毒剂现用现配。浸泡消毒时一定要加盖。

(4)使用对金属器械有强腐蚀作用的消毒剂时,按产品要求加抗腐蚀剂,并严格控制浸泡时间,以免损坏器械。

(5)对亚光金属器械禁止使用强腐蚀性消毒剂,以防破坏表面镀层而使其变色。

三、保养、干燥

（一）目的

防止器械表面及轴节腐蚀生锈、藏污纳垢,保证各种灭菌方法的灭菌质量,延长器械的使用寿命。

（二）操作规程

对清洗、消毒后的器械应及时干燥处理。保养、干燥目前也有机械和手工两种方式,如经济条件允许应首选机械保养、干燥。对消毒后直接使用的物品,应机械干燥,不允许使用手工干燥或自然干燥方法,以防止细菌污染。

1.机械保养、干燥

应该用水溶性润滑剂为保养液,以利于灭菌因子穿透,保证灭菌效果。机械保养、干燥的流程如下。

(1)根据选用的水溶性润滑剂的产品使用说明书,调节全自动或半自动清洗消毒器抽吸润滑剂的时间,达到需要的浓度。

(2)根据器械的材质选择适宜的干燥温度,金属类干燥温度为 70 ℃～90 ℃,需要时间为20～30 min;塑胶类干燥温度为 65 ℃～75 ℃,防止温度过高造成器械变形、材质老化等,一般烘干所需时间约为 40 min。

(3)机器根据设定的干燥时间,结束程序时自动开门。

2.手工器械保养、干燥

(1)根据选用的水溶性润滑剂的产品使用说明书配置润滑剂。

(2)将器械浸泡在润滑剂液面以下,浸泡时间遵照产品说明书的要求。

(3)捞出器械,用低纤维絮擦布擦干。穿刺套管针及手术吸引头等管腔器械可用高压气枪或 95%的酒精干燥,软式内窥镜等器械和物品根据厂商说明书和指导手册,可选用 95%的酒精处理,保证腔内彻底干燥。

(三)质量标准

(1)器械、物品干燥、无水迹。

(2)器械有光泽,无锈迹。

(3)器械表面无白斑、花纹(出现此现象可能是润滑剂浓度过高或水质不达标所致)。

(4)用 500 mg/L 含氯消毒剂擦拭操作台面,2 次/天。

(5)低纤维絮擦布用完一次即清洗、消毒、干燥备用。

(四)注意事项

(1)禁止使用液状石蜡作为润滑剂。液状石蜡为非水溶性油剂,阻碍水蒸气等灭菌因子的穿透,影响灭菌效果。

(2)禁止采用手工干燥处理消毒后直接使用的器械、物品,以防在擦拭过程中再次污染。

(3)不使用容易脱落棉纤维的棉布类擦布,如纱布,避免影响器械的洁净度,造成微粒污染。

(4)不允许采用自然干燥方法进行器材干燥。

(王　芳)

第三节　检查、制作、包装

一、检查

(一)目的

保证器械、物品的清洗、消毒、干燥的质量以及器械、物品的功能完好,便于临床科室使用。

(二)操作规程

(1)物品准备:准备设备、设施、棉签、纱布等。

(2)着装:戴圆帽、口罩,穿专用鞋,戴手套。

(3)器械检查:在打开光源的放大镜下逐个查看器械,例如,刀子、剪子、各种钳子表面、轴节、齿牙是否光亮、洁净,用棉签检查穿刺针针座内部是否清洁。用纱布检查管腔器械腔体内部是否洁净,器械表面是否有油污。

(4)将检查出的有污渍、锈迹的器械进行登记,并由传递窗传回去污区,重新浸泡、去污、除锈、清洗处理,按登记数目及时索要,保证临床供应数目相对恒定。

(5)检查有轴节松动的器械,将轴节螺钉拧紧。穿刺针针尖有钩、不锋利,可在磨石上修复。

检查剪刀是否锋利,尖部是否完好。

(6)将不能修复的损坏器械进行登记,交护士长报损并以旧换新。

(7)检查合规的器械进入包装程序。

(8)敷料检查:将各种敷料单张放在打开光源的包布检查操作台上检查,检查是否有小的破洞,棉布纱织密度是否均匀,敷料是否清洁、干燥。检查手术衣带子是否齐全、牢固,袖口松紧是否适度。洗手衣的腰带、橡皮带、扣子是否整齐、牢固。

(9)将不合规的手术敷料挑拣出来并登记数量,以备到总务处报损,领取新敷料。护士长补充当天检出的敷料,保证临床和手术室无菌物品的供应。

(10)经检查,质量合规的敷料进入包装程序。

(三)质量标准

1.日常检查有记录

其意义有二,首先便于器械、物品流通时的查找,保证器械、物品数量的恒定,满足临床工作需要;其次,为管理者提供数据资料,便于管理者发现问题,保证器械、物品的清洗、消毒质量,使灭菌合格率达到100%。

2.每周定期抽查有记录

记录内容包括检查时间、检查内容、检查者、责任人、出现的问题、原因分析、整改措施。

3.每月定期总结有记录

记录整月出现问题整改后的效果,对屡次出现而本科室采取积极措施不能解决的问题,报有关职能部门,请求帮助解决。

(四)注意事项

(1)有效应用带光源放大镜和操作台,使其保持功能完好。

(2)各项检查记录要翔实,不能流于形式,对工作确实起到督促、指导作用,以保证工作质量。

(3)定期进行清洗、消毒等各个环节质量标准的培训学习。对检查中发现的问题及时组织讨论,查找原因,提高消毒供应中心全员的责任心和业务水平。

二、制作

(一)目的

根据临床各个科室的工作特点和需要,制作出不同规格、数量、材质的无菌物品。

(二)操作规程

制作过程是消毒供应中心一项细致而严谨的工作。把好这一关,不但能满足临床工作需要,提高临床科室对消毒供应中心的满意度,而且能降低消耗,避免浪费。需要制作的物品种类繁多,大体可遵循如下原则。

(1)明确物品的用途。

(2)明确物品制作的标准。

(3)准备物品、原料。

(4)制作后、包装前检查核对(此项工作需双人进行)。

(5)放置灭菌检测用品(生物或化学指示物)。

(6)进入包装流程。

（三）质量标准

（1）用物准备齐全，做到省时省力。

（2）物品制作符合制作标准。

（3）器械、物品数量和功能满足临床科室需要。

（4）实行节约原则，无浪费。

（四）注意事项

（1）对敷料类、器械包类分室制作，以防棉絮污染。

（2）如果临床科室提出特殊需求，要与科室护士长或使用者充分沟通并得到其认可后制作。

（3）定期随访临床科室的使用情况，根据反馈信息及时调整制作方法。

三、包装

（一）目的

为避免灭菌后物品遭受外界污染，进行包装。

（二）操作规程

1.包装材料的准备

根据包装工艺和消毒工艺的需要选择包装材料的材质、规格。无菌包装材料包括医用皱纹纸、纸塑包装袋、棉布、医用无纺布等。

（1）医用皱纹纸：有多种规格，用于包装各种诊疗器械及小型手术器械，为一次使用包装材料，造价贵，抗拉扯性差。

（2）纸塑包装袋：用于各种器械和敷料的包装，需要封口机封口包装。其为一次性使用包装材料，造价贵，对灭菌方式有要求，适用于低温灭菌。

（3）棉布：用于各种器械、敷料的包装。要求其密度在140支纱/平方英寸（1平方英寸为6.4516平方厘米）以上，为非漂白棉布。初次使用应使用90 ℃水反复去浆洗涤，防止带浆消毒后变硬、变色。严禁使用漂白剂、柔顺剂，防止对棉纱的损伤和化学物品的残留。棉布可重复使用，抗拉扯性强，价格低廉。棉布适合高温高压蒸汽灭菌，但需要记录使用次数，每次使用前要检查其是否完好。当出现小的破洞、断纱、致密度降低（使用30～50次后）时，其阻菌效果降低，应检出报废。

（4）医用无纺布：用于各种器械、敷料的包装。其抗拉扯性次于棉布。阻菌性强，适合高温高压蒸汽灭菌和指定低温灭菌的包装。医用无纺布为一次性使用包装材料，造价贵。

（5）包装材料的规格根据需要包装物品的大小制定。

2.包装

（1）打器械包和敷料包通常采用信封式折叠或包裹式折叠，这样打开外包装平铺在器械台上，可以形成一个无菌界面，有利于无菌操作。这种打包方法可用布类、纸类和无纺布类包装材料。①信封式包装折叠方法：内层包装，将内、外层包布平铺在打包台上，将器械托盘沿包布对角线放置于包布中央，将离身体近的一角折向器械托盘，将角尖向上反折，将右侧一角折向器械，将角尖向上反折，再处理左侧，将对侧一角盖向器械，将此角尖端折叠，塞入包内，在外留置角尖约5 cm。外层包布的包装方法与内层相同。用封包胶带粘贴两道，封严裹，在一侧封包胶带上粘贴5 cm长带有化学指示剂的胶带，并贴上标有科室、名称、包装者、失效日期的标示卡。②包裹式包装折叠方法：内层包装，将内、外层包布平铺在打包台上，将器械托盘沿包布边缘平行的十字线放置于包布中央，将身体近侧一端盖到器械托盘上，向上反折10 cm，将对侧一端盖到器械托盘上,包裹严密,将边缘再向上反折 10 cm,将左、右两侧分别折叠,包裹严密。外层包布的包装方法与内层相同。用封包胶带粘贴两道,封严包裹,在一侧封包胶带上粘贴 5 cm 长带有化学指示剂的胶带,并贴上标有科室、名称、包装者、失效日期的标示卡。

(2)应根据所包装物品的大小选择不同规格的包装袋,剪所需要的长度,装好物品。对尖锐物品应包裹尖端,以免其穿破包装袋。在包内放化学指示卡,能透过包装材料看到指示卡变色的包外不再贴化学指示标签。用医用封口机封口。在封口外缘注明科室、名称、包装者、失效日期。

(三)质量标准

(1)包装材料符合要求。有生产许可证、营业执照、卫生检验报告。

(2)物品齐全。

(3)体积、重量不超标。用下排气式压力蒸汽灭菌器灭菌,灭菌包体积不超过 30 cm×30 cm×25 cm。用预真空或脉动真空压力蒸汽灭菌器灭菌,灭菌包体积不超过 30 cm×30 cm×50 cm,敷料包的重量不超过 5 kg,金属器械包的重量不超过 7 kg。

(4)标示清楚。包外注明无菌包的名称、科室、包装者、失效日期。

(5)在植入性器械包内中央放置生物灭菌监测指示剂或五类化学指示卡,对其他可放普通化学指示卡以监测灭菌效果。

(6)有效期准确。布类和医用皱纹纸类包装材料包装的物品有效期为 1 周,其他根据包装材料使用说明而定。

(7)包布干燥无破洞,一用一清洗。

(8)封口应严密。

(四)注意事项

(1)对手术器械应进行双层包装,即包装两次。

(2)在手术器械筐或托盘上垫吸水巾。

(3)手术器械码放两层时中间放吸水巾,有利于器械的干燥。

(4)纸塑包装袋封口和压边宽度不少于 6 mm。

(5)新的棉布包装必须彻底洗涤脱浆后使用,否则会变硬、变黄,呈地图状。每次使用后要清洗。

(6)化学气体低温灭菌应使用一次性包装材料。

(7)等离子气体低温灭菌使用专用的一次性包装材料。

(王　芳)

第四节　灭菌、储存、发放

一、灭菌

(一)目的

通过压力蒸汽灭菌法或气体灭菌法等灭菌方法对需要灭菌的物品进行处理,使其达到无菌状态。

（二）操作规程

压力蒸汽灭菌器的操作规程如下。

1.灭菌操作前的准备

（1）清洁灭菌器体腔，保证排汽口滤网清洁。

（2）检查门框与橡胶垫圈有无损坏、是否平整，门的锁扣是否灵活、有效。

（3）检查压力表、温度表是否在零位。

（4）由灭菌器体腔排汽口倒入 500 mL 水，检查有无阻塞。

（5）检查蒸汽、水源、电源情况及管道有无漏气、漏水情况。打开压缩机电源、水源、蒸汽、压缩机，蒸汽压力达到 0.3～0.5 MPa，水源压力达到 0.15～0.30 MPa，压缩气体压力≥0.4 MPa，运行条件符合设备要求。

（6）检查与设备相连接的记录或打印装置处于备用状态。

（7）进行灭菌器预热，当夹层压力≥0.2 MPa 时，则表示预热完成。排尽冷凝水，特别是在冬天，冷凝水是导致湿包的主要原因。

（8）用预真空压力蒸汽灭菌器做布维-狄克试验，以测试灭菌器真空系统的有效性。布维-狄克试验测试合格后方可使用。

具体操作如下：①灭菌器预热之后，由消毒员将布维-狄克试验测试包平放于排气孔上方约 10 cm 处，关闭灭菌器门，启动布维-狄克试验程序（标准的布维-狄克试验测试程序即 121 ℃、15 min 或 134 ℃、3.5 min）。②布维-狄克试验程序运行结束，即在布维-狄克试验测试纸上注明布维-狄克试验测试的日期、灭菌锅编号、测试条件以及操作者姓名或工号。③查看布维-狄克试验测试纸变色是否均匀，而非变黑的程度。布维-狄克试验测试纸变色均匀则为布维-狄克试验测试成功，即可开始运行灭菌程序；否则布维-狄克试验测试失败，查找失败原因予以处理后，连续进行 3 次布维-狄克试验，均合格后方可使用。④布维-狄克试验测试资料需留存3年以上。

标准布维-狄克试验测试包的制作方法如下：①把 100％脱脂纯棉布折叠成长（30±2）cm、宽（25±2）cm、高 25～28 cm 大小的布包，将专门的布维-狄克试验测试纸放入布包中心位置；所使用的纯棉布必须一用一清洗。②测试包的重量为 4 kg＋5％（欧洲标准为 7 kg，美国标准为 4 kg）。

标准布维-狄克试验包与一次性布维-狄克试验包的区别如下：①标准布维-狄克试验包需每次打包，费时费力；打包所用材料多次洗涤，洗涤剂的残留影响到测试的稳定性；受人为因素影响大，打包的松紧程度会影响到测试的结果。②一次性布维-狄克试验包使用简便，受人为及环境因素影响小，但成本较高。③模拟布维-狄克试验测试装置使用简便，包装小，灭菌难度可控，但处于发展阶段。

2.灭菌物品装载

装载前检查灭菌包外标志内容，并注明灭菌器编号、灭菌批次、灭菌日期及失效日期。

具体装载要求如下。

（1）应使用专用灭菌架或篮筐装载灭菌物品，不可堆放物品，容器上、下均有一定的空间，灭菌包之间间隔距离≥2.5 cm（物品之间至少有足够的空间可以插入伸直的手），以利于灭菌介质穿透，避免空气滞留、液体积聚，避免湿包产生。

（2）不能使灭菌物品接触灭菌器的内壁及门，以防吸入冷凝水。

（3）应将同类材质的器械、器具和物品置于同一批次进行灭菌。若把纺织类物品与金属类物品混装,应将纺织类物品竖放于灭菌架上层,并且装载应比较宽松;应将金属类物品平放于灭菌架下层;将底部无孔的盘、碗、盆等物品斜放,开口方向一致;将纸袋、纸塑袋斜放。

(4)预真空压力蒸汽灭菌器的装载量不得超过柜室容积的90%,下排气灭菌器的装载量不能超过柜室容积的80%,预真空和脉动真空压力蒸汽灭菌器的装载量分别不小于柜室容积的10%和5%,以防止"小装量效应"残留空气而影响灭菌效果。

(5)需完全打开各个储槽的筛孔。

(6)对易碎物品需轻拿轻放。

(7)将批量监测卡随同已装载好的灭菌物品一同推入灭菌器内,把批量监测卡放置在灭菌柜腔内下部、排气孔上方。

3.灭菌器工作运行中

(1)关闭密封门,根据被灭菌物品的性质选择灭菌程序,检查灭菌参数是否正确,启动运行程序。根据蒸汽供给的压力,判断灭菌所能达到的最高温度,选择温度132 ℃～134 ℃,压力205.8 kPa,灭菌维持时间 4 min;或温度 121 ℃,压力 102.9 kPa,灭菌维持时间 20～30 min。目前多数灭菌器采用电脑自动控制程序,当温度达不到 132 ℃时自动转入 121 ℃灭菌程序。

(2)灭菌过程中,操作人员必须密切观察设备运行时仪表和显示屏的压力、温度、时间、运行曲线等物理参数,如有异常,及时处理。

(3)对每批次灭菌物品按要求做好登记工作,写明灭菌日期、灭菌器编号、批次号、装载的主要物品、灭菌程序号、主要运行参数、操作人员签名或工号,便于物品的跟踪、追溯。

4.无菌物品卸载

(1)灭菌程序结束后,从灭菌器中拉出灭菌器柜架或容器,将其放于无菌保持区或交通量小的地方,直至冷却至室温。冷却时间应超过 30 min,防止湿包产生。

(2)灭菌质量确认。确认每批次的化学批量监测卡或生物批量监测卡是否合格。对每个灭菌包进行目测,检查包外的化学指示标签及化学指示胶带是否合格,检查有无湿包现象。湿包或无菌包掉落到地上,均应视为污染包,对污染包按污染物品处理。

(三)质量标准

(1)物品装载正确:①包与包之间所留空间符合要求。②各种材质物品的摆放位置、方式符合要求。③在灭菌器柜室内物品的摆放符合要求,避免接触门或侧壁,以防湿包。④对有筛孔的容器必须把筛孔打开,其开口的平面与水平面垂直。

(2)按《消毒技术规范》要求完成灭菌设备每天检查工作。

(3)灭菌包的规格、重量符合标准。装载容量符合要求,容量不能超出限定的最大值和低于限定的最小值。

(4)灭菌包外应有标识,内容包括物品名称、检查打包者姓名或编号、灭菌器编号、批次号、灭菌日期和失效日期。

(5)每天灭菌前必须进行布维-狄克试验检测,检测结果合格,物品方可使用。将布维-狄克试验检测图整理存档,保留 3 年。

(6)根据灭菌物品的性能,所能耐受的温度和压力确定灭菌方式。对能耐受高温、高压的医疗用品采用压力蒸汽灭菌。对油剂、粉剂采用干热灭菌。对不耐高温的精密仪器、塑料制品等采用低温灭菌。

(7)选择正确的灭菌程序。根据灭菌物品的材质选择相应的灭菌程序。

（8）选择正确的灭菌参数，记录每锅次灭菌的温度、压力、灭菌时间等物理参数。

（9）严格将灭菌与非灭菌物品分开放置。

（10）每周对每台灭菌器进行 1 次生物检测，登记结果并存档保留 3 年。

（11）检测每批次化学指示卡，记录检测结果并存档保留 3 年。

（12）生物检测合格后方可发放植入性器械。急诊手术需要植入性器械，植入性器械有五类化学指示卡，PCD 批量检测合格后可临时发放并做好登记以备召回。

（13）无菌物品的合格率达 100%。确认灭菌合格后，将批量监测物存档并做好登记。

（14）按要求做好设备的维护和保养，并做记录。

（四）注意事项

（1）开放式的储槽不应用于灭菌物品的包装。

（2）严格执行安全操作。消毒员培训合格，持证上岗。

（3）排冷凝水阀门开放大小要适当，过大时蒸汽大量释放造成浪费，过小时冷凝水不能排尽，造成湿包，灭菌失败。

（4）灭菌器运行过程，消毒员不得离开设备，应密切观察各个物理参数和机器运行情况，出现漏气、漏水情况，及时解决。

（5）灭菌结束，开门操作时身体避开灭菌器的门，以防热蒸汽烫伤。

（6）待冷却的灭菌架上应挂有防烫伤标示牌，卸载时戴防护手套，防止烫伤。

（7）压力蒸汽灭菌器不能用于凡士林等油类和粉剂的灭菌，不能用于液体的灭菌。

二、储存

（一）目的

灭菌物品在温度、湿度适宜的独立空间集中保存，在有效期内保持无菌状态。

（二）操作规程

1.空间要求

应把无菌物品存放在消毒供应中心洁净度最高的区域，尽管卫健委对无菌物品存放区未做净化要求，但对其空气流向及压强梯度做了明确规定：空气流向由清洁区到污染区；无菌物品存放区为洁净区，其气压应保持相对正压。湿度低于 70%，温度低于 $24\ ℃$。目前有些医院消毒供应中心的无菌物品存放区与消毒间无菌物品出口区域连通，其弊病是造成无菌物品储存区域温度、湿度超标。无菌物品存放间与灭菌间的无菌物品出口区域应设屏障。

2.无菌物品储存架准备

最好选择可移动、各层挡板为镂空的不锈钢架子作为无菌物品的储存架，优点是根据灭菌日期排序时不用搬动无菌包，直接推动架子，减少对无菌包的触摸次数且省时省力。挡板为镂空式，有利于散热，及时散发无菌包残留的热量，防止大面积接触金属，蒸汽转化为冷凝水造成湿包现象。

3.无菌物品有序存放

无菌物品品种名称标示醒目且位置固定。根据灭菌时间的先后顺序固定排列，先灭菌的物品先发放，后灭菌的后发放。将库存无菌物品基数备案，记录每天或每班次物品查对结果。

4.及时增补

根据临床需要无菌物品的情况及时增补,以满足临床使用。

(三)质量标准

(1)进入无菌物品存放区按要求着装。

(2)无菌物品存放区不得有未灭菌或标识不清的物品。

(3)对外购的一次性无菌物品,须先去掉外包装,方可放入无菌物品存放区。

(4)室内温度保持在 24 ℃以下,湿度在 70%以下。

(5)每月监测一次存放间:空气细菌数≤200 cfu/m³;物体表面细菌数<5 cfu/cm²;工作人员手细菌数<5 cfu/cm²;灭菌后物品及一次性无菌医疗器具不得检出任何种类微生物及热原体。

(6)物品存放离地 20～25 cm,离顶 50 cm,离墙 5 cm。

(7)无菌包包装完整,手感干燥,化学指示剂变色均匀。湿包视为污染包,应重新清洗、灭菌。

(8)无菌包一经拆开,虽未使用应重新包装灭菌。无过期物品存放。物品放置部位标识清楚、醒目。按灭菌日期有序存放,先入先发,后入后发。

(9)凡出无菌室的物品应视为污染,应重新灭菌。

(四)注意事项

环境的温度、湿度达到标准时,使用纺织品材料包装的无菌物品有效期宜为 14 d;未达到环境标准时,有效期宜为 7 d。医用一次性纸袋包装的无菌物品的有效期宜为 1 个月。用一次性医用皱纹纸、医用无纺布包装的无菌物品的有效期宜为 6 个月。用一次性纸塑袋包装的无菌物品的有效期宜为 6 个月。硬质容器包装的无菌物品的有效期宜为 6 个月。

三、发 放

(一)目 的

根据临床需要,将无菌物品安全、及时地运送到使用科室。

(二)操作规程

(1)与临床科室联系,确定各科室需要的无菌物品的名称、数量,并记录在无菌物品下送登记本上。根据本院工作量分组,按省时省力的原则分配各组负责的科室。

(2)准备下送工具。应根据工作量采用封闭的下送车或封闭的整理箱等,将其作为下送工具。每天对下送工具进行有效消毒处理,将其存放在固定的清洁区域内。

(3)于无菌物品发放窗口领取并清点下送无菌物品。

(4)发放车上应备有下送物品登记本、科室意见反馈本。与科室负责工作人员认真交接,双方在下送物品登记本上签字。定期征求科室意见,并将科室意见反馈给护士长。

(三)质量标准

(1)定点存放运送工具,标识清楚。

(2)不得使无菌物品下送车或容器接触污染物品,严格区分污车、洁车,并分别定点放置。每次使用后彻底清洗、消毒,擦干备用。

(3)严格查对无菌物品的名称、数量、灭菌日期、失效期、包装的完整性、灭菌合格标识及使用科室。

(4)物品数目的登记完善、准确。下发物品的账目清楚。

（5）及时、准确地将消毒物品送到临床科室。

（6）记录科室意见，并有相应整改措施和评价。

（四）注意事项

发放无菌物品后，不得把剩余物品放回无菌物品存放区，对其按污染物品重新处理。

（王　芳）

第五节　紫外线消毒

紫外线(ultraviolet ray,简称 UVR)属于电磁波辐射,而非电离辐射(图 17-1)。根据紫外线的波长将其范围分为 3 个波段:A 波段(波长为 400.0~315.0 nm)、B 波段(315.0~280.0 nm)、C 波段(280.0~100.0 nm)。杀菌力较强的波段为 280.0~250.0 nm,通常紫外线杀菌灯采用的波长为253.7 nm,广谱杀菌效果比较明显。

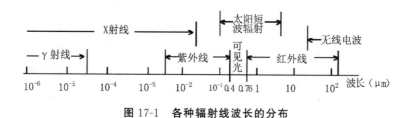

图 17-1　各种辐射线波长的分布

一、紫外线的发生与特性

（一）紫外线的发生

目前用于消毒的紫外线杀菌灯多为低压汞灯,它所产生的 95% 的紫外线波长为 253.7 nm。用于消毒的紫外线灯分为普通型紫外线灯和低臭氧紫外线灯,低臭氧紫外线灯能阻挡 184.9 nm波长的紫外线向外辐射,减少臭氧的产生,因此目前医院多选择低臭氧紫外线灯。

（二）紫外线灯的消毒特性

紫外线灯的消毒特性有以下几点。

（1）杀菌谱广。紫外线可以杀灭各种微生物,包括细菌繁殖体、细菌芽孢、结核杆菌、真菌、病毒和立克次体。

（2）不同微生物对紫外线的抵抗力差异较大,由强到弱依次为真菌孢子＞细菌芽孢＞抗酸杆菌＞病毒＞细菌繁殖体。

（3）穿透力弱。紫外线属于电磁辐射,穿透力极弱,不能穿透绝大多数物质,因此使用受到限制。紫外线在空气中可受尘粒与湿度的影响。当每立方米空气含有尘粒 800~900 个,紫外线的杀菌效力可降低 20%~30%;相对湿度由 33% 增至 56% 时,杀菌效力可减少到 1/3。紫外线在液体中的穿透力随深度增加而降低。小、中杂质对穿透力的影响更大,溶解的糖类、盐类、有机物都可大大降低紫外线的穿透力。酒类、果汁、蛋清等液体只需0.1~0.5 mm 即可阻留90%以上的紫外线。

(4)杀菌效果与照射剂量有关。杀菌效果直接取决于照射剂量。

(5)在不同介质中紫外线的杀菌效果不同。

(6)杀灭效果受物体表面因素影响。紫外线大多是用来进行表面消毒的,粗糙的表面不适宜用紫外线消毒,当表面有血迹、痰迹等污染物质时,消毒效果亦不理想。

(7)有报道称某些化学物质可与紫外线起协同消毒作用,例如,紫外线与醇类化合物可产生协同杀菌作用,经乙醇湿润的紫外线口镜消毒器可将杀芽孢时间由 60 min 缩短为 30 min。

二、紫外线消毒装置

(一)紫外线杀菌灯的分类

紫外线灯管根据外形可分为直管、H 型管、U 型管;根据使用目的不同被分别制成高强度紫外线消毒器、紫外线消毒箱、紫外线消毒风筒、移动式紫外线消毒车、便携式紫外线灯等。

(二)杀菌灯装置

1.高强度紫外线灯消毒器

高强度的紫外线灯是专门研制出的 H 型热阴极低压汞紫外线灯,它在距离照射表面很近时,照射强度可达 5 000 $\mu W/cm^2$ 以上,5 s 内可杀灭物体表面的各种细菌、真菌、病毒,对细菌芽孢的杀灭率可达99.9%以上。目前国内生产的有 9 W、11 W 等小型 H 型紫外线灯,在 3 cm 的近距离照射,其辐射强度可达到 5 000~12 000 $\mu W/cm^2$。该类灯具适用于平面光滑物体的快速消毒,如工作台面、桌面及一些大型设备的表面。刘军等报道,多功能动态杀菌机内,在常温、常湿和有人存在情况下,对自然菌的消除率为59%~83%,最高可达86%。

2.紫外线消毒风筒

在有光滑金属内表面的圆桶内安装高强度紫外线灯具,在圆桶一端装上风扇,进入风量为25~30 m^3/min。开启紫外线灯,使室内空气不断经过紫外线照射,不间断地杀灭空气中的微生物,以达到净化空气的目的。该装置适合有人存在的环境消毒。

3.移动式紫外线消毒车

该装置有立式和卧式两种,装备有 2 根紫外线灯管、控制开关和移动轮,机动性强。该装置适合于不经常使用的情况或临时需要做的表面和空气的消毒。

4.循环风空气净化(洁净)器

现在市场上有很多种类的空气净化器,这些净化器大多由几种消毒因素组合而成,紫外线在其中起着非常重要的杀菌作用,而且还具有能在各种动态场所进行空气消毒的显著特点。某公司生产的MKG空气洁净器就是由过滤器、静电场、紫外线、空气负离子等消毒因素和进、出风系统组成的。连续消毒 45 min,可使空气中喷染的金黄色葡萄球菌和大肠埃希菌的杀灭率达到99.90%以上,对枯草杆菌黑色变种芽孢的杀灭率达到99.00%以上。朱伯光等研制了动态空气消毒器(图 17-2),由循环箱体、风机、低臭氧紫外线灯、低效和中效过滤器、程控系统等组成。结果在 60 m^3 房间,静态开启 30 min,可使自然菌下降80%,60 min 下降90%,动态环境下可保持空气在Ⅱ类环境水平。但循环风空气消毒器内可能存在未被破坏的细菌,重复使用的消毒器内可能存在定植菌,进而造成空气二次污染。

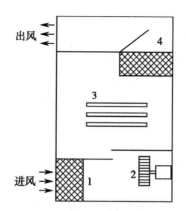

1.初效过滤器;2.轴流抽风机;3.紫外线灯管;4.中效过滤器

图 17-2　动态空气消毒器结构示意图

5.高臭氧紫外线消毒柜

高臭氧紫外线消毒柜是一种以高臭氧、紫外线为杀菌因子的食具消毒柜。在实验室用载体定量灭活法进行检测,在环境温度 20 ℃～25 ℃,相对湿度 50%～70%的条件下,开机 4 min,柜内紫外线辐射强度为 1 400～1 600 $\mu W/cm^2$,臭氧浓度为 40.0 mg/m^3,消毒作用 60 min 加上烘干 45 min,对玻片上脊髓灰质炎病毒的平均灭活对数值≥4.0。以臭氧和紫外线为杀菌因子的食具消毒柜,工作时臭氧浓度为53.6 mg/L,紫外线辐射值为 675～819 $\mu W/cm^2$,只消毒或只烘干均达不到消毒效果,只有两者协同作用 90 min,才可达到杀灭对数值＞5.0。

三、影响紫外线消毒效果的因素

与紫外线消毒效果有关的因素很多,概括起来可分为两类:影响紫外线辐射强度、照射剂量的因素和微生物方面的因素。

(一)影响紫外线辐射强度和照射剂量的因素

1.电压

紫外线光源的辐射强度明显受到电压的影响。当电压不足时,紫外线光源的辐射强度明显下降。

2.距离

紫外线灯的辐射强度随灯管距离的增加而降低,辐射强度与距离成反比。

3.温度

一般,紫外线光源在 40 ℃时的辐射强度最强,温度降低时,紫外线的输出减少,温度再高,辐射的紫外线因吸收增多,输出减少。因此,过高或过低的温度对紫外线的消毒都不利。杀菌试验证明,5 ℃～37 ℃,温度对紫外线的杀菌效果影响不大。

4.相对湿度

当进行空气紫外线消毒时,空气的相对湿度对消毒效果有影响。相对湿度过高时,空气中的水分增多,可以阻挡紫外线,因此用紫外线给空气消毒时,相对湿度最好在 60%以下。

5.照射时间

紫外线的消毒效果与照射剂量呈指数关系,照射剂量为照射时间和辐射强度的乘积,所以要使杀灭率达到一定程度,必须保证足够的照射剂量。在光源达到要求的情况下,可以通过保证足

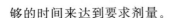

够的时间来达到要求剂量。

6.有机物的保护

有机物对消毒效果有明显影响。当微生物被有机物保护时,需要加大照射剂量,因为有机物可以影响紫外线对微生物的穿透,并且可以吸收紫外线。

7.悬浮物的类型

紫外线是一种低能量的电磁辐射,其能量仅有 6eV,穿透力很弱。空气尘埃能吸收紫外线而降低杀菌率,当每立方米空气含有尘粒 800～900 个,杀菌效能可降低 20%～30%。枯草杆菌芽孢在灰尘中悬浮比在气溶胶中悬浮时对紫外线照射有更大的抗性。

8.紫外线反射器的使用

为了更有效地对被辐射表面消毒,必须使用对波长为 253.7 nm 的紫外线具有高反射率的反射罩,反射罩的使用还可以避免操作人员受紫外线的直接照射。

(二)微生物方面的因素

1.微生物的类型

紫外线对细菌、病毒、真菌、芽孢、衣原体等均有杀灭作用,不同微生物对紫外线照射的敏感性不同。细菌芽孢对紫外线的抗性比繁殖体细胞大,革兰氏阴性杆菌最易被紫外线杀死,真菌孢子的抗性最强。抗酸杆菌的抗力较白色葡萄球菌、铜绿假单胞菌、肠炎沙门菌要强 3～4 个对数级。即使在抗酸杆菌中,不同种类对紫外线的抗性亦不相同。

根据抗力大致可将微生物分为 3 类:高抗性的有真菌孢子、枯草杆菌黑色变种芽孢、耐辐射微球菌等;中度抗性的有鼠伤寒沙门菌、酵母菌等;低抗性的有大肠埃希菌、金黄色葡萄球菌、普通变形杆菌等。

2.微生物的数量

微生物的数量越多,需要产生相同致死作用的紫外线照射剂量也就越大,因此,给污染严重的物品消毒需要延长照射时间,加大照射剂量。

四、紫外线消毒的应用

(一)空气消毒

紫外线的最佳用途是对空气消毒。紫外线对空气的消毒方式主要有 3 种。

1.固定式照射

把紫外线灯固定在天花板上的方法有以下几种:①将紫外线灯直接固定在天花板上,离地约 2.5 m。②把紫外线灯固定吊装在天花板或墙壁上,离地约 2.5 m,上有反光罩,往上的紫外线也可被反射下来。③把紫外线灯安装在墙壁上,使紫外线照射在与水平面呈 3°～80°角的范围内(图 17-3)。④将紫外线灯固定在天花板上,下有反光罩,这样使上部空气受到紫外线的直接照射,而当上、下层空气对流时,整个空气都会被消毒(图 17-3)。

通常灯管距地面 1.8～2.2 m 的高度比较适宜,这个高度可使人的呼吸带受到最高辐射强度的有效照射,使用中的 30 W 紫外线灯在垂直 1 m 处辐射强度应高于 70 $\mu W/cm^2$(新灯管的相应辐射强度＞90 $\mu W/cm^2$),每立方米分配功率不少于 1.5 $\mu W/cm^2$。最常用的直接照射法时间应不少于 30 min。唐贯文等报道,60 m^3 烧伤病房,住患者 2～3 人,悬持 3 盏 30 W 无臭氧石英紫外线灯,辐射度值＞90 $\mu W/cm^2$,直接照射 30 min,可使烧伤病房空气达到 II 类标准(空气细菌总数≤200 cfu/cm^3)的合格率为 70%,直接照射 60 min,合格率达到 80%。

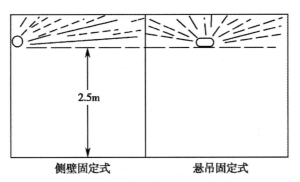

侧壁固定式　　　　　　悬吊固定式

图 17-3　固定式紫外线空气消毒

2.移动式照射

移动式照射法可对某一局部或物体表面进行照射,也可对整个房间的空气进行照射。

3.间接照射

间接照射是指利用紫外线灯制成各种空气消毒器,通过空气的不断循环达到空气消毒的目的。

(二)污染物体表面消毒

1.室内表面的消毒

用紫外线给室内表面消毒,主要用于医院的病房、产房、婴儿室、监护病房、换药室等场所,某些食品加工业的操作间也比较常用。这样一般较难达到卫生学要求。必要时可以在灯管上加反射罩或更换高强度灯管,提高消毒效果。

2.设备表面的消毒

用高强度紫外线消毒器进行近距离照射可以对平坦、光滑的表面进行消毒。例如,便携式紫外线消毒器可以在距离表面 3 cm 以内进行移动式照射,在每处停留 5 s,对表面细菌杀灭率可达 99.99%。

3.特殊器械消毒的应用

针对某些特殊器械专门设计制造的紫外线消毒器近几年已被开发使用。例如,紫外线口镜消毒器,内装3根高强度紫外线灯管,采用高反射镜和载物台,一次可放 30 多支口镜,消毒 30 min,可灭活乙肝表面抗原。紫外线票据消毒器可用于医院化验单、纸币和其他医疗文件的消毒。

(三)饮用水和污水的消毒

紫外线消毒技术正以迅猛发展的态势出现在各种类型的水消毒领域,许多大型水厂和污水处理厂已经使用紫外线消毒技术和装置。紫外线用于水消毒,具有杀菌力强,不残留对人体有害、有毒的物质和安装、维修便捷等特点。目前,紫外线水消毒技术已在许多国家得到推广和使用。按紫外线灯管与水是否接触,紫外线消毒装置分为灯管内置式和外置式两类。目前正在使用和开发的大多数紫外线消毒装置均为灯管内置式装置。

紫外线用于水的消毒有饮用水的消毒和污水的消毒。饮用水的消毒是将紫外线灯管固定在水面上,水的深度应小于 2 cm,当水流缓慢时,水中的微生物被杀灭。另一种方法是使用套管式的紫外线灯,水从灯管周围流过时,起到杀菌作用(图 17-4)。国内现已研制出纯水消毒器,使用特殊的石英套,能确保在正常水温下灯管有最优紫外线输出。每分钟处理水量为 5.7 L,每小时处理水量为 342 L。

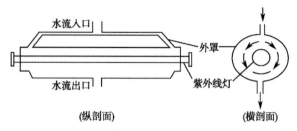

图 17-4　套管式紫外线灯水消毒

(四)食具消毒

餐具保洁柜以臭氧和紫外线为杀菌因子。实验室载体定量杀菌试验中,启动保洁柜60 min,对侧立于柜内碗架上左、中、右三点的瓷碗内表面玻片上大肠埃希菌的平均杀灭率分别为99.89%、99.99%、99.98%,对金黄色葡萄球菌的平均杀灭率为 99.87%、99.98%、99.96%,但是启动保洁柜 180 min,对平铺于保洁柜底部碗、碟内的玻片上乙肝表面抗原的抗原性不能完全破坏。

五、消毒效果的监测

紫外线灯具随着使用时间的延长,辐射强度不断衰减,杀菌效果亦受到诸多因素的影响,因此对紫外线灯做经常性监测是确保其有效使用的重要措施。监测分为物理监测、生物监测两种,在卫健委的《消毒技术规范》里均有较详细说明。

(一)物理监测

物理监测器材是利用紫外线特异敏感元件制成的紫外线辐射照度计,直接测定辐射度值,间接确定紫外线的杀菌能力。国家消毒技术规范将其列入测试仪器系列。

仪器由受光器、信号传输系统、信号放大电路、指示仪(或液晶显示板)等部件组成。测试原理:当光敏元件受到照射时,光信号转变成电信号,通过信号传输放大器由仪表指示出读数或转变成数字信号,在显示窗口显示出来。测试前先开紫外线灯 5 min,打开仪器后稳定 5 min 再读数。

(二)生物监测

生物监测是通过测定紫外线对特定表面污染菌的杀灭率来确定紫外线灯的杀菌强度。方法是先在无菌表面画出染菌面积 5 cm×5 cm,对照组回收菌量达到 $5×10^5 \sim 5×10^6$ cfu/cm²。打开紫外线灯后 5 min,待其辐射稳定后移至待消毒表面垂直上方 1 m 处,消毒至预定时间后采样并做活菌培养计数,计算杀菌率,以评价杀菌效果。

(王　芳)

第六节　等离子体消毒

等离子体消毒技术是消毒学领域近年来出现的一项新的物理消毒技术。等离子体灭菌技术创始于 20 世纪 60 年代。美国首先对等离子体杀灭微生物的效果进行了研究,有学者对卤素类气体等离子体进行杀灭微生物研究,证明等离子体具有很强的杀菌作用,并于 1968 年研制出等离子体灭菌设备。现已有不少关于等离子体灭菌技术的研究报道和专利产品。等离子体灭菌是继甲醛、环氧乙烷、戊二醛等低温灭菌技术之后,又一项新的低温灭菌技术,它克服了其他化学灭菌方法时间长、有毒性的缺点,这一项技术在国内发展比较快,国内生产厂家已经有不少产品上市,主要用于一些不耐高温的精密医疗仪器(如纤维内镜)的灭菌,现已在工业、农业、医学等领域被广泛使用。

一、基本概念

等离子体是指高度电离的气体云。等离子体状态是在物质固态、液态、气态基础上的物质第四态。等离子体是由电子、离子和中子等组合而成的带电云状物质,据分析还含有分子、激发态原子、亚稳态原子、自由基等粒子以及紫外线、γ 射线、β 粒子等。其中的自由基、单态氧、紫外线等都具有很强的杀菌作用。等离子体在宇宙中普遍存在,存在于星云、太阳火焰、地球极光中等。人工制造的等离子体是通过极度高温或强烈电场、磁场激发等使某些气体产生等离子体状态。在等离子体状态下,物质发生一系列物理和化学变化,如电子交换、电子能量转换、分子碰撞、化学解离和重组。

等离子体灭菌的效果极强,并且作用时间短,这是高强紫外线灭菌所远远不及的。等离子体灭菌中产生的紫外线与紫外线灭菌中产生的紫外线波长比较见图 17-5。

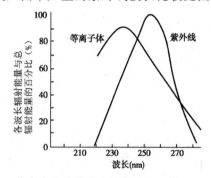

图 17-5 等离子体灭菌中产生的紫外线与紫外线灭菌中产生的紫外线波长比较

二、物理性质

等离子体是物质存在的一种形式,因而具有自己特定的物质属性。

(一)存在形式

等离子体是一种电离气体云。随着温度升高,物质由固态变成液态,进而变成气态;但这并未使物质分子发生质的变化,当继续向气体施加能量时,分子中原子获得足够的能量,分离成自由电子、离子及其他粒子,形成了一种新的物态体系即等离子体。

(二)存在时间(寿命)

气体分子吸收足够的能量,价电子由低能轨道跃迁到高能轨道,成为激发态,这时各种粒子都是不稳定的。在气体分子的辉光放电过程中,空间电子弛豫时间从 10^{-10} s 到 10^{-2} s。若要使等离子体保持稳定,维持气体云浓度,需不断施加能量。

(三)等离子体温度与浓度

等离子体中各种粒子的存在都是短时间的,而且没有热平衡,所以电子温度与气体温度相差很大。电子温度受其产生过程和真空度的影响,放电真空度下降,功率不变,电子温度下降。等离子体浓度随输入功率增加而增加,可以通过控制真空度、电磁场强度来维持等离子体浓度。

(四)空间特性

由于正离子与电子的空间电荷互相抵消,等离子体在宏观上呈现电中性,但只有在特定的空间尺度上电中性才成立。德拜长度是描述等离子体空间特性的一个重要参量,用 λD 表示。德拜长度是等离子体中电中性成立的最小空间尺度,也可以说德拜长度是等离子体中热运动或其他扰动导致电荷分离的最大允许空间尺度限度。

(五)粒子温度

等离子体中不同粒子的温度是不一样的。如果将电子温度设为 Te,离子温度设为 Ti,则依据粒子的温度可将等离子体分为两大类,即热平衡等离子体和非热平衡等离子体。当 Te=Ti 时,为热平衡等离子体。当 Te>Ti,称为非热平衡等离子体。电子温度达 104 K 以上,而原子和离子之类的重粒子温度可低至 300~500 K,等离子体的宏观温度取决于重粒子的温度,这类等离子体也叫低温等离子体(low temperature plasma,LTP),其宏观温度并不高,接近室温。

三、等离子体灭菌设备

等离子体灭菌设备的基本组成有电源、激发源、气源、传输系统和灭菌腔等。等离子体装置因激发源不同有如下几种类型。

(一)激光等离子体灭菌装置

以激光作为激发能源,激发气体产生等离子体。激光源发出的激光通过一个棱镜,激光束被折射,经过透镜聚焦在灭菌腔内,激发腔体内气体产生等离子体。由于激光能量高,等离子体所含紫外线、γ 射线、β 射线等杀菌成分比较多。但这种装置的腔体小,还不太实用,加之产生的等离子体温度高,目前尚未投入使用。

(二)微波等离子体灭菌装置

微波等离子体是一种非平衡态低温等离子体。微波等离子体具有以下特点:①电离分解度高,成分比较丰富。②电子温度与气体温度比值大,即电子温度高而底衬材料温度低。③可以在高气压下维持等离子体浓度。④它属于静态等离子体,无噪声。

(三)高频等离子体灭菌装置

高频等离子体灭菌装置(图 17-6)采用高频电磁场作为激发源。利用这种装置产生等离子体的程序是先将灭菌腔内抽真空,然后通入气体再施加能量,激发产生等离子体对腔内物品进行灭菌。

四、等离子体的杀菌作用

(一)普通气体等离子体消毒

采用非热放电等离子体 NTP-8T 型净化器。放电功率为 40 W,风机量为 800 m^3/h。在 84 m^3 室内运行该类净化器 60 min,可使空气中的悬浮颗粒下降 83%,自然菌下降 97%;用直接暴露方式大气压辉光放电等离子体作用 30 s,对大肠埃希菌和金黄色葡萄球菌的杀灭率分别为 99.91% 和 99.99%;用间接暴露法大气压辉光放电等离子体作用 120 s,对以上两种细菌的杀灭率分别为 99.97% 和 99.99%。

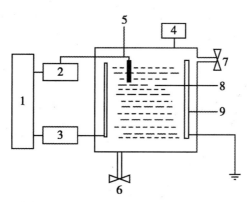

1.高频电源；2.温控；3.放电控制；4.腔体；5.温度
计；6.真空系统；7.进气阀；8.等离子体；9.电极

图 17-6　高频等离子体灭菌装置

（二）协同杀菌作用

有学者将激光与微波耦合，以激光产生等离子体，靠微波能维持其浓度，获得良好的杀菌效果。在两者耦合的条件下，观察不同功率产生的等离子体对 10 mL 玻璃瓶内枯草芽孢杆菌的芽孢的杀灭效果。结果证明，采用 200 W 耦合，等离子体杀灭细菌芽孢 D_{10} 值为 2.2 s，采用 500 W，则 D_{10} 值降到 0.3 s。

（三）消毒剂等离子体消毒

研究发现，将某些消毒剂汽化，作为等离子体基础气体，可显示出更强的杀菌作用。Boueher 用多种醛类化合物分别混入氧气、氩气和氮气，激发产生混合气体等离子体，观察其对污染在专用瓷杯上的枯草芽孢杆菌的芽孢的杀灭作用。结果证明，混合气体等离子体的杀菌作用比单一气体更好。这些气体等离子体虽然具有良好的杀菌作用，但由于作用温度偏高，不适合于怕热器材的灭菌。

近年来，等离子体灭菌技术获得了很大发展，强生公司研制成了低温等离子体灭菌装置，采用过氧化氢气体为基础气体，在高频电场激发下产生低温过氧化氢等离子体，经过低温过氧化氢等离子体（等离子体装置）一个灭菌周期的处理（50～75 min），可完全达到灭菌要求。

五、灭菌的影响因素

等离子体气体消毒剂对微生物的杀灭效果受很多因素的影响，具体如下。

（一）激发源功率

不同功率的电磁场产生的等离子体的数量可能不同，对微生物的杀灭效果也有所不同。纳尔逊等对此做过研究，结果证明不同功率的高频电磁场所产生的氧气等离子体对两种细菌芽孢的杀灭效果有明显区别，完全杀灭枯草芽孢杆菌黑色变种芽孢，功率为 50 W 时需 60 min，功率为 200 W 时则只需 5 min。所以等离子体的杀菌效果与激发源功率有直接关系。

（二）激发源种类

如果以激光为激发源，激光功率可以很高。输送激光能量在 $2 \times 10^5 \sim 2 \times 10^8$ W，但所产生的等离子体在腔底部直径仅 1 mm，高度为 10 mm，维持时间不到 5 μs。若要维持等离子体，只有增加激光脉冲次数，因为杀菌效果与单位时间内激光脉冲数有直接关系。把激光与微波耦合，以激光激发等离子体，用微波能维持，可以获得良好的效果。将 2 450 MHz 的微波源与激光设

413

备耦合,在 200 W 和 500 W 条件下,观察对 10 mL 玻璃瓶内的枯草芽孢杆菌的芽孢杀灭效果,耦合等离子体杀芽孢效果明显改善,速度加快。功率为 200 W 时,D 值为 2.2 s,功率为 500 W 时,D 值为 0.3。故不同的激发源产生的等离子体的杀菌效果不同。

（三）加入的消毒剂气体种类

在等离子体杀菌作用的研究中发现,把某些消毒剂汽化,加入载气流中,将混合气体送入反应腔,这种混合气体等离子体可以增强杀菌效果。不同气体作为底气发生的等离子体的灭菌效果也不同。用氧气、二氧化碳、氮气、氩气等离子体处理污染多聚体,结果发现,用氧气和二氧化碳等离子体处理 15 min 后多聚体为无菌,用氩气和氮气等离子体处理后在同样条件下,仅 70% 的样品为无菌,将处理时间延长到 30 min,功率提高后灭菌效果并未提高。顾春英、薛广波等利用等离子体-臭氧对空气中微生物进行联合消毒,研究结果显示,等离子体-臭氧对空气中的金黄色葡萄球菌作用 1 min,杀灭率为 99.99%,作用 10 min,杀灭率为 100%;对白色念珠菌作用 6 min 可全部杀灭;对枯草芽孢杆菌黑色变种芽孢作用 15 min,杀灭率达到 99.90% 以上,作用 30 min 可全部杀灭。在菌液中加入 10% 小牛血清,对消毒效果无明显影响。

（四）有机物的影响

有学者研究了等离子体灭菌器对放入其腔体内的物体的灭菌效果受有机物影响的情况,发现 10% 的血清和 0.65% 的氯化钠使效果减弱。Bryce 等报道氯化钠和蛋白质均会影响等离子体灭菌器的效果。有研究表明,5% 的血清对低温等离子体灭菌器的效果无明显影响,但 10% 的血清会使效果降低。因此,研究者建议等离子体不能用于被血清和氯化钠污染的器械的灭菌,尤其是狭窄腔体（如内镜）的灭菌,如要使用等离子体灭菌,应先将器械清洗干净。

六、等离子体的应用

离子体灭菌技术的突出特点是作用快速、杀效果可靠、作用温度低、清洁而无残留毒性。目前,等离子体灭菌技术已在许多国家得到应用,主要用于怕热医疗器材的消毒、灭菌。

（一）医疗卫生方面的运用

1.内镜的灭菌

低温过氧化氢等离子体灭菌技术能在 45～75 min 实现对怕热的内镜的灭菌,真正实现无毒、快速和灭菌彻底的要求。

2.畏热器材、设备的灭菌

某些直接进入人体内的高分子材料（如心脏外科材料、一些人工器官以及某些需置入体内的医疗用品）对灭菌方法要求极高,既怕湿又不可有毒。可以用低温等离子体对这些器材进行灭菌处理。

3.各种金属器械、玻璃器械和陶瓷制品的灭菌

低温过氧化氢等离子体灭菌装置可用于各种外科器械的灭菌处理。某些玻璃和陶瓷器材也可以用等离子体进行灭菌。试验证明,外科使用的电线、电极、电池等特殊器材均可用等离子体灭菌处理。

4.空气消毒

某等离子体空气消毒机,在 20 ℃、相对湿度 60% 的条件下开启,在 20 m³ 的试验室内作用 30 min,对白色念珠菌的消除率为 99.96%,作用 60 min,对白色念珠菌的消除率达 99.98%。

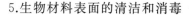

5.生物材料表面的清洁和消毒

用非沉积气体的等离子体辐射作用进行表面清洗已有多年。等离子体处理用于去除表面的接触污染,消除溅射留下的残渣,减小表面吸附等。

(二)食品加工工业中的应用

随着食品加工业的大规模发展,人们在期望食品安全的同时,对食品的营养性需求也在不断扩大。常规的高温压力蒸汽灭菌造成多种营养元素的损失已经引起人们的普遍关注。实践证明,应用低温等离子体技术来杀灭食品本身以及加工过程中污染的细菌,很少会影响到产品的鲜度、风味。

1.用于食品表面的消毒

蔬菜、水果在种植、加工、运输过程中,因与外界接触,表面经常附着具有传染性的病原微生物,其中,包括国际标准中严格限制的一项微生物指标——大肠埃希菌。利用微波激发氩气等离子体,证实了等离子体不但能够杀灭物体表面的大肠埃希菌,而且通过改变各个等离子体的处理参数,找到了影响该微生物杀灭率的条件。美国自20世纪90年代起,利用等离子体对食品表面消毒就获得了美国食品药品监督管理局的批准,并且很快应用于商业。实践证明,各类食品表面的大肠埃希菌经空气等离子体20 s～90 min的处理,细菌总数可下降2～7个对数值。日本学者开发的组合大气压下等离子体发生器,可将待消毒产品置于反应器的腔体内,使其表面直接受到活性粒子的轰击以达到消毒的目的。如使用雷达效应反应器,则可以使这些物料在远程等离子体(至少距等离子体发生中心20 cm)的范围内被空气强制对流,被迫沿着迂回的通道流经3个或更多折返,这使得待消毒产品可以不与等离子体直接接触,在一定意义上克服了某些领域不能应用该技术的限制,为该技术的应用开辟了更为广阔的前景。

2.用于液体食品的消毒

液体食品属于一类特殊的食品。通过向液体中鼓泡(通入空气和纯氧),同时将电场直接作用于液体与气体的混合态而成功地杀灭了大肠埃希菌和沙门菌。基于这一原理设计出的低温等离子体反应器在实际生产操作中可以根据微生物指标要求,采用串联方式,用多个反应单元对产品进行消毒,实验表明,杀菌效果随着反应器数量的增加而提高。利用该技术对牛奶与橙汁进行消毒,细菌总数下降了5个对数值。可见,用低温等离子体对液体食品消毒的研究,为更多的液体食品(如苹果酒、啤酒、去离子水、液态全蛋、番茄汁)的消毒提供了新的思路。

3.用于小包装食品的消毒

小包装食品在食品保质期内一般不会发生霉变,但有时也不排除因包装材料的阻氧性能和透气性能改变而引起的微生物污染。为确保产品的货架寿命,提高产品的安全性,仍需要对已包装食品进行消毒。尽管对于等离子体活性粒子(包括激发原子、分子及紫外光子)能否透过包装材料的问题尚存在异议,但比瑟尔(1982)的研究表明利用射频激发的氧气等离子体能够对包装袋内的产品进行消毒。之后,相继有工作者利用过氧化氢等离子体实现了对纸包装、塑料以及锡箔包装食品的消毒。

七、使用注意事项

(一)灭菌注意事项

使用等离子体灭菌技术必须注意:①灭菌物品必须清洁、干燥,带有水分、湿气的物品易造成灭菌失败。②能吸收水分和气体的物品(如亚麻制品、棉纤维制品、手术缝合线、纸张)不可用常规等离子体进行灭菌,因其可吸收进入灭菌腔内的气体或药物,影响等离子体质量。③难以保证带有小于 3 mm 细孔的长管道或死角的器械的灭菌效果,主要是等离子体无法穿透到管腔内,从而影响灭菌效果;器械长度大于 400 mm 亦不能用等离子体系列灭菌器处理,因为其灭菌腔容积受限;各种液体均不能用等离子体系列灭菌器处理。④必须用专门包装材料和容器包装灭菌物品。⑤使用等离子体灭菌时可在灭菌包内放化学指示剂和生物指示剂,以便进行灭菌效果的监测。化学指示剂可与过氧化氢反应,指示其穿透情况,生物指示剂为嗜热脂肪杆菌芽孢。

(二)注意安全操作规则

虽然等离子体中的某些成分(如 γ 射线、β 粒子、紫外线)可能对人体造成损害,但等离子体灭菌装置采用绝缘传输系统,灭菌腔门的内衬及垫圈材料均可吸收各种光子和射线,无外露现象。只要操作人员严格执行操作规程,等离子体灭菌装置不会对操作人员构成危害。

(王　芳)

第七节　热力消毒与灭菌

在所有的可利用的消毒和灭菌方法中,热力消毒是一种应用最早、效果最可靠、使用最广泛的方法。热可以杀灭一切微生物,包括细菌繁殖体、真菌、病毒和细菌芽孢。

一、热力消毒与灭菌的方法

热力消毒和灭菌的方法分为两类:干热和湿热消毒与灭菌。由于微生物的灭活与其本身的水量和环境水分有关,所以两种灭菌方法所需的温度和时间不同。表 17-2 所提供的数据可作为实际应用时的参考。

表 17-2　不同温度下干热、湿热灭菌的时间

灭菌方法	温度(℃)	持续时间(min)
干热	160	120
	170	60
	180	30
湿热(饱和蒸汽)	121	20
	126	15
	134	4

(一)干热消毒与灭菌

干热对微生物的作用主要有氧化、蛋白质变性、电解质浓缩引起中毒而致细胞死亡。

1.焚烧

焚烧是一种灭菌效果很好的方法,可直接点燃或在焚烧炉内焚烧,适用于对尸体、生活垃圾、诊疗废弃物、标本等废弃物的处理。

2.烧灼

烧灼是直接用火焰灭菌。它适用于微生物实验室的接种针、接种环、涂菌棒等不怕热、损坏小的金属器材的灭菌。在应急的情况下，对外科手术器械亦可用烧灼灭菌。烧灼灭菌温度很高，效果可靠，但对灭菌器械有一定的损伤性或破坏性。

3.干烤

干烤灭菌是在烤箱内进行的。烤箱可分为重力对流型烤箱、机械对流型烤箱、金属传导型烤箱、电热真空型烤箱。干烤灭菌适用于在高温下不损坏、不变质、不蒸发的物品的灭菌，如玻璃制品、金属制品、陶瓷制品、油脂、甘油、液状石蜡、各种粉剂，不适用于对纤维织物、塑料制品、橡胶制品等的灭菌。物品的导热性差或放置过密时，应适当延长作用时间；对金属、陶瓷和玻璃制品可适当提高温度，从而缩短作用时间。对有机物品，温度不宜过高，因为超过 170 ℃时有机物品就会炭化。常用温度为 160 ℃～180 ℃，灭菌时间为30～120 min。

使用烤箱灭菌时，应注意下列事项：①应洗净器械后再烤干，以防附着在其表面的污物炭化。②干烤玻璃器皿前应将其洗净并完全干燥，灭菌时勿使玻璃器皿与烤箱的底及壁直接接触。灭菌后应待温度降至 40 ℃以下再打开烤箱，以防玻璃器皿炸裂。③物品包装不宜过大，放置的物品勿超过烤箱内容积的2/3。物品之间应留有空隙，以利于热空气对流。粉剂和油脂不宜太厚，以利于热的穿透。④灭菌过程中不得中途打开烤箱放入新的待灭菌物品。⑤棉织品、合成纤维、塑料制品、橡胶制品、导热性差的物品及其他在高温下易损坏的物品，不可用干烤灭菌。⑥灭菌时间应从烤箱内温度达到要求温度时算起。

4.红外线辐射灭菌

红外线辐射灭菌被认为是干热灭菌的一种。红外线是波长为 0.77～1 000 μm 的电磁波，有较好的热效应，以 1～10 μm 波长的热效应最强。红外线由红外线灯泡产生，不需要经空气传导，加热速度快，但热效应只能在直射到的物体表面产生，因此不能使一个物体的前、后、左、右均匀受热。不同颜色对红外线的吸收不同，颜色越深，吸收越多，反之则少。离光源的距离越近，受热越多，反之则少。

（二）湿热消毒与灭菌

1.煮沸消毒

煮沸消毒方法简单、方便、经济、实用，效果比较可靠。目前在家庭和基层医疗卫生单位，煮沸消毒仍然是一种常用的消毒方法。煮沸消毒的杀菌能力比较强，一般水沸腾以后再煮 5～15 min即可达到消毒目的。当水温达到 100 ℃时，几乎能立刻杀死细菌繁殖体、真菌、立克次体、螺旋体和病毒。水的沸点受气压的影响，不同高度的地区气压不同，水的沸点亦不同。因此，地势较高的地区，应适当延长煮沸时间。煮沸消毒时，在水中加入增效剂，如 2%的碳酸钠，煮沸 5 min即可达到消毒要求，同时还可以防止器械生锈。对不能耐热 100 ℃的物品，在水中加入 0.2%的甲醛，煮 80 ℃维持 60 min，也可达到消毒目的。肥皂（0.5%）、碳酸钠（1%）亦可作为煮沸消毒的增效剂。但选用增效剂时，应注意其对物品的腐蚀性。

煮沸消毒适用于食具、食物、棉织品、金属及玻璃制品的消毒。塑料、毛皮、化学纤维织物等怕热物品则不能用煮沸法消毒。煮沸消毒可用煮锅，亦可用煮沸消毒器。国产煮沸消毒器有两类：电热煮沸器和酒精灯加热煮沸器。

煮沸消毒时应注意：消毒时间应从水煮沸后算起，煮沸过程中不要加入新的消毒物品，应把被消毒物品全部浸入水中。应保持消毒物品清洁，消毒前可冲洗。给注射器消毒时，应把针筒、针心、针头拆开、分别放置,应垂直放置碗、盘等不透水物品,以利于水的对流。一次消毒物品不宜过多,一般应少于消毒器容量的3/4。给棉织品煮沸消毒时,应适当搅拌。

2.流通蒸汽消毒法

流通蒸汽消毒法又称为常压蒸汽消毒,是在1个大气压下,用100 ℃左右的水蒸气进行消毒。其热力穿透主要依靠两个因素:水蒸气凝聚时释放的潜伏热(2 259.4 J/g)、水蒸气凝聚收缩后产生的负压(体积缩小99.94%)。水蒸气放出潜伏热,另外,产生负压,使外层的水蒸气又补充进来,因此热力不断穿透到深处。

流通蒸汽消毒器很多,最简单的工具是蒸笼。其基本结构包括蒸汽发生器、蒸汽回流罩、消毒室与支架(图17-7)。

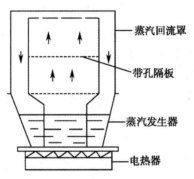

图17-7 流通蒸汽消毒器的基本结构

流通蒸汽有较强的杀菌作用,可以使菌体蛋白含水量增加,使其易被热力所凝固,加速微生物的灭活。这种消毒方法常用于食品、餐具的消毒和其他一些不耐高热物品的消毒。流通蒸汽消毒的作用时间应从水沸腾后有蒸汽冒出时算起。

流通蒸汽也可采用间歇灭菌,尤其是对细菌芽孢污染的物品,即第1天、第2天、第3天各消毒30 min,间隔期间将物品存放在室温中。对不具备芽孢发芽条件的物品,则不能用此法灭菌。

3.巴氏消毒法

巴氏消毒法起源于对酒加热50 ℃~60 ℃以防止其腐败的观察,在国内外广泛应用于对牛奶的消毒,可以杀灭牛奶中的布鲁氏菌、沙门菌、牛分枝杆菌和溶血性链球菌,但不能杀灭细菌芽孢和嗜热性细菌。牛奶的巴氏消毒有两种方法:一是加热至62.8 ℃~65.6 ℃,至少保持30 min,然后冷却到10 ℃以下;二是加热至71.7 ℃,保持至少15 min,然后冷却到10 ℃以下。巴氏消毒法可用于血清的消毒和疫苗的制备。对血清一般加热至56 ℃,作用1 h,每天1次,连续3 d,可使血清不变质。制备疫苗时一般加热至60 ℃,作用1 h。

4.低温蒸汽消毒

低温蒸汽消毒最初用于给羊毛毡消毒。它的原理是将蒸汽输入预先抽真空的压力锅内后,通过控制压力锅的压力来精确地控制压力锅内蒸汽的温度。消毒时多采用60 ℃~80 ℃。

5.热浴灭菌

将物品放于加热的介质中,如油类、甘油、液状石蜡或各种饱和盐类溶液,将温度维持在一定的范围内进行灭菌,称为热浴灭菌法。热浴灭菌是在不具备专门的压力蒸汽灭菌设备时或其他特殊情况下使用的一种简易方法。由于它不能处理大型物品,并需专人守候,调节温度,使用受到限制。

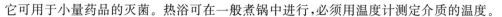

它可用于小量药品的灭菌。热浴可在一般煮锅中进行,必须用温度计测定介质的温度。

6.压力蒸汽灭菌

压力蒸汽灭菌时,因处于较高的压力下,穿透力比流通蒸汽要强,温度要高得多。

(1)常用压力蒸汽灭菌器及其使用方法:常用的压力蒸汽灭菌器有下排气式压力蒸汽灭菌器、预真空压力蒸汽灭菌器和脉动真空压力蒸汽灭菌器。下排气式压力蒸汽灭菌器下部设有排气孔,用以排出内部的冷空气,预真空压力蒸汽灭菌器和脉动真空压力蒸汽灭菌器连有抽气机,通入蒸汽前先抽真空,以利于蒸汽的穿透。

手提式压力蒸汽灭菌器:是实验室、卫生和防疫单位等常用的小型压力蒸汽灭菌器,由铝合金材料制造。重量为12 kg左右,使用压力<1.4 kg/cm²。①主要部件:压力表1个,用以指示压力锅内的压力;排气阀1个,下接排气软管,伸至盛物桶的下部,用以排除冷空气;安全阀1个,当压力锅内的压力超过 1.4 kg/cm² 时,可自动开启排气。②使用方法:在压力锅内放入约 4 cm 深的清水,将待消毒物品放入盛物桶内,注意放入物品不宜太多,被消毒物品间留有间隙,盖上锅盖,将排气软管插入盛物桶壁上的方管内,拧紧螺丝,将压力锅放到火源上加热,至水沸腾 10~15 min,打开排气阀,放出冷空气,至有蒸汽排出时,关闭排气阀,使压力锅内的压力逐渐上升;至所需压力时,调节火源,维持到预定时间,对需要干燥的固体物品灭菌时,可打开放气阀,排出蒸汽,待压力指针恢复到"0"位时,打开盖子,取出消毒物品;若给液体消毒,则应去掉火源,慢慢冷却,以防止减压过快,造成猛烈沸腾而使液体外溢和瓶子破裂。

立式压力蒸汽灭菌器:是一种老式压力锅,亦是下排气式,由双层钢板圆筒制成,两层之间可以盛水,盖上有安全阀和压力表,内有消毒桶,桶下部有排气阀。消毒桶容积为 48 L。压力锅一侧装有加水管道和放水龙头。灭菌器全重 60 kg 左右,可用于实验室、医院及卫生防疫机构的消毒和灭菌。使用时需加水16 L左右。使用方法与手提式压力蒸汽灭菌器相同。一般物品灭菌常用压力为 1.05 kg/cm²,在此压力下温度为 121 ℃,维持 15 min。

卧式压力蒸汽灭菌器:这种灭菌器的优点是消毒物品的放入和取出比较方便。消毒物品不至于因堆放过高影响蒸汽流通,多使用外源蒸汽,不会因加水过多而浸湿消毒物品。卧式压力蒸汽灭菌器常用于医院和消毒站,适用于处理大批量消毒物品。

卧式压力蒸汽灭菌器有单扉式和双扉式。前者只有一个门,供放入污染物品和取出消毒物品,后者有前后两个门,分别用于取出消毒物品和放入污染物品。主要部件有消毒柜室、柜室压力表、夹层外套、外套夹层压力表、蒸汽进入管道、蒸汽控制阀、压力调节阀、柜室压力真空表、空气滤器等。柜室内有蒸汽分流挡板和放消毒物品的托盘,门上有螺旋插销门闩,使用压力为2.8~5.6 kg/cm²。

预真空压力蒸汽灭菌器:是新型的压力蒸汽灭菌器。这种灭菌器的优点是灭菌前先抽真空,灭菌时间短,对消毒物品损害轻微,在消毒物品放置拥挤的情况下亦能达到灭菌效果,甚至可以给有盖容器内的物品灭菌,而且工作环境温度不高,消毒后的物品易干燥等。整个灭菌过程采用程序控制,既节省人力又稳定可靠。缺点是价格较贵,发生故障时修理较困难。

脉动真空压力蒸汽灭菌器:脉动真空压力蒸汽灭菌器是目前医学领域使用最广泛、最安全有效的医疗器械灭菌。对脉动真空压力蒸汽灭菌监测 6 480 锅次,包内化学指示卡监测合格率为 99.9%,温度监测合格率 99.8%,生物指示剂监测合格率为 100%,因此,运行良好的脉动真空压力蒸汽灭菌器的灭菌效果可靠。

快速压力蒸汽灭菌器:随着医疗技术的快速发展,医院手术及口腔、内镜诊疗患者的增多,医疗器械库存不足的问题日益突出,传统的消毒、灭菌方法渐渐不能满足临床的需要,一系列快速灭菌方法便应运而生,快速压力灭菌技术就是其中之一。新的快速压力蒸汽灭菌器体积小,智能化程度高,基本能满足临床的需要。但是也暴露了不少问题,一是缺乏过程监控和结果的监测记录,二是存在二次污染的问题,三是灭菌前很多器械清洗得不彻底,因此要加强培训和管理。

(2)压力蒸汽灭菌的合理应用:压力蒸汽灭菌虽然具有灭菌速度快、温度高、穿透力强、效果可靠等优点,但如果使用不得当,亦会导致灭菌的失败。

压力蒸汽灭菌器内空气的排除:压力蒸汽灭菌器内蒸汽的温度不但和压力有关,而且和蒸汽的饱和度有关。如果灭菌器内的空气未排除或未完全排除,则蒸汽不能达到饱和,虽然压力表达到了预定的压力,但蒸汽的温度未达到要求,结果将导致灭菌失败。检查灭菌器内冷空气是否排净的方法是在排气管的出口处接一根皮管,将另一端插入冷水盆中,若管内排出的气体在冷水中产生气泡,则表示尚未排净,仍需继续排气;若不产生气泡,则表示灭菌器内的冷空气已基本排净。如果灭菌器内有一定量的蒸汽之后再排气,则有利于空气排净。

灭菌的时间计算:应从灭菌器腔内达到要求温度时算起,至灭菌完成为止。灭菌时间的长短取决于消毒物品的性质、包装的大小、放置位置、灭菌器内空气排空程度和灭菌器的种类。灭菌时间由穿透时间、杀灭时间和安全时间三部分组成。穿透时间随不同包装、不同灭菌物品而不同。杀灭微生物所需时间一般用杀灭脂肪嗜热芽孢杆菌的芽孢所需时间来表示。在121 ℃时需12 min,132 ℃时需2 min,115 ℃时需30 min。安全时间一般为维持时间的一半。

消毒物品的包装和容器要合适:消毒物品的包装不宜过大、过紧,否则不利于蒸汽的穿透。下排气式压力蒸汽灭菌器的敷料包一般不应大于30 cm×30 cm×25 cm,预真空压力蒸汽灭菌器和脉动真空压力蒸汽灭菌器的敷料包不应大于30 cm×30 cm×50 cm。盛装消毒物品的盛器应有孔,最好用铁丝框。过去常将消毒物品(尤其是注射器)放入铝饭盒内,但饭盒加盖后蒸汽难以进入,内部的空气亦不易排出,按规定时间灭菌常不能达到预期效果。顾德鸿研制的注射器灭菌盒解决了这一问题。该盒的盖和底上有许多小孔,内面各固定一张耐高压滤纸,蒸汽可以自由通过而尘埃和细菌则不能进入。

消毒物品的合理放置:消毒物品过多或放置不当均可影响灭菌效果。一般来说,消毒物品的体积不应超过灭菌室容积的85%,也不能少于15%。放置消毒物品时应注意物品之间留有一定空隙,以利于蒸汽的流通;应把大敷料包放在上层,以利于内部空气的排出和热蒸汽的穿透,应倒放空容器,以利于冷空气的排出,垂直放置消毒物品可取得更佳的灭菌效果。

控制加热速度:使用压力蒸汽灭菌时,升温过快,柜室温度很快达到了要求温度,而消毒物品内部达到要求温度则还需较长时间,因此,在规定的时间内往往达不到灭菌要求,所以必须控制加热速度,使柜室温度逐渐上升。

消毒物品的预处理:对带有大量有机物的物品,应先进行洗涤,再高压灭菌。灭菌前应先把橡皮管浸泡于0.5%氢氧化钠或磷酸三钠溶液中,使溶液流入管内,并应注意防止产生气泡,然后煮沸15~20 min,以除去管内遗留的有机物。煮沸后用自来水冲洗管内外遗留的碱性洗涤液,再用蒸馏水冲洗,随即进行压力灭菌。由于管内有水分,温度升高快,易达到灭菌效果。

防止蒸汽超热:在一定的压力下,若蒸汽的温度超过饱和状态下应达到的温度2 ℃以上,即成为超热蒸汽。超热蒸汽温度虽高,但像热空气一样,遇到消毒物品时不能凝结成水,不能释放潜热,所以对灭菌不利。防止超热现象的办法是勿使压力过高的蒸汽进入柜室内,对吸水物品灭菌前不应过分干燥,灭菌时含水量不应低于5%;使用外源蒸汽灭菌器时,不要使夹套的温度高于柜室的温度,两者应相接近,控制蒸汽输送管道的压力,勿使蒸汽进入柜室时减压过多,放出大量的潜热,灭菌时不要先把压力高的蒸汽加热到要求温度,然后再降低压力,蒸汽发生器内加水量应多于产生蒸汽所需水量。

注意安全操作:每次灭菌前应检查灭菌器是否处于良好的工作状态,尤其是安全阀是否良好;加热和送气前检查门或盖是否关紧,螺丝是否拧牢,加热应均匀,开、关送气阀时动作应轻缓;灭菌完毕减压不可过猛,压力表回归"0"位时才可打开盖或门;对烈性污染物灭菌时,应在排气孔末端接一个细菌滤器,防止微生物随冷空气冲出形成感染性气溶胶。

除各种专用的高压灭菌器之外,炊事压力锅亦可用于消毒、灭菌,适用于家庭、没有压力灭菌器的基层医疗卫生单位和私人诊所的消毒、灭菌。在野战和反生物战条件下,家用压力锅亦是简单、方便、效果可靠的消毒、灭菌器材。

家用压力锅的使用方法:首先根据压力锅的大小加入适量的水;将消毒物品放在锅内的支架上,勿使物品靠得太紧,密封盖口,把锅放在热源上加热;待有少量蒸汽从排气孔排出时,将限压阀扣在排气孔的阀座上;当限压阀被排出的蒸汽抬起时减少加热,维持压力15~20 min,然后退火,冷却,取下限压阀,使蒸汽排出;蒸汽排尽后,打开压力锅,取出消毒物品。有报道以脂肪嗜热芽孢杆菌的芽孢为指示菌,检查了家用压力锅对牙科器材的灭菌效果,结果试验组芽孢全部被杀灭,而对照组均有芽孢生长,认为家用压力锅是一种快速、有效、廉价的灭菌方法,可用于少量器械的灭菌。

二、热对微生物的杀灭作用和影响因素

(一)热对微生物的杀灭作用

热可以杀灭各种微生物,但不同种类的微生物对热的抵抗力不同。细菌繁殖体、真菌和病毒容易杀灭。细菌芽孢的抵抗力比其繁殖体的抵抗力强得多。炭疽杆菌的繁殖体在80 ℃只能存活2~3 min,而其芽孢在湿热120 ℃条件下能存活10 min。肉毒杆菌芽孢对湿热亦有较强的抵抗力,在120 ℃可存活4 min,而在100 ℃可存活330 min。立克次体对热的抵抗力较弱,一般能杀灭细菌繁殖体的温度亦可杀灭立克次体。大多数病毒对热的抵抗力与细菌繁殖体相似。抵抗力较强的病毒(如脊髓灰质炎病毒),在湿热75 ℃条件下能存活30 min。婴儿腹泻病毒对湿热70 ℃可耐受1 h以上,在湿热100 ℃条件下5 min才能灭活。肝炎病毒亦是对热的抵抗力较强的病毒,甲型肝炎病毒在56 ℃湿热30 min仍能存活,煮沸1 min可破坏其传染性,压力蒸汽121 ℃能迅速致其死亡。乙型肝炎病毒在60 ℃能存活4 h以上;85 ℃作用60 min才能将其杀死,压力蒸汽在121 ℃作用1 min才能将其抗原性破坏,180 ℃干热作用1 min可以将其灭活。因为病毒抗原的破坏晚于病毒的杀灭,所以用乙型肝炎表面抗原作为乙型肝炎病毒灭活指标的方法有待商榷。

在不同温度下培养的微生物对热的抵抗力也不一样。一般来说,在最适宜温度下培养的微生物和生长成熟的微生物抵抗力强。热对多种微生物的致死时间见表17-3。

表 17-3　热对多种微生物的致死时间

抵抗力	微生物	热致死时间（min）				
		煮沸	压力蒸汽		干热	
		100 ℃	121 ℃	130 ℃	160 ℃	180 ℃
弱	非芽孢菌、病毒、真菌和酵母菌	2	1	<1	3	<1
较弱	黄丝衣菌素、肝炎病毒、产气荚膜杆菌	5	2	<1	4	
中等	腐败梭状杆菌（芽孢）、炭疽杆菌芽孢	10	3	<1	6	<1
高等	破伤风梭菌（芽孢）	60	5	1	12	2
特等	嗜热脂肪芽孢杆菌芽孢、肉毒杆菌芽孢	500	12	2	30	5

从表 17-3 可以看出，无论是干热还是湿热，对微生物繁殖体的杀灭作用都比对芽孢的杀灭作用大得多。热对不同芽孢的灭活能力不同。用饱和蒸汽 121 ℃ 灭活 10^6 个枯草芽孢杆菌黑色变种芽孢，所需时间少于 1 min，而在同样暴露的情况下，杀灭嗜热脂肪芽孢杆菌的芽孢 10^5 个，则需要 12 min。但在干热灭菌时，枯草芽孢杆菌黑色变种芽孢的抵抗力则比嗜热脂肪芽孢杆菌的芽孢的抵抗力更强。

（二）微生物热灭活的影响因素

一般认为，影响微生物热死亡的因素可以概括为 3 类：①由遗传学决定的微生物先天的固有抗热性；②在细菌生长或芽孢形成的过程中，环境因素对其抗热力的影响；③在对细菌或芽孢加热时，有关环境因素的影响。

1.影响微生物对热抵抗力的因素

（1）微生物的种类：不同种类的微生物或同种微生物的不同株对热的抵抗力有很大的差别。由强到弱依次为朊病毒＞肉毒杆菌芽孢＞嗜热脂肪芽孢杆菌芽孢、破伤风梭菌芽孢＞炭疽杆菌、产气荚膜杆菌＞乙型肝炎病毒、结核杆菌、真菌＞非芽孢菌和普通病毒。

（2）微生物的营养条件：研究证明，不同营养条件下生长的微生物对热的抵抗力不同。不同的培养基成分（如糖、氨基酸、脂肪酸、阳离子、磷酸盐）可影响微生物生长的数量，亦可影响微生物对热的抵抗力。干酪素消化培养基、各种植物抽提物培养基均能形成对热的抵抗力强的芽孢。在培养基内加入磷或镁，加入可利用的碳水化合物、有机酸或氨基酸时，微生物的对热的抵抗力也可提高。表 17-4 列出了卵清蛋白含水量与凝固温度的关系。

表 17-4　卵清蛋白含水量与凝固温度的关系

卵清蛋白含水量（%）	凝固温度（℃）
50	56
25	74～80
18	80～90
6	145
0	160～170

（3）生长温度的影响：微生物生长环境的温度对其对热的抵抗力有明显的影响。有报道，炭疽杆菌芽孢对热的抵抗力随培养温度的升高而增强；一些嗜热芽孢杆菌芽孢在较高温度下生长，

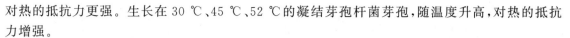

对热的抵抗力更强。生长在 30 ℃、45 ℃、52 ℃的凝结芽孢杆菌芽孢,随温度升高,对热的抵抗力增强。

(4)菌龄和生长阶段:一般认为,成熟的微生物比未成熟的微生物对热的抵抗力强。繁殖体型微生物在不同生长阶段对热的抵抗力亦不相同。耐热链球菌在生长对数期的早期,对热的抵抗力强;大肠埃希菌在静止期对热的抵抗力较强,增长最快时对热的抵抗力最强。

(5)化学物质:化学处理可以改变芽孢对热的抵抗力。钙离子可使芽孢对热的抵抗力增强,而水合氢离子可使芽孢对热的抵抗力降低。

2.微生物所处的环境

(1)有机物的影响:当微生物受到有机物保护时,需要提高温度或延长加热时间,才能取得可靠的消毒效果。用热杀灭脂肪内的芽孢比杀灭在磷酸盐缓冲液中的芽孢困难得多。不同类型的脂肪提高芽孢对热的抵抗力不同。

(2)物体的表面性质:污染在不同物体表面的微生物对热的抵抗力不同。

3.加热环境的影响

(1)pH 和离子环境:培养液的 pH、缓冲成分、氯化钠、阳离子、溶液的类型等对热力消毒均有一定的影响。

(2)相对湿度:相对湿度是(relative humidity,RH)指实际水蒸气的压力与在同等条件下饱和水蒸气压力之比。湿热灭菌时 RH＝100％,干热灭菌时 RH＜100％,可以是0～100％的任何数值。干热灭菌时,微生物的灭活率是其含水量的函数,而微生物的含水量是由其所处的环境 RH 决定的,所以灭活率随灭菌环境的 RH 变化,RH 越高,灭菌效果越好。

(3)温度:温度表示热能的水平,是热力消毒和灭菌的主要因素。无论是干热还是湿热,均是随温度的升高,微生物灭活的速度加快。在干热灭菌时,细菌芽孢热灭活的 Z 值变化范围是 15 ℃～30 ℃;在湿热灭菌中,Z 值的范围是 5 ℃～12 ℃。干热和湿热灭菌 Z 值的差别可能是它们的作用机制不同造成的。

(4)气压:气压直接影响水及蒸汽的温度,气压越高,水的沸点越高。不同海拔高度的气压不同,水的沸点也不同,故在高原上煮沸消毒时应适当延长消毒时间。

(5)被消毒物品的种类及大小:物品的传热能力可影响消毒效果。例如,给金属制品煮沸消毒,一般 15 min 即可,而给衣服消毒则需 30 min。密封瓶子中的油比水更难消毒,因为油不产生蒸汽。被消毒物品的大小对热力消毒也有影响,过大的物品的内部不易达到消毒效果,故需要根据物品的种类和大小确定消毒的时间。

三、热力灭菌效果的监测

(一)压力蒸汽灭菌器灭菌效果的监测

1.工艺监测

压力蒸汽灭菌工艺监测包括灭菌设备故障检查,确保灭菌温度、时间、蒸汽质量不出问题,灭菌物品的包装材料、大小、摆放等。

2.留点温度计测试法

留点温度计的构造和体温表相同,其最高指示温度为 160 ℃。使用时先将温度计内的水银柱甩到50 ℃以下,然后放入消毒物品内的最难消毒处,灭菌完毕,取出观察温度示数。留点温度计指示的温度即灭菌过程中达到的最高温度。缺点是不能指示达到所指示温度的持续时间,仅可根据所达到的温度分析消毒效果。

3.化学指示剂测试法

化学指示器材是检测压力蒸汽灭菌的最常用器材,主要有以下几种。①指示胶带和标签:这类器材使用时贴于待灭菌包外,灭菌处理后色带由淡黄色变为黑色,用以指示已经灭菌处理,但不能指示灭菌效果。②化学指示卡:分 121 ℃和 132 ℃指示卡,既可指示灭菌时的温度,又可以指示达到灭菌温度的持续时间,用于间接指示压力蒸汽灭菌效果,使用时放于待灭菌包内,灭菌后取出,观察指示色块是否达到标准颜色,以判断是否达到灭菌要求,使用起来很方便。③指示管:化学物质都有一定的熔点,只有当温度达到熔点时其才会熔化。熔化了的物质冷却后仍再凝固,但其形态可与未熔化时的晶体或粉末相区别。据此原理,可以把一些熔点接近于压力蒸汽灭菌要求温度的化学物质的晶体或粉末装入小玻璃管(一般长为2 cm,内径为0.2 mm)内。高压灭菌时将指示管放入消毒物品内,灭菌完毕取出,观察指示管内的化学物质是否已熔化。但是指示管只能指示灭菌过程是否达到了预定温度,而不能指示温度的持续时间,现在较少使用。

布德鲁等为了使指示管既能指示温度,又能指示温度持续的时间,精心设计了一种温度和时间控制管。迪亚克指示管是国外专用于测试压力蒸汽灭菌效果的商品指示管之一。管内有1片淡棕色迪亚克片,在温度为120 ℃~122.2 ℃时,经5~8 min 全部熔化,当温度为118.3 ℃时需20~30 min 才能熔化。使用时将其放在消毒物品内,消毒后可根据其是否熔化来分析灭菌效果。布朗小管是装有红色液体的小玻璃管,为国外市售品,当温度为 120 ℃时经 16 min,或130 ℃时经 6.5 min,小管内的红色液体变为绿色。

近几年来,国外市场上一种新的检测管被用于消毒、灭菌效果的监测,这种管用来模拟各种有腔导管的灭菌,效果比较可靠。

4.生物监测法

生物监测法是最可靠的检查方法,可直接取得灭菌效果资料。

(1)指示菌株:国际通用的热力灭菌试验代表菌为嗜热脂肪芽孢杆菌芽孢,它的抗湿热能力是所有微生物(包括芽孢)中最强的。煮沸 100 ℃死亡时间是 300 min;压力蒸汽121 ℃时死亡时间是 12 min,132 ℃时死亡时间是 2 min;干热 160 ℃时死亡时间为 30 min,180 ℃时死亡时间为5 min。这种芽孢对人不致病,在 56 ℃下生长良好,可以在溴甲酚紫葡萄糖培养基上生长,可使葡萄糖分解、产酸,使培养基由紫色变成黄色,用该菌制备生物指示剂要求每片含菌量在 $5.0 \times 10^5 \sim 5.0 \times 10^6$ cfu。

(2)菌片制备和测试包括嗜热脂肪芽孢杆菌芽孢菌液的制备方法、载体(布片或滤纸片)的制作方法和染菌方法等。

测试时将菌片装入灭菌小布袋内(每袋 1 片),以防止菌片被污染。然后将装有菌片的布袋放入消毒物品内部。灭菌后取出菌片,接种于溴甲酚紫蛋白胨液体培养管内,56 ℃下培养48 h,观察初步结果,7 d后观察最后结果。溴甲酚紫蛋白胨液体原为淡紫色,若培养后颜色未变,液体不发生浑浊,则说明芽孢已被杀灭,达到了灭菌效果;若变成黄色,液体浑浊,则说明芽孢未被杀灭,灭菌失败。

常见的还有自含式生物指示剂,其将指示菌和培养液混为一体,不需要自己准备培养液,使用方法与菌片法相同,但培养时间由 7 d 缩短为 48 h,使用很方便。自含式生物指示剂是目前医院中最为常用的生物指示剂。

5.温度×时间自动记录仪

温度×时间自动记录仪是一种较先进的压力、温度和时间测定仪,以电子形式记录,有人机界面,具有较高的精度,灭菌过程完毕,可以用智能信号转换器将整个灭菌过程的状态在电脑上重现。

（二）干热灭菌器灭菌效果的检查

1.热电偶和留点温度计测试法

这两种测试法可指示灭菌物品包内部的温度。但因为一般烤箱都设有温度计,可以从外部直接观察烤箱内部的温度,所以这两种测试法并不太常用。

2.化学指示管

在压力蒸汽灭菌效果检查中应用,仅能指示达到的温度而不能指示达到温度所需时间的化学指示管,在干热灭菌中一般是不用的。国外出售专用于测定干热灭菌效果的指示管。布朗Ⅲ号管在 160 ℃、60 min,可由红色变为绿色;布朗Ⅳ号管在 170 ℃、30 min,可由红色变为蓝色。

3.生物监测法

使用菌株为枯草芽孢杆菌黑色变种芽孢,含菌量为 $5.0×10^5 ∼ 5.0×10^6$ cfu/mL。现在已经有商品化的生物监测管。

测试时将菌片装入灭菌试管内（每袋 1 片）,在灭菌器与每层门把手对角线内、外角处各放置 1 个含菌片的试管,把试管帽置于试管旁,关好柜门,经一个灭菌周期后,待温度降至 80 ℃,加盖试管帽后取出试管。在无菌条件下,加入普通营养肉汤培养基（每管 5 mL）,于 37 ℃培养 48 h,初步观察结果,让无菌生长管继续培养 7 d。若每个接种了指示菌片的肉汤均澄清,判为灭菌合格,若有接种了指示菌片的肉汤浑浊,判为不合格。对难以判定的肉汤,将 0.1 mL 肉汤接种于营养琼脂平板,37 ℃培养 48 h,观察菌落形态并涂片、镜检,判断是否有菌生长,若有菌生长为不合格,若无菌生长判为合格。生物监测管的使用方法同上,无须接种,取出后直接培养即可。

四、过滤除菌

用物理阻留方法去除介质中的微生物,称为过滤除菌。大多数情况下,过滤只能除去微生物而不能将其杀死。处理时,必须使被消毒的物质通过致密的滤材从而将其中的微生物滤除,因此过滤除菌只适用于液体、气体等流体物质的处理。过滤乳剂、水悬剂后,剂型即被破坏,故不宜使用此法。过滤除菌的效率主要随滤材性能而异,微生物能否被滤除,则取决于它的大小。

过滤除菌净化材料近几年发展较快,特别是有机高聚物制备膜过滤材料,被认为是21世纪有发展前途的高科技产品之一。常用的高分子膜材料有纤维素类、聚砜类、聚丙烯腈、聚偏氟乙烯、聚醚酮、聚酰亚胺。高分子纳米滤膜是近年来国际上发展较快的膜品种之一,该类膜对相对分子质量在 300 以上的有机物的截留率较高,对细菌、病毒的过滤效果较好。

（王　芳）

第八节　电离辐射灭菌

20 世纪 50 年代,美国科学家用电子加速器进行实验,证明电子辐射能使外科缝合线灭菌。这种利用γ射线、X 射线或离子辐射穿透物品,杀死其中的微生物的低温灭菌方法,统称为电离辐射灭菌。由于电离辐射灭菌是低温灭菌,不发生热的交换,与常用的压力蒸汽灭菌相比,具有穿透力强、灭菌彻底、可对包装后的产品灭菌、不污染环境、可在常温常湿下处理等优点,所以适用于怕热、怕湿物品的灭菌,而且适合大规模的灭菌。目前,不少国家对大量医疗用品、药品、食品均采用电离辐射灭菌。对电离辐射中的安全问题,各国有不同的法律和规章制度来保证。

一、辐射的种类

电离辐射可以大致分为两类:即电离辐射(非粒子性的)和粒子辐射(加速电子流)。按其来源分为 X 射线、γ 射线。

(一)γ 射线

γ 射线是光子流,其波长很短,因为它们不带电,所以在磁场中不发生偏转。γ 射线通常是在原子核进行衰变或衰变中伴随发射出来的。原子核发生 α 或 β 衰变时,所产生的子核常常处于较高的状态——核激发态,而当子核从激发态跃迁到能量较低的激发态或基态时,就会放出γ 射线。

(二)X 射线

X 射线的本质与 γ 射线的本质是一样的,属于电磁辐射。但它们发起的方式不同,X 射线的发射是从原子发生的,当有一个电子从外壳层跃迁到内壳层时将能量以 X 线发射出来,X 射线或由用人工制造的加速器产生的快中子轰击重金属所产生。

(三)粒子辐射

粒子的辐射有多种。天然存在的 α 射线、β 射线穿透力弱,不适用于辐射加工。而人为产生的正电子、质子、中子、介子和重离子束穿透物质的能力有限,并且价格昂贵,难于生产,还会导致被照物质呈现明显的放射性。电子加速器将电子加速到非常高的速度时,电子即获得了能量和穿透力,实际上将电子获得的能量限制在不超过 10 MeV 的水平上(如果再增加能量将可能使被照物质获得放射性),其在单位密度的物质里的穿透深度是 0.33 cm/MeV,远低于 γ 射线。

二、电离辐射剂量和剂量单位

(一)能量

电子伏特(eV)指单个电子在 1 V 电压作用下移动获得的能量。1 电子伏特(eV)等于 1.602×10^{-19} 焦耳(J),该单位可用于电磁辐射和粒子辐射。$1 \text{ MeV} = 10^6 \text{ eV}$。

(二)吸收剂量

电离辐射照射物体时,将全部或部分能量传给受照射物体,或者说,受照射物体吸收电离辐射的全部或部分能量,这种能量通常称为剂量。

(三)照射量

照射量是 X 射线或 γ 射线在每单位质量空气中释放出来的所有电子被空气完全阻止时,在空气中产生的带正电或负电的离子总电荷。

(四)剂量当量

一定的吸收剂量所产生的生物效应,除了与吸收剂量有密切关系外,还与电离辐射的类型、能量及照射条件等因素有关。对吸收剂量采用适当的修正因子后就可以与生物效应有直接的联系。这种经过修正的吸收剂量就称为剂量当量。

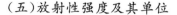

（五）放射性强度及其单位

放射性强度是用来描写放射性物质衰变强弱的,表示单位时间内发生衰变的原子核数(以每秒若干衰变数表示),放射性强度常用的单位为居里(Ci)。某一放射源每秒能产生 3.7×10^{10} 次原子核衰变,该源的放射性强度即为 1 Ci。

三、电离辐射装置

大规模辐射灭菌通常使用两种类型的辐射源,一种是用放射性核素(如[60]钴)作辐射源的装置,另一种是将电子加速到高能的电子加速器。

（一）[60]钴辐射源装置

[60]钴(^{60}Co)是放射性核素,其半衰期为 5.3 年,每年放射性强度下降 12.6%。[60]Co 是一种发电中核产物的副产品,造价相当低廉。常用的源强为 105~106 Ci。辐射装置必须被放在能防辐射的特殊混凝土中,不用时将放射源放入深水井中,工作人员可安全进入,需要照射时将其升到照射位置即可。

（二）[60]铯辐射源装置

[60]铯也可释放 γ 射线,是一种常用的 γ 射线辐射源。

（三）电子加速器

电子加速器实质上是把带电的粒子在强电场力的作用下,经过真空管道,加速到一定能量的设备。辐射灭菌应用的加速器与工业上应用的加速器一样,必须具备以下的一些基本要求:①能连续、可靠地工作。②有足够大的输出功率。③性能稳定。④有较高的效率。⑤操作方便,维修简单。⑥屏蔽条件良好,可以保证操作人员的安全。加速的电场可以是静电场,也可以是高频周期电场。一般将加速器分为两种:一种是脉冲流加速器,另一种是直流加速器。电子加速器与放射性核素相比,具有功率大、可以随时停机、停机后不消耗能量、没有剩余射线、可以直接利用电子进行辐射、射线的利用率高等特点。通常用于辐射灭菌的机器是 5~10 MeV 的电子加速器。

四、影响辐射灭菌效应的因素及剂量选择

（一）影响因素

1.微生物的种类和数量

微生物对辐射固有的耐受性为抗性,不同类型的微生物对辐射灭菌的效应是不同的,同一菌种含菌量不同,则辐射敏感性也不同。

电离辐射灭菌剂量的确定与物品的初始污染菌对辐射的敏感性和拟达到的灭菌保证水平等因素有关。在众多因素中,初始污染菌的数目与灭菌剂量的关系最为密切。初始污染菌数越多,灭菌后留下杀死的菌体多,这些死菌体都将成为致热原,因此必须降低产品的初始污染菌数。初始污染菌数与以下因素有关,即原料、环境和人员因素,操作技术因素,产品的贮存条件(时间、温度、湿度)因素。

初始污染菌数是决定产品辐射灭菌剂量的一个重要依据,也关系到其他医疗产品辐射灭菌剂量和临床应用的安全性。

(1)样品细菌回收率计算:平均回收率=(洗脱的平均菌数/洗脱前染菌的平均菌数)×100%。

(2)校正因子的计算:校正因子=100/平均回收率。

（3）辐射剂量的确定：根据初始污染菌数，查找 ISO1137 标准附录 B 方法 1 获得最低灭菌剂量。

辐射产品初始污染菌情况是评判企业生产的先进程度的重要指标之一，反映了企业对生产环境的控制能力。因此，企业应通过改进生产工艺、治理生产环境，以高标准的卫生环境设施，精密的卫生学测试手段和良好的生产控制水平来降低初始污染菌数，确保产品的卫生质量。

2.介质

微生物所依附的介质对辐射效应影响很大。不同介质辐射后产生不同的自由基，这些不同的自由基和微生物相互作用的效果不同，因此，不同介质对辐射效应的影响是不同的。

3.温度

许多生物大分子和生物系统的辐射敏感性随照射时温度降低而降低。温度降低，早期辐射作用产生的自由基减少或在低温下（冰点以下）水自由基的扩散受限，从而酶分子和自由基相互作用的机会减少，所以高温可使酶对辐射敏感性增加。

4.氧气

在氧气或空气中照射生物大分子（酶和核酸），其辐射敏感性一般比在真空或在惰性气体中照射的辐射敏感性高。在稀水溶液中，氧的增强作用极小或不增强，甚至还出现防护作用。这主要是因为氧气与辐射诱发的自由基具有高度亲和力，在水溶液中氧有清除水产生的自由基的作用。

5.化学药剂

化学药品中的保护剂使微生物不敏感，如含疏基化合物、抗坏血酸盐、乙醇、甘油、硫脲、二甲亚砜、甲酸钠、蛋白质；而敏化剂使微生物致敏，如碘乙酰胺、N-乙基马来酰亚胺、卤化物、硝酸盐、亚硝酸盐、维生素 K。

（二）剂量选择

剂量的选择直接关系到辐射灭菌的效果，通常考虑如下。

1.从微生物学角度计算灭菌剂量

一般采用下式计算：$SD = D_1 0 \times \log(\frac{N_0}{N})$

式中，SD 为灭菌剂量，$D_1 0$ 为杀灭 90% 指示菌所需剂量，N_0 为灭菌前污染菌数，N 为灭菌后残存菌数。

指示菌一般采用短小芽孢杆菌。灭菌前的污染菌数 N_0 是影响灭菌剂量的重要因素，不必每次都测，但应定期测定，以观察有关变化及特殊情况。灭菌后的残余细菌数一般采用 10^{-6}，这一数值表示以灭菌处理 100 万个试验样品，全部做灭菌试验时，试验样品残余细菌发现率在 1 或 1 以下。

2.从被灭菌的材料方面确定灭菌剂量

射线辐射被消毒品，射线与物质发生一系列物理化学变化，将对材料产生影响，因此要综合考虑材料性能和微生物杀灭条件来确定灭菌剂量。

3.合适的灭菌剂量的确定

不论灭菌的医疗用品类型如何，在大多数国家，最小或平均的吸收剂量为 2.5 Mrad，这被认为是合适的灭菌剂量。

五、辐射灭菌的应用

（一）医疗用品的灭菌

1.使用情况

辐射灭菌应用于医疗用品是从 20 世纪 50 年代逐步发展起来的。1975 年,世界上只有65 个 γ 射线辐射消毒装置,10 多台加速器用于辐射消毒,其中绝大多数是在 20 世纪 60 年代末到 70 年代初投入运行的。目前,辐射灭菌用于医疗用品的灭菌已经非常普遍,我国医学院校几乎都有放射源,并且对外开展辐射灭菌技术服务。辐射灭菌的对象包括敷料、缝合线、注射器和输液器、采血器械、导管和插管、手术衣、精密器械、人工医学制品、各种化验设备、节育器材、一次性使用医疗用品、患者和婴幼儿的日常用品等。

2.可用辐射灭菌的医疗用品

这类医疗用品有手术缝合线、注射针头、塑料检查手套、气管内插管、产科毛巾、输血工具、牙钻、脱脂棉、卫生纸、塑料皮下注射器、塑料解剖刀、覆盖纱布、输血器杯、血管内开口术套管、外科刀具、透析带、人造血管、塑料容器、人工瓣膜、采血板、手术敷料、病员服、被褥等。

3.灭菌效果

用酶联免疫吸附法确定电离辐射杀灭乙肝病毒的效果,用物理性能试验,确定其对高分子材料的影响。结果以 ^{60} 钴为照射源,当剂量20 kGy 时灭菌效果可靠,而且不改变被消毒物(包括镀铬金属、乳胶、聚丙烯等)材料的理化性质。患者使用电离辐射灭菌后的物品无不良反应,进一步证明了电离辐射灭菌法是一种较为理想的灭菌方法。

（二）药品的辐射灭菌

1.应用情况

很多药品对湿、热敏感,特别是中药材。西药方面,药厂对抗生素、激素、甾体化合物、复合维生素制剂等大都采用辐射灭菌。经 2 Mrad 照射,药品一般可保存 4 年,没有发现不利的化学反应。用 γ 射线照射污染短小芽孢杆菌的冷冻干燥青霉素,没有发现有破坏效应。试验中发现大剂量照射对牛痘疫苗中病毒可能有些破坏,同时发现电离辐射对胰岛素有有害的影响。

2.可用于辐射灭菌的药品

(1)抗生素类:青霉素 G 钾、青霉素 G 钠、普鲁卡因青霉素油剂(或水混悬液)、氯唑西林、氨苄西林、链霉素、四环素、金霉素、红霉素、万古霉素、硫酸多粘菌素、两性霉素 B、利福平、双氢链霉素、土霉素、氯霉素、卡那霉素、硫酸新霉素等。

(2)激素类:丙酸睾酮、已烯雌酚、可的松、雌二醇、醋酸可的松等。

(3)巴比妥类:巴比妥、戊巴比妥、苯巴比妥、异戊巴比妥等。

（三）食品的辐射灭菌

1.国内外食品的辐射灭菌研究概况

我国自 1958 年开始研究食品的辐射灭菌以来,先后开展了辐射灭菌以保藏粮食、蔬菜、水果、肉类、蛋类、鱼类等的研究,获得了较好的杀虫、灭菌、抑制发芽、延长保存期和提高保藏质量的效果。辐射灭菌过程包括以下步骤:①加热到65 ℃～75 ℃。②在真空中包装,即在不透湿气、空气、光和微生物的密封容器中包装。③冷却至辐射温度(通常为－30 ℃)。④辐射4～5 Mrad剂量。在辐射工艺方面,辐射源和辐射装置不断增加和扩大,已经实现了食品辐射灭菌的商业化。1982 年不完全统计,世界上约有 300 个电子束装置和 110 个钴源装置用于辐射加工。1980年10月底联合国粮农组织、国际原子能机构和WHO组成辐射食品安全卫生专家委员会,通过一项重要建议,即"经总体剂量为1 Mrad辐射灭菌的任何食品不存在毒理学上的危害,用这样剂量照射的食品不再需要作毒理试验"。这一决定大大有利于减少人们对辐辐射灭菌食品是否安全、卫生的疑虑,亦进一步推动食品辐射灭菌加工工业的发展。

2.食品辐射灭菌的发展

近年来,多国批准的辐射灭菌食品的品种有了很大发展,目前已有超过40个国家的卫生部门对上百种辐射灭菌食品商业化进行了暂行批准,这些食品包括谷物、土豆、洋葱、大蒜、蘑菇、可可籽、草莓、肉类半成品、鱼肉、虾、患者灭菌食物等,随之而来的是一批商业化的食品加工企业诞生。

(四)蛋白制品的辐射灭菌

近年来,γ射线辐射灭活蛋白制品中病毒的研究越来越多,如处理凝血因子、清蛋白、纤维蛋白原、单克隆抗体、免疫球蛋白。

1.γ射线处理凝血因子Ⅷ

在经28 kGy和42 kGy γ射线辐射后,凝血因子Ⅷ活性分别可保留65%和50%。

2.γ射线处理单克隆抗体

对液态和冻干状态下的单克隆抗体在加和不加抗坏血酸盐(保护剂)的情况下分别用15 kGy、45 kGy的γ射线辐射,酶联免疫吸附试验显示:15 kGy辐射下,加保护剂的液态单克隆抗体的活性及抗体结合力与照射前基本一致,不加保护剂的抗体活性下降了3个数量级。在45 kGy剂量辐射下,加保护剂的抗体结合力依然存在,而不加保护剂的抗体结合力消失。冻干状态下的单克隆抗体经45 kGy辐射后,不加保护剂组仍有抗体结合力,而加保护剂组抗体结合力更强,前、后试验对照发现不加保护剂时经45 kGy辐射,冻干状态产品比液态产品表现出更强的抗体结合力。同样,在不加保护剂的情况下分别用15 kGy、45 kGy的γ射线辐射,十二烷基硫酸钠-聚丙烯酰胺凝胶电泳显示,在重链和轻链的位置上没有可观察到的蛋白条带,相反,加保护剂后有明显的蛋白条带。聚合酶链式反应试验显示,加和不加保护剂的样品在45 kGy γ射线辐射后,猪细小病毒的核酸经聚合酶链式反应扩增后无可见产物。研究表明,加保护剂或将样品处理成冻干状态均能降低γ射线辐射对蛋白活性的损伤。

3.γ射线处理蛋白制品

(1)处理纤维蛋白原:在30 kGy剂量照射下,光密度测量显示,纤维蛋白原的稳定性>90%。

(2)处理清蛋白:十二烷基硫酸钠-聚丙烯酰胺凝胶电泳显示,随着照射剂量从18 kGy增加到30 kGy,清蛋白降解和聚集性都有所增加。高效液相色谱显示,二聚体或多聚体含量有所增加。

(3)处理α_1-蛋白酶抑制剂:当照射剂量率为1 kGy/h时,α_1-蛋白酶在25 kGy剂量照射下活性保留90%以上,在剂量增加到35 kGy时,其活性保留约80%。

(4)处理免疫球蛋白:50 kGy剂量照射下,十二烷基硫酸钠-聚丙烯酰胺凝胶电泳显示,免疫球蛋白基本未产生降解,也没有发生交联,免疫化学染色显示,Fc区的裂解不超过3%,免疫学实验表明照射前后IVIG的Fab区介导的抗原抗体结合力和Fc区与Fcγ受体结合力均没有大的改变,定量反转录聚合酶链式反应显示,照射前、后免疫球蛋白的Fc区介导1L-1βmRNA表达的功能性是一致的。

(5)处理冻干免疫球蛋白:30 kGy处理冻干免疫球蛋白G制品,免疫球蛋白G制品外观无变化,pH与未处理组相近。以抗坏血酸、抗坏血酸钠、茶多酚作为保护剂,效果明显。

一般情况下,20～50 kGy 剂量的 γ 射线辐射几乎能灭活所有的病毒,但灭活病毒的同时,辐射剂量越大,对蛋白制品成分的损伤也越大。下列条件可减少蛋白成分损伤:①清蛋白含量高。②加入辛酸钠。③低照射剂量率。④处于缺氧状态。加入抗氧化剂或自由基清除剂,或者利用一种手段使辐射过程中产生最小量的活性氧都可减少射线对蛋白成分的损伤。冻干状态下的蛋白制品所含水分少,电离辐射所产生自由基少,对蛋白制品的损伤也会减弱。

(6)消毒冻干血浆:^{60}Co γ 射线经 30 kGy 的辐射剂量能完全灭活冻干血浆中的有包膜病毒和无包膜病毒,照射后的血浆清蛋白等成分含量略有下降,凝血因子活性减少了 30%～40%,因此消毒效果可靠,但对血浆蛋白活性有一定影响。

(五)辐射灭菌的优点与缺点

1.优点

(1)消毒均匀、彻底。因为射线具有很强的穿透力,在一定剂量条件下能杀死各种微生物,所以它是一种非常有效的消毒方法。

(2)价格便宜,节约能源。

(3)可在常温下消毒,特别适用于热敏材料,如塑料制品、生物制品。

(4)不破坏包装,消毒后用品可长期保存,特别适用于战备需要。

(5)速度快,操作简便,可连续作业。采用辐射灭菌,选好参数后,只需控制辐射时间,而其他方法须同时控制很多因素。

(6)穿透力强。常规的消毒方法只能给物品的外部消毒,无法深入内部。例如,对中药丸这种直径十几毫米的固态样品,气体蒸熏或紫外线无法深入它的中心去杀死菌体,从这一角度,辐射灭菌是个理想的方法。

(7)最适于封装消毒。目前大量高分子材料应用于注射器、导管、连管、输液袋、输血袋、人工脏器、手套、各式医用瓶和罐。很多国家对这些医疗用品采取"一次性使用"的政策。为此出厂前要灭菌,并要求在封装好后再灭菌,以防止再污染。对这种封装消毒,辐射处理是一种好方法。

(8)便于连续操作。因为"一次性使用"的医疗用品用量很大,所以消毒过程中要进行连续的流水作业。只有采取连续的流水作业,才能满足需要,一炉一炉、一锅一锅地消毒,远不能满足需要。

2.缺点

(1)一次性投资大。

(2)需要专门的技术人员来管理。

六、电离辐射的损伤及防护

使用电离辐射灭菌时,不得不考虑电离辐射的损伤,一是对人的不慎损伤,二是对被辐射物品的损伤。

(一)电离辐射的损伤

1.电离辐射对人体的损伤

当电离辐射作用于人体组织或器官时,会引起全身性疾病。接触射线的剂量大小、时间长短不同,发病缓急也有所不同。多数专家认为,放射病的发展是按一定的顺序呈阶梯式发展的,电离辐射是引起放射病的特异因子。

2.对物品的损伤

电离辐射对物品的损伤主要表现在对稳定性产生的影响,电离辐射对聚合分子可引起交联或降解,并放出氢气、乙烷、一氧化碳、二氧化碳或氯化氢等气体,高剂量可使聚合分子丧失机械强度,例如,聚烯烃类塑料可变硬、变脆,聚四氟乙烯可破碎成粉末。但常用的塑料在灭菌剂量范围内所受影响不大。

（二）电离辐射的防护

电离辐射作用于机体的途径有内照射和外照射。从事开放源作业的危害主要是内照射,从事封闭源接触的主要是外照射。

1.内照射防护

根据开放源的种类和工作场所进行分类和分级,对不同类、不同级的开放型工作单位的卫生防护均应按有关规定严格要求。

2.外照射防护

从事这一行的操作人员须经专门的培训,培训合格,方可上岗,并且在操作过程中采取以下的防护措施。①时间防护:尽量减少照射时间。②距离防护:尽可能增加作业人员与辐射源的距离。③屏蔽防护:尽量在屏蔽条件下作业。④控制辐射源的强度。

（王　芳）

第九节　其他物理消毒法

一、高压电场消毒

高电压空气消毒机(图 17-8)的关键技术是一体化多级离子电场。流经该消毒机的空气在高电压下被电离击穿,形成电流,整个电离空间全部导电。由于细菌、病毒等微生物体积小,而且为有机体,其电阻远比空气要小,可受到电击而被杀灭。如果电压足够高,电流足够大,微生物体均可被瞬时电击炭化,有的机械采用三级离子电场,进一步提高了可靠性,保证了杀菌效果。

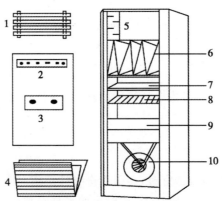

1.送风窗;2.操作器;3.高电压发生器;4.进风窗;5.负离子发生器;6.活性炭滤网;7.静电网;8.蜂窝状高压电场;9.出风口;10.风机

图 17-8　高电压空气消毒机

某品牌高电压空气消毒机对室内空气除尘、除菌，开机 74 min 后，实验室总除尘率为57.96％，比对照室高 36.08％；开机 60 min，对金黄色葡萄球菌的消除率为 99.98％，开机 90 min，对枯草芽孢杆菌黑色变种芽孢的消除率为 99.82％。其消毒效果比臭氧消毒器好（表 17-5）。某品牌静电空气净化消毒器，开机 30 min 可使自然菌下降 88.83％，室内有人工作情况下，该机持续运行可使细菌总数保持在 200 cfu/m³ 以下，符合医院Ⅱ类环境标准，而用 30 W 紫外线灯照射60 min 达不到相应的效果。

表 17-5　某品牌高电压空气消毒机与臭氧消毒器的空气消毒效果比较

试验菌株	消毒装置	作用时间（min）	消毒前菌数（cfu/m³）	消毒后菌数（cfu/m³）	消除率（%）
金黄色葡萄球菌	某品牌高电压空气消毒机	30	76 820	21	99.97
	臭氧消毒器	30	50 893	22	99.96
枯草芽孢杆菌黑色变种芽孢	某品牌高电压空气消毒机	60	14 043	108	99.23
	臭氧消毒器	60	29 675	3727	87.44

对循环风紫外线空气消毒器和静电场空气消毒器两种不同原理的空气消毒器的消毒效果进行比较，在 53 m³ 房间现场消毒中，作用 90 min 对空气中自然菌的消除率分别为 93.37％和 94.65％。

某空气消毒净化机除菌因子包括过滤器、负离子发生器、静电场、紫外线和纳米光触媒。净化机内静电场采用双重变异 15 000 V 高压静电蜂窝网，自主调控日式变频振荡释放强力活性氧，装有 20 W 紫外线灯 2 支，其辐射强度均为 90 μW/cm²。在常温（10 ℃～14 ℃）、常湿（45％～55％）条件下，启动空气消毒净化机作用 90 min，对 20 m³ 密闭气雾室内白色葡萄球菌的杀灭率为99.95％。在低于常温常湿条件下，启动该消毒净化机，作用 1.5～3.5 h，对 60 m³ 密闭房间空气中自然菌的消除率为 99.12％。该净化机内装 20 W 紫外线灯，无机外辐射现象。

二、磁场消毒

近年来，国外报道了用磁场给饮用水消毒的研究结果，使待消毒饮用水以 1 m/s 的速度通过具有 2 000～3 000 GS 密度的磁场，就可以达到消毒的目的。该方法可以与其他方法并用，以减少消毒剂的用量。

利用高梯度磁滤法可以达到除菌的目的，即在传统净水工艺中免去消毒工序，处理后不消毒，水质就可以达到国家饮用水标准。磁化法杀菌的机制是磁产生的感应电流如果达到一定的阈值，会使细菌细胞破坏，或改变离子通过细胞膜的途径，使蛋白质变性或破坏核酸的活性。与传统净水工艺相比，在投入混凝剂前加入磁铁粉，最后一道工序由砂滤改为磁滤，而且避免了氯化消毒产生有机卤代物的潜在危险。

三、光电阴极空气消毒系统

光电阴极空气消毒系统主要利用光触媒的净化原理。光触媒的主要成分为纳米级的二氧化钛。光电阴极空气消毒器利用紫外线光和二氧化钛等来消除细菌。

王晓俭等报道，采用定量抑菌试验和现场空气消毒试验方法观察光触媒脱臭杀菌装置对空气的消毒效果，在 12 m³ 气雾室内光触媒脱臭杀菌装置作用 1 h，对空气中人工污染的大肠埃希菌消除率为 99.89％。在 35 m³ 房间内，该装置作用 1 h，对室内空气中自然菌消除率为 90.91％。

除以上物理消毒方法外,还有激光消毒、脉冲消毒、阳极氧化消毒、电子消毒等方法,但均处在初步研究阶段。

（王 芳）

第十节　去污区的管理

消毒供应中心去污区是对可重复使用的器械与物品进行回收、分类、清洗、消毒的区域。

一、人员职责

在护士长的领导下,在组长的监督指导下完成去污区的各项工作,需履行以下职责。

(1)严格按要求着装,仪表端庄,不化妆,不戴首饰;使用规范的文明用语,服务耐心,态度好,全方位树立消毒供应中心人员的形象。

(2)负责全院复用器械回收及回收后的清点、核查、记录、分类等工作,回收台干净、整齐。应熟练掌握各类复用器械包的名称、包内器械名称、规格、数量及性能。按规范要求正确选择及穿戴个人防护用品,落实医院感染管理制度。

(3)根据复用器械的材质、形状、精密程度选择清洗、消毒方法,熟悉各种清洗方法的操作流程及注意事项,避免器械损坏和影响清洗质量。

(4)采用清洗消毒器清洗器械时,根据不同的器械类型按要求将其置于相应的清洗架上。例如,对一般血管钳应打开关节穿到 U 形架上,有利于把齿锋部位清洗干净;应把管腔器械放在管腔架上,有利于对内部、外部有效地清洗、消毒、干燥。

(5)负责各种清洗设备的日常维护与保养,认真进行班前水、电、清洗剂、润滑剂等的检查,达到标准条件才能启动清洗消毒器。密切观察清洗消毒器的运行状态,保证机器的正常运行。

(6)负责手工清洗的清洗剂、消毒剂等的配制,并监测其有效浓度。

(7)及时发现器械清洗过程中出现的质量问题,采取相应的改进措施,不断完善清洗流程,提高清洗质量。每天应按规定及时处理手工清洗时使用的用具。

(8)严格执行交接班制度、查对制度,做好器械及耗材的交接。负责去污区的卫生清洁工作,执行去污区的管理制度。

二、管理制度

(1)该区适用于重复使用后的医疗器械的回收、清点、核查、分类、清洗、消毒、干燥,应严格遵守消毒供应中心医院感染控制管理制度。

(2)去污区工作人员应在缓冲间遵循标准预防原则,按消毒供应中心去污区工作人员防护着装要求正确穿戴个人防护用品,离开该区域应按"六步洗手法"洗手、更衣、换鞋、脱去个人防护用品。有效落实职业防护,该区工作人员应绝对固定,不应随意进入其他区域。

(3)对回收的可重复使用的诊疗器械进行清点、核查、分类、清洗、消毒、干燥等工作,应按技术操作标准中的步骤、方法、要求进行去污处理。对不同材质、不同状态、精密程度选择合适的清

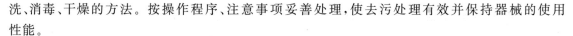

洗、消毒、干燥的方法。按操作程序、注意事项妥善处理,使去污处理有效并保持器械的使用性能。

(4)应配套使用各类清洗机中的专用筐架、周转车,应密闭污物回收周转箱。使用后应清洗、消毒、干燥以备用,对手工清洗的用具、清洗池、容器应每天清洗、消毒、干燥。

(5)按规定班前、班后进行卫生清扫,清洗双手及卫生洁具,按要求消毒并记录。

三、工作流程

(1)7:30 接班。接夜班所收的器械包,清点器械,查对清楚。

(2)8:00 回收治疗包。对下收回来的各类治疗包、治疗巾进行逐包查对清点,与下收人员核对汇总数据,并在条形码追溯系统中记录。①收消毒包:收病房送来的消毒包。按要求更换消毒口袋,在消毒包外贴条形码,做好登记。清洗器械:将回收的器械进行分类整理,按照清洗机的装载量,装筐清洗。②器械装筐:打开回收后的器械的所有关节,将其穿在 U 形架上或平放在器械筐内,装量最多为 2/3,把碗、盘装在架筐内。③装架:先洗器械,再洗碗、盘,如果器械少,要混洗,要将器械筐放在上层、下层,把装碗、盘的架筐放入中层,清洗臂的转动无阻碍。④开机清洗:开机前查看电、冷水、热水、酶剂、油剂是否达到标准要求,清洗臂自由、无阻碍地旋转。关紧门,接通电源,选择程序键,启动清洗机。

(3)11:30 交班。与中班工作人员交接去污区工作。

(4)14:00 接中午班所收的器械包。清点器械,查对清楚,接收科室需要更换的复用器械包。

(5)16:00 进行特殊科室器械包的回收。

(6)17:30 整理污染区,与夜班人员进行交接班。关闭清洗机,下班。

四、标准要求

保障复用污染器械的交接、清洗质量管理,防止医院交叉感染,定岗、定责。培训上岗,提高消毒供应中心复用器械管理质量。工作标准如下。

(1)去污区内工作人员着装要求:穿隔离衣,戴手套、口罩、帽子,接收、清点复用器械。

(2)上岗前由去污区带教老师进行岗位工作指导、培训,工作人员考试,考核合格后方可准入上岗。

(3)严格执行污染复用器械的交接流程,分类放置复用器械;核查复用器械的名称、数量、完整性、功能,复用器械有问题,及时汇报、处理。

(4)对回收的复用器械通过追溯系统进行条码扫描,记录在计算机系统内。

(5)接收、查对后将各器械关节打开,放在 U 形架上,并将 U 形架摆放在器械清洗篮筐内,将弯盘、碗摆放在专用清洗架上,装载量控制在筐的 2/3 处。

(6)选择合适的复用器械清洗程序,进行器械清洗。

(7)不可随意到其他区域走动。若工作人员离开,需要脱下隔离衣,洗手,换鞋。

(8)清洗程序。①预洗:5 min,洗掉污染的血和分泌物。②清洗:加入多酶清洗剂和加热,40 ℃~60 ℃,15 min。③漂洗:3 min,冲去残留的清洗酶。④终末漂洗:12 min。⑤消毒:93 ℃,5 min。⑥干燥:115 ℃,15 min 进行干燥。

(9)清洗效果监测:按规定要求定期进行清洗效果监测,记录准确、及时,妥善保存,便于追溯。

五、监测指标及要求

(1)每个月进行清洗机的监测。

(2)每6个月进行清洗用水质量的监测,并由微生物科出具报告。

（王　芳）

第十一节　无菌物品存放区的管理

把灭菌后的物品放入无菌物品存放区,工作人员检查合格后将物品分类上架保存,进入发放状态。

一、人员职责

(1)负责经灭菌后的物品的卸载、存放、发放、记录等工作。

(2)把灭菌后的器材放入无菌物品存放区,批量监测合格后,应按照无菌器材卸载原则处理。经验收合格后应分类、分批、分架存放在无菌器材区内。把一次性使用无菌器材的外包装去除后放入该区。

(3)按照无菌器材储存条件进行存放,接触无菌器材前应进行手卫生。

(4)负责进行每天无菌器材基数的清点,使各类常规器材供应充足、及时。应严格执行发放查对制度,禁止发放湿包、无标识包、过期包。

(5)保持无菌器材存放区干净、干燥。存放架、车应整齐、清洁,避免无菌器材的污染。

(6)指导、督促、协调下送无菌器械包人员的发放工作,并保证所供应无菌器械包的质量。

(7)发放无菌器材时,应遵循先进先出、近期先出、远期后出的原则。发放一次性无菌器材时应核查包装的完整性及标识是否清晰,禁止将包装破裂、变质、发霉、过期的产品发出。

(8)严格执行交接班管理制度、查对制度,并认真、及时、准确地记录交接班时清点的各类器械的数量。

(9)应用沟通交流技巧协调好科内、科外人员的人际关系,树立良好的服务形象。

二、管理制度

(1)该区是用于灭菌合格的无菌医疗器械包、敷料包及去除外包装的一次性无菌器材存放、发放的区域,为清洁区。

(2)该区工作人员相对固定。其他无关人员不得入内。工作人员应经清洁区缓冲间换鞋、戴圆帽、着清洁区工作服,并进行手卫生处理后进入该区。

(3)应从无菌物品存放区的一个侧门送入经灭菌的器械包、敷料包,通过专用传递窗送入一次性无菌耗材,严禁把未经过灭菌的器械及发出未使用的无菌包送入该区。该区使用的周转车辆不得随意出入,所有器械包、敷料包经过专用发放通道发放,应保持该区的清洁度。

(4)工作人员在进行灭菌后器械包、敷料包的卸载时首先检查批量监测是否合格,再认真检查每个无菌包的包装完整性、干湿程度、包外指示物色泽情况、包外标识日期是否正确,批量监测

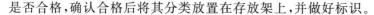

是否合格,确认合格后将其分类放置在存放架上,并做好标识。

（5）达到存放标准,温度控制在 24 ℃以下,相对湿度 70％以下,棉布包装有效期为 14 d；一次性医用皱纹纸、医用无纺布包装的无菌器材有效期为 3 个月；一次性纸塑袋包装及硬质容器的灭菌器械有效期为6 个月。

（6）发放无菌器械包、敷料包时应遵循先进先出、近期先发、远期后发的原则,并严格执行消毒供应中心的查对制度。

（7）应保持各类急救器械包和常规器械包有两天的周转基数,根据临床需求随时调整各类包的基数。每天认真清点各类器材,确保满足临床的供应。

（8）认真写发放记录,发放记录应具有可追溯性。

（9）每天进行卫生清扫,存放区任何地方应无尘土。

（10）其他均按消毒供应中心管理制度要求执行。

三、工作流程

（一）上午工作

（1）按着装要求上岗,与夜班人员进行交接班。按器械包基数清点复用器械包。按基数清点一次性耗材,检查科室特殊物品发放的情况。

（2）按回收来的总数为下送工作人员进行复用器械包的发放。

（3）处理科室借条并进行登记。

（4）对灭菌后的物品进行检查、分类、上架保存。

（5）发放科室自取的器械包、消毒包。交接发放室工作。

（二）下午工作

（1）发放科室自取的器械包、消毒包。

（2）将消毒出锅物品上架并进行物品的分类放置。

（3）清点复用器械包和一次性物品,统计当天工作量,与夜班工作人员进行交接班。

四、工作标准

（1）工作人员按要求着装。

（2）各类物品分类放置,合理摆放。

（3）灭菌结束后,认真检查批量监测是否合格,卸载时检查灭菌包外化学指示卡的变色情况,有无湿包、破损、标识不清、标签丢失等情况。把合格品分类、上架,把不合格品退回到灭菌区。

（4）对一次性无菌物品需去除外包装后再放入该区。

（5）传递窗为互锁式,所有物品通过传递窗进行发放。不发放时传递窗处于关闭状态。

（6）发放无菌器械包、敷料包时应遵循先进先出、近期先发、远期后发的原则,并严格执行消毒供应中心的查对制度。

（7）发放记录完善,可追溯。

（8）室内卫生、清洁。存放区任何地方应无尘土。

五、监测指标及要求

（1）每锅次灭菌结束后,检查批量监测卡的变色情况,与标准变色卡比对,不合格时告知灭菌人员。

(2)检查每个灭菌包的包外化学指示卡变色情况,检查灭菌包的完整性、密闭性、干湿度。各类物品基数正确。

(王　芳)

第十二节　一次性无菌库房的管理

消毒供应中心负责全院一次性无菌医疗耗材的供应。库房管理人员应按需采购,不积压、不浪费,严格验收、摆放合理、符合规范,保证临床科室使用安全的一次性无菌耗材。

一、人员职责

(1)负责医疗器械、医用敷料及一次性使用无菌耗材的申请、验收、入库、发放等工作。

(2)负责每批到货器材的验收,应按要求检查外包装、品名、规格、型号、灭菌方式、灭菌日期、失效日期、灭菌标识等项目。对更换生产企业的产品应验收大、中、小包装的包装材质、包装标识、产品质量等,合格后验收入库。

(3)对每批产品按《一次性使用无菌器材管理规范》逐项登记。第三方面检验报告合格后,产品进入发放状态。把各类器材分类、分批存放在距离地面 20 cm 高的地板架上。距离墙面 5~10 cm,距离屋顶 50 cm。发放时应按先进先出、后进后出、近期先出、远期后出的原则。

(4)负责各类器材周转量的补充。随时观察各类器材的使用量,并做好备货计划,满足临床使用需求。

(5)每天按科室申请耗材的品名、规格、数量打印下送单据。统计后给各下送车发放,与下送车人员当面清点。确定下送耗材的品名、规格、数量的准确性。

(6)每个月按规定的时间进行盘库,对每个品种、每个规格的产品都应进行清点,清点后应与账面核实,与 ERP 系统内的数量核实,是否做到账物相符,如出现误差应进行追溯,找出原因。

(7)对各科室反映的产品质量问题及时进行调查,向护士长汇报不合格品现象并及时处理。定期对临床科室发放满意度调查表,以便更好地为临床服务,提高工作质量。

(8)保持室内干净、整齐、干燥,不乱堆废弃物。

二、管理制度

(1)医院所用一次性使用无菌医疗用品必须统一采购,临床科室不得自行购入和试用。一次性使用无菌医疗用品只能一次性使用。

(2)医院感染管理办公室认真履行对一次性使用无菌医疗用品的质量监测、临床应用和回收处理的监督检查职责。

(3)应在医院感染管理办公室备案医院采购的一次性无菌医用品的"三证"复印件。"三证"即《医疗器械生产许可证》《医疗器械产品注册证》《医疗器械经营许可证》。建立一次性使用无菌医疗用品的采购登记制度。

(4)在采购一次性使用无菌医疗用品时,必须进行验收。查验每箱(包)产品的检验合格证,

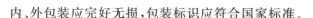

内、外包装应完好无损,包装标识应符合国家标准。

(5)医院设置一次性使用无菌医疗用品库房,建立出入库登记制度,将一次性使用无菌医疗用品按失效期的先后存放于阴凉、干燥、通风良好的物架上,禁止与其他物品混放。不得将标识不清、包装破损、失效、霉变的产品发放到临床科室。

(6)临床使用一次性无菌医疗用品前应认真检查,若发现包装标识不符合标准,包装有破损,产品过期和不洁,不得使用;若使用中发生热原反应、感染或其他异常情况,应立即停止使用,并按规定详细记录现场情况,必须及时留取样本并送检,及时报告给医院相关部门。

(7)医院发现不合格产品或质量可疑产品时,应立即停止使用,并及时报告药品监督管理部门,不得自行做退货、换货处理。

(8)一次性使用无菌医疗用品使用后,按《医疗废物管理条例》规定处置。

三、工作流程

(一)无菌库房工作流程

1.上午工作

(1)交接班,按规定着装上岗,整理库房。

(2)按预留打印下午下送物品的单据,巡视库房,检查物品是否充足,各种物品是否摆放到位,对清洁敷料架上的物品补齐用量。

(3)打一次性耗材下送单,并按工作点分发、装订单据,统计发放总量。

(4)按科室预留打第二天下送单据,按各工作点统计总数。

2.下午工作

(1)发放第二天下送空针类耗材。

(2)进行厂家来货验收、登记,按请领采购订单数量进行核对。

(3)按预留的订单,对下送车进行发放,当面清点,保证品名、规格、数量准确。

(4)检查库房的门窗,关好水电,交班。

(二)下收下送工作程序

(1)按着装要求上岗,按各个工作点的下送人员要求进行一次性耗材物品的下送工作。

(2)下送各个病区单元的预留空针类耗材,专人负责下送手术室请领的一次性物品的耗材。

(3)整理下送车、装配下午各个工作点及病区下送的一次性耗材。

(4)装配第二天各个工作点的下送空针类耗材。

(三)注意事项

(1)每天上午下送空针及输注类耗材。

(2)每周一、周三、周五下送敷料及换药包类耗材。

(3)每周二、周四下送痰管类及采血管类耗材。

(4)每周二、周日下送营养袋。

四、工作标准

(1)按照种类齐全、保障供应、合理周转、杜绝积压的原则及时在 ERP 系统上做物资请领计划,及时在网上提交到采购中心。

(2)每批产品到货时检查外包装、灭菌方式、灭菌日期、失效日期等项目,检查合格,接收并登记到货日期及灭菌批号。

（3）把一次性无菌器材分类、分批存放在距离地面 15～20 cm 的地板架上，距离墙 5 cm，距离天花板 50 cm。

（4）把一次性无菌器材按要求监测，监测合格，进入发放状态，发放时按到货批次，遵循先进先出、后进后出的原则，保证无过期、破损、霉变器材。

（5）每天严格按科室的申请进行下送单的打印，统计科室发放数量，并按统计数量为下送车进行物品发放。要求数量准确、质量合格。

（6）将科室申请的耗材在规定时间内按质按量送至科室。

（7）每个月底进行库存盘点，做到数目准确、账物相符。

（8）对在临床使用中出现的不合格物品按照不合格物品召回制度召回并做好记录。

（9）对临床反应的一次性物品的问题及时上报护士长。

五、监测指标及要求

（1）每批次一次性无菌耗材到货时需有相关监测报告方可入库。

（2）对未提供监测报告的每批次随机抽取 3 个样本，送至医院感染与疾病控制科，进行细菌学监测，合格后方可发放。

（3）医院感染与疾病控制科每季度到消毒供应中心一次性无菌库房，进行无菌物品的抽检工作。

（王　芳）

参考文献

[1] 万霞.现代专科护理及护理实践[M].开封:河南大学出版社,2020.

[2] 程萃华,张卫军,王忆春.临床护理基础与实践[M].长春:吉林科学技术出版社,2019.

[3] 刘峥.临床专科疾病护理要点[M].开封:河南大学出版社,2021.

[4] 明艳.临床护理实践[M].北京:科学技术文献出版社,2019.

[5] 窦超.临床护理规范与护理管理[M].北京:科学技术文献出版社,2020.

[6] 胡卓弟.实用临床护理技术[M].长春:吉林科学技术出版社,2019.

[7] 章志霞.现代临床常见疾病护理[M].北京:中国纺织出版社,2021.

[8] 窦立清.实用临床护理技术[M].长春:吉林科学技术出版社,2019.

[9] 戴波,薛礼.康复护理[M].武汉:华中科技大学出版社,2020.

[10] 张纯英.现代临床护理及护理管理[M].长春:吉林科学技术出版社,2019.

[11] 王婷,王美灵,董红岩,等.实用临床护理技术与护理管理[M].北京:科学技术文献出版社,2020.

[12] 白志芳.实用临床护理技术与操作规范[M].长沙:湖南科学技术出版社,2019.

[13] 吴欣娟.临床护理常规[M].北京:中国医药科技出版社,2020.

[14] 李勇,郑思琳.外科护理[M].北京:人民卫生出版社,2019.

[15] 孙丽博.现代临床护理精要[M].北京:中国纺织出版社,2020.

[16] 王春雷.实用护理技术与护理教学[M].长春:吉林科学技术出版社,2019.

[17] 李秋华.实用专科护理常规[M].哈尔滨:黑龙江科学技术出版社,2020.

[18] 魏晓莉.医学护理技术与护理常规[M].长春:吉林科学技术出版社,2019.

[19] 张金兰.实用临床肿瘤护理[M].沈阳:沈阳出版社,2020.

[20] 吴小玲.临床护理基础及专科护理[M].长春:吉林科学技术出版社,2019.

[21] 刘玉春,牛晓琳,何兴莉.临床护理技术及管理[M].北京:华龄出版社,2020.

[22] 张蕾.实用护理技术与专科护理常规[M].北京:科学技术文献出版社,2019.

[23] 蔡华娟,马小琴.护理基本技能[M].杭州:浙江大学出版社,2020.

[24] 官洪莲.临床护理指南[M].长春:吉林科学技术出版社,2019.

[25] 程娟.临床专科护理理论与实践[M].开封:河南大学出版社,2020.

[26] 姜雪.基础护理技术操作[M].西安:西北大学出版社,2021.

[27] 沈燕.实用临床护理实践[M].北京:科学技术文献出版社,2019.

[28] 赵安芝.新编临床护理理论与实践[M].北京:中国纺织出版社,2020.

[29] 张文霞.实用临床护理思维[M].长春:吉林科学技术出版社,2019.

[30] 丁明星,彭兰,姚水洪.基础医学与护理[M].北京:高等教育出版社,2021.

[31] 白彦红.实用临床护理规范[M].长春:吉林科学技术出版社,2019.

[32] 王岩.护理基础与临床实践[M].北京:化学工业出版社,2021.

[33] 刘巍,常娇娇,盛妍.实用临床内科及护理[M].汕头:汕头大学出版社,2019.

[34] 郑敏娜,孟磊,苏晗.老年康复护理[M].武汉:华中科学技术大学出版社,2021.

[35] 栾瑞红,温君凤,宋瑞英.护理综合临床实践[M].厦门:厦门大学出版社,2019.

[36] 梁丽君.类风湿关节炎患者的心理分析及护理对策[J].中国医药指南,2021,19(13):193-194+197.

[37] 张静,张立辉.人性化护理对呼吸衰竭重症监护患者临床指标及并发症的影响[J].中外医疗,2021,40(26):116-118+122.

[38] 冯嘉蕾,岳洁雅,陈飞,等.产妇正常分娩第二三产程护理的循证实践[J].中华护理杂志,2020,55(12):1777-1783.

[39] 孟欣.胃癌患者术后早期肠内营养支持的护理路径及效果[J].继续医学教育,2021,35(6):106-107.

[40] 龚佩,居红英.老年女性尿失禁患者保守治疗的护理进展[J].天津护理,2021,29(2):241-244.